The Social Transformation of American Medicine

美国医疗的社会变迁

[美] 保罗·斯塔尔 著　史文轩 许朗宁 闵云佩 译　史文轩 校

上海文艺出版社
Shanghai Literature & Art Publishing House

纪念我的父亲

目　录

上部　主权专业

下部 为医疗服务而战

第二版序言

在美国，卫生保健的社会史曾经是一门比较深奥的学科。那些 想要了解美国社会、经济或政治的人通常无意去了解卫生保健的组织方式及其发展。但是，卫生保健系统的发展和国家总是无法对此进行协调的现实使这一问题变得更加突出和紧迫。《美国医疗的社会变迁》在原版出版三十五年后推出新版，正是对这种关切的回应。

在这个版本中，我扩充了一些分析但没有修改原文。因此，本书正文中的一般现在时时态，特别是在下部第五章（"公司时代的来临"），指的是 20 世纪 80 年代初。读者可以对照自那以后发生的事情来检验我所写和所期望的内容。

结语接着分析了 1982 年至 2016 年的发展情况。和以前一样，我试着从特定的事件中退一步来强调变化的广泛模式。然而，在我于 10 月完成结语草稿并提交最终版修订稿时，一个可能产生巨大后果的事件发生了：2016 年 9 月 8 日，特朗普当选美国总统，并且共和党成为美国国会多数党。因此，国家政策可能会发生很大变化，

xiv　但目前还不清楚对卫生保健的长期制度性影响有多深。所以，除了两处简短地提及，结语仍然保留了总统大选前写下的分析。

　　Basic Books 的两位出版人对这本书的出版有很大的贡献。Martin Kessler 从一开始就全力支持原著；Lara Heimert 提出了出版新版的想法。如果没有他们，现在这本书就不会出现在您的手中或屏幕上了。

保罗·斯塔尔

2016 年 11 月 28 日

序言

我将这本历史书分为上下两部来强调美国医疗发展中的两个长

期运动：第一，专业主权的兴起；第二，医疗向产业的转变，以及

企业和国家日益增强的作用（尽管仍未确定）。我在这个框架内探

讨各种具体的问题，如：

为什么在 19 世纪初期和中期对医疗权威持谨慎态度的美国人，

到 20 世纪却对其狂热；

19 世纪各自为营且收入不稳定的美国医生，是如何在 20 世纪

成为一个团结且繁荣的职业群体的；

为什么医院、医学院、诊所和其他组织在美国呈现为独特的机

构形式；

为什么公共卫生却没有；

为什么美国没有全民医疗保险；

为什么蓝十字和商业赔偿保险而不是其他类型的医疗计划主导

了私营保险市场；

为什么近年来联邦政府的政策从鼓励增长而不改变医疗保健组

织转向了鼓励重组以控制增长；

为什么早就摆脱了现代公司控制的医生们现在却目睹并实际参与了公司化卫生保健系统的创建。

最后一个问题在本书仍处于写作阶段时变得更加突出。1974年我开始这项研究时，人们普遍认为医学院、规划人员和行政管理者正在成为私人医生的主要制衡力量。政府似乎在医疗保健的组织过程中起着重要的，或许是主导性的作用。以前是私人的、专业的决定正在变得公开和政治化。八年后，这不再是一个明显的变化方向，但现状也没有得到改善。私营公司在美国医疗领域的地位越来越强大；如果里根政府的主要成员可以自主推行他们的想法，未来很可能属于公司化医疗。然而，这一发展的起源领先于本届政府；其背后的力量比华盛顿的变革之潮更加强大。正是因为现在正在发生的事情，把医学同时理解为商业和文化现象愈加迫切，而也许最重要的是，理解两者之间的关系。

讨论这些和其他问题的许多章节几乎都可以看作独立的研究。然而，我写这本书的初衷是要对美国医疗的社会和经济发展提供一个完整的描述。我试图依据我们的文化、经济和政治中更广泛的历史模式来对此进行合理的解释。

此外，所有章节都重提了引言中关于知识与权力的关系、权威的性质和使用的论点。我明白，开篇的理论章节对一些读者来说可能并不引人入胜，而是一个障碍。我请求读者们保持耐心。引言的目的是将分析置于我认为它所属的语境中，定义我所用的术语并提供一个分析导图，至少可以指引读者理解上部的论证中的主要转折点。但如果读者觉得这张导图过于粗略和抽象，我建议直接跳到本书正式开始的第一章。我希望，我对权威和经济权力的关注很快就会变得清晰。

写这本书时，我并不假设读者一定熟悉医疗的历史、经济学或社会学。因此，我试图提供尽可能多的背景资料使叙述更加清楚、分析本身能够站得住脚，而不留下只有进一步阅读文献才能填补的空白。但是，如果读者希望了解更多，注释提供了其他可参考资料。当然，注释也指明了我对其他学者研究的借鉴以及我与他们之间的一些分歧。为了直截了当地说明问题，我试图使文本相对不受论辩的影响。

想在这里找到一个政治计划的读者将会失望。但这一遗漏并不表示我漠不关心，也不是保持中立姿态。我在其他地方写过一些更直接的政策问题，而且我的意见不需要密码学家来进行解读，特别是在最后几章里。但历史并没有提供应该做什么的答案。如果我要讨论政治选择的问题，那就需要使用不同的声音，其实就等于另写一本书。我希望这一历史分析对关切不同的人来说都有助于阐明我们目前的困境。我不仅要追溯现行的制度和政策的起源，还要追究那些在发展中或自行消亡或遭到废除或受到阻碍的制度和政策的命运。若是这些对未采纳的道路的分析可以提醒我们过去还有其他可能性，如今也一样，我就没有遗憾了。

于马萨诸塞州，剑桥

1982 年 8 月

致谢

xix   本书的写作采用了老派方式：一个孤独的学者敲打着他的文字处理机。但和许多个人从业者一样，我也受益于与同事的探讨以及我能使用的一些大型机构的资源。没有他们，我的工作是不可能完成的。

对于任何认真的研究和思考，完全由自己安排的时间都是不可替代的。如果没有哈佛大学研究员协会给我的三年时间（1975—1978），这本书无法完成。我还要感谢 1974—1975 学年间，我在耶鲁大学法学院任法律、科学和医学研究员并开始撰写本书时联邦基金（Commonwealth Fund）的支持；感谢 1981—1982 学年，我在耶鲁社会政策研究所（Yale Institution for Social and Policy Studies）担任访问学者期间，约翰·西蒙·古根海姆纪念基金会（John Simon Guggenheim Memorial Foundation）的支持。对于哈佛大学社会学系那些曾经的老师、现在的同事，我也感激他们的建议、信心和鼓励。我从 Daniel Bell 处着实受益良多，比如他以其广阔的知识海洋持续提供参考，他还认真地逐字阅读了后来成为了现在本书上部的早期草稿。

这些年来，比我所能真切回忆起来的更多的人向我提供了建议，指出章节草稿的不足，或者只是在我继续研究的时候听完我的讲述。我想特别感谢 Joan Lidoff、Michael Schudson、Jerry Avorn、Peter Temin、Kenneth Ludmerer、John Harley Warner、Morris Vogel、Mark Blumberg、John Simon、George Silver 和 Daniel Fox。

第二章的早期版本以"19 世纪美国的医疗、经济和社会"为题发表在《社会史杂志》第 10 期（*Journal of Social History 10*，1977 年夏）。本书还有部分片段来自发表在《代达罗斯》（*Daedalus*）上的名为《医疗与职业主权的衰落》（1978 年冬）的论文。我要感谢这些出版物的编辑们，感谢他们一开始就允许我在本书中引用这些文献。

我还要感谢 Basic Books 出版社的 Martin Kessler 对我的信任和宽容，并且感谢 Maureen Bischoff 在这本书的诞生过程中所付出的艰苦努力。Scott Bradner 提供了很大的帮助，因为他使这本书能够直接从哈佛的电脑中出版。在本书多次临近完稿的时刻，Stephen Holmes 和 Nancy Maull 提供了令人愉快的帮助。我的女儿丽贝卡直到我交出稿子才体贴地出生。最重要的是，我的妻子桑德拉的智慧使我受益良多，她极具耐心并且对这个主题具有相当多的知识。我对她的爱在此无以言表。

上

部

主权专业

医学权威的诞生与医疗体系的塑形

引言

专业主权的社会起源

理性之梦没有把权力考虑在内。

在理性之梦中，理性以艺术和科学的形态把人类从匮乏和反复无常的自然、愚昧迷信、暴政，以及身体和精神的疾病中解放出来。但理性并不是一种不可阻挡地推动人类走向位于历史终点的更大自由的抽象力量。理性的形式和用途是由男男女女更狭窄的目的所决定的，甚至连什么能被算作知识也是由人们的兴趣和理想决定的。虽然理性的善行已经让无数人免于饥饿和苦难，但它们也建立了一个新的权力世界。在那个世界里，一些人在知识和权力方面凌驾于另一些人，他们控制了为管理合理化的人类劳动及筹资而出现的庞大机构。

现代医疗是理性的非凡成就之一：一个具有专业知识、专业化程序和行为规则的复杂体系。这些绝不都是纯粹理性的，我们对疾病的观念和应对毫无疑问地显示了我们的文化的印记，特别是个人主义和积极治疗的心态。然而，不管它存在何种偏差——或许正是因为这些偏差——现代科学已经成功地把人类从疾病的很大一部分

4 重负下解放出来了。在发烧或者手臂骨折的时候，很少有文化相对主义者会为了证明自己的观点去选择传统治疗师，而非现代医生。虽然人们仍在争辩不休，但是他们的行为本身已经承认，在医学上，理性之梦已部分成真。

但是，毫无疑问，医疗也是一个关于权力的世界，在这个世界里，一些人比另一些人更有可能获得理性的回报。医学已经从一个相对弱小、经济意义不大的传统行业，变成一个涵盖医院、诊所、医疗计划、保险公司和无数其他雇佣大量劳动力的组织的庞大系统，而推动这一转变的并不仅仅是科学进步和人类需求。医学史被撰写为一部进步的史诗，但它也是一个关于社会和经济冲突的故事，这些冲突围绕着新的权力和权威等级、新市场，以及信仰和经验的新条件而出现。在美国，没有一个群体能像医学专业这样，在这个理性和权力的新世界中占据如此主导性的地位。本书的上部叙述了医学专业在 19 世纪末和 20 世纪初崛起为主权专业的故事，而我们这个时代出现的科层制和公司制度则是下部的内容。

权力，在最基本的个人层面上，源于依赖，而专业人士的权力在根本上源于人们对其知识和能力的依赖。某些情况下，这种依赖可能完全是主观的，但这并不重要：心理依赖从其结果上来看，与其他依赖同样真实。事实上，今天我们对专业（the professions）的依赖如此独特，是因为它们的解释常常左右着我们对世界和自己经验的理解。对我们大多数人来说，这种权力似乎是合法的：当专业人士声称对现实的本质——无论这现实是原子结构、自我还是宇宙——拥有权威时，我们通常会遵从他们的判断。

医学专业对权威的主张尤其有说服力。不同于律师和神职人员，他们与现代科学联系紧密，而至少在 19 世纪的大多数时间里，科学知识在信仰等次中都占据了特权地位。即使在各门科学间，医学也有着特别的地位。医学从业者在日常生活中直接且密切地与人接触；他们在人类生存的所有关键过渡时刻都在场。他们充当科学与私人经验之间的中介者，用科学知识的抽象语言阐释个体的苦痛。对许多人而言，医学从业者是他们与某个世界的仅有联系，没有了这种联系，那个世界对他们来说便是遥不可及的。医生提供一种个体化的客观现实，提供一种私人的关系，还提供权威的建议。光是生病这种境况就能促使人们接受他们的判断。患者通常感到疼痛，惧怕死亡，所以特别渴望慰藉，容易听信。医学专业的作用被界定为疗愈，这也使它易于被人接受：它的力量被公开宣称仅用于促进健康——对客户与社会而言，这种价值的重要性通常明确无疑。基于此，医生在属于——以及有时不属于——他们管辖范围的事情上，对患者、医疗保健领域的其他同行，甚至整个公众都行使权威。

在临床关系中，这种权威往往对治疗过程至关重要。病人通常不能很好地判断自己的需要，那些在情感上和他们亲近的人也不能。除了专业知识，专业人士还在对情况的判断上具有优势。此外，有效的治疗措施往往不仅需要完成困难甚至是令人反感的任务，如破坏身体的完整性，而且还需要重新引导一些病人无意识产生的、想要继续生病并被照顾的冲动。他们的家人往往无法处理这样的冲动，甚至可能要为这些冲动负责，因此需要第三方来调解恢复。而专业人士是这一角色的理想人选，因为他们可以拒绝放纵病人的这种倾向，而不会损害他们与病人的关系。因此，专业权威除了补偿病人经常受损且不足的判断力，还能促使病人在康复方面进行合作。

然而，医学专业的主导地位远远超出了这一合理基础。它的权威超越了其临床界限，进入为道德和政治行为的领域，而就这些领域而言，医学判断只是部分与之相关，而且常常对此并未做好准备。此外，医学专业还能够将其权威转化为社会特权、经济权力和政治影响力。在医疗报酬的分配中，作为社会中收入最高的职业，医学专业得到了极不成比例的份额。直到最近，它一直在对影响其利益的医药市场和组织行使着主导性的控制权。在管理这个体系的政治活动、政策和计划上，医学专业的利益也往往占据上风。在所有这些层面上，从个体关系到国家层面，专业主权的模式都是明确无疑的。

医学专业是如何逐渐掌握文化权威、经济力量和政治影响力的；它如何与其他强大的社会力量一起，塑造了医疗保健的制度结构；以及这个体系是如何演变为今天医学专业的自主权和主导地位受到威胁的地步的——这些都是本书要探讨的问题。

有些人可能认为，专业主权的来源过于明显而不值得深究。治疗者不总是被尊重和强有力的吗？科学的发展不就必然使医学具有很高的价值和地位吗？难道不正是美国的文化，尤其是我们对健康和幸福的关注，让我们特别倾向于给予医生很高的地位吗？

对以上所有问题的回答都是否定的。

有些人可能会认为，自从第一个医生有幸在病人自然康复之前背诵了一段咒语以来，医生就一直享受荣誉和舒适的位置，这是完全不对的。历史上有无数相反的例子。在罗马人的统治下，医生主要是奴隶、被释奴隶和外国人，行医被认为是一种非常低级的职业。在 18 世纪的英国，虽然内科医师的地位高于地位较低的外科医生和药剂师，但也只处于士绅阶层的边缘，努力争取着富人的赞助，希望获得足够的财富来购买地产和爵位。在 19 世纪和 20 世纪初的法国，医生大多身无分文，哪怕是其中的成功者也意识到医学不足以让人获得优越地位，他们追求的是综合修养，而不仅仅是专业成就。[1]

今天，并不是所有拥有先进医疗机构的社会都有强大的医学专业。举一个显而易见的例子，在苏联，医生的平均收入不到平均工业工资的四分之三。并非巧合的是，70% 的医生都是女性。[2] 即使在与美国十分相似的西方社会，英国大多数普通医疗从业者的收入也只能算还好，而且他们是在国民医疗服务体系中工作，其预算和总体政策工作都不受他们控制。在英国和其他欧洲国家，医学专业中会有一支强大的高层顾问队伍，但如此尖锐的内部差异也让他们的医学专业不同于我们。在抵制全民保险和维持一个主要是私人的和自愿的资金体系方面，几乎没有哪个地方的医生能像美国医生那样成功。科学进步虽然对专业地位的发展至关重要，但并不能保证医生拥有像在美国这样广泛的文化权威、经济实力或政治影响力。

人们也无法从美国文化的任何根深蒂固的特性中找到对医学专业主权的解释。美国医生也并不总是一个像今天这样强大且有权威的职业。一个世纪以前，他们的影响力、声望和收入都要低得多。1869 年，一份专业杂志尖刻地评论道："在所有的美国大学里，医学从来都是所有受过良好教育的人所期望进入的行业中最受鄙视的一种。"³ 尽管医生群体中的少数佼佼者收入颇丰，但在 1900 年之前，大多数人还是难以过上体面的生活。

诚然，从托克维尔（Tocqueville）开始，许多观察者已经注意到美国人十分关心个人的幸福。自 19 世纪 30 年代，也就是托克维尔访问美国以来，美国一直有一波又一波通过饮食、锻炼、保持道德纯洁、积极思考和宗教信仰等方式改善健康的一系列民众运动。今天，如果托克维尔再次来到美国，看到美国人在公园里慢跑，在健康食品商店里购物，谈论心理呓语，阅读无穷无尽的关于保持身材、正确饮食和维护健康的指南时，他可能会得出结论说，事实上，美国人对健康的痴迷现在更加明显了。

但是，关心健康并不总能让人信任医生。相反，许多最倾向于把健康"掌握在自己的手中"的人对医生持怀疑态度。民众健康潮流的倡导者们（哪怕他们本人也是医生）经常发现自身与医学专业处在战争状态。对于地位稳固的教会来说，强烈的宗教情感并不总是有益，类似地，治疗上的大觉醒只会导致更多的医学宗派，而不是让人更为遵从医疗专业权威。

这些对医生崇高地位和权力的解释看似合理，然而错误，它们有着同样的总体问题。它们无法解释医学专业地位在其他国家和不同历史阶段的变化，这些解释认为，大众的态度——无论面对治疗、科学还是健康——都会直接转化为地位和权力。在本书的分析中，我们先提出几个相反的前提。

第一个前提，美国医学的专业主权问题是历史性的；照顾病人的功能和社会结构没有必然而不变的关系。社会结构是历史进程的产物。要理解一种既定的结构安排，比如专业主权，我们必须辨认出人们在特定条件下追逐自己的利益和理想，从而使这种结构得以存在的行为方式。在 19 世纪，医学专业普遍薄弱、分裂，地位和收入都没有保障，也不能控制执照授予条件或提高医学教育的标准。而在 20 世纪，医生不仅变成一个强大、有声望且富有的职业，他们还成功地塑造了美国医疗的基本组织和资金结构。最近，随着权力从医学会转移到医学院和医院、金融和监管机构、医疗保险公司、预付费医疗计划、医疗保健连锁企业、企业集团、控股公司和其他法人团体，这个体系开始脱离医生的控制。要理解这些变化，我们需要进行既是结构性，也是历史性的分析：结构性地找出能解释所观察到的事件的社会关系和经济关系基本模式；历史性地追溯这些模式以及导致这些事件的人类行为。我不想否认不做结构分析的叙事史的价值，也不想否定没有历史的结构分析的价值（虽然前者肯定更引人入胜），但在我看来，将此二者结合起来远比以其中一个角度进行分析叙述更加透彻和深入。

第二个前提是，我们不能仅就医学、医患关系，甚至是医疗卫生部门内部的各种力量，来理解医疗保健的组织架构。与其他机构制度一样，医疗保健机构的发展发生在更大的权力和社会结构领域中。这些外部力量在卫生和医疗保健的政治和经济冲突中特别明显。在 20 世纪，疾病和医疗成本已经成为政府和政党关注的关键问题，因为它们对社会福利、总体经济效率和政治冲突都会产生影响。在美国，私人基金会在资助医学教育和研究方面起着至关重要的作用。雇主、工会和保险公司是作为中介机构集中为医疗服务提供资金的中心。在这些外部主体中，有一些主要关注狭义的利润。但是，政府、政党、基金会、雇主、工会和志愿机构往往希望通过提供医疗保健或支付相关费用而得到一些不同的好处：善意、感激、忠诚、团结和依赖。因为有望得到这些好处，医疗保健成了一个特别重要的战略舞台，不断上演着政治和经济冲突。

我的第三个前提是，理解专业主权问题需要一种既能包含文化又能包含制度的方法。因此，本书在观念与组织之间来回穿梭，试图了解医学专业的文化权威的增长，以及这种权威是如何转变为对市场、组织和政府政策的控制的。但这并不是认为文化分析或政治经济学一个比另一个更重要。因为在我看来，既然医疗保健领域还有那么多其他政治和经济力量在运作，如果不考虑其文化权威，就不可能理解医学专业权力的起源；同样，如果不考虑物质生活和社会组织的潜在变化，我们也不可能理解医学专业文化权威的兴起。*

权威的根源

依赖与合法性

如果，像我论证的那样，医学专业的崛起取决于其权威的增长，那么我们需要更准确地理解权威是什么。

权威，在其经典意义上，意味着拥有某种地位、素质或宣称，

---

* 有些读者可能希望在读完第三章的最后一节"私人判断的撤退"后，再从头开始阅读第一章的内容并回到本引言。我特别向普通读者推荐这条可选路线，你们会发现在看过我是如何描述为文化权威而进行的斗争，尤其是其中与医学史相关的部分之后，本章随后的抽象讨论更容易理解。

能让人信任或服从。⁴ 作为这种让人信任或服从的能力的一部分，权威还包含着使用强力或说服的可能性，尽管悖谬的是，在这两者任一被公开使用时，权威就结束了。正如汉娜·阿伦特（Hannah Arendt）所说，使用强力意味着权威的失败；而诉诸说服同样如此，她指出："说服是以平等为前提的，并且通过论证过程发挥作用。在使用论证时，权威就被搁置了。"⁵ 权威要求人们自愿服从，但保留强制执行的权力。政治权威的背后最终是暴力或监禁的威胁；而管理权威的背后是解雇的威胁。这些保留权力使服从者在生命、自由和生计上依赖权威，它们为顺从提供了一个很强的基础，而不用管服从者到底对权威的服从要求是怎么想的。

因此，权威包含了有效控制的两种来源：合法性和依赖。前者取决于下属接受他们应当服从的声称，而后者建立在下属会对不服从的恶劣后果有所估计的基础上。

权威关系不是固定不变且一帆风顺的。这种关系也经常经历麻烦时期，比如孩子和父母吵架，学生和老师意见相左，工人抗议雇主的政策。在这样的时期，权威的合法性可能会被质疑，但是服从者的持续依赖可以继续维持权威。相反的情况下，当权威者和权威机构出于某种原因变得软弱无力，无法执行后备威胁时，合法性则可以确保其控制的连续性。因此，依赖和合法性的双重支持给权威关系带来了稳定性：当其中一个较弱时，另一个就可以接管。因此，作为一种控制模式，权威比单独的强力或说服都更强大，也更可靠。⁶

同一个权威也可能因为不同的原因从不同的人群那里得到顺从。例如，在一家公司中，所有者和董事的权威在公司高层得到遵从的原因是经理们认同所有权，并且对企业承担有义务；通常情况下，工人也会遵从权威。然而，在一些有共产主义和社会主义大党的国家，工人可能不大承认公司的合法性，但在工作上却非常依赖公司。他们遵从管理权威的可能性仍然很大。类似地，社会的上层阶级可能会支持执政的政治权威，因为他们认为其代表的是最高级的价值观；而下层的种姓或阶级、种族或宗教团体遵从权威的基础可能只是法律方面或纯粹的依赖。从童年时代起，他们就知道反抗权威会迅速招致报复。合法性和依赖性的双重支持再一次增加了权威作为一种控制模式的整体效力。

接受权威意味着"放弃个人判断"。然而，即便是在放弃个人判断时，人们仍可能相信，权威的话语可以被详细阐述得令人信服。[7]因为权威通常既有权力，也有理性作为其后备。但是，权威的优势在于，对于已经相信的臣民来说，它省却了详细阐述理由的麻烦，正如它也不用对勉强服从者使用武力。这就是权威的基本经济价值。从独立寻求专业建议的客户的角度来看，权威可能是"一条通往本应由理性指引的目的地的捷径"[8]，而对于利用权威去控制非自愿合作的专业人士来说，权威可能是一条通往本应由胁迫指引的目的地的捷径。

如果可以泛泛地说，权威有说服和强力作为后备，那么当专业权威与科层机构脱离时，主要以说服为后备。因为，当独立专业人士的权威失败时，他们几乎总是诉诸论证而非胁迫。面对具有选择自主权的客户而言，专业人士无法动用在强制性上完全可与统治者和雇主可能采取的暴力威胁、监禁和解雇相较的保留权力。人们对专业人士的依赖的主要基础是他们卓越的能力，但如果专业人士试图威胁使用自己的技能来伤害客户以让他人顺从，这是对职业伦理的严重违反。专业人士可以威胁要退出一个案子，有时，比如在审判或治疗过程中，客户会认为这么做的后果非常可怕。[9]这种威胁也许很少见，但它们表明了权力的另一种非理性基础，即心理依赖的重要性。

虽然独立的专业人士可能不具有统治者和雇主所拥有的正式强制权力，但他们往往能从其客户的依赖情绪中获得权力。即使自主的客户可以选择另一位专业人士，他们也可能无法承受长期关系中断带来的结果。在人类漫长而焦虑的时间中，深刻的情感危机使人们往往需要向专业人士求助，相比其他权威和其服从者的关系而言，这种情感危机更有可能创造情感上的依赖。这种情感依赖可能并不完全是积极的，因为依赖关系的特征往往就是矛盾的心理。但是，依赖的形成，虽然偶尔会引发憎恨，却有助于加强专业权威；专业权威的来源不仅仅包括自身宣称的卓越能力。[10]

此外，在专业人士和非自愿客户之间的所有接触中，依赖在加强权威方面起着极其重要的作用。现代国家中，在人们与渴求的利益和畏惧的惩罚之间，经常有专业人士充当中介。社工、教师和医生证明人们是否有资格领取福利金、获得毕业证或免于兵役。作为各种机构准入和准出的守门人，专业人士拥有确保人们顺从的手段，而这种顺从完全不需要人们对其权威的道德基础有任何信念。然而，在这种情况下，信任的基础可能会被一种无声的相互怀疑所侵蚀：客户可能会怀疑自己的福利是否真的被放在第一位，而专业人士会觉得自己被客户欺骗了，因为客户也有理由对他们并不完全诚实。国家和其他机构越需要专业人士在行政管理上发挥作用，这种作用也就越可能同时扩张和削弱专业权威。[11]

在来自不同社会阶级的客户与专业人士的接触中，其中的依赖、权力和信任程度差别很大。更富有、受过更好教育的人更经常在自愿而非强制的环境里与专业人士会面，他们也更愿意在私人环境中支付费用，而不是在由国家付费的公共机构中接受服务。他们也更有可能和他们咨询的专业人士有同样的文化框架。他们有共同的假设，会坦诚地与专业人士对话，并且认为专业人士声称拥有的能力是真实的。另一方面，穷人和工人阶级与专业人士打交道的时候，他们往往会因为语言和文化背景的差异，在交流上碰到各种障碍。他们并不分享共同的假设，在沟通中也更戒备，更感到疏远而有敌意。他们和专业人士的接触很多都是非自愿的，或者发生在公共机构中，而且他们对这种接触没有控制权——而私人支付手段是可以提供某种控制权的。在学校、医院、办公室和代理机构这样的场景中，来自下层和工人阶级的人就算服从，也更多是出于依赖，而不是因为信任。他们可能单纯是因为没有多少其他选择。

穷人与医生的接触可能不像他们与社工、教师、律师和法官的接触那样复杂和一言难尽。但是，他们在与医生的接触中仍然有许多被疏远和疏离的经历，例如与专业机构中的精神治疗师的接触。由于医生的财富和较高的社会地位，相比于其他专业人士，穷人与医生的接触中遇到的文化差异、沟通困难程度、无能为力感和依赖感可能更大。在某些情况下，这种鸿沟实际上可能会加强医生的权威，因为治疗能力被认为是一门高深奥妙的技艺。但是科学的医疗并不想以此作为人们服从的理由。

医生和其他专业人士还有一个可以为其权威增加力量的独特的合法性基础。他们并不是作为个体声称拥有权威的，而是作为一个能力已经得到客观验证的团体的成员。专业人士提供判断和建议，也不是以闭门授受的或个人偏好的标准为基础的个人行为，而是作为有着共同标准的团体一员提供的。在现代专业中，这些共同标准的基础被认为是理性探究和经验证据。专业权威还假定拥有特定、重要的价值取向——就医学而言，其价值取向是健康。如果从业者违反了这些价值观，或没有达到专业团体所要求的标准，其权威的行使就会被认为是非法的——在极端情况下，还会被认为是渎职。

专业权威在另一方面也是独一无二的。专业人士不仅提供行动建议，还会评估现实和经验的性质，包括咨询者的"需求"。就像霍布斯所著的《利维坦》中的君主一样，他们的权威还延伸到事物的意义上。这一点要求我们重新思考权威管制着什么。

13

文化权威与职业控制

大多数关于权威的概念都强调对行为的管制。例如，在马克斯·韦伯（Max Weber）的经典定义中，Herrschaft（德语，有时译为"权威"或"支配"）指的是人们服从社会主流规则认可的合法命令的可能性。[12] 但是英语中理解的权威（authority）包含的不仅仅是命令的下达。科学论文、神圣经文，甚至是一本语法书都体现了权威。教会等机构会对世界的性质做出权威判断。在现代社会，随着不同的专业团体对现实的不同方面拥有主权，这些判断变得越来越专业化。因此，权威也意味着某种对现实的定义与关于意义和价值的判断可能比其他定义和判断更为真实有效。我将这种形式的权威称为文化权威，以将其与韦伯所说的社会权威区分开来。这与我们所熟悉的文化（即意义和观念的领域）同社会（即社会角色之间的关系的领域）之间的区别是一致的（尽管这种区别总是带来困扰）。[13]

社会权威和文化权威在几个基本方面都有所不同。社会权威包括通过下达命令来控制行动，而文化权威则需要通过对事实和价值的定义来构建现实。社会权威只属于社会角色，而文化权威也可能存在于文化事物中，这些事物包括往昔智力活动的产物，如宗教文本（圣经）、公认的参考标准（词典、地图、数学资料）、学术或科学著作，还有法律。这种特殊形式的权威可以不经行使而起效；一般来说，人们（甚至是处在权威地位的人）经常在为了解决模棱两可的问题时请教它。

虽然它们经常相结合，但社会权威并不一定包含文化权威。人们可能会服从政府，但在私下里认为政府所宣称的东西不真实或不公正。文化权威也不一定总是意味着对行为的权威。神职人员或科学家可能在道德或自然方面拥有权威，但也可能会受到习俗的限制，无法做出具体的选择和行动，更谈不上管制了。

在医疗系统等次中，医生对护士、技术人员和其他下级的权威主要是社会权威；医生试图管制其行为。医生给病人提供指示或建议时，他们也是在行使社会权威。但在提出任何建议之前，医生必须确定并评估病人的病情。患者就诊并不只是为了得到医生的建议，他们首先想要确认自己是否"真的"生病了，以及他们的症状意味着什么。"医生，我得了什么病？"他们问，"这严重吗？"在这种情况下，医生的文化权威就成了行动的先决条件。解释症状和体征、诊断生理或病理状态、对疾病进行命名并告知预后情况的文化权威是医生行使社会权威的基础。通过塑造病人对自身经历的理解，医生创造了使自己的建议看起来合适的条件。

当然，并不是所有接受医生的判断为权威的病人最后都会接受他们的建议。医生可能会告诫病人，如果他们不戒烟减肥则命不久矣。病人很可能认为这是对事实的权威判断，但拒绝听从建议。这时，医生的文化权威就超过了其社会权威，而这种情况是十分普遍的。就接诊自愿就诊的病人而言，医生通常缺乏国家的强制力量，来执行他们关于现实的定义或实施他们的指示。法官做出裁决，而医生通常只能提出建议。但是，医生的权威非常类似于德国历史学家蒙森（Mommsen）对权威的一般定义："权威高于建议而低于命令，是不容轻易忽视的提议。"[14] 一个人不能安心地忽视医生的建议，通常不是因为医生会威胁采取强力，而是因为如果拒绝建议，医生预测的后果会发生。一旦人们接受了医生的文化权威，他们就会认真看待那些预测。

然而，还有一系列医生执行的职能，在其中病人或多或少是被迫接受医生的文化权威。为了评估认证，病人通常别无选择，只能接受专业检查。作为文化权威，医生对导致身体不适或精神错乱的原因做出权威判断、评估人们是否适合工作、评估伤者的残疾程度，还有宣布死亡，甚至在人们死后评估他们写遗嘱时是否具有主动遗嘱能力。这些专业判断对法院、雇主和其他社会权威都会产生影响。在这种情况下，医生应该只提供事实，而其他人决定如何进行下一步处理。在现代社会，这种文化权威与社会权威的分离是相当普遍的，人们常常鼓励把这作为一种保护潜在对立各方共同利益的手段，以公正和客观地评估"事实"。因此，社会中其他机构对合法化的寻求往往促进了人们对医学文化权威的依赖。在这一点上，医学权威既是医学专业及其客户的一种资源，也是维护社会秩序的一种资源。

因此，专业宣称拥有的那种权威不仅涉及提供服务的技能，还涉及判断客户经验和需求的能力。专业权威部分地可以由一种特殊的依赖条件来定义——对专业人员卓越能力的依赖。依赖有时也来自客户的情感需求和专业的行政职能，尤其是福利国家创造的那种行政职能。而且，正如我已指出的，专业权威的合法化涉及三个单独的要求：第一，专业人士的知识和能力已经被其同行群体所验证；第二，这种公认有效的知识和能力是建立在理性和科学的基础上的；第三，专业人士的判断和建议是以如健康等一系列重要价值为导向的。在定义专业时经常会出现的一些属性——集体性的、认知性的、道德的——正好与合法性的这些方面相对应。社会学家认为，专业（profession）是这样一种职业（occupation），它通过系统性的、必要的训练和集体性的纪律来自我管理；它以技术化的、专门化的知识为基础；它是一种服务，而不是利润导向的活动，这一点会体现在其伦理准则中。[15]

当然，不能简单地从表面来看待专业的主张。专业地位带来的好处鼓励着潜在的，甚至是地位牢固的职业去发明或完善各种证书、学问和伦理准则，以获得认可。这些特征不应看作专业地位的标志，而应被视为让专业权威合法化、让从业者团结一致，以及从国家那里获得垄断许可的手段。在这方面，职业可能成功也可能失败，取决于其集体组织方式以及公众和政府的接受意愿。从这个意义上说，专业主义是一种职业控制的形式，而不是某种工作的固有性质。[16] 但是，专业主义也带来某种团结，是工作的一种意义来源，也是现代社会的一种规范人们信念的系统。

本书在历史方面的任务，部分在于解释这一复合体在医学领域是如何发展的——各种形式的依赖和对合法性的宣称是如何建立的，它们是如何采取制度化形式的，医学权威的边界是如何扩大的，以及权威又是如何转化为经济实力和政治影响力的。

医学权威的兴起与现代文化中信念基础的普遍变化以及福利国家的发展都密切相关，因此，认为医学权威是医生们凭空创造出来的看法是有误导性的。最近许多关于医学专业的著作都将其描述为一个卡特尔，有一段时间它确实如此，但这只是医学专业成功因素的次要部分。此外，问题在于解释医学专业的权力最开始来自何处，用权力的结果来解释原因是无济于事的。

毫无疑问，对美国医疗结构最具影响力的解释主要强调科学和技术的变化，并特别将医学权威的兴起归因于医生治疗能力的提高。[17] 科学的作用在任何描述中都是必不可少的。然而，科学技术的进步未必能保证医生总是掌握控制权。也可能出现完全相反的结果：科学的发展可能会使医生更为依赖组织，导致专业自主权降低。现代医学实践需要医院和医疗技术，因此，不同于许多其他专业，医学专业需要巨额的资本投入。因为需要相当大规模的投资，所以医学专业其实很容易受到资本提供方的控制。在解释其他个体工匠丧失独立性时，技术需求经常会被引为原因之一。一些人试图论证技术远非必然导致对组织控制的服从，在这一点上，医学领域提供了一个很好的例子。

另一种观点由马克思主义者提出，这种观点认为，医疗结构最好解释为资本主义发展的一面镜子。在这种解释中，医生之所以能成功实现其专业抱负，是因为资本家认为这符合他们的利益和意识形态要求，所以促成了这种转变。这种解释遇到的困难在于，资本主义能兼容许多不同的医疗保健制度，我们完全不清楚美国医疗的

17

发展是否符合资产阶级或资本主义制度的"客观"利益。虽然最初由资本家建立的基金会一再努力试图将医疗保健合理化，但值得一提的是，这些努力都收效甚微。因此，即使是马克思主义者也需要进一步探究医学专业能够成功地长期维持其主权地位的原因。

变迁的步伐

医学权威的增长

专业的兴起既是为文化权威而斗争，也是为社会流动性而斗争的产物。我们不仅需要从医学专业的知识和抱负的角度来理解它，还需要从更广泛的文化和社会变化的背景来理解它，这些变化解释了为什么美国人愿意承认对医学专业的依赖，并将这种依赖制度化。从某种意义上说，对专业权威的接受是美国的"文化革命"，就像其他革命一样，它让新群体拥有权力，在医学这里，既有对工作和制度掌握的权力，也包括解释经验的权力。

在一个国教宣称对人类经验的方方面面拥有最终发言权的社会里，医学的文化权威显然会受到限制。但在19世纪早期，这已不再是医学面临的主要障碍。哪怕许多对疾病持有理性主义和积极主义倾向的美国人也拒绝接受医生的权威。他们相信，常识和乡土智慧可以同样有效地解决大多数健康和疾病问题。此外，医学专业自身缺乏团结，无法对持不同和不相容的观点的成员行使任何集体权威。

正如我已指出的，权威要求放弃个人判断，而19世纪的美国人不愿意对医生做出这种让步。权威意味着拥有某种让人信服的特殊地位或权利要求，而19世纪的美国医学的权利要求并不让人信服。深奥的学问、拉丁语知识，以及英国内科医师传统上拥有的高雅文化和卓越地位，在等级社会中比在民主社会里更能让人信服。现代专业主义必须重新建立在拥有技术能力的基础上，而这种能力需要通过标准化训练和评估来获得。但是，医学专业的标准化同时受到内部和外部的阻碍，内部是医学从业者的宗派主义，外部是整个社会对特权垄断的普遍抵制。

将医学转变为一个权威专业的力量既来自其内部发展，也来自社会和经济生活中更广泛的变化。在内部，由于社会结构的变化和科学的进步，医学专业在 19 世纪末获得了凝聚力，并且在主张自己的权利时也更有效。随着医院的发展和专业化程度的提高，医生变得更加依赖彼此，以获得转诊病人和使用医疗设施。因此，他们更容易调整自己的观点以适应同行们的看法，而不是把自己标榜为相互竞争的医学派别的一员。更大的凝聚力增强了专业的权威。专业权威还受益于诊断技术的发展，它加强了医生对病人进行身体检查的权力，同时减少了医生对病人自己陈述症状和表象的依赖。

与此同时，美国人的生活方式和意识形态也发生了深刻变化，使他们更依赖专业权威并更愿意接受其合法性。不同的生活方式对人们提出了不同的要求，赋予了人们不同的能力。在前工业化时代的美国，农村和小城镇社区生活方式赋予了其成员在满足自身需求方面的广泛技能和充分自信。劳动分工不甚发达，人们有着强烈的基于宗教信念和政治理想的自力更生倾向。在这种情况下，专业权威很难发展。美国人习惯于在自己家里或社区内处理大多数疾病问题，医生只是偶尔介入其中。但到了 19 世纪末，随着美国社会越发城市化，美国人日渐习惯于依赖陌生人的专业技能。由于电话和机械化交通降低了时间和出行成本，向专业人士咨询的费用也不再那么昂贵了。在科学技术的真实进步的支持下，专业人士要求拥有恰当权威的主张也更加可信，虽然在客观上并不总是如此；科学对人的想象的影响，甚至比起其实际对疾病治疗工作的影响还要大。技术变革正在让日常生活日新月异；人们似乎完全可以相信，科学也

19 会为治疗做出巨大贡献，而最终科学也确实做到了。此外，一旦人们开始将科学视为能够解释和控制现实的一种优越且理当复杂的方式，他们就希望得到医生对经验的解释，而不管医生是否能提供治疗方法。

当传统的确定性正在被打破的时候，专业权威提供了一种方法，来组织关于人类需求以及事件的性质和意义的不同构想。在19世纪，许多美国人，以民粹主义者为代表，仍然相信常识便已足够，继续抵制专业人士对权利的要求。另一方面，也有一些人，比如进步主义者，相信科学提供了道德和政治改革的手段，认为专业是一种新的且更先进的秩序基础。进步主义的观点一直被陈述为一种不偏不倚的理想，然而，这种观点恰巧与新兴专业阶层解决问题和推行改革的雄心壮志不谋而合。事实证明，进步主义者的文化胜利相较其政治胜利更为持久，而这与专业人士在新职业和组织等级中地位和权力的上升是分不开的。然而，这并不是简单的篡位夺权，专业人士的新权威反映了新生活方式的不稳定性，以及这种不稳定性对传统信仰的挑战。一个人越是不相信"自己的眼睛"——新的科学世界让人不断产生这种感觉——就越愿意用专业人士的眼睛来看待世界，后者声称自己拥有专业的技术知识，还得到了同行团体的认可。[18]

医学权威的增长还需要被理解为制度的变化。在19世纪，医学专业还未巩固其地位之前，一些医生拥有巨大的个人权威，他们会对很多问题发表意见，绝不限于身体疾病方面。事实上，在早期美国社会的小社区里，受过教育的人相对较少，所以一些医生可能拥有比如今大多数医生都更广泛的个人权威。另一方面，我在这里探讨的是医生身份中内在的权威，这种权威已经在一个标准化的教育和执照授予系统中制度化了。这样一个系统的建立让权威可以从一代人传递给下一代人，并将整个专业的权威传递给所有个体成员。在19世纪末20世纪初医学的专业权威制度化之前，医生可能凭借

品德和对病人的熟悉而获得个人的权威。而一旦医学权威完成了制
度化，那么标准化的教育和执照授予程序就赋予了所有通过考核的
人以权威。行外人士和业界对某位医生权威的认识变得相对不那么
模棱两可。权威不再取决于个人品德和普通人对个人的看法，而是
越来越多地融入制度结构中。

　　还有一些事态发展，例如医院的兴起，也让人们对专业权威
的"固有"依赖增加了。我这里指的不仅仅是精神病院的发展和非
自愿住院程序，尽管精神病院显然是一种重要的、激进的制度化医
学权威形式。即使重病患者是自愿从家中转移到综合医院的，住院
也会增加病人的依赖程度。在家里，病人可以很容易地拒绝医生的
建议，而许多人也确实如此，这在医院里要困难得多。对于重病患
者，从属于医生的临床人员实际上已经取代了病人家属成为医生的
代理人。他们不仅需要在医生不在的时候执行治疗，而且还要对病
人进行持续监测，保存病历，并且强调必须遵守医生的指示。

　　还有一些制度性变化也让人们变得依赖医学权威——无论他们
是接受还是敌视医生。随着医生越来越多地充当认证者和守门人，
一些需要认证才能获得某些好处的人们对医生的依赖也增加了。法
律禁止大众在没有医生处方的情况下获得特定种类的药物，这也增
加了人们对医生的依赖。埃利奥特·弗雷德森（Eliot Freidson）写
道："一门专业控制的附属设备越是重要，对设备的批准就越是能
加强专业权威。"[19] 在 20 世纪，医疗保险已成为保证人们依赖专业
的一种重要机制。当保险只能赔付由医生提供的治疗服务时，受益
人就会因保险金而对医生产生依赖。医生对药物和外科手术的批准
已经成为一系列保险和税收优惠的必要条件。在所有这些方面，专
业权威都已经成为制度上必不可少的部分，遵守与否已不再是一个
自愿的选择。人们对医生的判断的看法依然重要，但是已经远不如
从前那么重要了。

　　在合法化机制（标准化的教育和执照授予）以及依赖性机制

（住院、把关、保险）的共同作用下，医患关系有了一个超越个人性格和态度的明确结构。这种社会结构并不纯然建立在人们对医生 *21* 和病人角色的共同期望上，而是建立在一些制度化安排上，如果有人不遵守这种安排，就会付出高昂的代价。*

专业权威的制度强化也约束了医生彼此之间的关系。在 19 世纪，医生的权威在于其威严的人格和他与病人的关系，这和 20 世纪的医生完全不同，后者的权威在于持有必要的资格证书和附属于某个机构。在普通人越来越依赖专业人士的同时，专业人士之间也越来越相互依赖。这两种变化都促进了医学专业的集体力量的增长，并帮助医生把他们的临床权威转变为社会和经济上的特权。

从权威到经济权力

想要将权威转变为高收入、自主权和其他特权回报，医学专业需要既控制其服务市场，又控制管理医疗实践、资金筹措和政策的各种组织架构。经济权力的获得不仅仅是通过在医疗实践中建立垄断——通过将替代性医疗从业者排除在外和限制医生的供给——达成的。它还需要塑造由医院、保险和其他影响医疗实践的私人机

---

* 角色期望是医疗社会学中曾经最有影响力的模型——塔尔科特·帕森斯（Talcott Parsons）的模型——的核心。帕森斯认为，医疗实践的社会结构可以通过对"病人角色"和"医生角色"的共同期望来定义。一方面，病人免于承担正常的义务；他们不为自己的疾病负责；他们必须设法恢复健康；他们必须寻求有效的帮助。另一方面，医生应该是具有"普救性"，"功能上特定的"、"情感上中立的"且"集体导向的"。这些互补的规范性规则与治疗过程和整个社会都有着功能上的联系。[20]

虽然帕森斯模型作为理解医患关系的出发点很有用，但作为一种解释医疗实践的模型，它遭到了严重的反对。它无法传达医患关系中的一些模棱两可的成分，也没有能表达出双方必定会引发冲突的相互矛盾的期望。[21] 它还接受了医学专业的一些意识形态主张，例如，利他主义（"集体导向"），并忽视了表示相反行为规则的证据，例如医生一般会默契地忽视同行的错误。[22] 帕森斯的理论几乎完全集中在纯粹自愿的医患关系的规范体系上。帕森斯模型忽略了一点，即这种关系并不完全是自愿的，而这是因为存在依赖条件，以及专业支配地位背后有自己的历史过程。权力的分配、市场的控制在他的分析中没有多少分量。帕森斯模型还忽略了医疗实践中的其他重要关系，如医生之间、医生与组织之间的关系。这些集体性的关系和科层关系越重要，帕森斯模型就越无用。

构构成的体系，需要限定公共卫生活动和其他公共卫生投资的范围 22
和适当形式。在过去的半个世纪里，作为专业经济权的基础，这些
组织安排和政治安排已经比医疗实践的垄断更为重要。

一开始，医疗服务市场的出现与专业权威的出现是分不开的。
在早期美国社会的孤立社区里，照顾病人通常是亲属关系和互助义
务的一部分。但随着大城镇的发展，治疗的功能越来越多地从家庭
和社区转移到付费医师、药剂师、医院和其他商业及专业来源那
里，这些不同的来源还在市场上竞争性地销售服务。当然，即使在
今天，家庭仍然在医疗保健中发挥着重要的作用，但其作用已大为
降低。照顾病人的主要机构从家庭转向市场的过渡——也就是说，
把医疗保健转变成商品——一直是医疗系统变迁的暗流之一。它同
时还涉及劳动分工的进一步细化，病人和照料者在情感上越来越疏
远，以及对健康和疾病进行管理的主导者从女性向男性转变。

医疗保健到底是一种什么样的商品？医生出售的是货物（如药
品）、建议、时间还是可获得性？随着市场的形成，这些问题必须
要得到回答。为了获得行医时所需要的信任，医生必须向公众保
证其"产品"的可靠性。正如玛加利·萨尔法蒂·拉尔森（Magali
Sarfatti Larson）在论述专业时所指出的，标准化的产品需要标准化
的生产商。[23]培训和执照授予的标准化成为寻求权威和控制市场的
实现手段。

在19世纪的大部分时间里，医疗保健市场的竞争仍然十分激
烈。开业行医对于未经训练的从业者和医学院毕业生来说都相对容
易，因此，竞争非常激烈，而医生的经济地位往往不稳定。到19世
纪末，尽管行医执照法已经开始限制行业进入，免费诊疗所、公司
医疗计划，以及各种替代独立私人从业者的科层组织机构都让医生
越来越感受到威胁。在医生看来，市场竞争不仅对收入构成威胁，
还会对他们的地位和自主权构成威胁，因为市场没有在受过教育和
未受过教育者之间划出清晰的界限，这模糊了商业和专业之间的界

线，还有将他们降格为雇员的危险。

专业主义和市场规则之间的矛盾由来已久，且不可避免。医学等专业在历史上一直声称自己高于市场和纯粹的商业行为，因而不同于经商和贸易。为了正当地获得公众的信任，专业人士为自己设定了比市场最低规则更高的行为标准，并坚持认为，他们只能彼此评判，而不是由业外人士来评判他们是否符合这些标准。市场的理想假定消费者的选择占据主导地位，而专业的理想则要求其成员独立且权威的判断占主导地位。一个对客户做出太多让步的专业人士首先就违反了一项基本专业原则：用埃弗里特·休斯（Everett Hughes）的话来说，江湖医生的定义就是取悦客户而非同行。专业精神要求在工作中从客户导向转变为同行导向，这明显背离了普通的市场规则。

在完全竞争时，市场不会遵循任何卖方集团的有组织判断。市场是一个以现行价格买卖商品和服务的交换系统。在经济学家推崇的理想情况下，买卖双方的行为相互独立，价格是由供需水平客观决定的。在理想的市场中不存在依赖关系，任何单独买方都应该有自由选择卖方的权利，任何卖方都有自由选择买方的权利，任何买方和卖方都不能强制要求对方接受其条款。除了制定交换规则和执行合同所要求的，市场上也不应该存在任何其他权威关系。在家庭和国家中，资源都是根据权威者的指导进行分配的，而市场的独特性就在于它缺乏这种权威指导。吊诡的是，在竞争性市场中，秩序的基础正是权力的缺失。卖方作为一个集体可能希望保持商品的价格高于边际成本，但只要他们作为个体行动，他们就会被迫将商品价格降至均衡水平，从而争取到尽可能大的市场份额。

卖家不喜欢这种可能性，只要有可用手段，他们就会很快颠覆这种局面。权力厌恶竞争，正如自然厌恶真空。专业组织是抵抗市场的一种形式。同样地，所有权的集中和工会也可以构成市场势力的基础。这些情况是并行发展的。正如资产、体力劳动和专业能力都可以用来创造收入和其他报酬，它们也可以被垄断性公司、有力的行会或工会、或者强大而拥有准入制度的专业用来建立市场势力。而这正是 19 世纪末医学专业想要实现的目标，当时公司正在组建托拉斯，工人正在试图组织工会 —— 所有各方都试图控制市场力量而非被其控制，并且获得了不同程度的成功。

医生日益增加的权威具有刺激和限制市场的双重作用。一方面，他们日益增长的文化权威让照顾病人的职能从家庭转至医生，并把社区纳入专业服务的范围。另一方面，它也获得了政治支持，以对此前不受控制的医疗服务供应施加限制，如具限制性的执照法。通过扩大需求和控制供应，专业权威的增加可以帮助医生获得更高的工作回报。

医学专业的市场势力只是部分源于国家的保护，它还源于病人对医生与日俱增的依赖。在理想的市场中，买方对于卖方是不具有依赖性的，但患者往往会依赖他们的私人医生，而且这种依赖性会随着他们之间知识差距的扩大而增加。病人无法轻易地脱离与医生的关系，甚至不知道什么时候脱离符合自己的利益。因此，一旦他们开始接受治疗，就无法再不受限制地选择卖家了，而自由选择正是自由市场的标志性特征。

医学专业能够发展出这种市场势力的一个原因是，它主要面向个人患者，而不是向组织出售服务。这样的组织，如果数量众多的话，在评估临床表现时可能做更严格的辨别，还会游说反对对医生供给的垄断限制。当然，医学专业坚持认为，薪水制度侵犯了私人医患关系的整全性，在 20 世纪头几十年里，医生能够利用他们日益增长的市场势力来摆脱科层控制的威胁，并维护他们的自主权。

战略地位及捍卫自主权

如今当我们谈及"卫生保健系统"时，我们通常想到的是一大批组织：医院和卫生中心、公共卫生和规划机构、专业协会、医疗

25　保险和制药公司，等等。虽然其中一些组织的前身已经存在很久了，但在 19 世纪末以前，即使在松散的意义上，它们也没有真正地构成一个相互依存的体系。虽然存在一些组织化的医疗服务和医疗保险的前身，但它们并不怎么重要。到 1870 年时，已经有几百家医院落成并投入使用，但直到 19 世纪八九十年代之前，它们还是更多地与慈善机构有关，而不是和医学相关，且在医疗实践中只起了很小的作用。同样，公共卫生问题一开始起源于人们对卫生情况和统计数据的关注，而不是医学的关注。直到 19 世纪末，随着医院和公共卫生活动的扩大并且与医疗保健的关系更加直接，一个相互联结的体系才开始形成。

　　科层机构的兴起给医学专业带来两种威胁。首先，雇佣医生和提供医疗服务的组织可能会直接与独立从业者竞争。其次，为医疗保健服务提供设备或资金的组织，如医院和保险公司，可能会开出不利于医生的交换条件，并减少后者在费用制定和决策方面的自主权。医生们试图完全消除第一类组织——免费医疗机构、公司或共助会医疗项目，以及后来的预付型团体执业计划——他们的理由是这样的安排不合理地违反了职业道德。而第二类组织——医院和保险公司——医生们试图对其施加影响，以符合自己的利益，特别是控制自身工作和制定自身价格方面的利益。

　　至少直到最近，医生们在这两方面都取得了巨大的成功。他们是 20 世纪为数不多能抵挡潮流的职业群体之一，这种潮流将各种个体工匠和手艺人吸纳到工业和科层组织范围内。事实上，在 19 世纪末和 20 世纪初，医生有能力逆转其他职业所经历的历史。当许多技艺娴熟的手工艺者正在失去垄断权时，医生们正在建立垄断权。就在手工业开始从属于大公司的同一时期，医学专业却在使其自主权制度化。医生没有成为资本主义的牺牲品，反而成了小资本家。

　　医学专业维持自主权的成功有物质和心理两个方面。如果医生受制于保险公司、私营医院和大型医疗机构的等级控制和垄断权力，他们的收入可能会受损。他们会失去"自己当老板"所能带来的好处，即选择工作时间、客户、专科领域的自由。对许多医生来说，对自主权的关切甚至压过了单纯的财务考虑。例如，尽管国民医疗保险可以通过覆盖一些未付账单来提高许多医生的收入，但私营医生普遍反对这一提议，因为他们担心自己的独立性最终可能会受到损害。

然而，让工业化大公司吸纳个体从业者的力量，同样完全有可能让医疗保健组织吸纳医生。通过直接雇佣工作人员，组织可以更好地控制他们的行为以及整个生产系统。它可以更密切地监控其工作人员的表现，要求工作人员更好地遵守它自己的目标。组织可以重新组织生产过程，降低高收入的熟练技术工人的重要性，支持低技能水平、低收入的劳动力。[24]

那些作为卫生系统的一部分而发展起来的组织必须要决定，是否将医生纳入它们的层级中。例如，医院可以支付薪水雇佣医生来完成必要的医疗工作。保险公司也完全可以雇佣医生，来提供保险受益人可享受的服务。确实有一些健康医疗计划是这么做的，但这并不是通常采取的方法。

医院和保险公司通常允许医生保留独立从业者的身份，尽管让医生处在这些机构的组织之外无疑会增加医疗保健的成本。对医生进行监控是非常困难的，保险公司尤其面临巨大的信息问题。作为独立从业者，医生不太可能会对组织利益敏感，例如保存资源。因此，出于公司吸收独立手工艺者同样的原因，保险公司和医院都有着明确的动机来寻求对医生的控制。但医生们能够阻挡这种控制，而医院和保险公司反而发展出了一些财务制度来应对自主权带来的高成本。

在不让医生成为私营医疗计划的雇员方面，医学专业的集体政治组织至关重要。但对捍卫自主权来说，或许最重要的是权威在创造经济权方面的作用。医生的守门权威也让他们在与组织的关系中处于关键地位。实际上，医学专业的权威让他们可以自由处置病人的购买力。而从医疗保险公司的偿付能力来看，拥有开具处方的权威就拥有了摧毁的力量。同样，医生决定病人何时、何处前往医院的能力也赋予了他们对医院政策的巨大影响力。医生开具处方药和其他医疗供应品的权威也使得制药公司等生产商必须争取他们的善意，资助医学专业的期刊，补贴其专业协会和政治活动的费用。

到 20 世纪中叶，医学专业在医院、医疗保险和制药行业中的战略地位成了维持医学专业经济地位的关键，取代了之前由其垄断行医所发挥的早期作用。就算现在完全废除医师执照法，医生收入受到的影响也是微乎其微。他们的文化权威让他们可以留住病人，保险制度的结构使他们能够维持其收费水平。

到 1920 年，以及在此后的半个世纪里，医学专业已经在整个医疗体系中建立起了维持其独特的专业支配和自主权的组织结构。在批评者看来，医院、行医和保险缺乏一个统一组织，公共卫生与医疗保健分离，这些似乎是不合理的。但缺乏组织有时也是系统性的。医院、公共卫生和医疗实践只是部分整合在一起——不允许有力的协调权威出现，因为这将威胁到医学专业的自主权和对市场的控制。这种松散的结构为近几十年来的斗争埋下了伏笔，在这场斗争中，医学专业一直在努力捍卫自己的特权，反对合理化医疗保健组织的努力。曾经被医学专业击败或限制的组织重新出现，威胁了医学专业主权。同样，医学专业面对的是两种相互关联的威胁——竞争和控制。预付费医疗计划，现在被称为"健康维护组织"，代表了医疗保健中一种竞争性的科层组织形式。保险公司在控制医疗费用的压力下开始寻求监管医疗决策的方法。医院和其他组织合并成更大、更强的团体组织。除了私营科层组织，州政府及联邦政府的监管权力也若隐若现。

除具有其他职能之外，专业主义还是团结的基础，可以用来抵抗威胁一个职业群体的社会和经济地位的力量。在 19 世纪，专业主义是医生抵制来自其他医疗从业者的竞争的基础，19 世纪后期，它开始帮助医生和其他群体抵制公司和大社团的竞争和控制。在 20 世纪，除了这两个职能，专业主义还成为反抗政府的基础。

当然，医学专业并不反对所有的政府干预。它积极地寻求执照保护。大多数医生至少支持一部分公共卫生项目，他们也没有强烈反对给医院和医学研究的公共投资。也很少有人质疑国家权力在支持医学管控异常行为中的作用，比如对精神病患者进行强制监禁。在 19 世纪，医生积极鼓吹立法惩罚各种性行为。道德行为上的医疗改革是与国家权力向私人生活的扩张齐头并进的。[25] 因此，专业人士对政府干预的反对并不严格遵循哲学上纯粹的极端自由主义。

医学专业对政府的主要担忧与对社团和科层组织的担忧是一致的。竞争和控制一直是他们担忧的问题。私营医生试图阻止政府与他们竞争，管制他们的行为，或者——最糟糕的——将医疗保健服务像教育一样纳入国家提供的公共服务。他们努力划定公共卫生的界限，将公共医疗服务限于为穷人提供，并阻止强制性医疗保险法案的通过，这些都是上述担忧的例证。

因此，从专业的角度来看，最初的挑战主要是建立自己的权威和对市场的控制，然后是在面临大型组织和政府威胁介入其中时保持这种地位。在接下来的三章中，我将追溯 19 世纪初到 20 世纪初这段时间里专业权威的兴起和竞争性市场的衰落。在上部的后三章中，我将论述医院、公共卫生和私法人等机构，它们的发展——特别是在这一时期快要结束时——可能威胁到专业自主权。本书的下部论述了 20 世纪医学专业在面对医疗保险时是如何维护自主权的，以及围绕卫生保健的政治和商业方面所进行的斗争。

现代经济在任何地方都是由大公司或国家控制的。如今，像其他人一样，大多数专业人士的收入和大部分自尊感来自他们求学和工作的组织。医生也依赖像医院这样的大型组织，但他们坚持反对

29　组织通常所要求的控制。在所有的专业中，医学既是模范又是特例；模范在于，其他专业都在效仿它；特例在于，没有一个其他专业能够拥有它这样独特的经济权力和文化权威。但是如果说医学是一个特例，那么它也是一个有启发性的例子，可以帮助我们理解为什么美国社会——曾经如此不信任行会和专业知识——现在如此欢迎工作和信念体系中的专业主义。

第一章
民主文化中的医学
1760–1850

在 20 世纪以前，美国医生通往专业地位的道路遇到的障碍有大
众的抵制、内部的分裂和不友好的经济环境。自殖民时代晚期，他
们就试图让医学专业得到特殊的承认。从 18 世纪 60 年代开始，一
些受过教育的医生开始在美国复制一些专业机构，这类机构在英国
给予了医生独特且独一无二的地位。他们成功地建立了医学院，并
且在产科等领域，从与其他竞争性从业者的竞争中获得了一席之
地。但他们未能将自身塑造为一个排他且享有特权的职业。医生所
获得的执照颁发权只有荣誉性价值，19 世纪 30 年代和 40 年代的
杰克逊时代，他们对特权的要求引起了强烈的反对，这进而直接削
弱了他们在下半个世纪的野心。州立法机关投票决定完全废除医疗
许可的颁发。1844 年，奥利弗·温德尔·霍姆斯（Oliver Wendell
Holmes）在哈佛大学的毕业班上说，任何专业都不得"成为其业内
人员和学说的最佳评判者"。[1] 使用本地草药和民间疗法的民间行医
者在农村和乡镇仍然很有市场，他们蔑视正规医生的疗法和晦涩难
懂的专业知识，并声称行医的权利与宗教自由一样是一种不可剥夺

的自由。

医生渴望得到特权地位，而公众则抵制这种要求，这两者之间的紧张关系反映了美国生活中民主文化和分层社会之间更普遍的冲突。现在似乎可以正确地说，从殖民时期到19世纪初，美国变得更平等主义，但更不平等。民主思想、民主作风和民主制度更广泛和牢固地建立起来了，而在城镇中，财富和权力的分配则更加集中了。[2] 但第二种趋势并不是对第一种的否定。托克维尔注意到，民主并没有消除贫富差距和主仆差距，民主只是改变了人们之间的相互关系。传统的等级划分已经被打破了，人们不再认为自己在社会中的地位是生来注定且永久不变的，对年长者的尊重也下降了。在新的聚居区和边疆地区，物质生活条件让美国人民特别需要自我指导能力，他们总是面对突发情况需要随机应变，因此顽固地相信自己的常识。作为其政治和宗教信仰的必然结果，他们相信在私人事务中，就像在社区事务中一样，人们享有自由且平等的决定权。美国文化正是在这种意义上是民主的。与此同时，新兴的资本主义经济正在创造财富和权力的新集中。在杰克逊时代，部分由于担心特权会被垄断，政治和文化生活的言论都变得更加强调平等主义。不仅仅在言论上如此：公民权、公共教育和大众媒体都在扩张，而民主文化和阶级不平等之间的反差愈发尖锐。[3]

医学的发展也存在这些互相对立的倾向。一些医生试图通过垄断医疗实践来使自己成为一个精英行业，而许多公众都拒绝赋予他们这样的特权，并在对付疾病时主张自己有判断权。此外，医学专业也面临着来自内部的挑战。一些著名的医生就质疑医学是否能提供有效的治疗方法；许多人认为最好的医生所能做的就是借助大自然的治愈能力。自信的挫败和业内治疗纠纷的增长也在弱化它，对医学专业的不满情绪最初主要集中在受教育程度较低的人群中，而到1850年，这种不满情绪已经蔓延到了更高的社会阶层中。

医疗保健从来都不仅仅是一个专业实践的问题。即使在今天，许多治疗仍然发生在医生的处理范围之外，在家中或者在替代性医学从业者的指导下进行。在 19 世纪末以前，农业生活的条件不允许人们对医学权威产生依赖，公众对专业主张的普遍怀疑态度也不鼓励这种依赖。当时共有三个几乎同等重要的行医领域：家庭医学、医师医学和民间治疗师的医学。每个领域都以自己的方式展示了美国文化中的一个持久性冲突，即民主文化对常识的尊重和专业人士对专门知识的主张之间的冲突。

家庭医学

在早期美国社会中，家庭作为社会和经济生活的中心，是大多数病人得到照顾的天然场所。人们希望妇女能在家中处理一些疾病，并备有一些药方；到了秋天，她们会在制作果酱时储存一些药草。照顾病人的职能是由妻子负责的家庭经济的一部分，当家中有人患病时，她会通过亲属和社区网络寻求建议和帮助，在严重的情况下，她可能会带来某位以擅长治疗而闻名的年长妇女。

虽然英国殖民时期的报纸和年历都会提供医疗建议，但其发行量十分有限，家庭医学实践主要是由口传传统主导的。但是在 18 世纪末和 19 世纪，随着医师出版家庭医疗指南，家庭与专业医学之间的距离开始逐渐缩小。流传最广的家庭医疗手册中既有实用性，还有明显自觉的政治意识。这两个方面是不可分割的。这些书用通俗易懂的日常语言写成，避免使用拉丁语和深奥的技术术语，阐述了当前关于疾病的知识，还时不时态度鲜明地攻击医学是一门深奥学问这种看法。

这些指南手册中最著名的是威廉·巴肯（William Buchan）的《家庭医学》（*Domestic Medicine*），其副标题是"通过向人们展示其自身拥有的预防和治疗疾病的能力，以使医学技艺更为普惠的尝试"。巴肯的《家庭医学》一书最初于1769年在爱丁堡出版，两年后在费城出版，它在整个18世纪中期一直很受欢迎，在美国至少再版了30次，可能是同类书籍中最有影响力的一本。《家庭医学》在美国有许多的模仿之作，它们套用巴肯的格式，偶尔也直接借用他的文章。这本书有两部分内容，对病因和疾病预防的一般阐述，以及对特定疾病症状和治疗的详细描述。巴肯是爱丁堡皇家医学院成员，对当时的医学专业非常不满。在讨论天花疫苗接种时，他写道："如果只有少数人掌握了实践的能力，那么任何发现都不会有普遍的用途。"他认为，直到"没有受过医学训练的人"也能操作天花疫苗的接种，这件事才在英国普及起来。"恐惧、嫉妒、偏见和成员间（即精英医生）的对立利益，现在是，将来也永远是任何有益发现的应用进展的最大障碍。"[4]

尽管巴肯并不否认医生的价值，但他认为，对于大多数疾病的治疗，专业的知识和培训是没有必要的。他声称不难证明"医学实践中所有有价值的东西都是常识可以理解的，如果剥除了普通大众难以理解的一切，医学也不会有任何损失"。他向读者保证，大多数人"太不相信自己的能力了"。在需要时的确应该向医生寻求帮助，但只有非常少的情况下才需要他们。[5]

此前，英国卫理公会的创始人约翰·卫斯理（John Wesley）也曾在《原始医学》（*Primitive Physic*）一书中阐述了普通人完全有能力治疗疾病这一看法，该书最初出版于1747年，并在18世纪多次再版。伯纳德·塞梅尔（Bernard Semmel）认为，循道宗的兴起是英国社会向强调更大程度的个人自治和自我指导的转变过程的一部分。[6]这种解释认为，卫斯理编纂这本治疗著作是明确地鼓励人们在治疗疾病时有更大的自主权。然而，与巴肯不同的是，卫斯理并没有对疾病的症状和病因进行全面的解释，只是罗列了（他所认为的）古老疗法的理论；他对医生的谴责比巴肯强烈得多。卫斯理认为，早前人们患病时自己治疗，但后来医生却用复杂的理论来迷惑普通人。他写道："现在，医生们受到了人们的尊敬，他们被认为不仅仅是普通人。他们既得到了荣誉，也得到了收益。因此，他们现在就有双重的理由来与大部分人保持距离，使大众不会窥见医学的奥秘。为此……医生的著作中充斥着大量的技术性用语，普通人完全不能理解。"[7]

34

这些家庭医学指南通常强调自己想要简化医学术语。它们认为，医学充满了不必要的晦涩和复杂，应该变得更易懂和切实可行。约翰·冈恩（John C. Gunn）的《家庭医学》（*Domestic Medicine*）出版于 1830 年，书的扉页上写着："本书通俗易懂，没有医生的复杂术语……专为家庭而制——依据新的简单计划，医学实践被简化为人人能懂的原理。"冈恩坚持认为，常用药物和常见疾病的拉丁语名称"最初都是用来震慑大众"的，好让有学识者从事欺诈和欺骗。"我们越是让人在知识上处于同一个水平，我们就越能在社会中愉快地相处，也越能免于暴政的危险……"[8]

这些书籍在建议中一般都会强调简单明了带来的好处。卫斯理认为，复杂且不必要的处方是医学神秘化的主要形式之一。而巴肯也只推荐通常能由现成的原料制成的简单药物。但更重要的是，与许多其他受欢迎的医学建议不同，他对药物的价值普遍持怀疑态度。"毫无疑问，"巴肯写道，"如果这本书里充斥着浮夸的处方，并保证这些处方疗效很好，那么它会更容易被人们接受。但这并不是我的想法。我认为药品使用总是令人怀疑的，而且常常是危险的，我宁愿教人们如何避免陷入非用药不可的境地，而不是教他们如何用药。"[9]

巴肯的作品中遍布着对药物有效性和安全性的怀疑，他只强调日常饮食和一些简单的预防措施。他反复建议说，锻炼、新鲜空气、简单的养生方法和清洁在保持健康上比任何药物都管用。"对空气和清洁的适当关注比医生的一切努力更能维护人类的健康。"然而，放血疗法在巴肯的治疗学中居于中心地位，而且许多后来的著作，例如冈恩的，虽然也带有反专业的论调，仍然推荐了更多包括大量放血、催吐和发疱在内的"大胆"（heroic）疗法。在这些方面，它们反映了当时的专业医学实践。[10]

然而，家庭医学指南的重要性不在于它们提供了什么新观念，而在于它们的受欢迎程度，以及这种欢迎度所揭示的文化背景。巴肯和他的效仿者以一种根本上自然主义和世俗的方式治疗疾病。没有任何魔法或巫术的成分，咒语和符咒在他们的治疗方法中没有地位。他们的世界观仍然是唯物主义的。巴肯对癫痫的描述不带有任何道德或迷信的意味。"这种疾病，"他指出，"由于病因难以探究，症状奇怪，以前被认为是神灵的愤怒或者邪灵附体导致。在现代，它常常被大众归咎于巫术或者邪法。然而，癫痫与其他疾病一样，也是由自然原因导致的。"[11] 这种自然主义疾病观完美地契合了巴肯使医学知识民主化的愿望：无论是关于疾病还是疗法，他认为没有什么是不能靠常识掌握的。无论是疾病的起因还是治疗方法，都不存在任何超自然或神秘的东西。

虽然这种自然主义的观点广泛传播，但它经常和一种对疾病的起因和发病的道德化解释联系在一起。新教文化坚决反对使用魔法治疗病人。然而，神职人员经常警告不道德和罪恶是疾病的"诱发因素"，许多平信徒也相信这点，而祈祷是一种合适的回应，尽管并不是足够。这些看法起源于宗教改革。英国历史学家基思·托马斯（Keith Thomas）认为，新教否定了在中世纪教会中被允许的魔法，例如对圣人和图像的祈祷、对神龛的参拜，以及圣水和圣遗物的使用。当科学还没有提出对疾病的充分解释，更不用说提供预防疾病的手段时，新教却通过仅承认一种超自然力量——神圣的天意——促进了"对世界的祛魅"。因此，与普遍看法相反，是宗教思想的发展，而不是医学的进步，首先导致魔法在治疗和其他生活领域的衰退。[12]

然而，尽管新教从宗教中驱逐了魔法，从治疗中驱逐了超自然

力量，但它最早促使人们对不幸事件持道德见解。在 16 和 17 世纪
的英国，根据托马斯的说法，对事故或疾病的正确反应是在自己的
灵魂中寻找道德错误。"人们特别容易从神学的角度看待疾病。伊
丽莎白时代的祈祷书要求神职人员在拜访生病的教区居民时，首先
要提醒病人认识到，无论疾病以何种形式出现，都是上帝的旨意。
当然，医生应该设法用自然的方法治愈病人。但是，必须谨慎使用
这些救治措施，并且要认识到，只有在上帝允许的情况下，这些措
施才能发挥作用。接受治疗是合法的，但是过分相信治疗的效力就
是非法的。健康来源于上帝的恩惠，而不是来源于医生。"[13]

　　甚至到了 18 世纪末 19 世纪初，自然主义疾病观变得更为普遍，
但它仍然与把不幸看作道德问题的观念不稳定地共存着。大多数美
国人认为世界是由某种自然力量主宰的，但他们也常常把疾病看作
上帝不悦的迹象以及神对淫乱的警告。查尔斯·罗森伯格（Charles
Rosenberg）在美国人对 19 世纪三次霍乱流行的反应中，追溯了这
些观点之间复杂的相互作用。1832 年，神职人员和大多数平信徒一
样认为，虽然霍乱遵循自然法则，但它仍然是上帝对罪恶降下的惩
罚。一位编辑警告主日学校的学生说："霍乱本身并不是由纵欲和
污秽引起的，但它仍然是一种神罚，是上帝手持的鞭杖……"但当
那些认为霍乱是上帝惩罚的人呼吁官方组织祈祷时，安德鲁·杰克
逊总统拒绝了这一提议，并认定这么做不合宪法。在 1849 年第二次
霍乱流行期间，神职人员对科学的攻击变得更为常见；但在 1866 年
对第三次霍乱流行的应对中，宗教权威就没有起到什么作用了。到
那时，公共卫生方法和公共卫生组织正在获得更有效的权威。[14]

　　很难知道 19 世纪早期的个体私下里都把疾病归咎于什么原因。
但是，如果提供家庭医学建议者能说明问题的话，那可以说自然主
义的观念已经广泛流传开来。但他们的观点并不是我们今天意义上
的科学观。当时还没有区分不同疾病的方法，医生和公众一样都容
易相信一些今天看来不可理喻的理论。他们认为植物等物体拥有的

"自然"属性实际上经常来自古代的象征学说，和它们实际的物理属性关系不大。但是，一种倾向正在建立起来，即认为疾病是一种自然现象，不受魔法或道德力量支配。家庭医学指南，以及关于健康和生理学的流行讲座，都在将疾病和医学的理性主义思想传播给公众，并将其转变为人们的态度和实践。

因此，在家庭医疗指南挑战专业权威，宣称家庭可以照顾自己的同时，它们也在奠定现代医疗实践的文化基础，即一种主要是世俗的疾病观。它们在赞扬家庭保健的同时，也在改变它。为了传播医学知识，巴肯及其效仿者也扩展了医学权威的范围。美国的医疗指南经常宣称自己是为农民及其家庭、种植园主及其奴隶，以及在海上无法得到医生建议的人准备的。以前，医学权威仅波及那些能面对面咨询医生的人，现在，远远更多的人通过翻查医生书籍也感受到了医学权威。提高公众的自主能力为日后人们对专业权威的接受奠定了基础。

专业医学

从英国到美国

与家庭医学一样，专业医学也受到了美国民主文化的影响。专业在本质上就不是一种平等主义的制度；它声称享有普通职业所没有的尊严和制定自己的规则与标准的权利。这些主张都与民主精神背道而驰。一个流动且快速发展的社会，在没有中央集权的政府，也没有诸如贵族精英这样的地位把守者的情况下，这些主张是非常难以建立和执行的。19 世纪的美国并没有现成的政治和制度手段来保护专业地位。一个有进取心的专业的成员最起码需要明确界限，将自己和其他从业者区分开来。而在 19 世纪上半叶，美国医生甚至连做到这点的权力和合法性都没有。他们试图通过教育、执照法和专业协会来建立界限，但是这些界限很快就被竞争、纠纷和蔑视所侵蚀了。

殖民时代的美国以18世纪的英国为榜样，在英国，医学的社会结构反映了社会的等级特征。内科医师是一个有学识的专业团体，他们构成了一个小小的精英阶层，有别于从事一门手艺的外科医生和从事一门行当的药剂师。这三个"医疗等级"都有自己的行会组织和明确的职能和特权，尽管这些界限并不总是很严格。作为绅士，内科医师拒绝亲手工作，而只是观察、推测并开具处方。1745年以前，外科医生和理发师同属一个行业协会，他们从事需要动手操作的工作，尽管在很多情况下，他们也会开具处方。1703年以后，三个等级中人数最多的药剂师除了可以出售复方药以外还获得了接诊以及开具处方的权力，但他们只能收取药费而不能收取诊费。在这三个等级之下，还有其他各种各样的经验主义治疗者和江湖医生。

英国内科医师代表了所谓的"地位专业"而不是"职业专业"，也就是说，这个专业是由其特权等级，而不是其在劳动分工中的作用来定义的。它的成员很少，这些人聚集在伦敦，是皇家内科医师学会的成员。在1771年到1833年间，学会只接纳了168名会员，还有大约数量相等的执照持有者，这是比会员更低的等级。尽管牛津和剑桥大学都不提供医学教育，但是只有毕业于这两所大学，一位医生才能被接纳为皇家内科医师学会的会员。内科医师在牛津和剑桥学习古典学，而在伦敦的医院里获得更多实践经验。这一体系不太适合促进科学的发展，却非常适合事业的发展，因为专业上的成功取决于获得适当的社交风度和社会关系。[15]

尽管英国的内科医师比外科医生和药剂师享有更高的声望，但在权势上却不如贵族阶级的病人，他们得寻求后者的庇护。内科医师还会效仿上层阶级的风范和举止，寻求进入"上流社会"的机会，通过独特的举止和时尚的着装来尽可能地吸引人们的注意。英国社会学家朱森（N. D. Jewson）指出，正如他们可以利用时尚展示自己是"上流社会"的一员并同时宣传自己一样，内科医师们也在不断设计新的医学理论体系，这些理论体系在细节上各不相同，但有着相同的概念基础。这些体系源自希波克拉底的经典理论，但在牛顿体系的影响下，以及他们自己社会条件的特殊要求下，做了一系列修正。在经典希波克拉底理论中，疾病并不是源于身体的某个局部部位，而是四种体液（血液、黏液、黄胆汁、黑胆汁）的不平衡引起的全身紊乱。在牛顿物理学革命之后，新的医学理论把疾病归结为身体实质（如血管）的紊乱，但基本的理论模型仍然保持不变。疾病是一种单一的、根本的、影响整个机体的异常造成的；然而，在任何特定的病人身上，引起这种状况的因素都是个体化的。整个治疗过程的重点就是病人的症状，这些症状被认为不是疾病的迹象，而是疾病本身。朱森认为，对症状的关注反映了一种咨询关系，在这种关系中，病人处于更重要的地位。[16]

美国医学专业虽然受到相同的疾病一元理论的影响，但并没有沿着英国的道路发展下去。英国的精英医生并没有移居美国的理由。在 17 和 18 世纪，北美殖民地中受过训练的医疗从业者就相当于英国的外科医生和药剂师。然而，由于美国医生所服务的社会并不存在等级森严的阶级制度，因此，行业协会的头衔，就像行业协会本身一样，在殖民地没有任何影响力。美国人开始把所有行医的人都视作医生，放弃了医疗实践传统中用来区分阶级的语言系统。[17]正如在家庭医学著作中一样，日常语言是民主环境最直接的表现。

各式各样的人都可以在殖民地行医，并擅用医生的头衔。医生的角色并不是完全独立存在的。在 17 和 18 世纪，神职人员在服务教区会众时，将医疗和宗教角色结合起来是很常见的（科顿·马瑟[Cotton Mather] 称之为"天使般的结合"）。地位较低的男男女女也担任起了医生的角色。在英国，专业和行业之间的界限一直十分清晰，而这一界限在美国却变得模糊了。18世纪的弗吉尼亚，一位历史学家记录了一位名叫约翰·佩拉斯（John Payras）的医生的行医，"除了药品之外，他还售卖茶、糖、橄榄、葡萄、凤尾鱼、葡萄干和李子"；另一位让·巴斯德（Jean Pasteur）在报纸的讣告上被描述为外科医生，但在遗嘱中却只是假发制造师；还有一位休斯夫人，她在1773年的广告中称自己是接生婆，可以治愈"皮癣、头部烫伤、痔疮以及肠虫病"，还制作当时最新流行的女装和女帽。1732年，一位路过弗雷德里克斯堡市的旅行者写道："我绝不能忘记莱维斯顿夫人，她在这里身兼医生和咖啡侍女两职。"[18]

这种情况下，医学几乎没有任何集体观念或组织。但是逐渐地，行医者开始把行医当作主要的工作（如果不总是全职的话），到18世纪中期，他们已经作为一个社团性群体出现。越来越多曾经在北美殖民地做医生学徒的美国人前往欧洲的莱顿、伦敦和爱丁堡等城市接受医学教育，这些人带着雄心壮志回到美国，他们期望在美国建立一个新医学专业，有着和欧洲内科医师类似的标准和尊严。法律界也经历了相似的过程。美国的"第一波专业化浪潮"始于1750年左右，地位较低的美国专业人士开始采用英国的专业形式以及惯例。医学领域的专业化道路有以下几个标志：第一批医学院和医学会的创立，以及对医学准入立法的推动。这些发展是同时进行的。美国第一所医学院于1765年在费城成立；1766年，第一个地方性医学会在新泽西成立；1760年，纽约市颁布了第一部对医生进行预先审查的执照法。独立战争期间，美国大约有3500到4000名医生，其中400人受过正规的医学培训，可能约200人有医学学位。[19]这些专业精英几乎全部集中在大城市。

在这些最早的迈向专业化环节中，一个方面是医学与宗教的日益分离。新泽西早期的医学会就这一点提供了一些证据。1766年的第一任会长是一位教士；同样，新泽西医学院的第一任校长既是医生又是牧师。在学会建立的第一个十年里，36名成员中有6名是

"牧师兼医生"。一些教区居民反对这种双重任职，他们认为医生和牧师这两种角色是不相容的。到1796年，医学会已有91名成员，但只有7名是牧师，在新加入的55名成员中，只有一名还承担着牧师的职责。[20]牧师行医的做法一直持续到19世纪，但是教士医师（即主要从事医疗工作的神职人员）变得越来越罕见了。

开放市场中的专业教育

医生们在美国本土建立医学院，希望借此按欧洲的标准建立一个专业。然而，在殖民时期，学徒制是医学培训的主要形式，甚至在医学院出现之后，学徒制仍然是医学培训的核心，医学院最初只是医学教育的补充。成功的医生让年轻人担任助手，阅读医学书籍，并承担家务。医生解决年轻人的食宿，通常在三年的培训期结束时，他们可以获得一份证明其专业能力以及良好品性的证书。学徒所受的教育有多好，取决于他的指导医生的藏书质量和个人投入程度，对于能学到什么，人们通常会有一些预期，但是没有硬性的标准。从医生的角度来看，学徒制有明确的文化局限。它不能为专业地位提供基础，在欧洲社会，只有接受过人文学科教育的人才能获得专业地位；学徒制也不能培育恰当的风度和举止，如果医生想要得到专业人士应得的尊重，风度是必不可少的。通过学徒制，一个人可以得到一份能力证书，但在医学院毕业的人获得的却是一份权威的认证。如果医学想成为一门学术的专业，它就必须有一个专业的培养机构。

宾夕法尼亚大学——当时被称为费城学院——在刚从欧洲回到北美的年轻医生约翰·摩根（John Morgan）的倡导下，于1765年开办了殖民地第一所医学院。在一次介绍演讲中，摩根呼吁将医学与手术和制药分开，建立起一套完整的专业等级制度。这一提议引起了人们的反对，因此，在演讲稿出版后的前言中，摩根辩论说，

41

等级制度存在于每个"明智而文明"的国家。"一支军队的将军，"他说，"应该熟悉军事科学的每一个方面，了解从上校到二等哨兵的军事任务的全部细节。但是，将军没有必要亲自上阵挖掘战壕。同样，内科医师也就没有义务在办公室里和外科医生一起拿起手术刀……"摩根本人试图把自己的工作限制在内科领域之内，并拒绝一切"动手操作"，而这就减少了行医量。[21] 几乎没有其他医生能像他这样纯粹地专注内科。许多医生继续自己制药，而几乎所有医生都既看病又执刀进行外科手术。让医生成为精英阶层需要贵族的庇护和法律的保护；英国专业系统的社会和政治基础在美国并不存在。

精英专业的举止在美国也没有文化基础。贵族式人格需要在衣着、言谈和举止的每一个细节上，体现等级和权威感。我们可以从殖民时期费城的执业医师之一亚当·库恩（Adam Kuhn）的描述中很好地看到传统内科医师的形象。

> 到目前为止，他是我所见过的旧时期医生中把自己打理得最高级、最精致的一位……他的袖口和胸前的褶边又多又飘逸，马裤是黑色的，腰间的长裙是白色或浅黄色的，外套是黄褐色的。他手中握着一根金头手杖，背心口袋里有一个金鼻烟壶，膝扣和鞋扣用的是同一种金属。当他行医时，他从一所房子到另一所房子的脚步整齐而有规律，几乎没有什么事情能让他加快和迈大步伐……[即使]是为了挽救危重病人的生命。[22]

另一方面，美国独立战争领袖本杰明·拉什（Benjamin Rush）* 医生——他在举止和政治上都是一个共和派，对宾夕法尼亚大学未来几代的内科医师都产生了巨大的影响——建议学生避免一切矫揉

42

---

* 本杰明·拉什（1745—1813），宾夕法尼亚及美国政治家、医生、作家、教育家、人文主义者，《独立宣言》签署人之一，美国开国元勋。——译者注

造作的贵族行径，因为这与"科学的朴素以及真正的内科尊严都无法相容"[23]。

虽然贬斥贵族做派，拉什发明的治疗系统还是有着典型的英国医学思想追求新奇同时还受传统束缚的特征。1796年，他对学生们说："我以前说过，世界上只有一种热病。先生们，不要吃惊；听我说，世界上只有一种疾病。"[24]而这种疾病是"由毛细血管张力引起的病态兴奋"，而且只有一种治疗方法，即通过用柳叶刀放血，用强力的催吐剂和泻药排空肠胃，来排空身体。使用这些强有力的疗法是需要勇气的。病人可能会失血到失去知觉，并被给予大剂量的泻药甘汞（氯化亚汞）直至口角流涎。这种"大胆疗法"在19世纪头几十年里主导了美国的医疗实践。

1812年美英战争之后，医学院开始在美国遍地开花。这些新机构与大学之间的联系即使有，也十分微弱。1810年至1820年间，巴尔的摩、列克星敦、辛辛那提，甚至佛蒙特州和纽约西部的乡村社区都建立了新医学院。在接下来的30年里，医学院的数量仍在增长，到1850年时，美国已经有42所医学院，而同时期的法国只有3所。1820年以后，大部分新医学院在西部地区，许多医学院都建在农村，那里成本可以很低，尽管没有医院和其他临床设施。

建立新医学院一般是由教授发起的。通常情况下，会有一群医生联络当地的一所大学，提议建议新医学院。从医生的角度来看，医学院可以赋予他们的事业合法性和授予学位的法律权力。从大学的角度来看，医学院可以带来声望，而不需要任何投资，因为所有医学院的学生都需要自己承担学费。有时大学增加的设施甚至只有两间教室而已，一间用于讲课，一间用于解剖。医学院没有实验室，很多只有简陋的图书馆。即使在位于城市的学校里，医院的临床教学水平也参差不齐。[25]

医学院的教师队伍通常由五到七名不领薪水的教授组成。他们的直接报酬来自学生上课和私人辅导的学费，此外一些额外的好处是由教授身份给他们的私下行医带来的。医学院一年的学期只有三到四个月，一般从 11 月底到 3 月初。获得学位需要两年的时间，第二年会重复第一年的课程。第一年和第二年提供不同课程的"分级课程"，是 1850 年后才被引入的，在当时被认为是一项重大改革。

最初，在 18 世纪，医学院既授予医学学士学位也授予医学博士学位。人们很快发现，获得学士学位的学生很少有一年后回来攻读博士学位的，因为无论哪种学位都可以使他们成为合格的毕业生，进而成为合格的医生。因此，1789 年，费城学院医学部取消了医学学士学位，把获得自然科学或实验科学或同等学科的学位作为修读医学博士的唯一先决条件，后来这也成了标准做法。学位的名头提高了，学位的要求却降低了。医学学位从学士膨胀为博士，与之前从外科医生、药剂师到内科医师的职业头衔的膨胀是并行的。可能有人会认为，这是医学专业地位上升的证据，但实际上并非如此。医学头衔与学位的膨胀都是精英阶层无力阻止地位象征的扩散和贬值的结果。

名义上，18 世纪要求医学博士必须掌握拉丁文、自然和实验科学知识，完成三年的学徒教育，列席两学期的课程，通过所有考试，以及撰写一篇论文。学生必须至少 21 岁才能毕业。然而，这些要求没有得到很好的执行。拉丁语被忽略了，许多学校都不要求三年学徒期的结业证书，学生论文大多都不是原创的，有时甚至根本读不通。考试并不是很严格，部分原因是教授只能拿到通过考试的学生的学费。改革者一直在试图强化要求，但由于缺乏医学院的合作，这些努力都以失败告终。如果学院想要提高自己的标准，就会面临失去学生和收入的风险。

最初创立医学院的内科医师们想要提高美国医学专业的地位，在尊严和特权方面比得上欧洲的医学专业。但是他们无力阻止国内其他医生为利益创建医学院。最后导致的结果就是不受限制的竞争，在竞争过程中，学期时长只能达到最低水平，对学生的要求和收取的费用也降低了。每个个体都试图提高自己地位，医生作为一个集体的地位却被破坏了。

专业主义的挫败

医学会和医疗许可证也有助于划定专业的边界，提高专业地位和权威。在英国，这两者是结合在一起的：专业协会拥有颁发执照的权力。一些著名的美国医生希望美国也同样如此。约翰·摩根提议在费城建立一所医学院时，他还建议成立一个能进行执照授权的医学会。1763 年，康涅狄格州诺威奇的医生要求殖民地立法机关"将诚实而熟练的医生与庸医或经验主义冒牌货区分开来"，要求允许医生建立有执照颁发权力的协会。这两项试图获取权威的举动都被拒绝了。[26]

当时确实颁发了一些执照，但主要是荣誉性的。执照允许被授予者行医，但它并不禁止其他人行医。17 世纪初，立法机构会不时地给优秀医生颁发执照，但这样的行为本身只是表明这些人已经行医多年。可以想见的是，并非所有的医疗服务都来自有执照的医生，大多数医疗服务必然是由家庭医生和民间医疗从业者提供的。马萨诸塞州一项早期法律反映了这些现实，法律规定任何人都不得"在未经精通同一门技艺（如果可能的话）或至少一位最具智慧及威望的人的建议和同意的情况下"开始行医。[27]

1760 年，纽约市通过了第一部要求对此后的医生进行审核以及颁发执照的法律，并对没有执照的人处以罚款，这部法律赋予了纽约市政官员以权力。不过，法律豁免已经开始行医的人。没有证据表明这项法令曾经对无执照从业者实施过，事实上，在接下来的几十年里，无执照从业者的数量似乎还在增加。[28]

美国独立后，许多州都成立了医学会，州议会开始将执照颁发权赋予它们。然而，这些执照颁发权也被证明是无效的。一般来说，执照没有设定教育或成就标准，而且执照一旦被颁发，医学会就没有撤销的权力，没有对无照从业人员实施强制措施的规定，也不能对违法者进行严重惩罚。通常对无照行医者施加的唯一限制是禁止他们通过法庭追讨债务。有人说，这只会给无照行医者一个充分的理由要求提前付款。如果法律包括对无照执业者进行罚款的条款，其实施就需要陪审团的审判，而陪审团是不会对这种情况定罪的。法律通常还不针对药剂师、产婆和草药师，而自称是其中一员的无照从业者就能避免法律的制裁。执照委员会也面临同样困扰着医学院的结构性问题。正如学校不愿让学生不及格而失去学费一样，审查委员会也不愿拒绝申请而失去执照费。[29]

尽管执照制度毫无效力，但它依然继续存在，其中的理由和医学院欣欣向荣的原因一样：它们都符合各方的直接利益。获得执照的医生可以把执照用作官方认证的证明，这种证明也许比指导医生的推荐信更有说服力。执业医师的集体利益是对专业进行准入限制，但是与医学教育和执照颁发相关的个体医生的利益在于让其保持开放。医学专业还没有办法让其集体利益凌驾于个人利益之上。

此外，医学院的扩张进一步加剧了医学会的弱点，因为医学院的文凭就可以成为执业许可证。这两种机构相互竞争，提供可以相互替代的认证方式。两者都没有绝对的权威，因为不经过其中一方的批准也可以开始行医，甚至都没有也可以。医学会偶尔会对医学院的扩张表达不安，医学院的教授们偶尔也会对宽松的执照制度表示失望，但双方都无法改变对方的行为。

除了颁发执照外，医学会没有其他方式维持专业的有效界限。医学会试图通过伦理准则孤立"江湖医生"，不允许他们与任何正规医师会诊；任何与"江湖游医"商议的人都会受到惩罚，例如被除名。医学会还试图制定统一的收费标准以抑制价格竞争。然而，他们在这两方面的努力似乎都失败了：竞争对手并没有被孤立，收费标准也没有被遵守。

医学会还面临着一个根本问题。如果坚持高标准，成员就会减少，他们既无法孤立江湖游医，也不能控制竞争对手的低价。但是，另一方面，如果学会吸纳更多的行医者，来孤立江湖游医并增加收入的话，它们将无法坚持专业地位要求的高标准。这两种选择都不能极大地提高医学专业的社会地位和经济状况，它们无法让人顺从，也不能让人参与。因此，会员人数很少，会费经常拖欠，规则总被无视，一些早期的医学会逐渐陷入长期完全不活跃的状态。[30]

哪怕在一个相对较为成功的组织中，保持排他性和权威性也会遇到显著的困难。马萨诸塞州医学会（Massachusetts Medical Society）成立于1781年，用其创始人的话来说，医学会成立是为了"公正地区分那些受过良好教育、有资格从事医学工作的人，和那些可能无知而邪恶地行医的人"。马萨诸塞医学会试图复制英国皇家内科医师学会的结构，维持两个独立的级别，即研究员和执照持有者，并将研究员的人数限制在70以内。事实证明，这种封闭的团体结构是不可能维持下去的。尽管医学会可以给那些通过考试的人开具"推荐信"，但医生们不需要其推荐也可以行医，而且任何哈佛大学的毕业生的医学学位本身就相当于官方认证。由于权力有限，医学会发现很难说服医生们寻求其批准，或接受其权威。1803年，它不再是一个封闭的团体了。它取消了研究员人数的限制，任何通过考试、行医三年且声誉良好的人都可以被接纳为会员。医学会变得不那么排外了，就像医学教育变得更加普及一样。[31]

医学专业的界限本来也许可以通过下面三者的任何一种来界定：是否从医学院毕业，是否是医学会的会员，是否持照行医。但这三者都没有奏效。随着学校数量大幅增长，医学会不那么排外，执照获得越来越容易，这三个地位标准——医学院毕业生、医学会成员、持照行医者——都不停地受到低级专业人员的入侵。在最终的界限划定中，教育标准和执照标准实际上重合了：只有医学院毕业生才可以获得执照，只有执照持有者才可以行医。因此，所有有执照的医生都有加入当地医学会的强烈动机。但这些发展都是几十年后的事情了。19世纪初，划定医学专业边界的企图只是更加模糊了边界。中西部早期著名的医生丹尼尔·德雷克（Daniel Drake）在谈到执照颁发时写道："允许那些未从学校毕业的人行医的法律，给予了很多年轻人获得大众信任的通行证，而他们并不配得到这份信任，而且如果没有那张执照，他们也不可能得到这种信任。此外，在大多数情况下，那些被审查委员会拒绝的人正是因此才得到社会的支持。"德雷克接着说道，这些机构很难建立起"社会甚至行业认可的权威"。德雷克认为，国家应该只给医学院毕业生颁发执照，但他同时也反对处罚那些没有文凭的人。"这样的法律永远不会生效。"[32]

医学领域的反正统文化

大众医学

在民间医学中，民主意识形态得到了最鲜明的表达。民间医学，或者说大众医学，不仅仅是专业医学的临时替代品，还是一个有着自己连贯结构的主动竞争对手。19世纪早期的民间治疗师把医学专业看作特权的堡垒，他们既敌视专业医师的治疗原则，也反感其社会抱负。

然而，在这种对立的背后却隐藏着一种更深层次的相似之处。民间医学和民间治疗通常会采纳一些来自专业和权威源头的思想和实践。大众文化的发展部分是"文化沉积"的过程。学术传统的理论和疗法就像一种来自过去的残余物，渗透到社会的底层，即使在被学者抛弃了之后也还在那里。[33]此外，并非每次思想上的革命都意味着思想结构的根本改变，常常只是重整了旧理论的一些元素而已。19 世纪早期流行的重要医学运动汤姆森医学就清楚地显示了这种模式，另外一种流行的异端，顺势疗法也是如此。但是，渗透和重整旧理论只讲述了故事的一半。专业医学和民间医学之间是互相渗透的。正规医师使用的一些重要疗法，如天花疫苗的接种和金鸡纳霜（奎宁）的使用，都是借自民间文化。在 19 世纪，民间医学的竞争对医学专业造成了很大的压力，让后者放弃了"大胆"疗法。因此，虽然专业医生和民间医学之间经常互相敌视，互相瞧不上，但他们彼此都从对方那里学习了很多，尽管他们很少承认这一点。

民间医疗实践可以被想象为占领了家庭医学和专业医学之间的阵地。民间医学最简单的形式是将家庭照护扩展到社区，更复杂一点的做法是以民间治疗为职业，但仍然没有任何标准化的培训或组织。如果组织成运动，民间医疗可能会成为主流医学的一种有组织的、自觉的替代品。在美国历史上，有几次民间医疗从业者的运动发展出了这种组织，结果要么像草药医学一样被专业医学所吸收，要么像整骨疗法和脊椎按摩法一样始终处于边缘地带。

一位民间行医者的自传可以说明行医是多么容易。1844 年，新泽西的自由黑人詹姆斯·斯蒂尔（James Still）买了一本"药用植物学"的书，开始为家人配制药物。有一天，为了答谢得到的黄樟树根，他同意治疗邻居的"痔疮"，并借用了一个小木臼和一块长石头来捣碎药草。"我准备好药剂后拿给他，这帖药果然奏效了。几天后他就痊愈了。我很高兴，他也很高兴。然而，当时我并没有觉得我是在行医。我觉得我只是在向同伴提供友好的帮助。"[34] 斯蒂尔自学成才，最终把治疗师作为他的职业。

在民间治疗者中，草药师和产婆可能是人数最多的，但也有数不胜数的癌症医师、接骨师、接种员、堕胎医师和销售秘方的人。许多人都游历四方，在不同行业之间进进出出。这些人可以粗略地分为两类：一类是声称具有某种特殊技能的产婆、接骨师和接种员，另一类是声称和医生一样有着广泛技能的草药师和秘方销售者。

　　在早期拓荒者社区，印第安医生是大众疗法的来源之一。有些人"和正规白人医生一样享有很高的声誉"[35]。从美洲最早建立殖民地起，许多殖民者就对印第安人的医学产生了浓厚的兴趣。当地人最初似乎不会患上那些困扰欧洲人的可怕疾病，很自然地，他们的健康被认为是来自他们对当地草药的特殊知识。北卡罗来纳的一位早期历史学家在1714年说，印第安人的治疗方法"数不胜数"；他甚至主张与印第安人通婚，部分原因是以获得"印第安人在医学和外科手术方面的真正知识"。科顿·马瑟也认为印第安人"惊人地治愈了很多疾病"。他相信，上帝已经仔细地在地球上任何需要的地方安置了药方；印第安人既然在美洲生活了许久，所以很可能已经发现了这些救治措施。在18世纪30年代到访美洲之后，约翰·卫斯理谈到美洲原住民时写道，他们的疾病"只有极少几种"，他们的药物"起效很快，通常十分可靠"。[36]印第安人在大众心中的治疗者形象导致了白人或混血"印第安医生"的出现。这些人声称接受过土著关于草药知识的指导，或者表面上使用了与印第安人相同的方法。实际上他们的许多药物是自己发明的，但是他们借用印第安医生的头衔，这一事实本身就说明了当地土著所享有的声誉。

　　在众多的民间医疗从业者中，最值得一提的是专门治疗骨折和脱臼的接骨师。他们基本上是没有受过正规教育的技术人员，代表了某种医疗机械技工。其中最著名的是罗得岛州的斯威特（Sweet）家族，从17世纪到20世纪初，这一家族的主要成员都是接骨师。根据一位当地历史学家的说法，他们只是兼任接骨师，"大部分时候都是勤劳的农民、技术人员、工人和渔民，生活在简朴但并不贫穷的环境中"。他们的技艺堪称传奇。尽管人们相信他们具有修复创伤的"天赋"，但根据几位后来成为内科医师的后裔之一的描述，实际上他们从小就接受了这门技艺的训练。尽管被一些医生指责为愚昧无知，但他们仍然广受尊敬，有时甚至会从正规医生那里得到转诊。[37]

49

如前所述，在殖民时期的美国，大多数医疗保健是由妇女在家中提供的。在民间医疗从业者中，女性的地位也很突出。根据约瑟夫·克特（Joseph Kett）的说法，直到 1818 年，新泽西的医疗实践几乎完全由女性包揽。[38] 但到了杰克逊时代，妇女的地位就大不如前了。产婆的衰落始于 18 世纪末。在此之前，怀孕的妇女会召集一群女性亲戚和朋友，有时甚至会在分娩的时候回到娘家。产婆在分娩管理方面提供了情感支持和实际的帮助。然而在 18 世纪，解剖学的知识以及使用产钳的专业技能得到了迅速发展。威廉·希彭博士（Dr. William Shippen）在 1763 年开始从事产科工作，他是第一个这么做的医生。凯瑟琳·朔尔滕（Catherine Scholten）发现，从求助产婆到求助医生的转变始于城市中产阶级女性。1815 年费城城市人名地址录列举了从事接生工作的 21 名妇女和 23 名男子，4 年后这个数字变成了 13 名妇女和 42 名男子，到 1824 年就只剩下 6 名妇女了。推动这一改变的不是执照法，而尽管医生有经济动机去从事接生工作，但他们无法强迫妇女接受他们。事实上，有些人在道德上反对男性医生从事助产工作。完全可能的解释是，处境良好的妇女开始接受医生的能力更高超的说法了。当医生取代产婆主导助产工作时，没有记录表明有人提出反对意见。"美国的产婆，"朔尔滕指出，"不再为有一定社会地位的妇女提供服务，几乎没有什么人为她们辩护。"[39]

民间行医者中妇女人数的普遍下降，是和其他领域的一些发展并行的。北美殖民时期的妇女还可以当零售店老板，但是在 19 世纪早期，公众舆论认为妇女一旦结婚就应该更加投入家庭。（不过，学校教育是一个重要例外。）格尔达·勒纳（Gerda Lerner）认为，虽然革命及其余波在殖民地生活中推翻了等级意识形态，但新生的民主制并没有把妇女包括在内，妇女能担任的角色变得更加狭窄了。她举医疗实践为例，认为医学院的兴起和对执照的要求是女性被排斥的原因。[40] 但是，玛丽·沃尔什（Mary Walsh）指出，这是对执照制度的误解，当时的执照只是荣誉性的，这也是对早期医疗史中女性角色的误解，女性的作用从来无法和男性医师相提并论。女性主要在男性医生缺席的地方行医。随着男性医师的数量增加，女性行医者的作用被取代了。沃尔什认为，事实上，专业主义的兴起第一次给了女性在真正与男性平等的基础上行医的机会。由于大众对女性医生的偏见，她们格外需要医学教育提供的资质证明。在19世纪40年代，受益于女性权利运动的促进，第一批美国妇女获得了正规的医学培训；1848年在波士顿成立的新英格兰医学院是世界上第一所专门为女性开设的医学院。[41]

然而，几乎所有正规医生都坚决反对女性进入医学专业。医学会的政策是严格排斥女性。在那些用树根和草药治病的非正规行医者中，女性获得了更多的同情。19世纪30年代，在健康改革家西尔维斯特·格雷厄姆（Sylvester Graham，现在最为人所知的是他饮食养生法中的无糖薄饼干，他还提倡清淡的素食、定期洗澡、戒酒、不喝咖啡，普及了生理学和卫生学知识[42]）发起的民众运动中，女性的作用也很重要。结果，在女性权利运动与抗议正规医学及其严格治疗法的运动之间存在着广泛的联盟。但是，这一"大众健康运动"内部还有一场运动，在抗议医学专业的过程中反映了后者的问题。

汤姆森派和反专业主义的挫败

19世纪早期，新英格兰人塞缪尔·汤姆森（Samuel Thomson）领导了一场草药医学的激进运动，从中诞生了医学专业之外的另一个有组织的医疗群体。汤姆森没有接受过正规教育，他从1800年后开始行医，据他自己说，他的成功引起了正规医生的嫉妒。1809年，他的一名病人死亡后，他被一位医生指控谋杀，但在审判后被无罪释放。审判使公众注意到了他的想法。四年后，他设法从联邦政府获得了他的草药医学体系的专利，因此有权出售自己的方法，

51

并声称自己得到了官方认可。他的追随者大多是乡下人，像宗教狂热的浪潮会驱使的那样，将汤姆森的思想经由莫霍克山谷从新英格兰传播到了纽约西部。汤姆森派具有一场运动的所有特征：他们组成了"友好草药学会"，举行会议并出版期刊。他们的圣经是汤姆森于 1822 年出版的《新健康指南》(*New Guide to Health*)。到 1839年，汤姆森声称已经售出了十万份专利使用权，实际使用的人可能更多，因为完全的控制是不可能的。汤姆森吹嘘说，俄亥俄有一半的人是他的追随者，而批评者说实际上只有三分之一。[43]

汤姆森的体系围绕着几个简单的原则展开。所有疾病都是由一个共同的原因引起的，可以通过一个共同的治疗方法来治愈。寒冷是原因，热则是治疗方法。所有的"动物体"都是由四种元素组成的：土、气、火和水。土和水是固定的物质；气和火，或热量，是所有生命和运动的原因。带来健康的方法是恢复热量，要么直接通过清理系统的所有障碍，好让胃消化食物产生热量，要么是通过引起排汗来间接产生热量。[44] 因此，汤姆森所使用的主要治疗手段有一种被称为"印第安烟草"的强力催吐剂，也就是北美山梗菜（*lobelia inflata*）；红辣椒；蒸汽浴和热水浴。汤姆逊强烈反对专业医学的所有"矿物"疗法：因为矿物来自地下，所以它们造成死亡；草药向着太阳生长，因此赋予生命。

政治意识形态是汤姆森思想不可分割的部分。与家庭医学书籍一样，他的著作也将常识和深奥的专业知识进行对照，坚信所有有效知识都应该是简单和易获取的。汤姆森认为，医学研究"对于减轻人类疼痛和疾病的必要性，不比它对于做饭以满足食欲的厨师大多少"[45]。医学和宗教及政府一样，一直笼罩在不必要的晦涩之中，但其实是很容易理解的。"揭开神秘的面纱，剥去一切伪装，"《汤姆森派记录》(*Thomsonian Recorder*)上的一句题词写道，"把实践与常识结合起来。"在一篇 1832 年的杂志文章中，一位作者这样评论道："学问和财产是政治权力的要素。把这两个要素结合起来并付诸运用，是提高少数人的地位和征服多数人的最有效的手段。"
在所有国家里，都存在着对普通人怀有敌意的"学识贵族，一种特
权阶级"，而汤姆森派公开表示了对劳动阶级的同情，他们的目的
就是要推翻牧师、律师和医生的这种特权地位。[46]

　　这样的医学思想和政治思想不仅是相关的，而且还是同源的。
这些思想并不是原创的，但胜在一致性。汤姆森体系在很大程度上
借自当时的主要权威。病理状态被认为是系统性而不是局部性的。
和拉什一样，汤姆森声称只有一种疾病和一种治疗方法，那就是放
空身体。而用植物药代替"矿物"药，只不过是对一个其他方面都
不变的结构中的一种元素重新安排了而已。在这点上，他的体系
也是来自由学术传统塑造的文化"沉积"。但汤姆森的思想混合物
有自己的结构统一性，是围绕着一些简单平行的二元对立建立起来
的。他的治疗体系可以概括如下：疾病与生命相对，寒与热相对，
矿物与草药相对。他的政治意识形态也具有相同的模式：学术与常
识相对，贵族统治与民主政府相对，医师与民间治疗者相对。汤姆
森主义体系的天才之处在于，它既在治疗方式上，也在政治理念上
表达了对主流秩序的抗议。

　　然而，抗议针对的并不是科学本身，而是某种特定的控制知识
的方式。这一主题在汤姆森派的著作中处处可见。汤姆森说，许多
医生"只学到了如何用病人不知道的语言掩盖自己的所作所为，从
而欺骗病人，让他们保持无知"[47]。汤姆森派和正规医生一样摒弃
"迷信"，并严厉谴责"江湖骗术"，他们认为自己是理性传统的一
部分。草药医学的"自然"疗法是这个体系的核心，没有什么超自
然的力量，也没有什么玄乎的成分。人们不应把汤姆森主义误解为
是魔法信仰的残余，它实际上是对启蒙运动的创造性误读。在一篇
关于江湖骗术的专栏文章中，一位作者猛烈地抨击了秘方，指出：
"没有任何好的理由能使我们对被迫服下的药物一无所知。"[48]汤姆
森派根据自身的目的采用了理性主义。捍卫知识的人总把知识描述

53

为符合整个社会的利益，而汤姆森派则把知识当作阶级冲突的一个元素来看待。

尽管汤姆森运动具有广泛的吸引力，但它有一系列的矛盾之处。汤姆森运动宣称它只关心人民的利益，然而其创始人是为了自己的利益，并在专利权的保护下进行活动的。汤姆森以每份 20 美元的价格出售其体系使用权，但说明书中省略了配方中的关键成分，只有在买家发誓保密后，代理商才会填补上空白。当汤姆森的一个门徒背叛了他，以仅仅 5 美元的价格出售体系使用权时，汤姆森指责他试图将"整个业务"据为己有。[49]

第二个矛盾与第一个相关，在于草药师自己的社会抱负与运动的民主意识形态之间的对立。也许出于和正规医生相同的原因，一些草药师想提高从业者的要求和标准，将自己与那些不合格的人区分开来。1835 年 11 月，汤姆森协会费城分会呼吁"对从业者的资格……加大限制，这不仅能保证更好地行医，还能赢得广大公众的尊重和信任"。他们建议，至少在一位得到授权的医生那里学习一年，再进行资格考试。另一些人则计划建立一所汤姆森医学院，但汤姆森本人拒绝了这一提议，他只打算建立一所医院兼救济院，在那里医学指导主要是实践性质的，就像在木工店里一样。[50]

这场冲突暴露了他的处境的内在弱点。"医生，你似乎认为，"他的一个追随者回答道，"内部使用权的拥有者应该能像你一样理解你的著作。但是，如果你在全国各地旅行，就会发现实际上许多人把你的实践指导搞得一团糟，这样你就会欣然同意建立学校来指导如何进行实践……"[51]

汤姆森运动在这个问题上产生了分裂。建立医学院是汤姆森的追随者巩固自己社会地位的一种方式。一个魅力型领袖的门徒需要一种机制来稳固他们的处境。领袖自己可能无法认识到这种需要，他的角色和思想甚至可能与满足这种需要不相容。汤姆森运动遇到的正是这种情况。1843 年塞缪尔·汤姆森去世后，汤姆森运动也开始衰落。独立汤姆森分子在辛辛那提建立了一所医学院，在汤姆森的追随者中有一段时间是主流，后来被另一个草药学派别折衷派吸纳了。[52] 医学反正统文化自身也逐渐开始走向专业化。19世纪下半叶，大众医学和专业医学之间的对立变得不再那么重要，主要的冲突变成相互竞争的内科医师学派之间的斗争，每一派都在争夺公众的支持。

正当复杂性的消失

19世纪美国医学的独特特征来自专业主义与民主文化的辩证关系。医生试图通过医学院、医学会和执照颁发来提高准入标准，以及自己的尊严和特权，但社会的开放和同行的抱负却颠覆了他们的努力。学位和执照标准很快就被削弱，而不是加强；合格和不合格的从业人员之间的区别变得模糊，而不是更明确；行医的通道更加开放，而不是收紧。可以说，医生的地位更不稳固了。[53] 然而，正如专业医学无法抵制民主化的影响一样，汤姆森运动这样的大众医学也容易受到专业主义的诱惑。约翰·摩根和塞缪尔·汤姆森的理想都无法完全左右他们所发起的运动，最后的结果几乎都与最初的目标背道而驰。到19世纪中期，主张专业化人士和主张民主化人士的雄心壮志同样遭受了挫折。

悖谬的是，19世纪上半叶，这些治疗上的混乱恰恰发生在医学取得巨大进步之时。在大革命后的法国，医学中保守的秩序已被抛弃，医学教育和实践的改革者呼吁结束形而上的抽象理论，强调临床观察。在巴黎开始出现的大医院里，内科医师与外科医生有了更密切的交流，外科医生的观点开始影响内科医师，这鼓励了对局部而不是系统病理学的强调。从1800年到1830年的几十年间，人们开始与传统医学的各种说不清的"体系"决裂，现代临床方法开始形成。法国医生将临床观察与病理解剖相结合，将患者体征和症状与尸检所发现的内部病变联系了起来。1816年，雷奈克（Laennac）发明了第一台粗糙的听诊器，使医生能够透过外部"看到"人体内的情况。正如人们常说的，医生以前观察病人，而现在检查病人。更为关键的一步是，巴黎学派开始用统计学的方法对治疗技术的有效性进行评估。[54]

医学上的新导向不再是简单地对传统医学思想结构中的要素重新排列，它改变了医学思想结构本身。辩论的性质也改变了。现在评估真理的基础是经验证据，而非任何个人或传统权威的专断论断。早期的经验研究表明，一些被广泛采纳的技术没有治疗价值，但人们也没有有效的替代方法。医学到达了其历史上的困难时期，顶尖科学家认识到它的局限，但缺乏突破瓶颈的手段。具有讽刺意味的是，用理查德·施莱奥克（Richard Shryock）的话来说，"医学史上最有希望的时期正是公众对医学最不抱希望的时期。"[55]

这些发展有两个后果。一方面，局部病理学的发展要求人们关注特定器官，这引起了人们对医疗仪器的兴趣，也为医学专科的发展提供了重点。[56]另一方面，治疗怀疑论的增长让人们把注意力转向预防卫生。在19世纪中叶细菌学兴起之前，一些欧洲和美国的医生就开始强调社会条件在疾病起因中的重要性。[57]用马克思借用的黑格尔的话来说，法国医学革命是一次"否定性的劳动"，它释放出了两种可能性。一种成了现代临床医学，另一种成了社会医学。二者之间的相对优先级最终变成一个政治问题。

在19世纪20和30年代，前往欧洲学医的美国人越来越多地选择了巴黎，他们回国时也带回了法国人的治疗怀疑论。1835年，哈佛大学的雅各布·毕格罗（Jacob Bigelow）在一篇关于"自限性疾病"的重要演讲中，承认了当代医学在治疗上手段有限。毕格罗坚持认为，"大多数具有良好判断力和长期经验的医务人员不带偏见的观点是，如果所有疾病都不被处理的话，世界上的死亡和灾难会减少"。毕格罗呼吁医生承认自然才是"伟大的治愈者"，医术只是一种辅助手段。其他人所谓的"治疗虚无主义"，对他来说是"理性医学"。但完全排斥医学治疗的做法是罕见的。然而，到了19世纪50年代，许多正规医生都成了奥利弗·温德尔·霍姆斯所说的"相信自然的异端"信徒。放血和其他"大胆"疗法都在逐渐衰退，拉什的理论也受到了否定。医学宗派对医学正统的挑战可能促使人们转向不那么粗暴的治疗方法。医生自己更愿将这些变化解释为科学的进步，或病人体质的下降使他们无法承受严酷的"大胆"疗法。[58]

公众对专业医学的抵制有时会被描绘成对科学和现代性的敌意。但是，考虑到我们现在对19世纪早期治疗的客观无效性的了解，大众的怀疑并非毫无道理。此外，在19世纪的美国，大众信念反映了一种极端的理性主义，要求科学具有民主性。卡尔·曼海姆（Karl Mannheim）认为，知识领域的民主理想要求最大程度的可获得性和可交流性。"民主文化，"曼海姆指出，"对在不同学派和秘密小圈子中发展的各种'神秘'知识抱有深深的怀疑。"[59]我们已经看到，这种影响在医学中是多么普遍。在美国，社会生活的各个领域——法律、政府、宗教、科学、工业——都应该遵循普通人凭常识就能理解的自然理性，这已经成为一种信仰。既然医学是有效和有用的，那它也应该是简单明了的。复杂的外表只是一个自私的阶级强加的，这是神秘化和欺骗的结果，而不是任何内在的困难所导致的。一位作者在1833年的《纽约晚报》（*New Evening Star*）上认为汤姆森的学说有许多值得称道之处，"医学应该像每一门有用的科学一样，可供所有人观察和研究。事实上，它应该像法律和每一门重要的实用科学一样，成为民众初级教育的一部分……我们应该立即摧毁整个故弄玄虚的东西——假发、金手杖和读不通的处方笺——这些只不过是无知和合法谋杀的伪装！"[60]

这些是那个时代的标准态度。佩里·米勒（Perry Miller）曾写道，美国早期社会的大多数人"仇视法律，认为这是人为地加之于他们的天然智慧上的"，而且认为这是"一个巨大的阴谋，是有学识的人发明出来对付无助而正直的人们的"。[61] 安德鲁·杰克逊总统在谈到公职人员的职责时说，这些职责"如此简单明了，或者至少可以做到简单明了，任何有足够智力的人都很容易胜任"[62]，而这几乎就是人们谈论医学时的说法。

汤姆森运动和其他医学上的发展只是更大的文化和政治动荡相对不那么重要的表现。随着纽约、马萨诸塞和弗吉尼亚州的旧宪法被废除，选举权和就任公职的财产及宗教资格也被削减或取消了。对各个垄断势力和中央银行的攻击震动了整个国家的政治生活。在地方一级，共济会被指控为垄断集团，被认为通过秘密组织为其成员赢得不公平的利益和影响力。[63]

然而，尽管反对传统形式的特权，民主冲动并不一定反对资本主义。美国早期对于律师和法院的怨恨大部分来自商人和中产阶级，因为商人认为诉讼的成本和时间耗费以及一些前工业时代规则的残余都阻碍了企业的发展。在教育方面，古典教育受到了攻击，与此同时，人们也呼吁普及公共教育、由公众控制学校和培训实用技能。在政治上，垄断特权受到了谴责，但改革者用一般性的公司章程取代了专门的公司特许状，促进了经济的发展。对政府腐败的回应是增加科层制监管：正式规则取代了个人组织。因此，消除神秘、个人控制和特权的愿望并没有导致无秩序或减少不平等，而是发展出了一种新秩序，这种秩序既是资本主义的，也是官僚主义的，在文化和政治上还是民主的。[64]

而各种专业试图建立排他性的特权，这就冒犯了杰克逊时代的意识形态。在反对党派的要求中，废除"特许垄断"有着高度优先级，虽然这主要是指具有特权的商业法人，但也包括专业人士。1800 年，有四分之三的州和地区要求经过专业学习才能从事法律工作，到 1830 年，这一比例下降到三分之一，到 1860 年又下降到只有四分之一。[65] 要求行医执照地区的减少则更为剧烈。

虽然医疗执照制度的执行从来都不很严格，但它还是给非正规从业人员带来了诸多不便，因而他们组织起来要求废除它。汤姆森草药协会领导了这项工作。正如医生们建立了各种医学会，将自己和非正规行医者区别开来，非正规行医者们也组织起来抵制这种区别。这个问题被正规医生定义为科学与庸医骗术之争，非正规行医者则定义其为自由竞争与垄断之争。而医学专业并没有占上风，医学专业缺乏权威的状态可见一斑。医生们说他们害怕江湖医生和冒名顶替者对无辜公众造成危害，非正规行医者说他们相信公众的判断力，公众应该自由地做出自己的选择。在更晚的时代，监管可能会被视为一种保护公众利益的"进步"措施，但在19世纪三四十年代情况则并非如此。"一个习惯于自我管理并以自己的聪明才智为荣的民族是不耐烦受到限制的，"一位纽约议员在提出一项废除执照的法案时这样宣称，"他们需要的不是保护，而是质询和行动的自由。"[66]

19世纪20年代，各州议会还在颁布执照法，但随后它们就开始迅速地废除它们。伊利诺伊州在1817年授权医学会颁发执照，而1825年就对法律进行了修改，并于次年废除了它。在俄亥俄州，执照制度于1811年开始实施，于1833年被废除。阿拉巴马州于1832年，密西西比州于1836年，南卡罗来纳州、马里兰州、佛蒙特州于1838年，佐治亚州于1839年，纽约州于1844年，以及路易斯安那州于1852年都废除了执照法，或取消了对无照行医的人处以罚款的条例。[67]而包括宾夕法尼亚州在内的几个州从未颁布过任何执照法。在一些州，例如纽约州，斗争持续了很长时间，但到了19世纪中叶，州议会也做出了明确的裁决。

然而，排他性执照制度从未得到公众舆论的认可，因此，废除执照只是批准了社会已经通过的一项判决。1837年，纽约州医学会（New York State Medical Society）主席指出，在对无照执业者的审判中，作为控方证人的医生的证词"受到陪审团的怀疑和排斥"，因此针对无照执业者的法律"几乎变成一纸空文"。他承认，被告几乎总能得到公众的同情，"而医学专业因为支持控诉得到的只有人们的仇恨"。[68]

从根本上摧毁执照制度的是人们怀疑它只是一种恩惠的表示，而不是个人能力的说明。执照只有在被接受为客观技能的证据时，才能用来建立权威。但是，人们相信医学会和审查委员是像银行和垄断企业一样的封闭团体，这完全摧毁了它们作为授权机构的价值。

理性主义的精神只会助长这种怀疑，因为它质疑了医学和其他专业所依赖的传统的神秘化形式。然而，理性主义的精神也可以帮助重建专业权威。在19世纪早期民主思想看来，医学表面上的复杂性是人为制造的，只要理解得当，医学是凭借"常识"可以掌握的。而科学的发展打破了这种信心。科学恢复了医学的正当复杂性，帮助其建立了文化权威。之前医生一直试图在美国复制英国式制度，但都未能成功，因为他们试图恢复的是一个已经过时的合法性基础。科学将会为此提供一个更加稳定的基础。

科学和民主一样，对一切晦涩、模糊、神秘和不可及的东西都持敌对态度，但科学还带来了复杂性和专业化，让知识无法被普通人所理解。在19世纪上半叶的一段时间里，易于获得和普遍适用的民主式宣称在医学中占了上风。但是公众，通过立法者和自己的私人决定，逐渐不再这么认为，因为他们意识到医学科学越来越复杂，已经不再是行外人士所能理解的了。很明显，不是每个人都能成为自己的医生。19世纪的民主空王期是一个过渡时期，传统的神秘化形式已经瓦解，而现代的客观性堡垒尚未建立。

第二章
市场的扩张

经济上的障碍也阻碍了 19 世纪医学专业的发展。对于许多医生来说，行医带来的经济回报太小，他们不愿投资于漫长的专业教育，州议会也无法要求他们这样做。经济报酬的微薄只有一部分是医生与民间行医者之间的竞争导致的。更根本的原因是，当时的经济条件鼓励大多数家庭自己照顾病人，医生服务的市场因此受到了限制。这样的经济条件是前工业社会典型的：实际收入水平较低，农村生活在地理上分布分散。随着这些经济条件在 19 世纪发生变化，医学专业的经济机会也在显著地增加。

在早期美国社会，医疗作为一种经济活动相对无关紧要。只要照顾病人的工作仍在家庭和社区范围内，它就不是一种商品：它没有货币价格，也不像受过训练的医生技能和服务，是用来交换的。但是，当人们在病痛时求助于医生、支付医疗费用、购买专利药物而非自己准备药方，医疗保健就从家庭转移到了市场。医疗保健进入市场改变了疾病的社会和经济关系，但市场并不能支配一切。公众和医生都反对将医疗看作纯粹的商品，也不愿任由商业驱力支配一切。因此，19 世纪的医疗社会史既是医疗市场扩张的历史，也是医疗市场受到限制的历史。

卡尔·波兰尼（Karl Polany）写道，19 世纪的社会正是由这样一场"双重运动"主导：市场不断扩张，几乎触及社会生活的每一个领域，但同时又受到限制其行动的反运动的影响。一方面，经济自由主义的原则要求把市场从束缚中解放出来；另一方面，"社会保护主义"的势力试图遏制市场对传统制度、自然，甚至经济制度本身的破坏性影响。[1]

这两种政治回应都存在于医学领域。经济自由主义的倡导者认为，在照顾病人这件事上，就像在其他活动中一样，私人选择应该占据主导地位，因此，他们支持废除所有医疗执照制度。他们认为，人们想找谁治疗就找谁治疗，换句话说，市场能够管理好自己。而站在对立面，为了免遭不受限制的市场的威胁，医学会试图限制行医准入，并对诸如降价和打广告这样的商业行为进行限制。市场反向运动还表现在向贫困人口提供医疗援助，以及在世纪之交之后政府和专业人士开始监管制药业这两个方面。而专业主义、慈善活动和政府干预以不同的方式，试图在不完全废除市场的情况下，改变市场的行为。

内战之前的新兴市场

在某个方面，美国比英国更直接地承认了专业医疗的商业性质。根据一种古老的法律虚构，英国法律认为医生的服务应该完全是慈善性质的。外科医生和药剂师可以通过诉讼追回报酬，而内科医师不能。同样地，英国地位较低的代理律师（attorney）可以通过诉讼获得报酬，但出庭律师（barrister）应该没有任何物质动机。就像执业医师的地位有不同等级一样，这些假设从未能成功在大西洋彼岸立足。[2] 在美国，唯一被禁止通过诉讼追回费用的医生是无照执业者。被置于市场之外在贵族文化中是一种荣誉，而在民主和商业文化中则是一种惩罚。

18 世纪末和 19 世纪初，国家放弃了对医学专业服务市场的控制，其中最关键的可能是对医疗收费的控制。在 19 世纪自由放任意识形态兴起之前，政府在经济生活中扮演着积极、明确和直接的角色，包括物价管控。1633 年，在马萨诸塞，法律规定勒索性的收费会受到惩罚，1639 年，弗吉尼亚议会通过一项医疗执业法案，专门规定了针对"牢骚满腹又贪得无厌"的医生收取过高费用的司法行动，后来还有其他类似法案。[3] 1736 年，弗吉尼亚市民议会颁布了一份冗长的医师收费表。虽然后来医学会的收费表是为了防止降价竞争而规定最低收费，但最早的收费表是为了防止哄抬价格而规定最高收费。然而，由国家决定医疗价格的时期十分短暂。1766 年马萨诸塞州首席大法官裁定"医生的出诊以及药物与商店主出售的货物一样应该具有固定价格"，但这一决定在四年后一位医生获准为按劳计酬（*quantum meruit*）进行诉讼时被撤销了。[4] 国家规定律师费用的做法则持续了更长时间，最终于 1850 年左右才完全消失。[5] 定价机制逐渐从法律和习惯变为契约。

因此，医疗市场力量的扩张源于国家参与的减少，以及家庭在治疗病人方面作用的减弱。19 世纪中叶，特别是在 19 世纪 30 和 40 年代执照制度崩溃之后，政府几乎不干涉医生和病人之间的私人交易，只负责确保合同的神圣性，同时提供防止和纠正过失（医疗事故）的手段。一些社区为穷人支付医疗费用，并为应对传染性疾病建立了医院和传染病院；一些州给医学院提供少量补助，所有较早的州到 1860 年都至少建立了一所精神病院。联邦政府为商船海员保留了一种有限的强制性医疗保险制度。在内战之前，国家对医疗经济的干预也就这么多了。

医学会试图承担一些国家已经放弃的职能。1825 年，《新英格兰内科与外科杂志》(*The New England Journal of Medicine and Surgery*)的一篇文章指出:"法律无法确定专业意见或建议的确切价值。而收费表可以解决这个问题……"[6]然而,收费表经常不被遵守,正如一位作者所说,它"没有什么重要性,也不具备权威"。1861年费城的一本杂志刊登了一份当地医师协会的收费表,指出这应该是本市大多数行医者第一次看到这样的东西,这些人的收费"根本不受任何价格表的指导"。杂志还写道:"就像文学劳动一样,医疗服务的价值应该由市场愿意出的价格来衡量。"[7]

大多数医生是按服务次数或病例收费的。有些医生收取年费,为一个家庭、种植园或社区的贫困成员提供一切必要的医疗服务。这种被称为"合同式执业"的做法——实际上是一种原始的保险形式——遭到了很多医生的反对,他们认为自己在这种制度下受到了剥削,因为可能会被要求提供无限的服务。事实上,这种制度确实将全部风险推到了个体医生身上,这些合同的存在表明许多医生在谈判中处于弱势地位。然而,虽然叫这个名字,合同式执业并不比其他形式更具备契约性,只是这里的合同关系是明确的,而非默认的。但哪怕没有明确订立合同,法律也假定医生和病人(或代表病人的人)之间存在合同关系。[8]

许多医疗服务是赊账提供的。医生们试图每季度或每年收取一次费用,但由于未付账单的存在,相当一笔钱他们拿不到。赊账体系就像合同式执业一样,对医生们来说是一个让人恼火的存在,但他们却无法取消这一方式。19世纪初新英格兰地区医生的遗嘱认证记录表明,许多人直到临死时,都深陷于债务和赊账关系的网络里。19世纪30年代,新英格兰医疗从业者每年的总收入很少有超过500美元的。他们的报酬大部分是由实物而不是金钱支付的。[9]

19世纪早期和中期,医生的供应不受限制,没有什么显著的制度性壁垒。由于越来越多的医学院提供宽松的条件和容易获得的学位,无论是金钱还是时间上,医学教育的成本都很低。而且行医也并不总是需要比学徒制更多的教育。1790 年到 1840 年期间，新英格兰地区的五个县中，医学院毕业生在执业医师中的比例为 20% 到 35% 不等。[10] 1850 年，根据当时一位医生的说法，在田纳西州东部有 201 名医生，只有 35 人（占 17%）是医学院毕业生；另外 42 名行医者声称修读过一门课程。[11] 1850 年，开业行医所需的总投资，包括直接费用和机会成本，可能在 500 至 1300 美元之间，这取决于行医者受教育的程度。[12] 相比之下，同一时期在西部建立一个农场所需要的费用可能更多，一般是在 1000 到 2000 美元之间。[13] 由于对执照的要求和对医学院招生名额的限制都不妨碍人们开业行医，行医者的数量也增加了。从 1790 年到 1850 年，美国医生的数量从 5000 人增加到了 40000 人，增长率超过了人口的增长速度。结果便是，当时每位医生服务的平均民众人数从 950 下降到了 600。[14] 医生们不断抱怨医学专业已经人满为患。

由于开业行医不受限制，哪怕在乡村地区医生都很多。"即便在新英格兰最偏远的城镇都有医生，甚至数量过剩，但竞争十分激烈，而且关系并不总是很友好。新诊所最常见的问题是缺乏病人，以及和已有医生关系不够融洽。"[15] 这一模式在其他地方反复出现。指导医师经常建议学生在西部和南部的边境社区"找个地方（开业行医）"，但根据最近的一项研究，"无论何时何地，他们都很难找到立足之地"。1836 年一位年轻的佛蒙特医生想定居佐治亚州，却被告知"开业行医的唯一办法就是提供比现有行医者更低的价格"，另一位 1832 年从达特茅斯毕业的医生搬到弗吉尼亚的一个小村庄，因为弗吉尼亚其他最好的地段已经有人在行医了。[16]

如果对医学教育和执照的要求执行得更严格，医生无疑会变得更加稀缺，特别是在农村地区。在小城镇和农村社区赚到的钱太少，不足以回报漫长教育的投资。19 世纪医生受到的训练有限，这与其说是一种无知的表现，不如说是对当时经济现实的回应——有效需求并不那么多。[17]

行医生态的变化

地方交通革命

65 在早期美国社会中，专业服务的低使用率是制约医学发展的根本因素。许多医生发现很难仅靠行医来养活自己。他们往往极有必要从事第二职业，通常是务农。"农场的收入来源，"本杰明·拉什在给医学生的建议中说，"可以防止你怀有希望你的邻居普遍患病这样一种不敬的愿望，哪怕只是片刻。"[18] 后来，许多医生，特别是小城镇和边疆地区的医生，也会同时经营药店；而药剂师哪怕以前不是医生，通常也会把行医作为工作的一部分。（一位历史学家记录了一位医生，他"对自己的行医工作并不满意，还曾抢劫过旁边驿站的马车"，后来他于1855年被捕入狱。[19] 但他可能只是在寻找刺激。）开始行医往往意味着长期没有病人和生活困窘。"事实上，"1836年的《波士顿内外科杂志》（*Boston Medical and Surgical Journal*）指出，"在所有大一点的城镇都有几十位医生，他们一年到头几乎见不到一个病人。"[20]

伊万·沃丁顿（Ivan Waddington）指出，这种行医模式在前工业化社会中非常典型。在18世纪和19世纪初的法国和英国，同在美国一样，由于大多数人无力负担医疗费用，传统和家庭治疗方式持续存在，专业咨询的需求其实不大。医生很难靠行医立足，许多人完全放弃了这个职业。[21] 世界各地的结构性问题都是一样的，由于市场有限，医生并不能从垄断社会上的医疗工作中获得多少利益。在欧洲，一小部分精英医生只服务于富人阶层，并将自己与其他医疗从业者区分开来。这种"地位专业主义"在美国已经垮台了。更多的美国医生分散在小社区和拥挤的城镇中，并且在不好不坏的环境里挣扎着前进。

地方市场不足，这既源于美国人根深蒂固的自力更生的习惯、对专业医学价值的怀疑，也因为竞争者很容易进入医疗领域。有些人可能会说，所有这些因素最终都可以归结为当时治疗手段的无效性。然而，我们并不清楚，如果医生们在 1850 年甚至 1880 年的经济和文化条件下具有 1920 年的科学知识，他们的经济问题是否就能得到解决。我暂且先不讨论这样的知识是否会被广泛承认具有权威性。基本的问题依然不变：大多数家庭负担不起医生的服务。

经济问题的核心不是医生的收费太高，而是医疗保健的真正花费比医生收费要高得多。医疗服务的价格不仅包括直接价格（医生的费用、病房的费用），还包括间接价格——运输成本（例如病人去看医生或让人去叫医生），以及为了获得医疗服务所花费的时间的价值。大多数讨论只考虑直接费用，但这种片面的观点是错误的。[22]

在 19 世纪初期和中期，医疗服务的间接花费可能超过直接费用。绝大多数人口分散在农村地区，缺乏现代交通工具，由于出行的机会成本高得惊人，他们实际上并不能向医生寻求帮助。对一个农民来说，进城十英里的旅程就意味着一整天都无法劳作。当时的观察者和历史学家不断地让人注意到 20 世纪以前农村生活和大多数小社区的孤立状态。这既是一个经济事实，也是一个心理事实。

在早期的美国社会中，家庭并不完全自给自足，但是自给自足的程度也相当高，尤其是在大多数美国人居住的边疆、边远地区和农村地区。家庭不仅生产自己食用的食物，而且还会生产衣服、家具、餐具、农具、建筑材料和许多其他必需品。1815 年后，新英格兰地区的家庭制造业迅速衰落，根据罗拉·泰伦（Rolla Tryon）的说法，到 1830 年，自给自足已经几乎完全转变为从商店购买工厂制造的商品。这种转变在其他地方则要花费更长的时间，一直到 19 世纪中叶，大量边疆人口的存在意味着整个国家的过渡"一直在进行，但从未完全完成"。"只要制成品可以通过销售农场产品或以货易货的方式获得，家庭就会放弃生产系统，这种生产系统在很大程度上是出于必要性而不是主动的愿望。总的来说，到 1860 年，受益于运输工具的改进，工厂得以满足人们对制成品的需求。"[23]

另一个类似的从家庭经济到市场经济的缓慢过渡发生在个人服务的生产方面。对于农村家庭来说，在家庭之外获得专门服务所需要的时间较长，这大大增加了成本。城市的发展、现代交通工具的出现以及道路的修建从根本上改变了价格的结构。城市化和交通的改善通过减少服务的机会成本和运输成本，促进了有偿的专业化劳动替代家庭或当地社区中的无偿非专业劳动。理发、嫖妓、看医生等活动都可以因为时间成本的降低而变得不再那么昂贵。

19世纪收费表中的数据为估计直接和间接花费之间的关系提供了依据。医学会的收费表可能不能很好地反映平均收费水平，但可能是衡量不同服务相对价值的可靠指标。在看病的基本费用之外，几乎所有的19世纪收费表都列出了医生需要出城时每英里的收费。里程费会估计医生在旅行中所花费的时间成本，加上他的个人交通费用（骑马或乘马车）。我们可以假设，时间对病人和医生的价值是一样的。（这一假设可能在19世纪仍然成立，但在今天就站不住脚了，因为相对于总人口而言，医生的收入中位数要更高。）因此，医生分配给出行的货币价值可以让我们估计出病人看病时的间接花费。

19世纪的收费标准因地区而异，这种差异在城市和农村地区之间尤为明显，但是间接花费在各地都十分重要。几个例子足以说明这一点。1843年，在佛蒙特州的艾迪生县，一位医生每次到距其不足半英里的地方出诊的费用是50美分，半英里到两英里之间为1美元，二到四英里之间1.5美元，四到六英里为2.5美元，更远的距离可以此类推。同年，根据波士顿一份杂志的报道，在密西西比州，一次出诊的费用是1美元，而白天每英里的出行费用是1美元（夜间2美元）。[24]这些服务费用和出行里程之间的比率是典型的。即使在相对较短的距离内，由于出行和机会成本而产生的费用占总费用的份额也超过了医生的普通诊费；在五到十英里的距离上，里程费通常是诊费的四到五倍。[25]

对于大型服务，间接花费就不那么重要了，复杂手术的费用可能会大大超过里程费。因此，间接花费限制的主要是日常疾病中的医生服务。在农村地区，许多家庭在最严重的情况下才会想到请医生出诊。

在电话出现之前，如果病人在家里接受治疗的话，医生必须得有人去请。因此，出行的费用经常是双倍的，因为医生和去请医生的人都需要来回奔波。此外，由于医生经常出诊，所以不能保证有人去找时就一定能找到他。华盛顿哥伦比亚特区的一位医生评论道，在 19 世纪 40 或 50 年代，华盛顿没有一位医生保持规律的办公时间，他后来回忆道："病人和其他人希望咨询［医生］的人，总是处在不确定的等待中，他们来来回回，或沿着上一次看到医生的方向赶去，有时还会在医生将要出现的地方等着……唯一能肯定找到医生的时间是他躺在床上的时候，而且还得是他没让仆人否认这一点。"[26]

根据伊利诺伊州一位医生的说法，在修建硬化路之前，"医生通常不会离家超过十英里"[27]。而这个范围内的病人数量有限。市场的规模可能足以让乡村行医者工作很忙，但不足以让他们设定商业条款，并将业务都限制在办公室内。19 世纪初和中叶的医生白天（和晚上）大部分时间都是在乡间小道上度过的。19 世纪医生的自传经常详细叙述他们在长途跋涉时的孤独和疲倦感。一位医生说，他"半生在泥泞里，半生在尘土中"[28]。在几份 19 世纪留下来的收费表中，医生一整天的出诊费是 5 美元或 10 美元。（医生的平均日收入可能在这个范围之内，也可能低于这个范围，具体取决于所在地区。）同样的收费表中每次出诊费用是 1 美元或 1.5 美元[29]，因此，在 19 世纪早期和中期，医生每天看病的平均人数不超过五到七人（在城市地区可能更多，在农村地区则可能更少）。

高昂的出行成本还导致了医疗实践中的个人主义和隔绝状态。

乡村医生不得不依靠自己，没有什么人可咨询。医疗从业者可能很久都没有接触到医学新发展，或者即便知晓了这些发展，也只能完全靠自己来应用。一位研究俄勒冈州的医学历史学家说："在 19 世纪 80 年代末和 90 年代初出现阑尾切除手术后，许多医生还没有看到这类手术就自己操刀了。"[30]

随着越来越多的美国人和越来越多的医生开始生活在更大的城镇和城市里，医生与病人和同行都有了更密切的联系。居住在 2500 人以上人口城镇的美国人的比例从 1800 年的 6% 增加到了 1850 年的 15%，这一比例随后在 1890 年上升到 37%，1910 年达到 46%。[31] 19 世纪末，医生群体搬迁到城市的速度甚至比总体人口迁移至城市的速度还要快。1870 年到 1910 年间，大城市每 10 万人中医生的数量从 177 人增加到 241 人，而在全国其他地区，这一数字从 160 人下降到 152 人，而当时医生数相对于人口总数的比例仍在上升。[32]

城市的兴起在一定程度上是运河的修建以及汽船和铁路的发展带来的。这场"交通革命"拓宽了城市市场，使规模更大、实力更强的生产商得以打入原本分散的地方市场。在更小的范围内，铁路和电报扩大医生所能覆盖的范围，帮助医生拓宽了市场。这对顾问医师来说尤其是个好消息，有人甚至在半年里坐了一万多英里的火车。[33] 如果铁路不能把医生直接送往目的地，可能还会有一辆马车等着他们下火车。医生如此频繁地乘坐火车，让有些医生在换取车票时还可以给受伤的铁路工人治病。铁路也让病人从远方到达，医生们很自然地想住在铁路沿线的城镇，享受铁路带来的好处。在城市里，他们也有类似的动机在有轨电车途经的路线上安家。[34]

在讨论 19 世纪交通革命时，人们一般想到的是商品、信息甚至疾病的区域性和远距离流动，但地方出行也发生了一场革命。一位历史学家说："汽车和电话并没有像 19 世纪的铁路那样大幅降低交通成本。"[35] 虽然这可能适用于主要路线上两点之间的城市间交通，但不适用于地方出行。

电话极大地减少了寻找四处流动的医生的时间，从而降低了联系医生的成本。电话在 19 世纪 70 年代末首次出现，有意思的是，有记录以来的第一个电话交换台建于 1877 年，将康涅狄格州哈特福德的首府大道药店和 21 名当地医生连接了起来。[36]（药店常常充当医生的信息中心。）1879 年 12 月，明尼苏达州罗切斯特市的第一条电话线将威廉·沃罗·梅奥医生（Dr. William Worrall Mayo）的农舍与市中心的盖辛格牛顿药店连接了起来。[37] 随着电话的普及，家家户户都可以不用上门拜访就能联系上医生。1923 年的一本医疗实践手册中有一个恰当的类比，手册上写道：电话对医生来说已经和听诊器一样重要了。[38]

随着 19 世纪 90 年代开始出现的汽车在世纪之交变得更加可靠，人们在出行中所浪费的时间进一步减少了。医生是最早买车的群体之一。《美国医学会杂志》（*Journal of the American Medical Association*）在 1906 年至 1912 年间出版了几本关于汽车的增刊，医生在上面说，汽车的出现将上门出诊的时间缩短了一半。"就好像一天有 48 个小时而不是 24 个小时，"艾奥瓦州的一位医生高兴地说。[39] 另一位来自俄克拉何马州的医生写道："除了减少了一半的出诊时间之外，汽车还有一个令人着迷的地方，越开车就越想开。"[40] 在 1910 年的一次读者调查中，有 324 人回复了有关汽车的问题，五分之三的医生说收入增加了；在回答一个稍微不同的问题时，五分之四的医生认为"买车是值得的"。调查还要求驾车或骑马的医生提供每年的里程数和包括维修及折旧在内的费用。96 名仍在使用马匹的医生报告说，每英里的费用为 13 美分；而 116 名拥有低价汽车（低于 1000 美元）的人报告说，每英里的成本是 5.6 美分。还有 208 名医生拥有价值超过 1000 美元的汽车，他们每英里的成本是 9 美分。然而，购买一辆汽车的初始投资要大于购买一匹马。[41]"你不能说开车的成本比养一辆马车更便宜，"一位医生坚持认为，"但是，如果考虑到路上节省的时间，以及因此可能带来的额外业务，更不用说减少了不适感,一位忙碌的医生会更倾向于开车。"[42]

　　除了节省时间外,汽车和铁路一样,还在地理层面上拓宽了医生的市场。1912年,芝加哥的一位内科医师指出,病人的居住流动性也要求医生开车。"今天的芝加哥是一座公寓之城,人们搬家的速度如此之快,以至于今天住在某个街区内的居民下个月可能就住在五英里之外了。除非能及时应诊,否则医生是无法维持自己的生意的,而没有汽车是做不到这一点的。我不仅维持了自己原本的业务,还通过到远处出诊扩展了生意……(平均)每天行驶大约75英里……"[43]

71　　　正如电话、汽车和硬化路减少了医生的出行成本一样,它们也使病人更容易前往医生的诊室。出行时间在两方面都减少了,这降低了医生服务的成本,并且通过增加医生可以用来看病的时间比例,增加了医生服务的供应。

　　地方交通革命和城市兴起让看病的间接花费下降,使更多的人负担得起医疗保健,这样,它起到了与制造业新技术降低成本相同的效果。制造业商品从家庭向市场转移的根本原因是生产力的急剧变化,这极大地改变了家庭与市场的相对价格。例如,在纺织品生产中,家庭制造在极短的时间内就几乎被淘汰了。1815年,马萨诸塞州引进了动力织布机,到1830年,普通棕色衬衣布料的价格从每码42美分下降到了7.5美分。一位妇女在家中一天可以织四码布,而工厂里的工人通过操控织布机每天能织出160码布。家庭妇女完全无力与之竞争。[44]

　　在医疗领域,没有什么突然或激烈的技术变革大幅降低医生提供服务的成本;只有更快速的交通和更集中的城市生活逐渐降低了间接花费。虽然难以具体衡量,但医生的"工作效率"(仅以每天为病人提供的服务来衡量)显著提高了。我之前提到过,在19世纪中叶,医生平均每天接诊不超过五到七个病人。相比之下,到20世纪40年代初,乡村和城市的全科医生平均每天要接诊18到22名病人。[45] 从这些数据来看，执业医师的工作效率提高了300%。对于外科医生来说，考虑到在无菌技术出现之前进行手术的频率不高，他们的工作效率提高的幅度更大。

地方交通革命还让各地医疗实践不再相互隔绝，改善了治疗的效果。它使得在紧急情况下更迅速的治疗成为可能，而救护车也加速了这一进程。距离的缩短可能还会对人们的心理产生影响，人们越来越期待医生的干预。就诊渠道的改善最终带来了更大的依赖性。

工作、时间与对病痛的隔离

另一个新动向也有助于节省就医时间和增加接诊机会，即病人越来越集中在医疗机构接受治疗。我已经提到，19世纪初巴黎大型医院的发展是现代临床研究出现的一个因素。出于经济和科学原因，医院的兴起是医学专业成为主权专业的重要前提。就精神病治疗而言，医院是专业化的基本框架。19世纪早期，精神病治疗领域是不存在私人执业的。精神病院不仅为医生们创造了一个新的制度性市场，还开创了一个他们行使权威的新领域。

在19世纪早期，美国人很少需要综合医院提供的医疗服务。几乎没有人选择前往医院接受治疗。人们对医院充满恐惧，这是理所当然的。医院十分危险，待在家里对病人来说更为安全。只有少数病人由于特殊情况才住进医院，这通常是因为他们无法得到某种家庭援助。这些病人可能是陌生港口的海员、旅行者、无家可归的穷人或孤寡老人，这些人身在旅途中或身陷贫困，不幸病倒，没有家人、朋友或者仆人能够照料他们。孤立（隔离）也与传染病院和收容所这类机构有关，但却是以一种相反的方式。远离社区（或暂息别处）正是送去某个机构的目的，而不是原因。

精神病院的兴起紧跟美国城市兴起的步伐。在殖民时期，精神病患者和其他类别的依附者被视为地方上的责任，主要待在自己的家庭或其他家庭中。19 世纪早期城市的发展改变了这个问题的性质。精神病患者数量的增加让他们更为集中，打破了非正式控制系统，也让人们对秩序和安全有了更大需求。美国最早为精神病人提供服务的是慈善机构。它们最初意图服务于整个社区，但由于资源不足，无法为贫困人口提供免费医疗，它们逐渐转向为更富裕人群服务。从 19 世纪 20 年代开始，一些完全私立的精神病院也接受富裕家庭的精神病患者。19 世纪 20 年代末，一些公共福利研究建议将救济全面地从"院外"（在家中）转移到"院内"（在机构中）；在接下来的十年里，当局管辖的精神病院开始扩张。到 19 世纪 40 年代，精神病学专业开始出现。正如杰拉尔德·格罗布（Gerald Grob）所说，在 19 世纪，更多的是医疗机构塑造了精神病学，而不是精神病学塑造了医疗机构。[46]

当然，专门针对精神疾病的机构的出现并不能完全从人口角度来解释。城市安全的需求也可以通过其他方式得到满足，例如扩建救济院。但是 18 世纪末 19 世纪初物质生活的变化发生在一个更大的背景下，即人们乐观地相信人性是可塑的。在法国大革命期间，对处置精神病人的方法进行的改革体现了一种新的信念，即精神病患者是可以治愈的，而不应简单地控制起来。法国人皮内尔（Pinel）的新"道德疗法"也被英国人图克（Tuke）独立地提出了。美国人知晓这些努力，而且美国社会更广泛的宗教和意识形态潮流也倾向于采取同样的积极治疗措施。尽管这三个国家的新疗法的道德意味不下于医学上的重要性，但主要领导者都是医生。[47]

精神病院为美国医生提供了重要的机会。精神病院主管每年能有 1000 到 2000 美元的收入。[48] 此外，精神病院还为医生提供了一个机会，他们能够在一个对其权威几乎没有抗拒的领域行使判断和控制。一些精神病院主管还利用其职位作为平台，向公众宣讲精神疾病、邪恶行径和现代文明混乱的关系。尽管在 19 世纪 40 年代，大多数的精神病院主管也都是医生，但他们远离其他医生。而且，随着精神病院的功能从治疗转向监护，精神病学更多是一门行政管理学，而不是医学。[49]

虽然最早的综合医院出现在精神病院之前，但综合医院最快速的增长发生在大约半个世纪之后。1873 年，一项政府调查统计了不到 200 家医院。而 1910 年就已经有超过 4000 家综合医院了，到 1920 年，这一数字超过了 6000。[50]

家庭和医院都发生了改变，这影响了它们管理病人治疗的相对功能。工作和居住的分离使得在家照顾病人变得更加困难。随着美国工业化的发展和地理流动性的变大，夫妻家庭越来越远离血缘亲族关系，因此病人身边的亲人也更少了。然而，如果说 19 世纪就出现了从大家庭到核心家庭的转变，那就夸大了变化的程度。美国家庭的平均人数从 1790 年的 5.7 人减少到 1900 年的 4.8 人。从整体上看，早在工业化之前，美国的家庭结构就出现了"现代"形态。[51] 但是，上层阶级家庭的规模确实发生了重大变化。1790 年，在马萨诸塞州的塞勒姆，商人家庭平均有 9.8 人，木匠家庭有 6.7 人，劳工家庭有 5.4 人。到 19 世纪末，不同阶级的家庭规模已经同样小了。[52] 由于佣人和孩子的数量都减少了，富裕家庭的规模缩小了。此外，城市的发展让房产价值更高，许多家庭放弃了私人住宅，选择了多户共居的公寓，这限制了他们为疾病或分娩留出房间的能力。1913 年，一份分析家庭照护衰退的报告指出，"拥有独栋住所的家庭越来越少，而小公寓和出租屋已经不足以容纳病人了……病人［在医院中］能得到更好的照护，还消耗更少的精力，病人待在家中会影响其他人的居住，耗尽工薪阶层的收入……在家中照顾病人的日子已经一去不复返了。"[53]

工业化和城市生活还让城市中的独居者越来越多。1880 年至 1900 年间，波士顿的租房人数从 601 人增加到了 1570 人，这一增长率几乎是城市人口增长率的两倍。为满足这一阶层的需要，一系

74

列新机构——洗衣店、餐馆和裁缝店应运而生。莫里斯·沃格尔（Morris Vogel）指出，医院就是这些"自然而然"出现的机构之一。在英国和美国，许多最早为隔离病人提供医疗服务的医院都是专为租房者和公寓住户而建的。[54]

　　所有这些变化都意味着，家庭护理急性疾病的劳动力和空间都在减少。塔尔科特·帕森斯和勒妮·福克斯（Renée Fox）进一步推测，现代城市家庭丧失了情感上应对疾病的能力。他们认为，夫妻家庭规模变小，越来越孤立，使其特别容易受到疾病造成压力的影响：如果家庭成员在家中被照顾，一定会耗尽其他人的情感支持和注意力。当家中有人生病时，其他人经常会过度纵容，让疾病久不能愈；要么会过度严厉，干扰康复。他们认为，生病已经成为一种越来越有吸引力的退出日常生活的"半合法渠道"。因此，医院的发展可以解释为一种替代家庭护理方案的出现，以解决这些有关动机的问题，促进病人康复并重拾正常义务。[55]

75　　这一论点假定的规模和结构上的变化并没有在工人阶级家庭中出现。甚至在 19 世纪之前，由于婴儿死亡率高和儿童过早地进入劳动力市场，工人阶级家庭的规模就已经很小了。但是帕森斯-福克斯假说只用于解释中上层社会似乎更为合理。1900 年的一份报纸强调医院"不仅是穷人的福音，也是富人的福音"，并将医院描述为"极大地缓解了家庭的身心压力"。一位医院院长说："亲戚朋友不用照顾病人，这可以说是医院的一个优点。病人最好不要受到任何过分关心他们的人的照料。"[56]

　　从工业时代开始，工作和家庭结构的变化可能导致人们越来越倾向于家庭外护理。然而，综合医院有感染的危险，因此家庭在条件允许的情况下仍然会照顾病人。医院卫生的改革和无菌手术的出现都发生在美国内战之后，这可能解释了为什么综合医院的数量在精神病院被广泛接受之后才开始增长。综合医院受到交通方式变化的影响也更大。在没有车辆的农村社会，大多数急病患者无法前往综合医院，但是将精神病患者送往精神病院时却很少需要紧急转运。由于精神病院关系到对社会秩序稳定的广泛文化关切，它们有着不同于综合医院的历史。当综合医院仍然不适合治疗更纯粹的身体疾病时，精神病院已经可以发挥控制和限制精神病患的公共职能了。

综合医院和精神病院都免除了家庭的部分义务，让疾病不至于干扰市场经济中的就业。疾病和精神错乱、分娩和死亡的隔离是日常生活合理化的一部分——将使人们难以参与工业社会的干扰和限制排除在日常生活之外。对病痛的隔离也反映出将痛苦排除在公众视野之外的倾向。约翰·斯图亚特·穆勒（John Stuart Mill）曾经说过："文明的影响之一（即使不说是成分之一）是，痛苦的景象，甚至连同其概念，都越来越被隔离在那些充分享受到文明好处的阶级的视线之外了。"[57]

然而，这种将痛苦和疾病隔离为私人事件的深层次趋势，强化了富裕家庭在自己家里而不是去公共诊室或医院看医生的愿望。不同的医疗服务场所有着不同的道德内涵。在诊室和医院接受治疗曾经一般被认为是地位低下的标志。而这种污名能够被消除，正说明了医学专业处境的变化，以及医学在战胜维多利亚时代情感所强化的不得体感方面取得的成功。在世纪之交，诊室和医院都摆脱了传统的道德污点，家庭作为医生服务场所的职能也在逐渐减弱。同样，这背后部分也有经济考虑。电话让病人更容易在预约好的时间前往诊室就诊，降低了去看医生时医生却出诊的风险；电话还使得在诊室执业变得对医生更具吸引力，他们不用再依靠不稳定的上门病人，而是可以事先有序地安排接诊时间。随着医生的收入相对于总体人口的增长，病人更有理由用自己的出行时间来代替医生的出行时间。医生越来越多地使用临床设备和辅助人员，这也促进了就医场所从家庭到诊室的转变。随着医生社会地位的提高，他们越来越希望病人不要浪费他们宝贵的时间。

病人在医院和诊室的集中（以及医生诊室迁移到医院附近）扩大了城市化和交通改善的影响：医生工作的空间越来越集中了。19世纪的医生需要在当地到处出行，他往往比社区里的其他人更了解病人家中的内景和私人生活。到20世纪初，许多医生都在医院或诊室工作，与病人的家庭或生活环境几乎没有接触。这些医疗实践生态的根本变化使得医生将非生产性的时间从他们的工作日中挤出去。这有明显的好处。一位医生在1909年评论道："就花费而言，我在一家医院里治十个病人的费用比在外面治三个病人的费用还低，因为用不了几分钟，我就可以看遍整个医院的名单，而外面的病人的话，三个人就有两个的距离在二或三英里以上。"[58]

地方交通革命、城市化和医院的兴起拓宽了医疗市场，为医生创造了新机会，其中之一就是专科化。正如亚当·斯密（Adam Smith）在《国富论》（*The Wealth of Nations*）中所指出的那样，劳动分工的程度因市场的大小不同而变化。随着医疗市场的扩大，专科化的机会和动力也在增长。专科化使生产者部分从竞争中解脱出来，并使他们能够充分利用自己的相对优势。一般来说，专科医生会放弃回报最低的服务，而专注于回报最高的服务。在医学上，高回报的服务通常是在医院里进行，因为这样可以间接节省医生的时间，并且对一些复杂的程序收取更高的费用。

因此，医疗实践生态的变化有着巨大的经济意义，使医生能够降低单位成本、增加工作量，以及加强专科化。但这些并不是市场变化的唯一影响。这些变化既带来了更多的机会，也带来了更大的竞争。

市场与专业自主权

市场的扩大使医学专业的转型成为可能，但并不能保证这种转型一定会发生。在医疗服务需求增长的同时，专业服务时间的供给也在增长。不仅医生数量一直在增长，而且由于减少了工作日中浪费的时间，每个医生都能提供更多的医疗服务。此外，产婆和其他从业者也可能从医疗市场的增长中分一杯羹。病人在医院的集中可能会让医院控制医生。只有当医生能够控制从业者的供给、分工以及他们自己与组织的关系时，他们才能得到真正的好处。

交通的改善也让医生更多地面对邻近同行的竞争。此前小镇上的医生享有垄断地位，尽管垄断规模不大，但现在他得担心病人可能会前往另一个小镇，找别的医生或医院就诊。随着交通和通讯的改善，医生们可以接触到更大的市场，但同时他们也面临着远方的同行和医疗机构的竞争。

同样的过程贯穿 19 世纪的整个经济生活。本地商人发现市场正在不断地被外来者蚕食。铁路扩大了工业市场的范围，这与铁路、汽车和电话扩大了医疗服务范围的情况类似。当本地商人在大公司的崛起中挣扎求生时，小镇上的全科医生也不得不开始应对城市专科医生和医院的日益普及带来的影响。

市场的扩张同时影响了欧洲和美国医疗的发展，但影响程度有所不同。在英国，中产阶级医疗市场的兴起减少了医生对贵族资助者的依赖。"专业服务市场的扩大，"霍洛韦（S. W. F. Holloway）在一篇描述 1830 年到 1858 年英国医疗变迁的文章中写道，"对医生和客户之间的关系产生了深远的影响。随着医疗需求的增加，单独一个病人对医生生计的重要性降低了。市场现在已不再是一小群富有的贵族病人组成，而是由社会中一个不断扩大的群体组成……在 18 世纪，病人在医患关系中占据主导，但在 19 世纪，权力位置已经颠倒过来了。"[59]

由于这些经济发展和始于法国的新科学进步的影响，英国医学的传统等级制度在 19 世纪中叶瓦解了。到了 19 世纪 30 年代，最好的外科医生不再局限于动手操作，也开始以内科医师的身份执业。与此同时，局部病理学和现代临床检查技术的出现，使内科医师也很难继续拒绝进行任何手工操作。越来越多的内科和外科医生开始在不断壮大的中产阶级中从事"全科医生"（现在人们如此称呼）的工作。全科医生和药剂师之间的界限变得越来越模糊了，尤其是药剂师现在也可以在伦敦大学学院接受高等教育了。事实上，外科医生学会每五名成员中就有两人持有药剂师协会颁发的执照。1847年的行医名录在前言中提到，传统的分类法已经"几乎过时了"。内科医师、外科医生和药剂师"由于无法抵御的公众便利的力量，逐渐分流成会诊医生和全科医生。"[60] 1858 年，英国议会为所有的医疗从业者设立了一个统一的登记表，并成立了一个委员会来协调英国所有的医学教育。这是英国出现自治和统一的医学专业的关键一步。而美国医生还要再等上半个世纪，才在医学教育和国家支持方面取得类似的突破。

第三章
专业权威的巩固
1850–1930

社会流动的研究大多关于个人或家庭在社会经济秩序中的流动。这些研究通常理所当然地觉得职业和阶级的地位是相对的，好像社会结构是不变的，只有个人命运会发生变化。从很多方面来说，这是一种很方便的虚构。但它掩盖了阶级和职业群体本身在社会等级中的运动。这些集体社会流动的例子重塑了社会的结构，为个人抱负的实现设定了新条件。正如在表面上固定的地貌背后隐藏着地球历史上巨大的变迁和剧变一样，在看似恒久不变的社会秩序背后，也隐藏着阶级和其他群体过去为争取利益而进行的斗争。

医学的崛起，以及更宽泛的专业的崛起，是最近历史上集体社会流动最好的例子。一个专业在历史上的成功，根本上取决于其权威的增长，这是其财富与地位的特有来源。得到承认的技能和文化权威之于专业阶层，正如土地和资本之于有产阶级，都是获得收入和权力的手段。对于任何一个群体来说，权威的积累都需要解决两个截然不同的问题。一是内部共识问题，二是外部合法性问题。这二者是成功的必要而非充分条件。共识有助于阐明共同利益和动员集体力量，而尊重和顺从——尤其是来自更强大阶级的——能够为获得资源和法律认可的特权开辟道路。

我前面提到，一个专业不同于其他职业之处部分在于，它有能力制定自己的规则和标准。但是，它要做到这一点，首先需要其成员就谁属于本专业的标准达成一致，其次就规则和标准达成一致。在说服公众和国家相信自己可以合法地自我规约之前，医生们必须自己先达成某种一致。在19世纪中叶，美国医学专业集体权威的最大障碍可能来其内部。医师之间的相互敌对、激烈的竞争、经济利益的不同，以及宗派间的对立都抑制了医学专业的发展。由于内部分裂，它无法动员成员采取集体行动，也无法赢得公众舆论的支持。

尽管个体行医者拥有自主权，甚至可以说是彼此孤立，但他们的成功（或者说是应对）只能依赖自己的聪明才智：医学专业本身并没有让其成员赢得公众的尊重。我们已经看到，在19世纪早期，医生们未能建立起把专业人员与未经训练及"非正规"从业人员区分开的清晰界限。内讧十分普遍。19世纪30年代初，后来的著名外科医生塞缪尔·格罗斯（Samuel Gross）在宾夕法尼亚州的伊斯顿开始行医时，他发现当地的医生正忙于内斗。"每个人似乎都在为自己而活。很少有两个人愿意会诊。嫉妒和恶意成了当时的风气。"[1]

医生未能在专业内部或在整个社会上建立任何有效的权威，这严重影响了他们与病人的关系。美国的医生与其说是独裁者，不如说只是廷臣。19世纪70年代来到纽约的年轻匈牙利医生阿帕德·格斯特（Arpad Gerster），学识渊博，富有洞察力，他对美国医生治疗病人的方式感到震惊：

我很快发现[他后来写道]，与在美国以外的同行相比，美国的医生更关心建立一种有信心和信任的感觉，从而让患者感到舒适。很大程度上，这是美国医生和欧洲医生地位差异的自然结果。在美国之外，医学学位本身就赋予了医生在美国没有的社会地位和权威。1874年，美国极低的教学要求使医学生"一年两次上几个星期的课"就可以获得文凭。除了一些例外，就受教育程度而言，医学专业的普通成员很少会高于客户的。客户们不仅感觉到了这一点，而且还了解这一点。因此，医生必须要非常谦逊，必须谨慎，甚至恭敬地面对一些无知、荒谬的自命不凡和无礼行为，特别是在面对那些白手起家且没有文化的富有阶层时。[2]

从19世纪70年代到20世纪初发生的变化可以看出，医生和病人之间的社会距离增加了，而同行之间的距离随着医学专业更加紧密团结而缩小了。国家自杰克逊时代以来，一直对医生的权利要求置若罔闻，最终也接受了医学专业对合法执业者的定义。所有这些发展都反映了一种加强专业地位和巩固专业权威的趋势。

美国19世纪中叶的医生与社会结构

阶级

在20世纪以前，医生的角色在美国社会中并没有明确的阶级地位。从业者之间存在着明显的不平等，可能与他们所在社区的不平等程度差不多。与其说医学在职业高低贵贱中有一个明确位置，不如更准确地说个体医生之间的不平等也反映了阶级的不平等。较富裕的家庭对应的是医学专业的精英，而穷人对应的是地位较低且技能较少的行医者。大多数医生的社会地位并不低，但地位既不稳固也不明确。医生的地位既取决于其职业性质，也取决于其家庭背景和接诊病人的地位。教育也是社会地位的一个重要但可能次要的标准（次要是因为高等教育取决于家庭背景）。医学专业的顶尖人士都是医学院毕业的，其中声望最高的还会前往欧洲接受部分培训，而地位最低的从业者往往是自学成才。处于中间的是绝大多数的普通医生，他们曾当过学徒，修读过一些课，或者有上两个学期课的医学学位，但他们几乎没有接受过更多的普通教育。医学专业最终经历的转变没有多提高顶层人士的地位，更多的是提高了中层人士的地位，并且彻底消灭了底层。而在专业内部达成某种同质性，有助于让行医本身——而不用考虑医生的家庭出身或客户的身份——足以成为获得较高社会地位的前提条件。

从杰克逊时代到 19 世纪末，从事医学行业一直没有享有今天这样的声望和稳固性。1832 年，马里恩·西姆斯（J. Marion Sims）大学毕业后回到南卡罗来纳的家中，他后来成为美国最著名的外科医生之一。他刚刚过世的母亲此前希望他成为牧师，而他的父亲希望他能成为一名律师。西姆斯两个都不想做，他觉得如果他必须从事某个专业，那么医学对他那低微的才能的要求是最低的。"如果我早知道这一点，"他的父亲对他吼道，这样的爆发可能会让今天的父母感到好笑，"我肯定不会把你送进大学……这是我极为鄙视的职业。医术中没有科学，没有荣誉，更没有什么声誉可言。"[3] 类似的故事也发生在著名神经科学家兼文雅阶层小说家韦尔·米切尔（S. Weir Mitchell）身上，他年轻时最初想从事化学制造业。他的医生父亲建议他经商，米切尔原本很可能会进入他一位英国表亲的贸易公司，结果这位表亲死于海难。"过了一段时间，我父亲更加坚决地要求我做出选择，最后我决定当医生，而这使他非常厌恶。"[4]

也许西姆斯和米切尔都体会到了个中讽刺，在描述他们父亲的反应时有点夸张，但这些事件并非难以置信。许多人认为医学是低等的职业，或者至少是一种前景黯淡的职业。1851 年，新近成立的美国医学会（American Medical Association）的一个委员会提交了一份报告，该委员会追踪了 1800 年至 1850 年间从八所顶尖大学（阿默斯特学院、布朗大学、达特茅斯学院、汉密尔顿学院、哈佛大学、普林斯顿大学、联合学院和耶鲁大学）毕业的人的职业选择，其中26%的人成了牧师，同样比例的人进入法律界，而只有不到8%的人成了医生。此外，在以优异成绩毕业的学生中，从事医学行业的比例还要更低。委员会认为，这些数字表明这个国家"受过教育的人才"普遍厌恶医学。[5]直到1870年，一份医学杂志仍然评论说，如果一名有才能的年轻人选择成为医生，"他的大多数有教养的朋友都觉得他放弃了自己"[6]。

　　这可能夸大了实际情况。医生往往在其社区中颇有影响力。在美国早期，医学专业精英的社会声望完全可能要甚于今天。1766年，新泽西州医学会（Medical Society of New Jersey）的第一批100名成员中，有17人后来成了国会或州议会的成员。[7]《独立宣言》签署者中有四人是医生：本杰明·拉什、乔赛亚·巴特利特（Josiah Bartlett）、莱曼·霍尔（Lyman Hall）和马修·桑顿（Matthew Thornton）；另外26名医生是大陆会议的成员。从历史上看，在美国早期，国会议员中医生的数量实际上是最多的。从1800年到美国内战期间，国会中医生的数量最少为7人，通常是12到18人。在20世纪初的几十年里，这个数字在6到10之间。而近几十年来，尽管现在医学专业的收入和地位都非常高，但最多也只有四五名医生在国会任职。[8]

　　对这种下降的解释似乎相对清楚。在早期，专业人士的专业化程度要低得多，专业培训也不像现在这样漫长和艰苦。无论是在法律、医学还是神学领域，专业人士身兼数职是很常见的。受过教育的人很少，而医生在其中就占了相当大的比例。由于行医的报酬要低得多，因此医生从政的动机也相对更强。今天，职业生涯的需求不再允许许多人变换自己的社会角色，而这在工业化程度较低、分化不那么明显的社会里是很常见的。受过教育的人越来越多，而且也越来越专门化。医生的地位上升了，但他们的重要性却下降了。

他们在政治和公共事务中的作用越来越不明显，因为这些事务无法轻易提供经济回报，也不能让医疗实践更有保障。

无论如何，专业精英的社会和政治命运不应与广大医学从业者的处境相混淆。少数名人的显赫地位不能说明一门专业的情况，正如少数著名画家和音乐家的财富和声望无法代表普通艺术家的一般状况。然而，一门专业的中层和高层之间的距离本身就是一个值得关注的事实，在19世纪的医生群体中，这种距离是如此之大，以至于不能说医生属于单独一个社会阶层。

在当时，行医几乎从来不是一条致富之路。富有的医生通常要么是继承了财产，要么是通过经商赚钱。1831年，一位作者曾指出，即使在成功的职业生涯接近尾声时，专业上的收费"也很难与一次幸运的出海带来的利润，或交易所一天的成功运作相比"[9]。马里恩·西姆斯虽然已经当了几年医生，但也准备一有机会就退出这个行业，"因为我知道，我永远不可能靠行医发财"[10]。来自纽约州罗切斯特市的数据表明，19世纪中叶该地区医生的经济状况实际上在走下坡路。1836年，罗切斯特市三分之二的行医者都拥有房产，平均价值为2400美元，而每位有投票权的公民的房产平均价值只有1420美元。但是在1860年，拥有房产的医生的比例下降到三分之一，他们的房产平均价值和所有有选举权的公民一样，为1500美元。1865年，在申报收入超过1000美元的455名罗切斯特人中，只有11名医生，其中又只有4名是正规医生。[11]

对医生收入的估计虽然分散而零碎，但这些数据呈现出的大致图景是一致的。收入达到数千美元的少数医生显然是非典型的。1850年，莱姆尔·沙塔克（Lemuel Shattuck）在一份非常著名的公共卫生报告中写道，马萨诸塞州执业医生的平均毛收入约为800美元，净收入约为600美元。[12] 相比之下，1851年《纽约每日论坛报》（New York Daily Tribune）上刊登的一个五口之家的年度开支预算为538.44美元。[13] 然而，这种水平的开支可能只有熟练工人才能达到；1860 年非农业雇员的平均年收入约为 363 美元。[14] 一位经济学家指出，1860 年左右，工人阶级的收入大约为 200 到 800 美元不等，中产阶级的收入在 800 到 5000 美元不等，而富人的收入已经达到 5000 至 10000 美元。[15] 这么算的话，大多数医生只能归于中产阶级的底层。1861 年，当时拥有 13.4 万人口的芝加哥的医生年薪是 600 美元。[16] 1871 年，底特律的一份杂志估计，医生的平均年薪为 1000 美元。[17]（然而，那一年的物价水平比 1860 年高 40%，内战造成的通货膨胀的影响依然存在。）1888 年，一位医生哀叹道："即使身体健康、精力充沛，这个国家的医生也不可能靠辛勤工作而挣到其他专业很容易挣到的收入。"[18] 1901 年的一份医师金融手册把城市医生的平均收入定为 730 美元，而乡村医生为 1200 美元。[19] 另一份在 1890 年至 1905 年间出版的指南估计，医生的平均收入在 1000 到 1500 美元之间，并指出每一位年长的医生都知道致富是不可能的，除非有一门特别赚钱的专科技能。[20] 1904 年，《美国医学会杂志》指出，医生的平均收入约为 750 美元，尽管这个数字可能是为了自己的目的有意低估。[21] 同年，除农业劳动者外，所有职业的平均收入为 540 美元；联邦雇员的平均收入略高于 1000 美元；牧师的平均收入为 759 美元。[22] 1903 年的一篇杂志文章评论说，医生的收入往往要低于"普通技工"。[23] 这无疑低估了医生们的平均收入，但这反映了一种普遍的看法，即医生并不是特别富裕。他们的收入似乎不太可能比其他专业人士高。

85

地位

无论医生挣多少钱，即使在 19 世纪，他依然是专业人士，地位仍然高于体力劳动者。社会地位的两个维度需要分开考虑，一是财富和收入的差异，即对稀缺资源的客观获取；二是荣誉、尊重以及声望的差异，也就是正面或负面的社会评价。前者大致对应阶级的概念，后者则相当于地位的概念。财产和收入不一定能准确地衡量一个人的荣誉和声望。医学专业的地位虽然并不稳固，但很可能比其客观经济状况所显示的要高。这种不一致创造了一种独特的张力。一方面，医生觉得有必要保持一个有教养、值得尊敬、有学识的专业形象；另一方面，现实情况是许多医生几乎没有受过教育，而且在刚开始行医时，往往难以养活自己。面对经济压力，美国医生不得不从事各种各样的工作，比如药剂学和接生，而在欧洲医生看来，这些工作显然有损尊严。乡村医生甚至既得照顾病人的家庭成员，还需要照顾病人的牲畜。乡村医生给人拔牙，陪病人熬夜，给尸体涂油，这些工作后来分别交给了牙医、护士和殡仪员去做。

像许多社会地位不稳固的人一样，医生也很注意维持一种得体和体面的姿态。关于19世纪晚期医生的地位焦虑，也许没有什么比卡瑟尔（D. W. Cathell）撰写的《医生本人》（*The Physician Himself*）描述得更好的了，这是一本非常流行的医疗实践手册，自1881以来，重版了很多次。卡瑟尔非常注意医生与病人之间建立适当的距离。医生不能让人们过于熟悉自己。他警告说，亲切随和"会有一种拉平的效果，让医生丧失应有的尊严"。只穿着衬衫，没有洗漱，不修边幅地出现在公共场合是不明智的，因为这会"显示出你的弱点，损害你的威望，降低你的尊严，降低你在公众心目中的地位，让每个人都认为你毕竟只是一个普通人"[24]。

个人建议手册通常有两种，一种是含混的、劝人向上的、充满乏味虔诚的说教性论述；另一种则毫无废话，提供非道德化的处世之道。卡瑟尔的手册属于第二类，基本内容是一些会被欧文·戈夫曼（Erving Goffman）称作"印象管理"的规则。为了呈现一个理想化的医生形象，最重要的是医生的举止和外表。"如果一个人举止十分优雅，并且对医学了解得还不错，"卡瑟尔写道，"他彬彬有礼的姿态会比对组织学、胚胎学和科学知识的熟知更能带来好处。"[25]

在许多不同的地方，卡瑟尔判断医生行为或人格价值的标准都是它对公众舆论的影响。这种考虑反映了普通医生的处境，他们的生计依赖公众的支持，而不是同行或科层结构中上司的判断。因为大多数医生都是独立的全科医生，基本上从事相同的工作，他们的业务主要来自行外介绍网络，而不是像专科医生那样从同行那里获得转诊机会，也不像机构雇佣的医生那样可以从组织附属关系中获得业务。卡瑟尔笔下的医生基本上是靠自己，他们非常依赖行外人士的判断，急于讨好别人。

最终的结果是医生更关注向病人，而不是向同行投射的形象。这种参照系影响了从业者的心理。正如戈夫曼所说，所有人不仅有义务完成自己的任务和日常事务，而且有义务表现自己的称职能力。然而，只有在某些情况下，表现才比活动本身更重要。有些学生全神贯注于表现得专注，睁大眼睛，拿着笔，以至于错过了讲课的所有内容。[26]这是日常生活中比较常见的病态之一，在卡瑟尔的手册中也大量出现。卡瑟尔建议医生首先关注表现自己的能力，其次才是拥有真正的能力。"诊断和预后上的错误，"他在一个非常典型的段落中写道，"对医生的伤害通常要比治疗失误大得多。很少有人能发现你的诊断和治疗是否正确……但是如果你说一个病人会康复，然后他却死了，或者判断病人会死，然后他却康复了……每个人都会发现你错了……他们自然会去找一个更有经验或考虑更加周到的人。"[27]

出于同样的原因，医生必须大胆而行动迅速。假装举动自然，有助于戏剧化社会表现。"公众，"卡瑟尔写道，"喜欢看到一个医生似乎完全了解业务，直觉地知道事情；因此，你们必须学习和实践快速诊断，随时准备好处理普通疾病和紧急情况，你们行医中十之八九碰到的都是这种情况。"[28]这种对快速且大胆的反应的重视说明了为什么医生会被积极和"大胆"疗法所吸引，尤其是在医学知识不确定的情况下。

在卡瑟尔指南的描述中，医生面对的是一个充满敌意、怀疑和危险的世界。他们必须防范一些可能会偷走病人的同行，并提防"嫉妒的产婆、无知的女医生和多管闲事的邻居"散布关于医生的恶意谣言。[29]甚至病人作为潜在的竞争者也是一种威胁。有时，卡瑟尔会建议医生用各种方法来隐藏处方内容。"使用 ac. phenicum 表示石炭酸、secale cornutum 表示麦角、kalium 表示钾、natrum 表示钠、chinin 表示奎宁等，你可以让普通病人无法阅读你的处方……你也可以改变措辞，进一步迷惑他们。"对于那些自以为可以自己治疗自己的人，指南中也提供了一些启示性的建议：

> 尤其要避免给自负的人提供治疗要点，这样他们之后就可以参照这些要点了……你没有责任给这样的人一个通用的口口相传的药方，令你自己或其他医生无法合法地行医。如果必须要给这样的人一个简单的治疗方法，那么要用一种不会增加他的自负的方式，也不要让他觉得自己可以治疗，不用求助于你；使用任何必要的策略，以防止这样的人不公平地利用你的处方。

医生应该在自己的诊室而不是病人家中检查病人，以免他们"开始自我检查，认为自己知道的比实际知道的多，并给你带来麻烦"[30]。

挖空心思的诡计不是一个强大专业的武器，而是一个对自己的权威没有信心的虚弱专业的武器。卡瑟尔的指南反映了 19 世纪美国医生的极度不安全感，他们对客户的完全依赖，以及他们面对行外人士和同行竞争时的脆弱性。他们对自己的权威没有把握，所以倾向于掩饰和哄骗。"当时的美国医生，"格斯特回忆 19 世纪 70 年代时说，"对病人的权威不及欧洲同行，他们不得不忍受太多的盘问，不得不把时间浪费在说服病人认可他们上。"[31] 1888 年，一位医生在医学杂志上发表了一篇关于专业萧条状态的文章，他叙述了一次失败的尝试，之前他试图向一家铁路公司的董事会解释色盲的严重性：

他们不能或不愿理解或承认这一点。一位平素和蔼可亲的老绅士靠在扶手椅上，几乎是带着怀疑和嘲笑的态度咆哮道："杰弗瑞斯博士，我从事铁路运输行业已经四十多年了，如果有色盲这种东西存在的话，我一定全都知道了。"[32]

无法获得尊重是医学专业陷入困境的根源。卡瑟尔指出，医生很可能会遇到"许多自以为是的病人或他的热心朋友"，这些人会对处方提出质疑，并就治疗方案争论不休。"你会经常受到这些自命不凡的聪明人的骚扰和盘问，被迫采取各种计策来满足或挫败他们，避免与他们的怪念头、含沙射影及偏见发生冲突。事实上，因为这个原因，神秘、希望、期望和意志力能带来的良好效果近来几乎完全不是普通医生能享有的；所有特别的信心都被削弱了……"[33] 在这一点上，卡瑟尔可能说得有道理。权威的削弱可能既降低了医生的社会地位，也损害了他们的治疗效果。

无力感

19 世纪医学的压力和不安全感对年轻医生来说尤其严重。想想今天的医学职业生涯和 19 世纪的对比，现在的职业生涯实际上遵循着一个固定过程。在美国，成为一名医生需要接受四年的文理教育，接着是四年的医学院教育和平均四年的医院实习培训。进入医学院必须参加标准化的国家考试，从学校毕业和成为经过认证的专科医生也需要考试。整个过程被恰当地称为"竞争性流动"，强调学术竞争和精英成就。它有很强的合法性。没能通过的学生一般会认为这是他们自己的错，通过者则把其成功解释为自身能力和努力的结果。长时间的训练让他们获得了技术技能，也拥有了强烈的身份认同感。医学训练非常艰苦，但社会声望和经济回报是相当确定的。

89

19 世纪的情况与今天截然不同。当时的职业生涯没有固定的模式。医生是否上过医学院，如果上过，上了多长时间，接受过什么样的普通教育，所有这些都是不一定的。学徒制也没有标准内容。医学教育既不是长期的，也不是以同行为导向的，有组织的专业之间的互动很少。医院提供的培训职位很少，而且这些职位也不是通过竞争获得的；在选择候选人时，社会关系要重要得多。大多数年轻医生不得不自己开业，逐渐建立起自己的诊所。在职业生涯的早期，今天的医生会担当实习医生或住院医师，过度操劳地度过一个个不眠之夜，而 19 世纪的医生只能等待第一批病人上门。他们一开始选择的地点通常不会成功，要么是因为风评不佳，要么是因为当地已经有了不少从业者。一切都取决于能否成功地讨好病人。这个过程非常困难，社会和经济回报也不确定。

对于雄心勃勃的人来说，医学领域的地位竞争围绕着两个不确定因素展开：获得社会地位显赫的病人；获得医学院、医院或诊疗室的任命。通常这两者是相关的，因为社会地位显赫的病人作为医疗机构的理事，可以打开必要的影响力渠道。即使在一个相对较大的城市里，医学专业的精英通常也少得足以彼此相识。加入这个团体并不容易，通常只要来自错误的族裔就绝对不合格了。家庭关系可能至关重要。同一个姓氏的后代往往会成为一个城市的主要医生群体：比如波士顿的毕格罗（Bigelow）、沃伦（Warren）、米诺（Minot）和杰克逊（Jackson）家族，还有费城的佩珀（Pepper）、查普曼（Chapman）以及麦克莱伦（McClellan）家族。

专业精英并不一定认为自己的利益与普通医师的利益是一致的。相反，他们常常对普通医师的能力和人格嗤之以鼻，并急于与不那么受欢迎的同行划清界限。在美国内战后的一些年里，纽约市的医学专业是由一系列同心圆组成的。其中心是一个规模不大的内科与外科学会，34 名成员担任了城市医院和诊疗所一半的会诊医师和主治医师职位。他们被恰如其分地称为"医院医师"。外面一层是拥有 273 名成员的纽约医学会（New York Academy of Medicine）；最外围的是向所有的正规医师开放的县医学会，大约有 800 名会员。精英们会加入纽约医学会，但不会加入县医学会。[34]

无论顶级医生还是底层医生，都不那么关心有效的医疗执照颁发制度。那些受教育程度较低的从业者要么从未上过医学院，要么未能毕业，要么持有的学位质量可疑，他们担心执照法会将他们排除在外。另一方面，精英们从医疗执照制度中获益甚少。"这些医生，"约翰·肖·比林斯（John Shaw Billings）指出，"他们的地位相当稳固，只要想行医就能得到机会，通常不是争取医疗立法的积极领导者，但他们也会被动地同意这样的努力，或者至少不反对。他们的名字有时会被附加到敦促立法的请愿书中。他们头脑清楚、精明、'讲求实际'，他们知道自己的商业利益不会受到庸医的伤害。"[35]

在英国，根据里德（W. J. Reader）的说法，各专业中保护本专业的冲动并非来自专业最高层，而是仅次于最高层的从业者。精英们很满意其绅士的、非正式的靠推荐进入皇家学院的方式。最渴望正式考试和正式标准的是处于精英阶层边缘的人。[36] 在美国也完全可能是这样。比林斯认为，对那些"尚未在当地成名的年轻人"来说，他们受到来自非正规和未经训练的从业者的竞争压力最大，因此他们"对文凭的重要性有更坚定的看法"。[37] 1846 年，在经历了几次失败的开端之后，纽约召开了一次会议，计划成立一个全国性的医学会。当时只有 29 人的会议组织者后来回忆说，这次会议是由"医学专业中更年轻、更活跃、可能也更有抱负的成员"组成的。这个最初的会议后来成为医学行业的主要组织，也就是美国医学会，但当时它并没有吸引到很多本专业事务的头面人物。[38]

如果说成立美国医学会的动力来自那些地位不那么巩固的年轻医生的不满，那么它最初的计划非常传统。它的目标主要是提高医学学位的要求，并将其标准化。它还制定了一套伦理准则，拒绝向"非正规"从业者提供自己人的礼遇。一些最直接的考虑促成了美

国医学会的成立。召开大会的呼吁来自纽约州医学会，他们在进行
关于教育改革的讨论后得出结论，纯粹地方上的努力将不可避免地
遭遇挫败。如果纽约的学校提高了要求，学生就会前往其他地区的
学校入学，只有学校和教授会受到影响。因此，必须采取全国性的
措施。第二，由于纽约废除了1844年，也就是两年前颁发的执照法
令，正规医生再也不能指望纽约州保护自己免受标准下降的影响。
相反，正规医生将不得不转向内部，依靠自己的监管体系。这正是
美国医学会表决通过职业伦理准则的动力，它关注的是将宗派从业
者和未经训练的从业者排除在外。由于得不到国家权威的支持，正
统的医生不得不依靠自己的力量。

　　无论美国医学会的目标是什么，它在成立的前半个世纪里几乎
无所作为。"非正规"医生指责它企图垄断医疗实践，将他们赶出
医疗领域，而美国医学会确实取得了一些成功，将这些人排除在联
邦政府为数不多的医疗岗位之外。尽管垄断无疑是美国医学会想要
的，但它并没有达成这一结果。"非正规"医生依然过得不错。美
国医学会试图让医学院教育自愿改革的努力可悲地失败了，因为医
学院不愿配合。美国医学会可支配的资源也很少。它的成员很少，
没有常设机构，财政也很拮据。它的权威甚至在专业内部也被质
疑。美国医学会每年召开一次会议，然后就没什么动静了。它有一
个不固定的代表制度，最开始的代表来自医院、医学院和其他医学
会；一旦当选，代表就会成为永久会员，只要他们缴纳会费。"这
是一个纯粹的自愿组织，"一位著名的医生说，"没有任何特许特
权，也没有执行自己命令的权威。"[39]

　　美国医学会深深地卷入政治纷争，一些更有科学头脑的会员
分裂出去，组成了一个独立的学术团体。1886年，美国医师协会
（Association of American Physicians）成立的第一次会议上，第一
任主席弗朗西斯·德拉菲尔德（Francis Delafield）说："我们想要
的是一个没有医疗政治和医疗伦理的协会；一个没有人会关心谁是

官员，谁不是的协会……我们想要的是一个由这样的会员组成的协会，每个人都能够为共同的知识做出真正的贡献，其中做出贡献的人都能确信听众是有识别力的。"[40] 德拉菲尔德想要批评的是哪个团体是一目了然的。

医生们无法结形成强大的集体组织，这反映了医学专业更深层次的结构性弱点。人们很容易假设——一些分析者也确实这样认为——由于医生这样的群体在获得垄断地位方面有某种共同利益，他们会采取一致行动来支持和捍卫这种利益。然而，许多因素——相互竞争的效忠对象，内部冲突，一个群体或阶级的成员之间不能相互沟通，国家、教会或其他强大机构的敌意——都可能阻碍共同利益的有效表达。最起码，采取集体行动需要一些机制来引导个人把私人事务先放在一边，把精力、时间和资源投入到集体中。矛盾的是，组织追求的集体目标通常并没有充分的吸引力。利益集团组织倾向于追求普遍的利益，如有利的公众舆论或友好的立法，群体成员可以享受这些利益，而无论他们是否真正做出贡献。这种类型的集体利益鼓励个人采取"搭便车"行为。为了抵消这一趋势，组织必须能够提供一些集体利益之外的好处或惩罚措施，以促使成员参与集体活动。曼瑟尔·奥尔森（Mancur Olson）称这些措施为"选择性激励"。[41]

19 世纪的医学会恰恰缺乏这种鼓励参与集体活动的选择性激励。如果颁发执照权掌握在各个医学会手中，且执照对于开业行医是必须的，这就能成为强大的激励力量。然而各州剥夺了医学会颁发执照的权力，也就剥夺了它们组织和约束其天然支持者的权力。成为医学会成员可以证明从业者的社会地位，但医学院的文凭也可以起到同样的作用。专业组织之所以萎靡不振，是因为它们对个体医生没有影响力。

19 世纪的医学从业者几乎都可以靠自己行医。他们不需要使用医院设施，因为很少有医疗保健是发生在医院的。当时医生的天

92

然倾向是独自解决问题。他们宣传自己的方式要么是通过自己的风度，要么是在报纸上打广告，要么是通过经济学家所说的"产品差异化"（即提供一种独特的医学招牌）。简而言之，医学专业更倾向竞争而不是合作。分裂其成员的力量压倒了本来可以使它们团结在一起的共同利益。

医学界的内战与重建

医学宗派主义的起源

93 19世纪末的医生深陷宿怨和分裂的困扰，没有什么比这更能削弱医学专业的力量了。仇恨部分是宗派之间的，部分是私人之间的。仇恨公开而尖刻，在医学专业的上层和下层都很常见。费城是早期美国医学的中心，也是专业恶意的大漩涡。约翰·摩根和小威廉·希彭是费城最早的医学教授，他们之间的仇恨尤其著名。独立战争期间，两位医生为了争夺控制权而密谋反对彼此，他们先是分裂了美国第一所医学院，后来又导致了大陆军（Continental Army）医学部的分裂。1793年，在费城暴发黄热病疫情期间，本杰明·拉什和他的竞争对手在媒体上相互指责对方的治疗方法。拉什写道："原则和方法都相反的两个医生要能在一起讨论同一个病人的生命，那穆斯林和犹太人也可以在同一座庙宇通过同样的仪式来敬拜同一位神了。"

医学院尤其盛产同行仇恨。由于医学院的任命非常有助于扩大业务范围，因此未能获得任命的人难免心怀怨恨。一所学校的教员常常不能容忍另一所学校的教员。一位教授指出，甚至在同一所学校里，教授之间有时也会拒绝交流，"除了在教师会议上进行职务要求的必要交流，彼此之间不进行任何交流"[43]。19世纪医学院的历史中充满了分裂、阴谋和政变，在这个过程中，一些学校被摧毁了。丹尼尔·德雷克在一篇文章中列举了专业争吵十种不同的原因。他在俄亥俄州建立了一所医学院，然后帮忙解雇了一些教员，结果发现自己被赶下了台，整个过程像是宫廷政变。1856年，辛辛那提折衷派医学研究所发生了一场更为刺激的纠纷。在学校的财务管理和新"浓缩"药品的引进问题上，教授和他们的学生盟友分成了两派。其中一派控制了学校大楼，把聚集起来的反对者挡在门外。校史作者写道："这是宣战。刀具、手枪、凿子、棍棒、大口径短枪等随处可见。"当一方带来一门六磅炮弹的加农炮时，战斗才终于结束！[44]

医生当然不应该这样做。专业传统坚持认为，医生应该在公众面前展示出统一战线，不管私下分歧有多么大。美国医学会的伦理准则和之前的伦理准则一样，规定了在所有专业纠纷中都应该对公众做"特殊保留"。该准则要求会诊医师完全秘密地讨论病例，并向患者表达一致意见。如果两名医生有不同意见，要么让经治医生决定，要么再咨询第三位医生，这样病人就永远不会知道他们在讨论中曾经有过意见分歧。只有在毫无希望的僵局中，医生才会让病人自己做出选择。[45]会诊的礼仪要求经治医师先于会诊医师进入病房，后于会诊医师离开病房，这样，外人就没有时间来质疑经治医师的能力。特别是在第一次会诊时，会诊医师应该尽可能少地建议改变治疗方法，以避免尴尬。他也不应该说出任何可能会损害经治医生能力形象的话来。[46]

在专业伦理的制定中，促进专业团结的考虑占据了重要位置。根据专业伦理准则，医生应避免任何可能有截夺病人意味的行为，哪怕在日常活动中也是如此。例如，他们应该避免拜访任何由其他医生治疗的生病朋友，因为这可能会引起怀疑；如果他们真的前去探望，他们也应该回避任何关于治疗方案的讨论。医生们应该互相提供免费治疗，并顶替生病或出差的同行的工作。在接手一个病例时，他们要在诚实允许的范围内尽可能证明前一位医生的治疗是正确的。根据伦理准则，富有的医生绝不能给富人免费提供建议，因为这是在减少可用于支持医学专业的"共同资金"。

这些规则有的达到了效果，有的没有。会诊医师在病床旁发生争执的情况显然并不罕见。有一个老生常谈的笑话说，没有哪两位医生能取得共识。而伦理准则本身也加剧了分裂，因为宗派医生享受不到这种专业内部的庇护，也无法参加医学会。

在分裂医学专业的所有分歧中，宗派主义是最致命的。根据通常的解释，各式各样的医学宗派之所以在 19 世纪中叶兴旺发达，是由于当时的医学有着种种不足，尤其是强调放血、使用大剂量汞的"大胆疗法"造成的灾难性错误，还有现在被认为从无效到致命不等的其他治疗模式。毫无疑问，治疗手段的不足是医生们不能达成一致意见的原因。然而，它未能解释为什么分歧会导致宗派组织。更早时代的医疗方法同样有着严重的缺陷，但并不总是产生对立的宗派。持严重不同意见的从业者并不一定会把对方逐出行业。每个思想或工作领域都存在很大，甚至是激烈的意见分歧，但只有在某些情况下，这些分歧才会导致有组织的派别的出现。

宗派主义也有相当特殊的意义。一个宗派，无论是宗教的还是专业的，都是一个持不同政见者的团体从一个地位稳固的机构——教会或专业——中分离出来；宗派成员经常认为自己是被忽视和蔑视的真理使徒。特洛尔奇（Troeltsch）和韦伯在区分宗派和教会时指出，宗派通常起源于魅力型领袖，在根本上是自发的。一个人需要选择才能加入宗派，但是会生来就属于某个教会（或毕业后自动进入某个专业）。[47] 医学宗派和宗教派别在这点上是相似的，它们都规定某些明确的观念作为成员资格要求，而教会和专业在接纳成员的时候往往不需要仔细调查成员的信念。然而，宗教派别通常为其成员提供一种完整的生活方式，而医学宗派的关切范围则更为狭窄。

宗教派别和医学宗派之间的联系不仅仅是以上相似之处，它们还时有重合。摩门教徒偏好汤姆森派医学，米勒派偏爱水疗法，而斯威登堡的信徒则倾向于顺势疗法。基督教科学会成员一开始就既关注宗教问题，也关注医学问题。在美国，各种宗教派别今天仍在积极努力地为病人治病，而各主流教会或多或少地都接受了医学专业的主张，并放弃了把治病作为教牧行为的一部分。[48]

对于医学和宗教来说，19世纪的美国是一个宗派主义不断发展的时期。这个社会不仅像许多人描述的那样是多元的，而且是"正在多元化的"：它吸收了传统的分裂，也创造了新的分裂。把这种趋势归结为美国生活的绝对宽容和多样性是天真的想法。宗教派别沿着神学差异和阶级、派别、种族对立的路线，数量迅速增加，特别是在弱势群体中。[49]宗派主义愈演愈烈，不仅因为美国社会是开放的，也因为它是封闭的。这在医学上和宗教上可能都是如此。医学政治的小团体性质促使被排斥者发起反向运动来改善自己的位置。一位分析者指出，一个宗派为其成员充当一个有竞争力的"参考群体"，使他们能够以比在更广泛的社会中更有利的条件来寻求地位和声望。[50]对于受教育程度较低的医疗从业者，以及那些无法进入医院也无法获得医学院任命的受过教育的移民医生来说，宗派组织给了他们一个表达不同于主流专业意见的渠道。此外，由于医疗行业竞争激烈，医生们也有充分的动机让自己提供的服务与众不同，以迎合不断变化的公众情绪。

19世纪下半叶，在汤姆森派医学衰落之后，美国的主要医学宗派是折衷派和顺势疗法派。折衷派吸收了汤姆森运动的大部分内容，他们也是草药医生，尽管他们自己声称吸收了不同学派的精华，正如其名称所表达的那样。他们追随纽约人伍斯特·比奇（Wooster Beach）。与塞缪尔·汤姆森一样，伍斯特·比奇也将激进政治与草药医学结合起来（这种结合在今天也并不陌生）。与汤姆逊派不同，折衷派既不否认科学训练的重要性，在建立自己的学院方面也毫不犹豫，尽管他们在通过相互斗争来摧毁它们方面也同样毫不犹豫。折衷派接受并教授大部分传统医学，只有在治疗领域是例外，他们开展了一场激烈的运动，反对正规医学专业过量用药和放血的做法。除了一所学院外，所有折衷派医学院都招收女性。在数量上，折衷主义者是继正规医生和顺势疗法者之后的第三大医疗从业群体，他们的社会地位可能也排在第三位。折衷派最显著的特征是敌视正规医学专业，他们自称改革者，基于经验主义立场并且起源于美国本土。

　　顺势疗法则是一种完全不同的医学流派。他们有一种高度复杂且深奥难懂的哲学教义，他们中的许多人是德国移民医生，对城市上层阶级有很大的吸引力。顺势疗法的创始人是德国医生塞缪尔·哈内曼（Samuel Hahnemann，1755—1843）。哈内曼和他的追随者将疾病视为一种精神问题，认为身体内部发生的事情并不遵循物理定律。顺势疗法有三个核心原则。首先，他们坚持认为，一种疾病可以通过给健康人服用后会产生相同症状的药物来治愈。这就是顺势疗法的"相似法则"——相似治愈相似。第二，可以通过少量多次服用来增强药物的效果。剂量越稀释，"动态"效果越好。第三，几乎所有的疾病都是由受抑制的瘙痒（psora）引起的。顺势疗法的基本原理是，服用顺势疗法药物之后，病人的自然疾病会被一种相似但较弱的人造疾病所取代，而这种疾病身体会比较容易克服。[51]

　　美国第一位顺势疗法医生是一位1825年来到纽约的荷兰移民。1840年以前，顺势疗法只在几个州有少数支持者，但在接下来的十年里，它变得更广为人知。1850年，一所顺势疗法学院在克利夫兰建立。1860年以前，大多数顺势疗法从业者都来自正统医学专业，他们仍然认为自己是正规医生。转向顺势疗法的人似乎获得了很大的成功，对许多从业者来说，它可能是一条获得公众支持的途径。[52]

　　顺势疗法的部分吸引力显然在于它所鼓励的那种医患关系。顺势疗法坚持认为，症状是疾病唯一可察觉的方面，而症状只能从病人不被打断的叙述中得知。因此，顺势疗法强调医生需要更具同情心地关注病人，对病人采取个体化的诊断和治疗。（这与现代精神病学的某些学派有明显的相似之处。）此外，由于顺势疗法要求减少剂量，所以它提供了一种不同于正统医学的过度用药的方法。顺势疗法可能比当时正统医生的治疗更让人舒适。此外，哈内曼认为会导致相似症状的药物可以治愈疾病，因此他和追随者更有兴趣在健康受试者身上进行药物实验测试，也就是"验证"。顺势疗法同时具有哲学性和实验性，因此在许多人看来，它比正统医学更科学。[53]

这种吸引力的重要性不容忽视。现在正统医学的主要挑战者不再声称所有有用的医学知识都应当是简单的。他们现在也承认，医学完全可以是复杂的。两个最主要的异议宗派都相信科学训练的重要性，他们的大多数课程与正统学校没有什么区别。尽管他们在治疗方法上存在分歧，但这三派人仍然有着广泛的共同之处。事实上，许多公众可能没有意识到他们在理论上存在的分歧。

随着顺势疗法在 19 世纪 50 年代赢得越来越多的追随者，一场反对顺势疗法的运动逐渐在正规医生中形成。正统派坚持认为，必须将顺势疗法者驱逐出医学专业，不是因为他们的教义是错误的，而是因为他们违反了职业伦理，对同行大肆谩骂，把自己的实践建立在"排他性"信条的基础上，并在医生和普通大众中积极传教。1852 年，康涅狄格州医学会（Connecticut Medical Society）提交的一份报告指责顺势疗法发动了"一场激进主义反对医学专业的战争"，并指出"如果顺势疗法和其他医生提出的教义一样，唯一或主要的目标在于争取立足之地，而不是吸引公众的好感和反对专业，那么医学专业对待顺势疗法的态度将会完全不同"。[54]无论诸如此类的指控是否公正，顺势疗法者们被迫离开了正统的医学。他们不是主动脱离正统医学，而是被正统派赶了出去。尽管美国医学会在成立时并没有考虑到顺势疗法，但它很快就迎接了挑战。1855

98

年，美国医学会坚持要求州和地方医学会接受自己的伦理准则，禁止赞同某一排他性信条的医生成为会员，顺势疗法就是一个主要的例子。19世纪70年代初，一场对决开始了。美国医学会的一个委员会建议终止继续容纳顺势疗法者的马萨诸塞州医学会的代表权，直到它清除异端。马萨诸塞州医学会起初表示反对，随后就其驱逐异端的合法权利进行了一场法庭之争，但最终还是将异端驱逐了出去，这让公众大为震惊。虽然美国医学会没有削弱顺势疗法的发展，但它确实让采取顺势疗法的正规医生无法继续留在正统医学会中。

　　1850年至1880年间，两大阵营之间的战斗越来越激烈，因为正统派试图阻止顺势疗法者得到官方职位，也不让他们与医学专业有任何联系。避免与顺势疗法者接触几乎像污染禁忌一样严重。1878年，康涅狄格州诺沃克市的一位医生，摩西·帕迪（Moses Pardee）被当地医学会开除，因涉嫌咨询了一位顺势疗法医生——他的妻子艾米莉·帕迪（Emily Pardee）。（由于缺乏证据，州学会后来撤销了这一决定。）一名纽约医生因在顺势疗法药店购买牛奶糖而被开除。在国务卿威廉·苏厄德（William Seward）被刺伤和林肯总统被枪杀的当晚，美国医务总监因参与治疗了苏厄德而受到谴责，因为苏厄德的私人医生是一个顺势疗法者。（苏厄德活了下来，美国医学会大度地撤回了对医务总监的谴责，因为他挽救了国务卿的生命。）正统医生理直气壮地拒绝与顺势疗法者一起在医院中工作，三十年来，他们也确实成功地将顺势疗法者排除在纽约和芝加哥等大城市的市政机构之外。美国内战期间，正规医生控制了军事医疗委员会，而顺势疗法者尽管得到了国会的支持，却无法获准为军队提供医疗服务。[55]

　　尽管存在这些攻击，顺势疗法在美国内战后的二十年里还是广受欢迎。顺势疗法在波士顿和纽约等城市尤为发展壮大，得到了许多社会知名人士的支持。1870年，国会通过了一项特许状，在华盛顿特区成立了一个顺势疗法医学会。与普通医学会不同的是，顺势疗法医学会愿意接纳黑人。当波士顿大学在 1873 年成立医学院时，它要求顺势疗法者充当教员。顺势疗法在法律权利和公众尊重方面为自己争取到了几乎与正规医学平起平坐的地位，尽管在从业者数量上并非如此。

虽然非正统行医者人数大为增加，但仍然远远少于正规医师。根据克特的说法，在 1835 年到 1860 年之间，宗派主义者大约占所有医师总数的 10%。根据托纳（J. M. Toner）收集并由美国医学会出版的统计数据，到 1871 年，宗派主义者的数量占所有医疗从业者总数的 13%（也就是大约有 6000 名宗派主义者和 39000 名正统医师）。然而，托纳却无法对另外 4800 名医生分类，而且他估计的从业者总数似乎少了 1 万到 1.4 万人。到 1870 年，宗派主义者运营着 75 所医学院中的 15 所，在接下来的几十年里，他们的市场份额似乎稳定在五分之一左右。1880 年，正统派管理着 76 所医学院，顺势疗法医学院有 14 所，折衷派有 8 所。十年后，这三个数字分别变成了 106、16 和 9。（在这二十年里，有两所学校属于第四种宗派，即汤姆森派的直系后裔"自然疗法派"。）这些数字表明，这些竞争团体的实力分布相当稳定，非正统派约占 20% 或略低。[56]

冲突与融合

宗派挑战对医学专业的影响无法用这些数字来衡量。医学专业存在竞争对手，这一事实本身就驳斥了正统派代表一门科学的说法。只要医生之间存在分歧，正规医生的任何措施——例如收回执照颁发权或改革医学教育——看起来都像是旨在压倒异议者的狭隘策略。一位正统医生指出："今天，我们的专业被国家认为只是一个在数量上占多数的医学宗派。"[57] 这一看法并非完全没有道理。追随哈内曼的顺势疗法者把正规医生称为"对抗疗法者"（allopath），坚持认为他们也持有排他性信条，即通过对抗疾病来治疗。尽管医学专业的领袖们坚称这个称呼是不准确的，但许多正规医师显然接受了并认为它是正确的，从而把自己降格为只是一种正统的宗派主义。[58]

在这一时期的大部分时间里，媒体、法院和州议会主要持不置可否的态度。他们既不相信，也不是不相信竞争团体的主张，并尽可能避免卷入他们的宗派纷争。当正规医师攻击其他医疗从业者时，新闻界往往站在受迫害者一边，并呼吁宽容。这并不是说他们赞同宗派观点，他们只是想要一个普遍的多元局面。在马萨诸塞州的顺势疗法者被驱逐之后，《纽约时报》评论道，虽然医学会"意在羞辱与之有分歧的医生……我们毫不怀疑，在所有明智的人看来，他们只不过是给自己带来了耻辱"[59]。许多人认为医疗实践的多样性与宗教差异没什么不同。当正统派试图控制医疗实践时，普通人愤怒了：决不能让正统派医生委员会裁决顺势疗法，正如不能让一个新教徒委员会决定天主教神父的去留。

慢慢地，正统派不得不正视他们与非正规派打成平局的不幸事实。公众对正统派主张的抵制最终让正统派不得不做出让步。妥协的早期迹象出现在密歇根州，该州议会要求将顺势疗法纳入密歇根大学医学院。正统派愤愤不平，但最后还是做出了让步。1875年，学校增加了一个顺势疗法学系，两个阵营的教授一起在那里授课。除了草药学（药理学）和医学实践分开之外，顺势疗法学生修读的基础课程是一样的。这一安排让正统派教员处在一个尴尬的位置，他们得在基础科学课程中教授未来的顺势疗法者，不过美国医学会拒绝以此为理由驱逐他们。[60]通过州议会的行动，公众迫使正规医疗者和顺势疗法者互相妥协。

双方都在向着融合和妥协的方向发展。到19世纪70年代末和80年代初，许多正规医生越来越不耐烦，他们想要与宗派主义达成某种可行的解决方案。很明显，只要有宗派主义者行医的地方，即使人数相对较少，正规医生也无法不顾他们的反对而通过执照立法。此外，专科医生，特别是大城市的专科医生对会诊方面的限制越来越不满。来自顺势疗法和折衷疗法全科医生的转诊是他们的重要收入来源。与此同时，许多顺势疗法从业者也开始向正统医学靠拢。虽然他们中的纯粹主义者坚定不渝地忠于哈内曼对极度稀释药物的信条，并相信应该只治疗症状，占主导地位的温和派则接受了浓缩剂量的药物，并开始像对抗疗法医生那样，从治疗疾病的角度考虑问题。温和派也放弃了哈内曼关于"生命力"的信念，认为这种想法不科学。1880 年，随着顺势主义者之间内部纠纷的加剧，他们的全国性组织，美国顺势疗法研究所（American Institute of Homeopathy）分裂了，纯粹主义者出走，成立了自己的国际哈内曼协会（International Hahnemannian Association）。[61]

　　后来，在正规医生中也出现了类似的对立，一派希望与顺势疗法者和解，而另一派则坚持美国医学会的强硬立场。对美国医学会立场的失望首先出现在纽约，1882 年，纽约州医学会投票废除了伦理准则中禁止宗派主义者参与会诊的条款。这次反叛的领导者是纽约最杰出的医生；他们中的许多人是与医院有重要联系的专科医生。他们认为美国医学会反对宗派主义的策略失败了。拒绝给予同等待遇非但没有给宗派主义者带来耻辱，反而让正统医学专业显得狭隘而独断。而且无论如何，伦理准则本身不断被违反：正规医生和顺势疗法者互相会诊的情况越来越普遍，医生们只是选择性地执行伦理准则。随着顺势疗法者抛弃了哈内曼更为极端的观点，他们与正统派在理论上的分歧进一步缩小。"我们都知道，大多数宗派主义医生今天都受过正规的医学教育，并利用了'医学专业积累的经验，以及解剖学、生理学、病理学和有机化学实际提供的帮助'。"一位医生这么写道，他引用的是美国医学会伦理准则的表述。[62]

　　然而，这绝不是正统医生中的主流观点。纽约医学会很快被美国医学会除名，一个新成立的纽约医学学会（New York Medical Association）取代它成了纽约州的全国代表。即使在纽约，大多数医生

102　似乎也反对州学会与顺势疗法和解的决定。在当时一项调查中，支持废除美国医学会伦理准则的人在大城市占比最多。纽约市、布鲁克林、奥尔巴尼和罗切斯特的大多数医生赞成这一改变，而小城镇的医生则普遍反对。[63]

19 世纪 80 年代的少数派在未来成了多数派。专业医师会变得更加城市化，更加专科化，更像 19 世纪 80 年代反对对宗派主义采取强硬路线的医生。专科化的发展让专业内部的相互依赖大为增加。特别是，它使专科医生依赖顺势疗法和折衷派全科医生的转诊。相应地，医院的发展使宗派主义全科医生依赖"医院医生"来使用专科医生所控制的日益重要的设施。只有在某些地区，宗派治疗师才能建立自己的医疗机构。19 世纪 80 年代，顺势疗法者进入波士顿和芝加哥的市立医院，而这两家医院之前是不对他们开放的。想要与其他团体区分开的动机现在被合作和包容的动机所抵消了。与此同时，医学科学的发展为融合提供了越来越坚实的基础。宗派与正统派分享了医学科学的大部分基础知识，而随着科学知识被治疗学领域采纳，他们之间的差异也日渐缩小。因此，科学的发展加强了新的制度性关系的作用，为新的专业共识奠定了基础。

执照制度与组织

可能这些竞争团体相互融合的最重要标志是，他们在 19 世纪 70 年代和 80 年代开始共同支持恢复医疗执照制度。许多受过教育的正规医师认识到自己没有能力确保立法通过，他们与宗派主义者合作，以赢得执照法的颁布，从而保护自己免受未经培训的从业者的竞争。一旦团结在这些措施周围之后，医生就开始能争取到有利的立法了，尽管最初颁布的执照法只设定了最低的许可要求，通常只要求一张医学文凭。这对顺势疗法者和折衷派来说是可以接受的，因为他们有自己的医学院。此外，只要行医时间超过一定年数，无论受教育程度如何，通常也会被允许继续行医。

如果以新执照法为证据而认定医生群体现在是一个强大的利益集团，那也是错误的。19世纪晚期的执照运动绝不仅仅局限于医生，甚至不局限于通常被认为是专业的领域。水管工、理发师、马蹄铁匠、药剂师、遗体防腐人员等各式团体都寻求并获得了执照保护。劳伦斯·弗里德曼（Lawrence Friedman）指出，历史上存在两种职业许可。有些法规，比如要求游贩持有执照的法规，显然在意图上就是敌对的。它们设置了高昂的，甚至是使人望而却步的许可费，并由地方政府官员管理。就游贩而言，这主要是为了限制他们与当地商贩的竞争。而另一些执照法，是职业自己要求的，费用一般不高，并且由从业者自己管理。敌对式执照制度早在殖民地时期就已在美国普遍存在，而"友好式"执照制度直到19世纪后期才大规模发展起来。[64]

这种新模式的根源在于社会环境的变化，职业执照制度因此有了全新的意义。大公司越来越主宰了经济领域，独立的专业人士和小商人地位大为降低。因而，团体以各种运动的旗号，奋力抗争，进行反击。支持反垄断法是它们努力生存的一种表现，组成贸易组织和专业组织则是另一种表现。在19世纪30年代，执照制度曾被视同权力和特权，而现在则是受到威胁的小布尔乔亚反抗运动的一部分。

通过执照制度来追求自己利益的职业的区别性特征与其说是其政治权力，不如说是它们在经济中的独特地位。它们主要由个体经营者组成，而大多数成员都在小商店中工作，开业几乎不需要资本。它们的行业准入门槛很低，因此容易受到竞争的困扰。如果一个职业的成员包括雇主和雇员，例如理发师行业，那么职业地位的差异就很小，流动性很强，冲突也很少。最重要的是，这些职业中没有一个面对任何有组织的买家或雇主，买家和雇主都会因为执照制度造成的垄断而蒙受损失。它们的商品和服务的销售对象通常是个体而不是公司。这些特点有助于最大限度地减少对执照法案的一致政治反对。那些利益最容易因执照制度而受损的人是相对没有组织和没有技能的竞争者。同时，这些法律还规定当时已经从业的人都可以获得资格，因此消除了行业内部可能存在的反对意见的一大部分。[65]

104　　　最初的行医法案就是这样，它只要求文凭，而且为长期执业者开了特例。这些要求是逐渐才变得强硬和具有强制性的。一个重要的里程碑是 1877 年伊利诺伊州通过的一部法律，该法律授权一个州医学检查委员会，拒绝承认那些名声不佳的学校颁发的文凭。根据这项法律，所有医生都必须注册。从经过批准的学校获得学位的学生可以直接获得执照，而其他的学生则必须经过考试。1877 年，在伊利诺伊州行医的 3600 名非大学毕业生中，有 1400 人在一年内离开了这个州。十年内，据说有 3000 名从业者离开了医疗行业。[66] 在许多州，执照制度是逐步发展起来的。首先，制定了只要求文凭的最低限度的法规；然后是审查文凭，如果毕业生所就读的学校被认为不合格，候选人就拿不到执照；最后，所有的候选人都既要拥有可接受的文凭，也要通过单独的州考试。到 1901 年，有 25 个州以及哥伦比亚特区进入最后阶段，而只有两个州仍处于第一阶段。而所有司法管辖区都至少存在某种执照法规。[67]

　　密苏里州是执照控制系统逐步扩大的一个例证。该州最初在 1874 年通过了一项法律，但它只要求医生在县办事员那里注册从法律特许的医学院获得的学位。法令几乎没有效果。由于松懈的社团法允许任何人只要申请特许状就可以开办学校，密苏里州很快就有了比任何州都多的医学院。许多学校只是文凭工厂。密苏里州的医生的组织很差，面对这种情况无能为力。根据州医学会的一项调查，1882 年密苏里州有近五千人在行医；只有大约一半的学生毕业于"声誉良好"的学校。在此前三十年，医学会会员数量最多也只有 140 人，因此它代表了专业医师的说法根本站不住脚。密苏里州医学会的资源也十分贫乏，在 1850 年至 1900 年间，它的财库从来没有超过 500 美元。大多数医生对于监管没有利益关系，而有利益关系的医生则各执一词，因为经营低于标准的学校的医生并不想加强监管。医学专业内部缺乏团结使它十分无力。最后，在 1894 年，名义上负责发放执照的州卫生委员会试图坚持要求，医学院必须将大学或高中学位或同等学力证书作为入学的先决条件。当私立医学院开始制作证书时，委员会又宣布医学院学生必须通过州考试，以证明他们受到了初步教育。但是，医学院寻求了司法救济，密苏里州最高法院裁定，卫生委员会提高医学预科标准的行为越权。直到1901 年，才有了一项明确的医疗实践法案，授权卫生委员会成为医学审查委员会。到那时，医生们终于团结起来支持有效的立法，他们还得到了长老会和卫理公会的支持，这些教会对基督教科学会和魏特马派（Wetermar，一种当地的精神治疗崇拜）的日益流行感到震惊。[68]

　　密苏里州在医疗监管方面一直进度缓慢，长期以来一直是美国医学会的痛处，但它的历史展现了一个常见的讽刺。即使在与宗派主义者合作之后，对更严格的执照法的主要抵制也来自医学专业内部。"实际上，国内唯一反对有效医疗立法的力量，"1887 年美国医学会的一位副会长重新指出，"来自医学专业本身。"他特指为数众多的速成私立学院。[69] 实际上，经营这些学校的医生有强烈的利益驱动去维持专业的这一短板：医学毕业生数量越多，他们获利越多，于是医学专业内充斥着毕业生。最早的执照法案增加了对文凭——甚至是假文凭——的需求，这促进了商业化医学院和文凭工厂的发展，而不是使它们关门。但如果要求更严格，更多的州禁止差学校的毕业生从业的话，这些学校面临着倒闭的危险。因此医学院所有者都反对严格的执照制度。

　　一些自由派和民粹主义者出于意识形态的理由也反对医疗执照制度。追随英国社会理论家赫伯特·斯宾塞（Herbert Spencer）的社会达尔文主义者认为，所有的监管都是不明智的。"很多穷人都被药剂师的处方和假药伤害了，"斯宾塞确实这么承认。但这并没有什么不好，这就是无知带来的惩罚。如果穷人死于自己的愚蠢，人类这个物种就将会得到改善。斯宾塞等人警告说，这些医生打算把自己装扮成教士。威廉·詹姆斯（William James）也同样发声反对执照。1898 年，他在马萨诸塞州议会提出，执照会妨碍医学研究的自由。詹姆斯曾亲自尝试过各种各样的治疗方法，并正在进行自己的精神治疗研究。在基督教科学会备受争议的时代，他捍卫了"心智治疗师"测试新疗法的权利。此后不久，他在给一位朋友的信中写道："我很清楚，我在医学院的同行……会怎么看待我和我的做法。但是如果左拉和皮夸特上校能够 [在德雷福斯事件中] 面对整个法国军方，我就不能面对他们的反对吗？这总比面临自己良心的谴责要好！"[70]

这些抗议几乎没有产生效果。法院和议会都支持医学专业。对医疗执照合法性的关键考验发生在 1888 年，在登特诉西弗吉尼亚（*Dent v. West Virginia*）案中，这个问题被提交到了美国最高法院。弗兰克·登特（Frank Dent）是一位已经执业六年的折衷派医师，而根据 1882 年西弗吉尼亚的一项法令，他被定罪并被处以罚款，该法令要求医师必须持有一所声誉良好的医学院的学位，通过一项考试，或者证明他已经在该州执业十年。州卫生委员会认为登特从美国辛辛那提折衷派医学院取得的学位是不可接受的。最高法院一致同意维护该法律，斯蒂芬·菲尔德（Stephen Field）法官在发表意见书时指出，每个公民都有权从事任何合法的职业，并"只受对所有年龄、性别和条件相同的人施加的限制的限制"。但是，州可以通过对行使这项权利的条件施加限制，以保护社会，只要这些限制是施加给所有人，并合理地与具体职业相关。他继续写道："很少有专业比医学……更需要仔细的准备。"医学必须处理"健康和生命所依赖的所有微妙而难解的影响"，并且不仅需要了解"植物和矿物质，还需要了解人体所有复杂部分及其相互关系，以及它们对心智的影响"。每个人都可能会去看医生，但"相对而言，很少有人能判断医生的学识和技能是否合格"。信赖必须建立在执照所给予的保证上。因此，州可以根据合理的考虑而禁止无执照者行医。[71] 在后来 1898 年的霍克诉纽约市案（Hawker v. New York）中，最高法院提出了更多拒绝给予行医执照的理由，指出医生的"品格和知识一样重要"[72]。州一级的法院也支持医疗执业法。在最高法院做出裁决之后，似乎不再有人对此事提出任何严肃的质疑。

　　医学审查委员会主要有两种模式。较不常见的做法是为正规医生、顺势疗法者和折衷派设立单独的委员会，每个委员会都有权给自己的医生颁发执照。更常见的模式是设立综合委员会，其中既有宗派主义者也有正统派的代表。有时，法规还会赋予各团体填补指定席位的权利；尽管这种做法相当于给予私人组织对国家机构的控制权，但它还是得到了法院的支持。尽管正规医生在历史上努力避免与宗派主义者有往来，但正规医生还是发现，单一的综合委员会比多个单独的委员会在控制专业准入上更有效。因此，他们抛开顾虑，与宗派主义者共进退。

107

　　正规医生和宗派主义者之间的合作显然违反了美国医学会的伦理准则，但是没有一个在州联合执照委员会任职的医生被驱逐出会。伦理准则被忽略了。到世纪之交，美国医学会的主要领导人承认了这条准则是个时代错误，他们急于将宗派主义问题抛诸脑后。[73] 因此，1903 年，美国医学会通过了一部修订后的伦理准则，其中很少提到非正规从业者。尽管新准则指出，医生将自己的实践定义为排他性的或属于某宗派的并不符合科学原则，但也没有提到医生们到底实践的是哪种医学。几年后，正统派医学会也开始招募宗派医生。在纽约州，两家相互竞争的正规医学组织在就宗派问题上争执了二十多年后，又重新联合。顺势疗法者和折衷派被允许加入合并后的组织。卡瑟尔曾是宗派主义的激烈反对者，他在一本医学杂志上写道，新伦理准则将"对我们的物质利益产生重大而深远的影响；它将在各地推动和促进专业团结；而且，最重要的是，通过结束党派之争，它将提高美国每一位称职医生的声誉"[74]。

今天依然流传这样一种错误的说法，即顺势疗法医生和草药医生是被主流对抗疗法医生打压下去的。然而，事件的先后发展表明情况并非如此。顺势疗法者和折衷派都赢得了医学专业的法律特权。直到后来，他们才逐渐失去了人气。当顺势疗法和折衷派医生受到正规专业的排斥和谴责时，也正是他们最为蓬勃发展的时刻。但他们越是能获得更多正规医生的特权，他们的人数就越少。世纪之交既是他们被接受的时刻，也是他们开始瓦解的时刻。折衷派学校的招生人数在 1904 年达到了 1000 人的顶峰，到 1913 年，这个数字下降到 256。1900 年有 22 所顺势疗法学校，十年后，这一数字下降到 12 所，比 1880 年以来的任何一年都少；到 1918 年，只剩下6 所，在接下来的几年里，这些机构陆续都不再教授顺势疗法。[75]顺势疗法一脚踩在现代科学上，另一脚踩在前科学神秘主义上，这一立场越来越站不稳了。在正规医学不停地取得重要和显著的科学进展时，顺势疗法却没有产生新的发现。团体内部的许多人都注意到了这种对比。他们逐渐远离哈内曼，最后的解体是自然发生的。折衷派也不声不响地加入了正统派，他们能被接纳就已经非常高兴了。

在某种程度上，旧宗派让位给了新宗派。19 世纪 90 年代，出现了两个立场几乎完全对立的新团体。一派的观念是纯粹机械论的；另一个则是纯粹精神论的。第一派是整骨疗法（osteopathy），由密苏里州的乡村医生安德鲁·斯蒂尔（Andrew Still）创立。他认为，人体在生病时，必须通过将各部位恢复到正常的关系来修复。"抛弃药丸吧，从整骨疗法中学习支配你的原则，"斯蒂尔宣称，"要知道你是一台机器，你的心脏就是发动机，你的肺就是风扇和筛网，你的大脑和两个脑叶就是电池。"1891 年，他开始在密苏里州的柯尔斯维尔镇传授他的理论；第二年，他获得了州政府的特许，创办了一所学校。数以百计的病人涌向那里，学校蓬勃发展了起来，1897 年，整骨疗法获得了密苏里州议会的法律保护。[76]

第二个新宗派是基督教科学会，诞生于东部靠近波士顿的地方，像顺势疗法一样，它的追随者主要来自城市地区的富裕阶层。这个组织的创立者是玛丽·贝克·埃迪（Mary Baker Eddy），一位出身不明的新英格兰神秘论者。她完全否认物质的真实性，并声称疾病和其他东西一样，纯粹是精神和心理的作用。在某种意义上，基督教科学会是顺势疗法稀释到极致的产物，世界被完全消解为理念。但是，虽然埃迪夫人认为药物和营养没有任何用处（"我们没有任何证据能证明食物可以维持生命，除了虚假的证据"），但正如她的传记作者爱德华·达金（Edward Dakin）所指出的，她并不否认金钱的价值。和整骨疗法一样，基督教科学会以一种非常商业化的方式运作，让其创始人赚取了一大笔财富。[77]

这些后来的宗派的命运与以前的宗派大不相同。顺势疗法和折衷派被吸收进医学专业，而整骨疗法和基督教科学会始终是独立的存在，靠自己活了下来。脊椎按摩法（chriopractic）也是如此，它和整骨疗法一样，起源于 19 世纪 90 年代美国中西部的商业活动，也建立在类似的机械原理之上。说也奇怪，顺势疗法者和折衷派之所以不再作为有组织的团体存在，正因为在正规医生需要其政治支持时，他们足够强大。合作的报偿是他们被医学专业接纳。后来整骨疗法也变得专业化，并寻求融入医学专业。但由于缺乏谈判的筹码，它未能做到这一点。

109

美国医学会对其宿敌顺势疗法者和折衷派的妥协姿态，是在世纪之交时为团结和加强医学专业而做出的更广泛努力的一部分。到 1900 年，美国医学会只有 8000 名成员。地方、州和全国性的所有医学会的会员总数约为 3.3 万人；另有 7.7 万名医生不属于任何协会。一位报道这些数字的作者写道，作为一股政治力量，医学专业正处于"悲惨的境地"。[78] 1901 年，美国医学会修订章程，建立了一个新的立法机构叫代表大会（House of Delegates），其成员主要由各州医学会按成员比例选出。在此之前，县、地区组织，以及州医学会都有权派出代表参加美国医学会大会，每十名成员有一位代表。一些地方社团的代表人数比州医学会还要多。到 19 世纪后期，代表的数量已经太多而难以管理；实际上，几乎任何在美国医学会年会露面的人都可以参与进来，因为检查证书是不可能的。这种安排除了操作不便，还让碰巧住在年会会址附近的医生拥有过大的影响力，损害了美国医学会的权威和决策的连贯性。而在新章程下，代表大会的成员固定为 150 人，并像美国众议院那样定期进行重新分配。美国医学会将是各州医学会的联合会，而各州医学会又将相应地是州内各个县医学会的联合会。重组委员会解释道，县医学会将是"整个上层建筑的基础"。[79] 从此以后，任何医生必须先加入自己所在县的组织，才能成为更高一级的专业协会的成员。县医学会的成员资格也自动包含了州医学会的成员资格，也有缴纳州医学会费用的义务。因此，这种组织结构干净利落地让所有想要加入县医学会或美国医学会的医生成为他们所在州医学会的付费会员。

　　州一级的医学会迅速发生了转变。此前大多数州医学会只是名义上的组织，几乎不发挥作用，只有少数人是其成员。然而由于许多重要的政治决定，如执照法的颁布，都是由州政府做出的，州医学会就成了一个严重的弱点。在 1900 年到 1905 年间，根据美国医学会新章程的要求，除了三个州和地区的医学会外，其余的医学会都按照统一的计划进行了重组。他们把以前独立的县协会变成了地方分会，让其成员在全州决策机构中成为代表，并评估它们的会费。许多州医学会开始出版自己的月刊，雇佣有偿人员而不是志愿者。这样做的效果立竿见影。1902 年重组的密歇根州立医学会（Michigan State Medical Association）在两年内将会员人数从 452 人提高到了 1772 人，收入从 1615 美元增加到了 4813 美元。而密苏里州医学会于 1903 年进行了重组，一年内会员从 258 人增加到了 1600 人，收入从 774 美元增加到了 3200 美元。1902 年到 1904 年间，俄亥俄州医学会的会员从 992 人增加到 2640 人，田纳西州的会员从 386 人增加到 1097 人。[80] 其他地方也是如此。在极短的时间内，医生们开始实现了许久以来一直未能实现的团结和一致。美国医学会的会员从 1900 年的只有 8000 人迅速增加到 1910 年的 7 万人，相当于全国医生人数的一半。到 1920 年，会员人数已达到全国医生总数的 60%。[81] 从这一时期开始，后来被称为"医师组织"的力量开始出现。

　　医学专业的融合运动在当时绝不是独一无二的。19 世纪末至 20 世纪初，工会、法人、商会和托拉斯都在兴起，都指向社会中涌动的更广泛的潮流。在某种程度上，医生和其他领域的组织建立者一样，都是对同样的事态发展做出回应。铁路和汽车、电报和电话促进了全国市场的发展，打破了地方的孤立状态，各种各样的团体发现在全国范围内组织起来既更容易，也更有必要。（事实上，1901 年美国医学会采用的联合结构是从其他国家性协会借鉴来的。）理查德·霍夫施塔特（Richard Hofstadter）认为，全国性法人的发展从根本上改变了美国的权力和地位分配，令地方精英的作用大为下降，并让各类专业人士因失去影响力而心怀怨恨。[82] 这可能夸大了专业人士早些时候拥有的权力。然而，进步主义时代的医生似乎确实表现出了强烈的愤怒和好战情绪，其中一些指向法人的霸权。1902 年，一位俄亥俄州的医生在《美国医学会杂志》上写道："医学专业的成员不断受到富有的法人，州、县和市政府官员的羞辱。"他抱怨说，医生的权力无法和有组织的企业或工会相比。像他这样的医生被迫以低得可怜的费用为大法人服务；当地一家钢铁制造商拒绝支付超过 60% 的急诊服务费用。"事实上，如果我不接受公司提供的条件，工作就会交给另一位医生，而公司知道不管出多少钱，它们都可以找到充足的医生。医学专业需要一个领袖，带领他们走出贫穷和屈辱的谷底，就像矿工需要一个米切尔或者托拉斯需要一个摩根一样。"[83]

然而，想用一种社团意识取代竞争导向需要的不仅仅是共同利益。它需要将权力移交给群体，而这就是 1900 年左右医疗领域开始发生的事情，当时医疗的社会结构正在转型。医生们越来越多地依靠彼此的声誉，以获得病人及使用医疗设施。我已经提到了医院的兴起和医学专科化在促进医生之间更加相互依赖方面起到的重要作用。医生们也更多地依赖同行在越来越频繁的医疗事故诉讼中为自己辩护。19 世纪末，法院在确立医疗实践的责任规则时，将医生所在社区的医疗标准作为标准。这就让能对医生做出不利证词的专家仅限于其直接同行。通过采用这种"地方规则"，法院也为赋予地方医学会相当大的权力铺平了道路，因为病人几乎不可能获得不利于作为医学会成员的医生的证词。医学会开始将医疗事故辩护作为一项直接服务。20 世纪初，纽约、芝加哥和克利夫兰的医生们组织了共同辩护基金。马萨诸塞州医学会从 1908 年开始受理医疗事故诉讼。接下来的十年里，在收到的 94 起案件中，有 91 起案件医学会支持了被告医生。在这 91 起案例中，只有 12 起进入审判阶段，除了一个案件之外，其他案件都是医生胜诉。在华盛顿州医学会的辩护基金成立的最初二十年里，它打赢了每一场官司。因为有能力保护其成员，所以医学会能够得到更低的保险费率，而不属于医学会的医生几乎得不到任何保险保护。[84] 这也正是医学会吸引会员所需要的那种"选择性激励"。而被医学专业排斥在外的后果越来越严重：无法使用医院，不能获得转诊，无法获得医疗事故保险，在极端情况下甚至还会失去行医执照。地方行医兄弟会成了医生地位和命运的仲裁者，医生再也不能选择无视它了。通过使县医学会成为任何更高级别专业团体成员资格的把关人，美国医学会认可并加强了地方兄弟会的地位，也加强了自身的组织基础。

然而，美国医学会仍须解决医学教育控制权的问题，最初美国医学会也正是因为这个问题成立的。1900 年，医生经济困境的主要根源仍然是医生的供给超过需求，而现在这一问题由于医生生产率的提高而更加严重，生产率的提高是我上一章提及的挤压专业工作日时间损耗的结果。执照法的颁布并没有减少产生新医生的速度，它只是改变了医生的性质，促进了医学院的扩张。19 世纪末，医学院的发展加速了。在 1850 年到 1870 年间，医学院的数量从 52 增加到了 75；十年后，这个数字跃升到 100，再十年后又上升至 133，到 1900 年美国已经有 160 所医学院。这反映在学生人数的大幅增长上，从 1880 年的 11826 人增加了一倍多到二十年后的 25171 人。从 1870 年到 1910 年，美国人口增长了 138%，而医生的数量却增长了 153%。[85] 这种增长的直接受益者是学校的所有者和教授，他们的职位相应地获得了更多的收入和声望。但是，由于医学院培养了更多的医生，它也加剧了医生之间的竞争关系。医学专业的弱点只会进一步加剧自己的虚弱，最终，援助只能来自外部。医学专业无法摆脱它所陷入的这一单调重复的过程，除非其他机构介入。这个过程已经在大学里开始了，大学里的教育改革者有着自己的议程。

医学教育与恢复职业控制

自上而下的改革

美国医学教育改革始于 1870 年左右，是美国大学成长的一部分。这两个发展在历史上是不可分割的。它们发端于同样的机构，由同一群人领导，最重要的有哈佛大学校长查尔斯·艾略特（Charles Eliot）和约翰斯·霍普金斯大学校长丹尼尔·科伊特·吉尔曼（Daniel Coit Gilman）。内战之前，美国的大学在智识上相当落后，薪水微薄的教授很少有什么原创性的思想或研究。战争结束后，各种力量的结合给大学注入了新的生命和更大的抱负。金钱、领导力和新观念几乎同时出现。当时的经济已经产生了足够的盈余，能够产生支持大学发展的必需资本，而且也开始有富人关心教育，给大学留下了大量的捐款，开始这样的人并不多，但有一些。巴尔的摩商人约翰斯·霍普金斯（Johns Hopkins）于 1873 年去世，留下 700 万美元用于建造一所医院和一所大学，这在当时是美国历史上最大的一笔捐款。与此同时，在老牌大学中，老一辈的大学教育工作者也开始不再掌权。自 19 世纪二三十年代掌权以来，这些人一直将教育视为道德和心智纪律问题，最好通过规定的古典课程来灌输，其中现代语言和现代科学没有一席之地。随着人们越来越坚信高等教育应该拥有实用价值，应该让学生适应"真实"世界，这种传统的教育取向虽然没有完全被抛弃，但在新一代大学教育者中逐渐失去了地位。长期以来，大学一直因为与当代生活和工作无关而被嘲笑，现在，大学理事和校长已经开始拿效用说事了。高等教育将会满足经济发展的需要。对一些人来说，这意味着强调传授实用的技能；对另一些人来说，这是鼓励研究和科学知识发展的新开端。大学将变得值得尊重，教授们将从琐碎的管教责任中解脱出来，获得更高的薪水，在工作中有更大的自由。改革者选择了以德国为榜样，德国发展出了世俗学习的传统，建立了强大的大学，改革者们还致力于让美国大学在各方面都比得上欧洲大学。[86]

在艾略特和吉尔曼等具有改革思想的美国教育家看来，医学既是美国高等教育落后现状的代表，也是美国专业退化的缩影。艾略特写道："美国医学院的普通毕业生一获得学位就可以进入社区行医，然而他们的无知和普遍无能一想起来就让人觉得非常可怕。这个国家的整个医学教育体系都需要彻底改革。"[87] 几十年来，这些缺陷一直没有改变。去念专业学校的学生几乎不需要什么准备；即使在最好的大学，没有高中文凭的年轻人也很容易被录取学医。学生们按照自己的喜好学习医学课程；为期两年的项目没有固定的课程

学习顺序。在德国，生理学、化学、显微解剖学、病理解剖学以及　*114*
后来的细菌学等实验科学正在使医学发生革命性的变化，但美国的
医学院连实验室都没有，更不用说原创研究的传统了。教导式授课
仍然是主要的教学形式。学生被期待通过学徒制学习医疗技能，但
他们的指导医师不受医学院控制，很可能完全不够格。教育标准也
完全不严格。要从哈佛医学院毕业，学生们只需要通过半数以上的
考试即可，哪怕其他的都没通过也没关系。

当受过化学家训练的艾略特在 1869 年成为哈佛大学校长时，改
组各专业学院是他工作日程上的一个主要项目。他打破惯例，亲自
主持医学院的会议。1869 年以前，哈佛医学院与哈佛大学只有微弱
的联系。和其他私立医学院一样，教师直接向学生收取费用，在支
付学校的费用之后，剩下的部分将在教员中进行分配。他们推选一
位院长管理自己的事务。一些教授赞成提高课程设置和入学标准，
但以德高望重的亨利·毕格罗（Henry Bigelow）为首的保守多数派
反对任何改变。毕格罗认为，更高的要求可能将一些治疗天才拒之
门外，并认为与生物科学相关的训练虽然有用，但不是必需的。他
相信，医学上的发现从来都不是在实验室里完成的。毕格罗在一
次会议上问道，既然医学系八十年来一直"管理着自己的事务并做
得很好"，而现在当一切都很顺利时，却突然提出要进行巨大的变
革是怎么回事？一阵死寂之后，艾略特平静地回答道："我可以很
容易地回答毕格罗博士的问题，那就是我们现在有一位新的校长
了。"[88] 到 1871 年秋，艾略特报告说，医学院的教员已经"决心对
医学教育体系进行彻底的革命"。学校的财政被置于哈佛校董委员
会的控制之下，学费分割制度被取消，教授们开始领薪水。每学年
由四个月延长至九个月，毕业所需的培训时间也从两年增加到了三
年。在生理学、化学和病理解剖学课中，除教导式授课之外还有实
验室工作。从此以后，学生必须通过所有的课程才能毕业。[89]

长期以来，反对提高医学教育标准的理由是，这样做会赶走学

生，导致学校破产。哈佛大学的改革一开始确实导致入学人数急剧下降，但在几年的困难时期中教员们都坚持了下来。入学人数从1872年的170人这一最低点稳步攀升，到达1879年的263人；这仍低于十年前改革之前330人的最高水平，但由于学费也上涨了，学校开始扭亏为盈。此外，学生的质量提高了。拥有学士学位的比例从1869年秋季的21%上升到了1880年的48%。同年，艾略特写道，十年前医学院学生在举止和态度上"明显不如"其他学生，但现在他们已经差不多了。[90]

　　竞争曾经让医学院束手束脚，不愿意冒风险去改革，现在竞争开始导致医学院放手改革。竞争对手们也不甘落后。19世纪70年代中期，由于担心声誉下降，宾夕法尼亚大学的校董们不顾保守的医学院院长的反对，决定效仿哈佛的做法，将医学培训时间从两年延长至三年。此前，在1847年，宾夕法尼亚大学曾试图将学期从四个月延长到六个月，但在学生被附近的杰斐逊医学院（Jefferson Medical College）争夺走之后，宾夕法尼亚大学又撤销了这一决定。这一次宾夕法尼亚大学的改革导致招生人数下降了22%，但和哈佛一样，改革坚持了下来。[91]在接下来的十年里，其他主要医学院也朝着同样的方向发展。较先进的学校在1890年成立了一个全国性协会，为成员设定了一个最低标准，即为期三年的每年六个月的培训，并要求在显微解剖学、化学和病理学方面进行必要的实验室工作。*19世纪90年代，这个组织——现在叫美国医学院协会（Association of American Medical College）——代表了美国超过三分之一的医学院，但这些医学院的地位在稳步上升。随着执照委员会开始实施更严格的要求，两年制医学学位逐渐淡出了人们的视线。到1893年，96%以上的学校都要求三年或三年以上的学习。[92]

------

* 这不是第一次这样的努力。此前在1876年至1882年之间就有类似的组织，由于要求其成员实行三年的项目而失败。

最彻底背离旧系统的是约翰斯·霍普金斯大学，该大学于1893年建立医学院并开设了四年制课程，还前所未有地要求所有入学学生都必须拥有大学学位。从一开始，约翰斯·霍普金斯大学就秉持这样的理念，医学教育应该属于研究生学习领域，需要以基础科学和医院医学为基础，最终这种理念支配了全国所有医学院。科学研究和临床教学现在成了医学院的核心。教员不再像以前那样从当地的医学从业者中招募而来，而是从巴尔的摩以外的杰出研究人员中招募。学生也来自更远的地方，并经过精心筛选；他们头两年学习基础实验室科学，后两年在病房中度过，在教员的监管下亲自负责几位病人。霍普金斯大学附属医院也已建成，大学与医院二者是作为一项联合事业运作的。专科领域的高级住院医师制度也建立起来。（正是在霍普金斯大学，"住院实习"一词首次用来描述实习后的高级专科培训。）这正是下个世纪中由大学主导的医学中心的先驱。[93]

约翰斯·霍普金斯医学院的意义在于它所建立的这种新关系。它将科学与研究更紧密地结合到临床实践中。此前的学徒在指导医师的诊室和病人的家里学习医术，现在的受训医生几乎完全可以在教学医院的病房里从事医疗实践。霍普金斯医学院还代表了一种新的医学与更广泛的文化的结合，这一结合生动地体现在学院的两位主要人物威廉·韦尔奇（William Welch）和威廉·奥斯勒（William Osler）身上。韦尔奇年轻时曾在病理学方面做过重要的贡献，奥斯勒是伟大的临床医生，两人都致力于研究工作，但他们都受过广泛的教育，并对医学的历史和传统有着浓厚的兴趣。虽然霍普金斯大学强调科学，但它并不对医学持一种狭隘的技术观点，这也正是它特殊的辉煌成就的奥秘。它同时散发出文化和科学的笃定感，尤其体现在奥斯勒身上，他的学识和风度使他成为业内最受欢迎的医生。而韦尔奇成为医学专业在公共事务中的权威代言人。约翰斯·霍普金斯大学的影响远远超出了巴尔的摩。它把毕业生送往全国各地和美国以外的医疗机构，在那些地方，作为教授和科学

116

家，霍普金斯毕业生在塑造 20 世纪医学教育和研究方面发挥了重要
作用。[94]

系统的整合

到 1900 年，医学领域存在着鲜明的对比。在哈佛大学、约翰
斯·霍普金斯大学等学校正在发生变化的同时，商业化医学院也仍
在持续增长。1850 年，医学教育中还没有替代品的存在；五十年后，
替代开始成形，但仍不是主流。尽管有了新执照法，进入医疗行业
的大门仍然敞开，不受欢迎的人大量涌入医学专业。在私立学校和
一些较差的大学医学系，专业的队伍是从工人和中下层阶级中招募
的，这让专业领袖感到沮丧，他们认为这样的下等人危害了提高医
生社会地位的努力。从这些地位稳固的医师的角度来看，商业化医
学院至少在两个方面不受欢迎：一是它们带来了额外的竞争，二是
它们培养的医学生劣化了人们对医生的印象。其中最直白的人宣
称，除非医学抛弃粗俗和平民的成分，否则它将永远不会成为一个
受人尊敬的专业。[95]

越来越多的人涌入医学专业，其中也包括女性。19 世纪下半叶，
美国成立了 17 所女子医学院。女性为进入精英医学院而进行的漫长
斗争终于在 1890 年取得了胜利。由于资金紧张，约翰斯·霍普金斯
大学同意接受女性进入医学院，以换取富有女性捐赠的 50 万美元。
实际上，美国妇女被迫花钱才能得到精英医学教育。之前努力建立
单独的女子医学院的人现在开始认为它们是不必要的。随着女性进
入培训男性的学校，女子学校开始关闭或合并。到 1893—1894 学
年，在 19 所男女同校的医学院中，女性占学生总数的 10% 或稍多。
从 1880 年到 1900 年，全国女性医生的比例从 2.8% 上升到 5.6%。在
一些城市，女性医生的比例相当高：波士顿有 18.2%，明尼阿波利
斯有 19.3%，旧金山有 13.8% 的医生是女性。在世纪之交，美国有

7000 多名女性医生，远远超过英国的 258 名和法国的 95 名。然而，美国医学领域女性人数的增加引发了业内男性越来越多的反感。[96]

美国医学会在自身改组后，把改革医学院作为头等大事。既然不大有联邦政府干预的可能性，任何全国性的行动都必须由美国医学会自己发起，而行动的途径是州执照委员会，委员会由其成员控制。1904 年，美国医学会成立了一个医学教育委员会，由 5 名来自主要大学的医学教授组成，并且设置了常务秘书长，有固定预算，负责提高和规范医学教育的要求。医学教育委员会通过的最早一批法案就制定了成为医生的最低标准，要求四年的高中教育、四年的医疗培训以及通过执照考试，而"最理想"的标准规定了五年的医学院学习（包括一年的基础科学，后来这被并入大学的"医学预科"课程）和六年的医院实习。为了确定较差的学校并施加压力，美国医学会委员会开始对医学院进行分级，依据是医学院毕业生在州执业资格考试中的成绩。后来，它将评估范围扩大到课程、设施、师资和入学要求上。1906 年，它检查了当时 160 所学校，只完全认可了 82 所学校，将其评为 A 类。B 类包括 46 所并不完美但可以改善的学校，而 32 所无可救药的学校被归为 C 类。调查结果在美国医学会的一次会议上披露，但由于担心会引来敌意，调查结果从未公开发布。既然职业伦理禁止医生公开相互攻击，如果美国医学会违反了自己的准则，那将非常不合适。相反，美国医学会委员会邀请了一个外部组织——卡内基教学促进基金会（Carnegie Foundation for the Advancement of Teaching）——进行类似的调查。[97]基金同意接受这项委托，并选择了一位年轻的教育家亚伯拉罕·弗莱克斯纳（Abraham Flexner）来承担这项任务。弗莱克斯纳曾在约翰斯·霍普金斯大学取得学士学位，他的兄弟西蒙（Simon）是威廉·韦尔奇的门生，也是洛克菲勒医学研究所（Rockefeller Institute for Medical Research）的所长。

早在 1910 年弗莱克斯纳的报告发表之前，医学院的数量就已经开始下降，从最高点 1906 年的 162 所开始下降到四年后的 131 所，几乎减少了五分之一。这一转变之所以发生，是因为州执照委员会和其他权威机构设定的要求逐渐开始提高，改变了学生和学校医学教育两方面的经济账。新要求延长了医学培训时间，给未来的医生带来了更大的机会成本。一个学年意味着失去一年的赚钱机会，学年时长从一年四个月增加到八个或九个月，培训的总时间从两年（可能不含高中）增加到四五年，最后延长到高中毕业继续超过八年。在新体制下，年轻医生几乎不可能指望在 30 岁之前靠自己谋生。更高的学费让情况更加严重。间接和直接成本的增长导致医学生人数的长期下降。这一点在后来消失的二三等学校中表现得尤为明显。[98] 它们负担不起入学人数减少的损失。再加上关于现代实验室、图书馆和临床设施的新要求，医学院面临着成本大幅增加的问题。任何学校都不能单靠收取学费支付所有这些费用，既然商业化医学院没有其他收入来源，它们最终走向了破产。在 1906 年之后的几年里，是这些不断变化的经济现实，而不是弗莱克斯纳报告让很多医学院消失。

119   私立医学院没有多少选择余地。如果无视医学教育的新标准，它们颁发的文凭将不再被州执照委员会认可，学生也将失去入学的动机。另一方面，如果它们试图遵守这些标准，由于更严格的预科要求、更长的培训时间和更昂贵的设施和基础设备，它们将得到更少的学生并花费更高的费用。它们只有几条路可以走。一种选择是寻求与私立大学或州立大学的医学院合并，这样就可以利用捐赠基金或州拨款的收入。许多第二类的学校正是这样做的。另一种选择就是直接欺骗，假装遵守新标准，但既不实际遵守也不用承担费用。许多学校都是这样做的。那些拒绝被合并或破产的商业化医学院几乎都在弄虚作假。

这就是弗莱克斯纳报告的背景。在美国医学会医学教育委员会秘书的陪同下，弗莱克斯纳参观了全国的每一所医学院。作为卡耐基基金会的代表，他被看作在替这位慈善家执行视察任务，这重身份无疑帮他打开了很多原本紧锁的大门。对于那些绝望的院长和教授来说，卡耐基这个名字肯定唤起了捐赠金的美梦。如果是这样的话，在弗莱克斯纳著名的《第四号公报》(*Bulletin Number Four*)发表后，白日梦一定很快就破灭了。尽管弗莱克斯纳是个医学门外汉，但他关于具体学校的判断要比此前美国医学会关于医学院的任何年度指南都要严格得多。毕竟，美国医学会可能受到被别人怀疑动机的限制，弗莱克斯纳则完全没有这层顾虑。他以充足的细节证据和辛辣的幽默反复表明，那些实力较弱的、主要是私立的学校在招生广告中所宣称的完全是假的。招生广告中吹嘘的实验室要么压根找不到，要么就是由几根藏在雪茄盒里的试管组成；因为解剖室没有使用消毒剂，尸体散发着臭味。图书馆里没有藏书；所谓的教员忙于从事私人业务。任何人只要交付费用，就可以免除所谓的入学要求。这些都不是什么新鲜事。但尽管这些问题由来已久，现在却有了不同的含义。在 19 世纪，医学院不需要假装拥有 1910 年要求拥有的所有设施。（毕竟连哈佛也只是在 1870 年才有了生理学实验室。）现在，许多学校对外宣称自己拥有其实并不具备的条件，它们这么做就相当于含蓄地承认了弗莱克斯纳所要求的标准具有合法性，也让它们更容易受到在公众面前曝光和出丑的伤害。

120

　　在弗莱克斯纳看来，医学科学和医学教育之间已经出现了巨大的鸿沟。科学进步了，教育却落后了。"知识能带来很多好处，社会却只能得到其中的一小部分。"美国有一些世界上最好的医学院，但也有许多最差的。弗莱克斯纳的建议直截了当。一流的学校必须根据约翰斯·霍普金斯大学的模式加强，少数中等水平的学校必须提高到高水平；其余的绝大多数学校应该被取缔。美国充斥着数量过多的训练糟糕的医生，迫切需要更少但更好的医生。[99]这也是专业领袖们的观点，但是把弗莱克斯纳贬斥为美国医学会的代理人的说法是错误的。他是一个有强烈智识追求的人，在漫长的教育改革生涯中一直如此。医学院的关闭极大地提高了私营医生的市场地位，但弗莱克斯纳本人对商业化的东西有一种贵族式的蔑视。也正是由于这种高高在上的、不唯利是图的态度，他的报告比美国医学会自己的东西更成功地合法化了专业利益，限制了医学院的数量和医生的供给。

　　20 世纪头几十年里，诸多小型医学院的消亡被归功于——也被归咎于——弗莱克斯纳，以至于很难正确地看待他的报告。让这些学校倒霉的主要原因是执照制度的改变而不是《第四号公报》。弗莱克斯纳充其量只是加快了这些学校倒闭的步伐，也让人们少为它们鸣不平。他本人也承认经济考虑的重要性。他说，将近一半的医学院年收入低于 1 万美元，生存岌岌可危。用他的话来说，它们连"敷衍地遵守法定要求都做不到，更别说达到科学的要求以及盈利了"[100]。这些学校已经是穷途末路，这个时候它们可以说一推就倒。

　　1910 年以后的十年里，医学教育的整合进程加快了脚步。到 1915 年，学校数量从 131 所下降到 95 所，毕业生数量从 5440 人下降到 3536 人。合并在 A 类和 B 类学校中很常见，C 类学校经常由于缺乏学生而解散。在五年的时间里，至少需要一年大学学习的学校从 35 所增加到 83 所，也就是从 1910 年的占比 27% 增加到 1915 年的 80%。要求大学学习经历的执照委员会从 8 个增加到 18 个。1912 年，一些州执照委员会成立了志愿性质的协会，即州医学委员会联合会（Federation of State Medical Boards），它以美国医学会对医学院的评级为权威。随着越来越多的州采纳美国医学会对哪些学校不可接受的判断，美国医学会的委员会实际上成了一个对医学院进行国家认证的机构。1914 年秋，美国医学会评定 A 类的标准中要求一年大学学习为入学医学院的必要条件，1918 年开始要求两年的大学学习经历。到 1922 年，38 个州都要求两年的大学预科学习，医学院的数量已降至 81 所，毕业生的数量也降低到了 2529 名。[101]虽然州医学委员会联合会或美国医学会医学教育委员会都没有经过立法机关的授命，但它们的决定仍然具有法律效力。这对于有组织的医学专业来说是一个非凡的成就。就在几十年前，许多人还认为美国政府因其去中心的特征而无法对医学教育进行有效监管。如果一个州提高了要求，学生就会被吸引到其他州的学校去。没有联邦政府的干预，控制似乎是不可能的。但是医学专业已经把它的做法推行到了每个州，由此我们可以看到自 19 世纪中叶以来，医学专业已经取得了多么大的成就。

整合从未达到弗莱克斯纳或美国医学会期望的程度。《第四号公报》建议将医学院的数量减少到 31 所，而事实上最终有 70 多所学校保留下来。在弗莱克斯纳的打算中，大约 20 个州将没有一所医学院，但事实证明这在政治上是不可接受的。州议会介入要求在州内至少保留一所院校。如果美国的教育体系像欧洲国家那样集中，那么保存下来的学校可能会更少。

无论其对公众舆论的影响如何，弗莱克斯纳报告明确了一种观点，这种观点在指导各大基金会接下来关键的二十年里对医疗保健的投资极为重要。从某种意义上说，这份报告是一个项目的宣言，这个项目指导洛克菲勒的通才教育委员会（General Education Board）截至 1936 年共提供了 9100 万美元（其他基金会也提供了数百万美元）资助给一批精选的医学院。通才教育委员会三分之二以上的资金投给了 7 所医学院。虽然委员会把自己描绘成一个完全中立的机构，只关心科学的要求和医学院的愿望，但它的工作人员积极推行的医学教育模式更多地与科研，而不是与医疗实践相关。这些政策与其说决定了哪些机构能够继续存在，不如说决定了哪些机构将占据主导地位，它们将如何运作，以及什么样的理想将占据上风。[102]

州议会希望医学院能够满足地方对医生的需求，但通常无法说服它们投资研究，或建立全国性的机构。它们的目的都是有限的，而这是完全可以理解的：医学研究通常是为了"公共利益"，而一个州就像一个特定的法人，不太可能得到足够多的对整个社会的好处以正当化其本身的花费。因此，州议会和私法人几乎总是理性地减少基础科学研究投资。而慈善家的处境则完全不同。他们的利益在于通过公开展示善行，来使他们的财富和权力合法化。在一个愈发尊敬科学的时代，投资医学研究和教育可以以一种恰当的方式来宣传他们的道德责任感。而既然他们的生意是全国性的，他们的慈善事业也应当如此。[103]

　　医学教育融入大学使学术医学远离了私人实践。在 19 世纪，医学院员工主要来自一个社区中的行医者。在 20 世纪，学术界和私营医生开始分化，它们分别代表着不同的利益和价值观。这两个群体分化的关键一步是第一个全职临床医学教学职位的设立。从 19 世纪 70 年代开始，A 类医学院的实验室科学一直由全职教师负责，但临床教学仍然由私人医生负责。这种安排对医学院来说有一个明显的好处，即降低成本。在 1891 年的宾夕法尼亚大学，实验室科学教授的年薪为 3000 美元，而资深临床教授的年薪仅为 2000 美元。在旧的将学生费用分派给全体教员的制度下，临床教授的收入本可以是这个数字的三到四倍。但他们现在从自己的私人诊所获得的收入有所增加，因为作为专家，他们可以收取更高的会诊费。临床教授职位之所以吸引人，几乎完全是因为它们在扩大私人接诊业务方面的间接价值，而不是因为它们带来多少直接收入。[104] 然而，这些教授把时间和注意力完全放在自己的私人病人身上，这让那些想要改进临床教学和研究的人深感不快。西蒙·弗莱克斯纳等人问道，为什么临床医学的职位比实验室科学的职位需要更少的投入？1907 年，约翰斯·霍普金斯大学的韦尔奇院长支持设立全职临床教授职位；当时在牛津大学的奥斯勒表示反对，他警告说，老师和学生可能会完全投入到研究中，而忽视"大医院必须服务的那些更广泛的利益"。这"对科学来说是件好事，但对医学专业来说却是件坏事"。[105]

123　　但是在通才教育委员会的督促下，一些医学院还是把临床教职也设为全职。芝加哥大学、耶鲁大学、范德堡大学和圣路易斯华盛顿大学重组了临床学系，以满足委员会的拨款条件。然而，委员会对全职任命的坚持引起了不满，最后该政策在1925年撤销。[106]

随着美国医学教育越来越多地由科学家和研究者主导，医生开始按照学术专家的价值观和标准接受培训。许多人认为这是错误的。他们更希望看到的情况是，像约翰斯·霍普金斯这样的少数学校培训科学家和专科医生，而其他的学校则通过更宽松的项目培养全科医生，来治疗大部分的日常疾病。但这并不是美国医学教育的方向，最终所有学生的课程和要求都是一样的。对基础科学的强调最初并不是医学专业中许多人想要的结果。1870年毕格罗对艾略特在哈佛大学改革的回应反映了医生普遍厌恶基础科学的情况。即使到1900年以后，传统主义者也没有不战而退。在宾夕法尼亚大学和华盛顿大学等学校里，老派医疗从业者与争夺控制权的科研人员之间存在着紧张，甚至是恶毒的控制权之争。[107]约翰斯·霍普金斯模式在基金会的赞助下取得了胜利，这让美国医学没有那么偏向实用，如果任凭自然发展的话，美国医学可能会更具实用倾向的。另一方面，在弗莱克斯纳的设想中，医学教育应该像人文和科学研究生教育那样有更多的灵活性；他觉得医学教育的统一性扼杀了创造性工作。在报告发表后的岁月里，他对和他的名字联系在一起的僵化教育标准越来越感到幻灭。[108]

改革的后果

新制度大大增加了医学专业的同质性和凝聚力。培训时间的延长有助于在医生中灌输共同的价值观和信仰，医学课程的统一性也减少了宗派分歧。在旧的学徒制下，医生会对医学有一些更个人化的独特见解，并且他们会与其指导医师，而不是其同辈学生有着更密切的私人关系。医院实习让同辈人之间产生了更强烈的认同感。1904年，当美国医学会首次调查医院实习制度时，它估计大约50%

的医生会接受医院培训；到 1912 年，估计有 75% 到 80% 的毕业生参加实习。1914 年，美国医学会发布了第一份实习职位名单，到 1923 年，首次出现了足够的职位，可以容纳所有毕业生。[109]

医学专业的社会构成越来越统一。高昂的医学教育费用和更严格的要求让下层和工人阶级学生越来越少。对犹太人、女性和黑人的蓄意歧视政策进一步促进了社会背景同质性。在 19 世纪 90 年代竞争性的医学教育体系下，医学曾经向移民和女性开放，但现在这种开放进程被逆转了。

在弗莱克斯纳报告发表之前，进入医学专业的女性人数已经开始减少。到 1909 年，只有 3 所女子医学院仍然存在；包括男女同校学生在内的女性医学生从十五年前的 1419 人下降到了 921 人。19 世纪后期，女性医生数量的不断增加在一定程度上可能是维多利亚时代情感的产物，人们担心男医生检查女性身体的行为不够得体。相应地，女性医生数量的下降也可能部分源于维多利亚时代敏感性的消退。在 1910 年的报告中，弗莱克斯纳认为，女性医生数量的下降反映了社会对女性医生需求的下降，或女性对做医生的兴趣的下降。然而，另一些人则认为医学专业中的男性对女性存在强烈的敌意。随着医学院的招生名额越来越少，以前对招收女性较为宽松的学校越来越排斥她们。行政人员以女性候选人在婚后不会继续执业为由，公然歧视女性。在 1910 年以后的半个世纪里，除了战时，医学院一直把女性配额限制在入学人数的约 5%。[110]

在弗莱克斯纳报告发表之前，美国有 7 所黑人医学院，其中只有霍华德医学院和梅哈里医学院保留下来。除了少数医疗机构外，黑人还被完全排除在医院实习之外，也没有医院使用权。训练和实践的缺乏造成了实质性的影响。1930 年，每 3000 名美国黑人中只有一人是医生，而在南方腹地，情况甚至更糟——在密西西比州，每 14634 黑人中只有一名医生。[111]

在关于医学教育改革的争论中，一个经常被提出来反对取消私立医学院的理由是它们为贫困社区提供了医生，也为贫困儿童提供了学医的机会。弗莱克斯纳不认为"穷孩子"有权利进入医学专业，"除非他这样做对社会是最好的"，他也没有考虑到低收入社区无力支付训练有素的医生的费用的问题。在田纳西州查塔努加的一所医学院，一位医生回答说："没错，我们的入学要求和宾夕法尼亚大学或哈佛大学不一样；我们也不会假装提供同样的毕业生。然而，我们培养的是有价值、有抱负的人，他们会努力抓住微小的机会，超越周围环境，成为南方农民和矿区小城镇的家庭医生。"他补充说，大学校的毕业生永远不可能在这些社区安顿下来。"你会说这些人不配有医生吗？少数富人能对多数穷人说，你们不应该拥有医生吗？"[112]

但他们的言下之意就是这样。

弗莱克斯纳在报告中坚持认为，一种"自发的分散"会把顶尖医学院的毕业生推向四面八方。[113]在这件事上，他被证明完全错了。大量医生被吸引到美国较富裕的地区。1920年，生物统计学家雷蒙德·珀尔（Raymond Pearl）的一项研究表明，美国各地医生的分布与人均收入密切相关。珀尔总结道，医生的行为方式和所有"明智的人"所预期的一样。"他们在容易做生意的地方做生意，避开生意不好的地方。"[114]

医学院毕业人数的下降加剧了贫困地区和农村地区医生短缺的问题，但其实自美国内战以来，各地区医生分布不均就一直在加剧。1870年至1910年间，相对于人口而言，较贫穷州的医生人数在变少，而较富裕州的医生人数在变多。例如，1870年，南卡罗来纳州每894人拥有一名医生，而马萨诸塞州每712人拥有一名医生；到1910年，南卡罗来纳州平均每名医生服务的人数已经上升到1170人，而马萨诸塞州的这一数字则下降到497人。城市和农村之间的差距也在扩大。[115]

这些不断扩大的不平等反映了我在前一章讨论过的医疗实践中

经济现实的不断变化。在地方交通改善了的地方，医疗市场也随之扩大。在更富裕、城市化程度更高的州，公路和公共交通的发展以及电话系统的普及速度要快得多。基于此类纯粹的生态考虑，这些地区可以支持更多的医生。而随着铁路和汽车在农村地区更为常见，原先在当地享有垄断地位的乡村医生也面临着附近城镇医生和医院的竞争。19 世纪后期医生分布的变化正是对市场潜在变化的回应。

医学教育费用的不断增加让许多小城镇和农村地区失去了医生。20 世纪 20 年代，大众报刊上开始出现各种文章讨论"消失的乡村医生"问题。美国医学会主席威廉·艾伦·普西（William Allen Pusey）的一项研究显示，1914 年拥有医生的 910 个小镇中，有三分之一以上在 1925 年之前就没有任何医生了。普西写道："随着行医执照成本的增加，医疗服务的价格也水涨船高，相应地，负担得起医疗服务的人也越来越少。"他对自己收集到的一类数据表示了特别关切，这些数据显示，非正规从业者正在那些被医生遗弃的县安顿下来。[116]

到了 20 世纪 20 年代，就连弗莱克斯纳也开始相信，医生的分布不均问题比他原先预期的要严重得多。他通过通才教育委员会指导了一项研究，该研究表明，乡镇和城市之间的医疗服务差距越来越大。在 1906 年，小乡镇（人口 1000 至 2500）中每名医生服务 590 位居民，而大城市（人口超过 10 万）中每名医生服务 492 人。到 1923 年，小乡镇每 910 人拥有一名医生，而这个数字在大城市为 536 人：小乡镇与大城市的差距从 20% 增加到 70%。[117] 然而，这份研究坚持认为，由于许多医生并未充分就业，医生数量在总体上仍有剩余。

在 20 世纪之后，医生的供应没有跟上人口的整体增长。根据人口普查数据，1900 年每 10 万人有 173 名医生，而 1910 年只有 164 名。（美国医学会的统计数字稍有不同，分别为 157 和 146。）到

1920 年，医生与人口的比例降至每 10 万人 137 人，十年后降至每 10 万人 125 人，这一数字在下面二十年触底回升。[118]

尽管医生成功地控制了医生自己的人数，但他们无法阻止竞争对手获得法律保护并继续经营下去。尽管医学专业强烈反对，整骨医师和脊椎指压治疗师几乎在每个州都能获得执照。而且哪怕脊椎指压治疗师未能获得法律批准，他们也会公开营业，有时人数甚至比在能获得批准的州还要多。20 世纪 20 年代末，估计有 3.6 万名宗派医疗从业者在行医[119]，相比之下大约有 15 万名正规医师，这与五十年前顺势疗法者和折衷派与正规医师的比例相同。然而，20 世纪的宗派医疗从业者与他们的前辈的处境截然不同。虽然他们赢得了执照特权，但新宗派医疗从业者通常无法进入医院，也无法开具药方。与 19 世纪中叶的顺势治疗师不同，他们未能对专业医师构成严重的挑战。根据 1928 年至 1931 年对 9000 个家庭进行的调查，医学博士之外所有的从业者（包括整骨医师、脊椎指压治疗师、基督教科学会成员及其他信仰治疗师、产婆和手足医师）仅治疗了所有病例中的 5.1%。[120] 正规医生终于基本垄断了医疗实践。

私人判断的撤退

开药的权威

在 19 世纪，并不是只有医疗从业者才在市场上提供治疗。药品制造商的广告在大众报刊上随处可见，他们也提供治疗和建议。由于 19 世纪的医疗从业者经常自己制备药品，所以专利药品公司是他们的直接竞争对手。此外，药品公司不仅出售药品，而且还分发健康指南，并欢迎任何困惑的病人来信咨询医疗问题。从资金资源的角度来看，对于正规医生来说，这些制药商要比宗派从业者更难对付。药品公司花在广告上的钱保证了它们的宣传覆盖广泛，还能让许多报纸为它们说话。

而秘方药剂师是医生最头疼的。他们模仿、歪曲、嘲笑，并最终削弱了医学专业的权威。他们经常声称自己是医生，经营卫生机构或医学院，得到著名医生的认可，但也经常暗示专业医师嫉妒自己的发现并密谋压制它们。他们描绘了一幅生动的对比画面。医生们想把病人切开，延长治疗时间，而他们的"可靠疗法"能立即缓解病情。医生收取高额费用，而他们的治疗措施十分便宜。每有什么新的科学思想出现，专利药品制造商就会迅速跟进。在19世纪80年代后期，一位天才的得克萨斯人威廉·拉达姆（William Radam），利用了公众对巴斯德和罗伯特·科赫（Robert Koch）的重大发现的误解，推广了一种抗微生物药。这种抗微生物药几乎完全由水组成，只有少量的红酒、盐酸和硫酸，据说可以通过杀死体内细菌来治愈所有疾病。到1890年，拉达姆已经拥有了17家生产这种药物的工厂。他解释说，医生们试图通过复杂而无用的诊断来欺骗公众："诊断疾病就是蒙蔽公众的双眼。"回顾拉达姆的成功，历史学家詹姆斯·哈维·杨（James Harvey Young）指出了其中的讽刺之处，在医生首次能够准确解释许多疾病的时代，"也正是专利药物达到顶峰的时代"[121]。

专利药品制造商利用了人们对医生的各种不满。莉迪娅·平卡姆（Lydia Pinkham）于1876年推出了一种蔬菜化合物，用于治疗"女性问题""两性生殖器官的所有毛病"和"所有肾脏疾病"，诸如此类的流行疗法广告常常利用人们对治疗和手术的恐惧。莎拉·斯特奇（Sarah Stage）在关于平卡姆公司的历史中写道，1879年，平卡姆公司开始邀请读者"给平卡姆夫人写信"讲述自己对医疗的不满（这种做法甚至在莉迪娅·平卡姆于1883年去世后仍在继续）。一名患有子宫脱垂的妇女写道："医生告诉我，子宫脱垂是可以治疗的，但我想我应该写信问问你，在用医生的工具进行手术之前，你们的化合物是否可以治疗。我对医生的工具并没有多大的信心。"公司回答说："一定要避免仪器治疗疾病。使用我们的化合物吧，就像你一直忠实而耐心地那样，它最终会起作用的……"在19世纪90年代末，平卡姆公司开始越来越多地诉诸维多利亚时代的得体观念，吸引女性远离医生。"你想让一个陌生男子知道你所有的疾病吗？"一则标题为"医生没有作用"的广告问道。公司还承诺："男人永远不会读到你的信件。"[122]

从成立之初，美国医学会就与专利药品行业存在冲突。美国医学会将药物分为只向业内宣传的成分已知的"合乎伦理"的制剂，以及直接向公众出售的具有秘密成分的专利药品。（大多数"专利"药品实际上并没有获得专利，因为专利要求公开配方；严格来说，它们只是商标受版权保护的"专卖"药物。）起初，美国医学会认为任何秘密配方或任何私人占有的医疗知识或技术都是不道德的，并坚持认为这些都应该属于整个专业。然而，美国医学会却无力推行这些意见。在1849年，美国医学会打算成立一个委员会来评估秘方，但由于缺乏资源而无法做到。19世纪末，专卖药物得到了更广泛的应用，专业人士也越来越密切地关注它们。医学杂志和报纸上充斥着这类药物的广告，医生们虽然常常不知道它们的成分和效果，但越来越多地开出使用这些药物的处方。一项对纽约药店的调查显示，秘方和机器制造的药片在医生处方中的比例稳步上升，从1874年的不到1%上升到了1902年的20%至25%。[123] 1900年，美国医学会发起了一场运动，要求"合法的"专卖药方"符合医学伦理"，迫使制造商公开所有配方，并停止公开刊登广告。《美国医学会杂志》宣布，在现有广告合同到期后，将停止刊登所有违规药品的广告。它还敦促医生不要开具这些药品，呼吁其他医学期刊同样不要刊登这些广告，无论是秘方还是"直接向大众宣传"的药物。[124] 然而，雷声大雨点小，制药公司继续在许多医学期刊上刊登广告，和报纸一样，期刊都得依靠广告来获得收入。

129

　　1900 年到 1910 年间发生的三次变革使医学专业得以控制药物信息的流动。首先，或许也是最重要的，黑幕揭露记者和其他进步主义者加入医生一方，发起了一场针对专利药品监管的运动，这是他们打击更广泛的欺骗性商业行为运动的一部分。其次，随着成员不断增加，美国医学会最终获得了足够的资金资源，创建了自己的监管机构，在打击秘方制造者方面取得重要成果。第三，因为公众在药物决策上越来越依赖专业医生的意见，制药商也被迫承认，他们越来越依赖医生来推销自己的药物。

　　公众对专业意见的依赖可能源于对专利药品危险性的揭露。大约从 1903 年开始，《女性家庭杂志》（*Ladies' Home Journal*）等杂志不断警告妇女不要轻率地自行治疗。杂志编辑爱德华·博克（Edward Bok）指出，药品和糖浆含有鸦片、可卡因和酒精，而毫无戒心的母亲会给自己或孩子们服用。"母亲想省下一两美元的诊费，可能是代价最高昂的一种省钱方式。"[125]

130　　1905 年 10 月，也许美国历史上最著名的对制药业的调查开始在《科利尔周刊》（*Collier's Weekly*）上刊登。在两个系列报道中——第一个是关于专利药品，第二个是关于江湖郎中——黑幕揭露记者塞缪尔·霍普金斯·亚当斯（Samuel Hopkins Adams），报道了药品制造商和销售危险及成瘾药品的医疗人员没有心肠的欺骗行为。亚当斯指名道姓地攻击了 264 个个人和公司，提供了详细的证据，比如显示药物毫无价值的实验室报告，还有一些人的葬礼布告，这些人曾被用来给制药公司提供证明，结果死于据说治愈了的疾病。在一篇关于含有致命药物乙酰苯胺的止头痛药粉的文章中，亚当斯列出了服用这些药粉后不久便死亡者的姓名，他警告说："只有一种正确使用这些药物的方法：就是像对待鸦片一样对待它们，只有在了解其真正性质的医生的同意下，才能使用它们。"[126]这些黑幕揭露报道背后的信息是，商业利益有害于健康，医生必须得到信任。在该系列的第一篇文章中，《科利尔周刊》重印了芝加

哥一家药店的海报，上面有两个形象：一个是"使用药物前"的健康工人，另一个是"使用了欺诈性沙士饮料（Hoodwink's Sarsaparilla）或任何旧的'专利药品'后的骷髅"。下面的文字写着：

教训

不要服用任何秘密的专利药品，几乎所有的专利药品都是欺诈和骗局。生病时请咨询医生并按处方配药：这是唯一明智的做法，而且最终你会发现这样做更便宜。

黑幕揭露记者让专利药品公司提供个人医疗建议的说法完全声名扫地。在《女性家庭杂志》上，一名年轻的记者马克·沙利文（Mark Sullivan）撰写了《女性的私人秘密是如何被嘲笑的》《医疗建议的游戏是如何运作的》这样的文章。博克重印了一些通知，表明专利药品制造商将寻求保密建议的女性信件租给了编制邮件列表的公司，这带来了毁灭性的打击效果。在敦促女性给莉迪娅·平卡姆写信的广告复印件旁边，他刊登了一张她的墓碑照片，上面的卒年说明平卡姆夫人已经去世二十年了。[127] 塞缪尔·霍普金斯·亚当斯写道："整个'个人医疗建议'业务都有一套常规做法，在你的问询送达拿到你的钱的骗子手中之前，你收到的'专属'信件就已经打印出来并被签名了。"[128]

亚当斯系列文章的第二部分是关于江湖医生的，他把江湖医生描绘成骗子和人类苦难的寄生虫，治愈肺结核、癌症和毒瘾的承诺完全是虚假的。亚当斯表明，这些医生中有些人自己就使用成瘾药物。"公众如何保护自己不受庸医骗术的伤害？"亚当斯问道：

不管什么医生，只要他打广告说自己有治疗任何病症的正面效果，只要他开具万灵药，兜售秘密疗法，或者通过邮件来诊断和治疗从来没有见过的病人，那他就是个江湖骗子……只要对报纸上的医学专栏视而不见，你就能避免许多不祥的预兆和症状。当油墨被用来印刷一位医生的治疗承诺时，它就成了最狡猾和最危险的毒药。[129]

在接下来的五年里，美国医学会分发了超过 15 万份《美国大骗局》（The Great American Fraud）。亚当斯的系列文章对专卖药物制造商和广告医生的影响，正如五年后弗莱克斯纳报告对于私营医学院的影响，二者都是对商业利益集团的欺诈的毁灭性调查，巩固了医学专业的权威。

1906 年，在《美国大骗局》和厄普顿·辛克莱（Upton Sinclair）揭露肉类加工业掺假行为的小说《屠宰场》（The Jungle）之后，国会通过了《纯净食品和药品法》（Pure Food and Drug Act）。该法案标志着联邦药品监管的开始，但只涉及最恶劣的假药。除麻醉品外，它不要求披露药品所有内容；它只禁止药物成分标签上出现"虚假和欺诈"的陈述。这条规则最初并不适用于药物有效性的声明，也不适用于报纸广告中的声明。最初谨慎了一段时间后，制药商发现他们可以恢复大胆的声明，甚至暗示药物现在符合纯度和有效性的联邦标准。然而，尽管这部法律最初意义不大，但当时另一套监管体系也正在建立起来，在未来几十年里，这一体系将产生更大的影响。

1905 年，在明确禁止自己的杂志刊登专利药品广告后，美国医学会成立了一个药学与化学委员会（Council on Pharmacy and Chemistry），以制定药品标准，对药品进行评估，并领导对抗万灵药的斗争。作为工作的一部分，它建立了一个实验室，并与美国联邦化学局（Bureau of Chemistry）保持密切联系，后者负责根据食品和药品法对产品进行检测。在不断增长的资金实力允许之下，这是美国医学会的几项新举措之一。委员会发布的《非官方的新药方》（New and Nonoffical Remedies）被医学杂志广泛用于制定广告政策，也被医生用于开具药方。当一家公司拒绝提交产品接受检查时，委员会的一名成员表示，要是"所有令人作呕的制造商都这么自寻死路的话"，委员会的工作就简单很多了。[130]

为了让药品能被接受，公司必须遵守美国医学会委员会的规定。被禁药物不仅包括那些制造商做出虚假广告声明或拒绝披露成分的药品。委员会也不会批准任何直接向公众宣传的药物，还有在"标签、包装或通告"列出了适用范围的药物。公司可以选择不同的市场：如果它们想向医生做广告，就不能向公众投放广告，也不能指导行外人士如何使用药物。对于这类药物，公众必须求助医生。

美国医学会还将黑幕揭露的工作制度化。它设立了一个办事处来追查欺诈性药物，并迫使期刊和报纸出版商放弃所有专利药品的广告。美国医学会对专利药品一视同仁，协会杂志的编辑宣称："报纸上没有什么不令人作呕的'专利药品'广告。"[131] 压制广告的斗争让医学专业处在这样一个位置上，它要求报纸为了公共健康和公共声誉而牺牲一项利润丰厚的收入来源。尽管蒙受了经济损失，许多报纸还是开始审查专利药品广告，并拒绝了被美国医学会列为骗子信息的广告，医学专业新获得的权威可见一斑。还有几个州通过法律规定了报纸刊登任何面向医生的广告都是非法的。到 1919 年，美国公共卫生局（U.S. Public Health Service）*向 2 万家期刊发出了一份通知，发现超过 1.9 万份期刊拒绝刊登任何面向医生的广告，我们可以从中清晰地看到美国医学会取得的巨大成就。[132]

联邦法规和美国医学会都没有禁止专卖药物公司向公众销售药物，它们也没有禁止人们进行自我治疗。但是，制药公司面临着对药品效用声明更严格的要求。1912 年，联邦法律进行了修订，涵盖

---

* 美国公共卫生局现为美国卫生与公众服务部下的主要机构。前身是成立于 1798 年的海事医院，在 1871 年、1902 年经历了几次重组和重命名之后，于 1912 年重组为公共卫生局。——译者注

了虚假的药品有效性声明，到 20 世纪 20 年代，除了药品标签，也适用于报纸广告。在这一时期，专利药品制造商节节败退。例如，到 1915 年，平卡姆公司在其广告中去掉了所有关于子宫脱垂的内容，十年后，所有关于女性疾病的内容都消失了。标签上现在写着，"在适合这种制剂的条件下，推荐它作为一种蔬菜补品"。负责反对万灵药运动的美国医学会官员建议，不妨这样解读："对于那些喜欢这类东西的人来说，这就是他们喜欢的那类东西。"[133] 在监管出台之前，科学医学必须与专利药品公司所做的声明进行竞争，它们的声音往往淹没在噪声中，并不总是被人们听见。药品监管降低了专利药品的音量，让科学医学的声音更为清晰可闻。

意识到公众舆论的转变之后，专利药品公司对医学专业更加毕恭毕敬了。皮尔斯（R. V. Pierce）博士曾经是亚当斯调查的对象之一，在 1919 年版的《大众常识医学顾问》(*The People's Common Sense Medical Advisor*) 上，他承认自己并没有"放肆"到声称他的书可以让"每个人都成为自己的医生"。他敦促读者在病情严重时立即去看医生，他写道："没有人能厉害到担当自己的律师、木匠、裁缝和印刷工；他更不可能指望自己能巧妙地修补自己的身体。"[134]

随着医生变得越来越有权威，许多制药公司发现，更明智的做法是向医学专业说明新产品的吸引力。但为了做到这一点，他们必须遵守美国医学会的条款，并撤掉面向公众的广告。1924 年，美国医学会药学与化学委员会裁定，如果一家公司的大部分收入来自不符合美国医学会准则的产品，那么这家公司的其他药物也可能会被拒绝批准。[135] 委员会不想让公司用不同的药物来玩两面派，因此，公司必须明确站队。

美国医学会的监管体系并不仅仅是联邦政府监管工作的补充。1906 年法律的逻辑是通过使消费者信息更加准确，来改善市场的运作。[136] 而美国医学会监管系统的逻辑是，不向消费者提供信息，将药品购买渠道转移到医生一方。这种转移意味着市场结构的变化，而不仅仅是市场运作的改善，医生在病人的购买力中拿到了更大的份额。

　　医学专业还将其权威扩展到了其他的卫生相关市场。当制造商在 19 世纪末推出婴儿食品时，它们在报纸、杂志以及医学期刊上刊登了大量广告。食用说明很简单，雀巢公司于 1873 年在美国推出了牛奶食品，母亲准备这种食品时，只需加水即可。与专利药品公司一样，婴儿食品生产商将自己标榜为医生的替代品，然而在这一领域，医生和改革者都认为决策需要由医学专业来控制，而不是交给商业控制。1893 年，一位著名的儿科医生写道："建立替代喂养规则的正确权威应该来自医学专业，而不是非医学出身的资本家。"[137]

　　在婴儿喂养的例子中，转而依赖医生的过程与药物使用逐渐依赖医生的模式如出一辙。越来越多的儿童保育文献建议父母向医生咨询婴儿的饮食。20 世纪 10 年代，制造商发现，与其面向广泛的大众，不如仅面向医学专业宣传。1912 年，当美赞臣公司开始销售一种名为"糊精麦芽糖"的牛奶改性剂时，它只向医生做广告，没有附上给母亲的说明。里马·阿普尔（Rima Apple）写道，糊精麦芽糖和另一款同类产品的成功"向其他公司证明了，这样的广告政策可以在制造商和医生之间达成令人满意的妥协结果，前者需要销售产品，后者希望控制婴儿食品的分配和使用"[138]。雀巢在 1924 年推出了一款新产品，在美国医学会的杂志上刊登广告，称这种产品"只能在医生的处方或推荐下销售，商品包装上不会有喂养说明"。美赞臣在医疗广告中直截了当地指出："当美国母亲根据外行的建议来喂养婴儿时，对儿科病例的控制权就从你的手中消失了，医生。"由于美赞臣公司只面向医生做广告，在劝说母亲们听从专业建议方面，它和医生有着同样的利益关系。

　　医学专业在指定药品和其他产品方面的权威使美国医学会能够在制造商和市场之间担当中介。这种战略把关的角色实际上允许美国医学会向生产商征收广告费用。杂志广告收入成了美国医学会的主要资金来源。1912 年，美国医学会成立了一个合作广告局，把广告传送至州医学期刊。合作广告局让美国医学会对州医学会在财政方面有了相当大的影响力，并帮助全国医学会更加紧密地联系在一起。再一次，文化权威被转化为经济权力和有效的政治组织。

模棱两可与称职能力

反专利药品运动反映了医学专业在进步主义时代享有的非凡的新信心和权威。这种信心并不主要来自有效治疗药物的开发，有效药物的种类依然很少。哪怕新药的数量更多，单凭新药本身也无法解释药物使用中私人判断的撤退。医学权威的增长更多地因为科学在医学其他方面取得的革命性成功，也因为人们越来越意识到没有辅助和没有经过教育的理性不足以理解世界。

19 世纪医学最早的成功应用是在公共卫生领域。19 世纪 60 年代和 70 年代，巴斯德与科赫的工作带来了细菌学的重大科学突破。19 世纪 80 年代见证了这些发现的扩展和扩散，到 1890 年，人们开始感受到它们的影响。对导致主要传染病的微生物进行隔离，使得公共卫生官员从针对一般疾病的相对陈旧、低效的措施转向了针对特定疾病的更有针对性的措施。这些新的努力在控制水媒和食源性疾病方面取得了显著成效。在预防伤寒方面，19 世纪 90 年代引入的供水砂滤技术比之前的卫生设施改革要有效得多；对牛奶供应的监管大大降低了婴儿死亡率。

细菌学的另一个早期成功应用案例是在外科手术中。19 世纪后期，无菌手术极大地降低了伤口和手术导致的死亡率，扩大了外科手术的范围。*但是，正如历史学家欧文·阿克内克特（Erwin Ackerknecht）所指出的，治疗领域的其他方面都落后于时代，这个时代

---

*　关于手术，另见上部第四章。

主要是"公共卫生时代"。[139]1893 年，一位医生评论说，细菌学"给预防医学增添了力量，做出了巨大贡献，但它没有为疾病的药物治疗做出太多贡献"[140]。巴斯德发现了一种预防狂犬病的疫苗（狂犬疫苗可以在被疯狗咬过之后注射，因为病毒进入大脑的速度很慢），但是狂犬病是一种相对不常见的疾病。

细菌学在治疗方面取得的第一个主要成就是白喉抗毒素，这直到 19 世纪 90 年代中期才出现。1910 年，保罗·埃尔利希（Paul Ehrlich）发现了治疗梅毒的洒尔佛散（药品代号"606"）。虽然这是化学疗法的第一个主要贡献，但埃尔利希的"神奇药物"只是部分有效，在接下来的二十五年里，在磺胺类药物问世之前，也一直没有出现其他重要的化学药品。

医学主要的进展发生在免疫学领域。预防伤寒和破伤风的疫苗在世纪之交出现。这些都使人们对预防医学寄予厚望。1909 年，经济学家欧文·费雪（Irving Fisher）发表的《一份关于国家活力的报告》（*A Report on National Vitality*）中研究了延长预期寿命的方法，他对公共卫生设施、"半公共卫生"（医学研究、医疗实践）和个人卫生给予了同等权重。这项研究是由关心健康和效率的进步主义团体国民健康一百人委员会（Committee of One Hundred on National Health）赞助的，是最早在公共卫生服务中界定优先事项的尝试之一。在谈到"半公共"卫生时，费雪指出："上个世纪，无菌手术是医学专业最伟大的胜利，它给医学专业带来了前所未有的声望。"但在实践中，他继续说，医生正在放弃使用药物，更多地依赖卫生。"医生使用的药物数量正在减少，而且如果该领域专家的预测可信，医生使用的药品数量最终将减少为目前药典中的一小部分。"[141]

公共卫生和外科手术作为科学医学的两大成就，在 19 世纪末享有极大的声望。在公众的评价中，内科学则落在后面了。在解释为什么内科医生需要与外科医生"酬金分润"时，美国医学会司法委员会 1912 年的一份报告指出，内科医生的诊费与二十五年前"几乎相同"，而手术费用则"极大地增加了"。报告认为，尽管手术是"一种容易理解的可见的、具体的服务"，但内科"关注的是无法通过手术治愈的疾病中更抽象的问题，关注日常生活中不断出现的疾病，与看不见的感染进行无形的斗争，在预防疾病方面，内科取得了最大的成功"。[142]

虽然治疗药物很少，但新的诊断技术正在加强内科的权威，并从根本上改变了医生和病人的关系。19世纪初，医生的诊断主要依靠病人对症状的叙述和停留于表面的观察；手动检查相对不重要。在19世纪中期，听诊器、眼底镜、喉镜等一系列新诊断仪器开始扩大医生在临床测试中的感知能力。斯坦利·赖泽（Stanley J. Reiser）注意到，听诊器的使用需要医生——至少暂时——"将自己孤立在一个声音世界里，而那些声音病人是听不见的"，并鼓励医生"远离病人的经历和感觉，建立起一种更超然的关系，更少与病人接触，更多地与病人身体的声音建立联系"。[143]这些声音病人既听不见，也听不懂。类似地，其他医生开始使用的仪器减少了对病人症状自述的依赖，增加了信息的不对称。

第二套诊断技术——显微镜和X光，化学和细菌学测试，以及产生病人生理状况数据的机器，如肺活量计和心电图仪——产生的数据似乎与医生和病人的主观判断都无关。这些新发展对专业自主权有着不确定的影响：它们进一步减少医生对病人的依赖，但增加了医生对资金设备和正规组织的依赖。不过，从患者的角度来看，这些独特的技术为医学权威增添了极具说服力的论据。它们还使得诊断过程部分从病人面前转移到"后台"成为可能，在那里，几名医生可能同时获得临床资料。赖泽指出，虽然眼底镜和喉镜"一次只能由一个人使用"，而且"因此很容易受到观察者的主观扭曲"，但X光使几位医生"能够同时观看并且讨论他们所看到的东西"。[144]集体行使权威巩固了医生对客观判断的宣称。

新的诊断技术还帮助扩大了医生作为社会位置和社会利益的守

门人的作用。利用新的医学测量仪器，医生可以设定人体生理的标准，评估偏差，并对个体进行分类。19 世纪 40 年代，发明肺活量计的英国医生约翰·哈钦森（John Hutchinson）宣布，肺活量计可以使医生判断一个人是否适合服兵役。19 世纪中期，医生们也开始对脉搏、血压、体温等生理指标进行定量研究，但简单实用的体温和血压测量仪器直到 19 世纪末才发明。直到 20 世纪初，在诊断中使用更精确的测量才成为标准做法。标准化的视力测试、标准体重身高表和智商测试都是辨别人类生理和行为统计规范的运动的一部分。有了这些新技术，医生可以在社会分类中扮演远为重要的角色。

在世纪之交，专门针对疾病的化学和细菌学测试纷纷出现。19 世纪 80 年代，结核病、霍乱、伤寒和白喉的病原体被分离出来，到 19 世纪 90 年代中期，已经引入实验室测试来检测这些疾病。引起梅毒的螺旋体在 20 世纪 90 年代被发现；瓦色曼梅毒试验出现在 1906 年。在 19 世纪，尿液和血液分析的进步为医生提供了额外的工具来诊断像糖尿病这样的疾病。

这些创新并非偶然。它们是基础科学进步的结果，这让成功应用的复制比以往任何时候都要更快。早期免疫学方面的进展，如天花疫苗接种，纯粹是经验上的发现，并没有很快得到复制。在微生物学的帮助下，医生第一次可以系统地将病因、症状和病变联系起来。巴斯德在炭疽和狂犬病疫苗开发中所展示的背后原理，现在为开发伤寒、霍乱和鼠疫疫苗提供了一个合理的基础。[145]

很难说当时有多少人真的理解这些原理的力量；可能直到 20 世纪 10 和 20 年代，它们给科学医学带来的动力才明显显现出来。在 19 世纪后期，整个图景仍然混乱。在科学进步引入医学实践的过程中，几乎没有哪种进步一开始不受到不确定性和幻灭的损害的——往往是应用中的失误或糟糕的质量控制导致的。无菌手术、狂犬病疫苗、白喉抗毒素和洒尔佛散都是如此。有时候甚至一开始方法就

138

错了，这更加增加了混乱。科赫在 1890 年错误地宣布了一种治疗结核病的方法，这是细菌学临床应用的一个严重失误。

但到了 19 世纪 90 年代末，医学开始对健康产生影响，这主要是通过它对公共卫生设施所做的贡献。不过，医生的作用也不应该被轻视。近年来，人们普遍认为，19 世纪末至 20 世纪初死亡率的大幅下降是生活水平变化或一般公共卫生努力的结果。人们经常会引用证据表明，在医生掌握有效的预防或治疗措施之前，就已经出现了特定疾病死亡率下降的情况。[146] 但这是在夸大这一时期医学和公共卫生之间的区别，并假定医学的成就完全取决于"神奇药片"。通过提供更准确的诊断、确定感染源及其传播方式，以及传播个人卫生知识，医学也直接提高了公共卫生措施的有效性。在白喉和破伤风这两个例子中，抗毒素的引入导致死亡率迅速下降。而在伤寒的例子中，疫苗的引入大大降低了死亡率。白喉和伤寒是当时造成死亡的两大主要原因，这两种疾病死亡率的下降在预期寿命的普遍上升中非常关键。[147]

无论如何，疫苗和血清对社会行为的影响与其在流行病学上的效应很不相称。白喉和破伤风与狂犬病一样，都是致死率很高的可怕疾病，在这两种疾病中，医生的介入非常有效。白喉抗毒素可使病死率由 50% 降至 31%。然而白喉抗毒素只有在早期准确的诊断后才能发挥价值，因此在一个具体病例中，医生有没有足够的专业知识可能意味着生与死的区别。考虑到医学权威的增长，医生不能治愈大多数喉咙痛可能是无关紧要的。即使是白喉的可能性很小，有见识的父母仍然希望医生检查一下孩子的喉咙痛。此外，不难理解这种依赖是如何被推广到另外一些领域的，哪怕其中的医生声称拥有专业知识的理由并不充分。

医学权威并不一定会因为客观错误而削弱。婴儿喂养就是一个很好的例子。19 世纪晚期的许多专营婴儿食品实际上是有害的，有些根本不含牛奶，而且人工喂养的婴儿死亡率比母乳喂养的婴儿高得多。一些医生建议不要食用任何人工食品，另一些医生则认为有些是可以接受的。大多数医生对营养知识知之甚少，他们的建议也不可靠。少数人通过促成公共卫生当局规范牛奶供应，做出了有益的贡献。但一些权威人士声称，喂养婴儿是如此复杂以至于需要医疗监督，这是基于对一些医学证据的误读。医生发现，牛奶比母乳含有更多的蛋白质、更少的糖类和大约相同比例的脂肪。他们认为这些差异解释了非母乳喂养婴儿的消化不良和疾病。因此，他们认为牛奶必须根据一个复杂的配方进行改变。当时颇有影响力的儿科医生托马斯·摩根·罗奇（Thomas Morgan Rotch）认为，牛奶成分的微小变化，哪怕只有 0.1%，也会造成完全不同的结果。医生还认为，如果给婴儿喂的食物超过他小小的胃所能容纳的量，婴儿就会出现问题。由于不知道牛奶的消化速度有多快，他们建议实行定期限量的喂养计划。罗奇还坚持认为，对一个婴儿有益的东西对另一个婴儿未必有益，因此，对个体进行医疗监督至关重要。具有讽刺意味的是，当时许多儿科医生也认为，加热牛奶更不适合婴儿的体质，因为这会进一步改变牛奶的自然状态。因此，尽管他们支持改善牛奶供应，但他们对巴氏灭菌法持矛盾态度。一位著名的儿科医生在 1935 年回顾过去四十五年来儿科界对婴儿喂养的看法时指出，"最引人注目"的是，"除了维生素的发现和对其营养重要性的认识，虽然生物化学已在这段时间里取得了长足的进步，虽然进行了无数的调查……但现在喂养婴儿的方式几乎和四十五年前一样"。[148] 1979 年，另一位儿科医生评论了罗奇的理论，引用了奥利弗·温德尔·霍姆斯的话说，在喂养婴儿时，两个丰满的乳房比教授的两个大脑半球更有用。[149]

140

　　因此，文化权威不必建立在称职能力的基础上。模棱两可就足够了。在公共卫生和某些传染病的治疗中，医学专业关于特殊能力的主张可能有坚实的基础，在婴儿喂养方面，则可能没有。然而，在我看来，对医学知识进行逐项评估无助于理解医学权威的发展。

社会行为的变化，并不仅限于明智地依赖社会权威所做出的决定。在广泛的历史力量的肩膀上，私人判断沿着人类选择的广阔边疆退却了。

正当复杂性的复苏

在杰克逊时代和进步主义时代之间，美国政治文化发生了深刻的变化。美国人对民主简单性和常识的信仰让位于对科学和效率的颂扬。然而，我们不必夸大这两个时期之间的差异。两个时代都有对大法人权力的猛烈攻击，公司和科层组织也都在进一步发展。在每个时代，美国的民主文化和资本主义经济之间持续的、尚未解决的紧张关系都非常尖锐。杰克逊的追随者和进步主义者都尊重科学，但他们对科学的理解并不相同：杰克逊的追随者认为科学是一种可以很容易广泛传播的知识，而进步主义者则接受了它的复杂性和不可及性。因此，对于专业人士来说，这两个时代的对比是惊人的。在杰克逊时代，专业垄断和商业垄断受到同样的攻击。在进步主义时期，反对商业利益的改革者和黑幕揭露记者都把专业权威作为公共无私的典范。

与杰克逊的追随者不同，不同信仰的进步主义者推动了医学专业对医学领域的控制，一起推动严格的专业执照和药品监管制度。反对江湖医术的运动让黑幕揭露记者和美国医学会联合起来。社会主义者和洛克菲勒慈善基金会一同致力于科学医学的推广。妇女组织和反女权主义者也是如此。

激进分子、改革者和保守派承担起的这些工作表明，人们普遍不再相信普通人有能力处理自身身体和个人问题。20世纪初的家庭医疗顾问与半个世纪前的前辈不同，主要关注日常卫生和急救。在进步主义时代，呼吁民众自己治疗只会伤害说话者自身的信誉。公众承认医学的正当复杂性，也承认制度化的专业权威的必要性。

141

一些医生在有生之年就看到了变化的发生。"在过去的十年里，我们的工作发生了巨大的变化，"一位明尼苏达医生于 1923 年评论道，"十年前，没有父母带孩子去看医生确保孩子没有问题。今天，我敢说儿科医生最重要的工作就是预防医学。"更年长的患者也是如此。"一个人来找医生说他想做检查，想知道怎样才能延长寿命。"[150]

美西战争和第一次世界大战期间医生经验的差异最能清楚地说明医学权威的增长。一直担任密歇根大学医学院院长的维克·沃恩（Victor C. Vaughan）1923 年回忆道：

> 1898 年，我参加了对西班牙的战争，我一次又一次地去找某个军官，提出一些要求或建议。通常我都是受到冷落，虽然军官不说，但他用行动告诉我，我只是一个医务人员，我无权提出任何建议，我这样做是无礼的。
>
> 在奇克莫加（一座军营），伤寒病例越来越多，指挥官每天都会大张旗鼓地骑马来到一口被认为有问题的井边，喝这口井里的水以示轻蔑。但是在上一场战争[第一次世界大战]，我的经历完全不同。每次我向前线军官提意见，他都会说："医生，会照做的。"……

沃恩总结说："从来没有哪一场战争像上一场战争那样，让医学专业拥有这样的权威和荣誉，医学专业也从未有过今天这样的荣誉和信誉……"[151]

克里斯托弗·拉什（Christopher Lasch）认为，在进步主义时代，普通人在专业人士面前失去自主权和能力，与工人在资本家和工程师面前失去自主权和能力的原因是一样的。[152] 但是，两者涉及的机制非常不同，这种类比具有很大的误导性。雇主因控制了工作而获得的权力使他们能够实施工人不希望看到的变革；专业人士没有同等的权力基础来剥夺普通人的自主权。简而言之，老板可以解

142

雇员工，但是医生不能赶走病人。除了医生作为把关人被赋予法律权威或制度性权力的情况外，客户只有在寻求专业咨询时才会依赖医生。这种行为不能被解释为纯粹的强迫或虚假的观念。专业人士可能会如拉什所说，"嘲笑"人们照顾自己的能力，但如果要解释为什么人们越来越多地寻求专业建议，我们更应该在 19 世纪末的新生活条件中寻找根源，而不是在专业人士出于自己的目的所说的告诫性话语中找理由。

技术革命和社会组织变革让日常经验的变化无所不在，这改变了人们对专业知识之价值的看法。城市生活和工业资本主义的新秩序通常要求人们更多地依赖他人技能作为补充，不是依赖自己的非专业才能。专业医学的权威部分来自，人们对自身技能和理解能力的信念发生了变化。尽管专业人士利用了这些新条件，但这些新条件并不是他们创造的。作为科学的主要使者，医生们受益于科学日益上升的影响力。诊断技能和治疗能力的持续增长足以维持人们对医学权威的信心。1900 年后，随着医生建立了自己的政治组织，他们开始将不断上升的权威转化为法律特权、经济权力、高额收入和更高的社会地位。

20 世纪初，医生的收入大幅度增加。1900 年左右，根据更早的一份不精确的估计，医生的平均收入在 750 美元到 1500 美元不等。由于 1900 年至 1928 年期间，物价大约上涨了一倍，因此，1928 年的相应收入应该增加到 1500 美元至 3000 美元之间。但根据美国医学会从六千多名医生采样中收集的数据，1928 年医生的平均净收入为 6354 美元，中位数为 4900 美元。1929 年，根据美国商务部的统计，独立执业医师的平均净收入为 5224 美元，而中位数为 3758 美元。同年，医疗费用委员会（Committee on the Costs of Medical Care）对五千名医生进行的调查报告说，所有医生——包括受薪和非受薪的——的平均净收入为 5304 美元，中位数为 3827 美元。医生的收入随着大萧条而下降，但相对于其他职业来说仍然很高。在美国全国经济研究所（National Bureau of Economic Research）的一项研究中，西蒙·库兹涅茨（Simon Kuznets）和米尔顿·弗里德曼（Milton Friedman）发现，在 1929 年至 1934 年期间，医生的平均年净收入为 4081 美元，大约是受薪工人平均收入（991 美元）的四倍。两个群体家庭收入的中位数要更接近：医生的家庭收入仅仅是受薪工人的两到三倍。为了弥补更高的教育成本，专业人士的收入可能最多需要比非专业人士的收入高出 70%，但实际收入差距要大得多。在分析了各种可能的解释因素后，库兹涅茨和弗里德曼认为多出来的差距是进入医学专业的垄断壁垒造成的。[153]

无论在声望还是在收入方面，医学专业在 20 世纪的头几十年里获得了巨大的发展。行医成为一个非常理想的职业选择。到 20 世纪 30 年代，申请医学院的人数几乎是被录取人数的两倍。考虑到当年被拒绝但后来被录取的申请人，总拒绝率为 45%。[154]随着营利性学校的消亡，学校开始对学生进行严格筛选——1900 年以前，拒绝录取几乎是闻所未闻的。1925 年发表的一项主要基于高中毕业生和学校教师的关于职业声望的实证研究显示，医生的平均声望位于银行家和大学教授之后，排名第三，高于牧师和律师。1933 年进行的另一项研究显示，在不同职业和不同规模社区的人群中，医学的声望都名列第一。后来的研究中，医生的地位高于其他所有职业类别，仅次于美国最高法院的大法官。[155]

在解释社会等级时，有两条思路尤其引人注目。第一种注意不同的角色和职业对整个社会功能重要性的差异。第二种强调处于不同结构位置的人所能获得的权力的差异。社会等级变化的理论——也就是研究集体流动性的理论——遵循同样的一般模式。功能主义者观点强调社会需求的变化，或不同群体满足需求的能力的变化。与之对立的立场关注阶级或职业群体的权力会因资源的增长或抵抗力的减弱而发生变化。这些观点存在着互补的分歧。功能主义者过

多地归因于作为整体的社会，而权力理论家则过多地归因于特定的
组织群体。功能主义观点只考虑社会需求，而权力理论家只考虑个
人利益。双方都没有发现任何超越自身片面性的方法。

　　这两派理论在解释专业崛起方面都有明显的优点和局限。功能
主义者将专业进步归因于专业技能和技术知识日益增长的重要性，
而权力理论家则认为主要来自专业的垄断。以医学为例，前者认为
有效的医学知识的增长是专业地位提高的关键，而后者则将其解释
为专业对医学知识的垄断。[156]

　　我在引言中曾说过，科学的发展虽然至关重要，但却不能解释
各专业地位的相对变化和历史变化。科学可以提高一门专业的效率
和生产力，却不必然使它变得富有或受人尊敬；如果科学进步的成
果想要被一门专业攫取，知识必须转化为权威，权威必须转化为市
场力量。另一方面，垄断行为本身并不是充分的解释。许多职业都
追求垄断，但有的职业成功了，而有的失败了。垄断理论的倡导者
倾向于假定一个群体有能力将其集体利益置于相互竞争的个体利益
之上。我们首先需要解释的是，这个群体如何达成共识以及如何动
员其成员。

　　如果医学专业仅仅是一个垄断行会，那么它的地位将远不如现
在这样稳固。我一直在论证的是，医学专业的高收入和高地位来源
于医学专业的权威，而这又相应地来源于普通人的顺从和制度化的
依赖形式。如果医生不能满足他人的需求，医生的私人利益本身并
不足以影响社会。正如波兰尼所写的那样，阶级的力量取决于"它
们赢得非本阶级成员支持的能力，而这又取决于它们完成更广泛的
利益所设置的任务的能力"[157]。这正是医生所做到的，他们单独几
乎没有什么权力。在广泛的支持下——他们能获得这种支持是因为
整个社会正在发生复杂的变化——医生能够确保社会利益的定义符
合他们自身的利益。这就是他们取得的成就的本质。

第四章

医院的重构

在现代历史上，很少有机构像医院一样经历了如此彻底的转
变。从恐怖的不洁之地和被放逐之人残躯的安置之处，医院摇身一
变，成了令人敬畏的科学和科层秩序的堡垒，在此过程中，医院获
得了新的道德身份和新的目的，接收了社会地位更高的病人。医
院最初主要是为穷人而建，后来才有大量更受人尊敬阶层的成员进
入，而且进入的心态完全不同，在这一点上医院可能是所有社会组
织中独一无二的。随着医院功能的转变，从某种意义上说，它诞生
自社会的下层生活，而后成为人类日常经验的一部分，虽然仍是让
人焦虑的场所，但已不是让人恐惧的地方。

医院的道德同化发生在 19 世纪末，当时它在科学上被重新定
义，并融入成为医学的一部分。我们现在把医院看作最先进医疗技
术最鲜明的体现，但在一百年前，医院很少与医疗实践联系在一
起。医院最早起源于前工业社会，最初主要是照顾病人的宗教和慈
善机构，而不是用来治病的医疗机构。它们从 18 世纪开始在欧洲医
学教育和研究中发挥重要作用，但是在美国，直到约翰斯·霍普金

斯大学建立之前，系统性的临床指导和调查研究一直被忽视。在美国内战之前，一个美国医生可以很舒适地度过整个行医生涯，不用踏入医院病房一步。医院不干涉普通医疗从业者的生计，普通从业者也不负责医院的日常工作。

但在大约 1870 年至 1910 年的几十年时间里，医院从外围地带转移到了医学教育和医疗实践的中心。医院从主要为无家可归的穷人和精神病患者提供的避难所，演变为面向所有类型和阶级的病人的医生的工作室；从依靠自愿捐赠的慈善机构，发展为一个市场机构，越来越多地从病人的付款中获得资金。但推动这一转变的不仅是科学的进步——虽然这也很重要——还有工业化资本主义社会的要求和先例，后者让更多的人进入城市中心，与自给自足的传统脱离，工业化资本主义社会还有其专业化和技术能力的理想。推动医院崛起的力量也改变了医院的内部组织。管理机构的权力由理事会成员转到医生和行政人员手中。随着经济生活中大行其道的高效和理性组织的想法被应用到护理病人的工作上，护理成了一个需要训练的专业，医疗的劳动分工得到了细化和加强。开始病人进入医院不是为了接受完整的治疗，而只是在急性期获得一些治疗。医院采取了更主动治疗的立场；它不再是悲伤和慈善的源泉，而是一个造就健康的工作场所。

这种变化的影响向外扩散，改变了医生与医院，以及医生彼此之间的关系，并影响了整个医院系统的发展。一旦医院成为医疗实践中不可或缺的一部分，对其设施的使用控制就成了医生团体内部争夺权力的战略基础。长期以来，少数精英严格地掌控医院设施，这让其他医生难以忍受，他们要么成立自己的机构，要么要求进入现有机构。在经济压力和竞争加剧的威胁下，旧的医院逐渐向更多的医疗从业者敞开大门，由此创建了一个更广泛的协会网络，以一种新的意料之外的方式将医学专业分层，并将其联系在一起。

私营医生无须成为医院的雇员就能使用医院设施，这是美国医疗保健的一个独特特征，这一安排的后果到今天也没有被充分认识。

在欧洲和世界上大多数其他地区，病人进入医院后，他们原来的医生通常会把责任移交给医院的工作人员，后者构成医学专业中一个独立而独特的群体。但是在美国，私人医生跟随病人进入医院，在那里继续为病人看诊。这种安排将医院管理复杂化，因为许多做出重要决定的人都不是医院的雇员。然而，相比医院雇员给病人看病的方式，这种方式可能鼓励医生和病人之间建立更多的私人关系。[1]

"公共的"和"私人的"这两个词既指个人经验（它们对他人的可见性），也指机构的结构（它们与国家的关系）。美国的医院照护在这两种意义上都比其他地方有更多的私人性。美国的医院不仅有私人医生，医院的建筑为也为病人的治疗提供了更多的私人空间。欧洲和其他地方的医院通常在大型开放式病房提供更多的医疗服务，而美国的医院往往规模较小，提供更多的私人空间。美国医院的经济组织也反映了它们在功能上没有那么考虑公共性。美国没有实行国家所有下的集中式医院体系，而是发展了一系列不同的机构模式，相当于医院中的"混合经济"，有好几种不同模式的公立和私人医院，处在独立的管理之下。19 世纪末的体制改革并没有促成任何更高级别的协调。无论是在内部还是作为一个系统，美国的医院都维持着一个相对松散的结构，医生独立于医院，而大多数医院又独立于政府。虽然医院发生了根本性变化，但个人利益以及隐私的权益得到了维护甚至加强。[2]

内部变迁

1870年之前与之后的医院

医院的重构涉及其定义的改变，现在医院是一个医学科学机构而非社会福利机构，沿着商业路线而非慈善机构的路线重组，在导

148 向上服务专业人士和病人而非医院赞助人和穷人。出于强调，我把这些变化描绘得相当分明，但它们在一些细节上还有待修正。早在1870年以前，美国的私立志愿性医院就强调主动医疗，并接收一些付费病人；1910年以后，这些医院在法律上依然作为慈善机构处于理事会的控制之下，而不是作为营利性的公司存在。但是，随着医院照护在19世纪末成为一个收益相当可观的产业，主动医疗、专业主导和市场导向变得更加明显和普遍，甚至在志愿性医院中也是如此。大量的新医院建立起来，其中大部分是商业性质的。

19世纪晚期是美国经济扩张和制度快速发展的时期，不仅各种组织的数量增加了，而且它们的结构也发生了变化。正如阿尔弗雷德·钱德勒（Alfred Chandler）所指出的，商业法人的发展伴随着受薪管理层和多部门公司的兴起。医院的兴起，和大学的兴起一样，提供了研究分析案例，可以让我们看到市场是如何渗透进前资本主义时代即已存在的机构的意识形态和社会关系的。随着大学越来越关注为学生的实际职业做准备，它从绅士的价值观转向功利主义价值观，并给予教授更高的地位和更高的自主权。而随着医院的功能从照护转向主动治疗，医院的理想从仁爱转为专业主义，并赋予医生更大的权力。当把努力方向定为新的可市场化的服务时，大学和医院都开始更少关注道德监督，而更直接地转向专业人员来执行新的生产性职能。[3]

在一个广阔的历史框架下，医院的重构属于社会结构从"共同体"（commual）关系转向"相关"（associate）社会关系的更广泛运动的一部分。在韦伯的区分中，共同体关系指的是家庭和兄弟情谊的纽带，以及其他个人忠诚或群体团结建立的联系；相关社会关系涉及基于共同利益或目的的经济交流或联合。[4] 从共同体关系向相关社会关系的转变有两种方式。不仅家庭和社区的功能被正式的组织所取代，组织本身也发生了变化。曾经主要是共同体关系的机构现在变得越来越有相关性。历史地看，甚至法人（corporation）

也是如此。法人的概念最初适用于修道院、城镇和大学，在这些地方，成员之间不是通过拥有共同的东西，而是通过一起生活和工作产生联系的。法人就是社群。直到后来，法人才作为完全抽象的经营实体存在。[5]同样的演变也发生在医院的发展中，一些医院是持续存在的最古老的法人。中世纪的医院由教团或骑士团管理，具有很强的共同体性质；在那里工作的人都因有一个共同的身份、属于一个共同的家户而联系在一起。"即使在中世纪晚期，市政当局从教会当局手中接管医院之后，"乔治·罗森（George Rosen）写道，"它们也没有世俗化。从根本上说，医院是一个宗教场所，照护人员在宗教教规下，作为一个职业社群团结在一起。"殖民地时期的救济院是最早为病人提供医疗服务的机构，它们以另一种方式保留了共同体特征。[6]大卫·罗斯曼（David Rothman）写道，殖民地的救济院为无家可归的穷人或病人提供一个"替代家户"。"这里的居民是一个家庭，而不是被收容者。"甚至连救济院的建筑也更像是普通住宅，反映了它作为家庭的理念。用建筑史学家的话说，它的社会结构和建筑形式一样都是"衍生的"，而不是"设计的"。[7]

后来的救济院和医院有了明显的公共性建筑，在内部组织上也更加科层化而不是家庭化。早期的医院有着明确的家长式社会结构，病人是在赞助者的容许下进入医院的，其道德地位相当于儿童。员工通常工作和居住都在医院，而约束他们的规则和纪律一直延伸到他们的私人生活中。管家和护士长——可能会是一对夫妻——主持着医院的家庭。随着医院从家庭演变为科层机构，它不再是员工的家，他们开始认为自己与其他机构的员工没有什么不同。在与病人和公众的关系上，医院已经开始减少对慈善的依赖，而更多地依赖服务费用的支付。在医院的现代史上，随着它越来越接近商业组织的相关性结构，它的共同体关系特征逐渐消失。

亨利·西格里斯特（Henry Sigerist）曾提出，美国医院的发展在更短时间内就涵盖了欧洲医院发展的多个历史阶段。[8]最早出现的是救济院和类似的非专门化机构，它们提供一般的福利服务，只是顺便照顾病人。这些机构最早于17世纪在美国出现，它们接待各种各样的受扶养者，包括老人、孤儿、精神病患、病人以及残疾人。接下来出现了为病人服务的医院，但仍然局限于为穷人服务；最后，在19世纪，为所有社会阶层服务的医院出现了。换言之，救济院首先在功能上更专业化，然后在服务对象上更广泛化，完成了向现代医院的转变。1752年，费城的宾夕法尼亚医院成为美国第一所专门为病人修建的永久性综合医院；随后是纽约医院（New York Hospital），它在1771年获得特许状，但直到二十年后才开业；而马萨诸塞州总医院则于1821年在波士顿开业。这些医院后来被称为"志愿性"（voluntary）医院，因为它们是由自愿捐款而不是税收资助的。

最早一批医院的建立并不意味着救济院的衰落。相反，救济院在19世纪变得比18世纪更重要了。殖民时期，救济院是应对贫穷和疾病的次要场所。如前所述，殖民地时期人们更愿意直接在穷人自己家中提供救济，或付钱给邻居照顾虚弱病患。机构是最后的选择，只用于陌生人或特别棘手的情况。但大约在1828年之后，随着各州废除了家庭救济（通常只有在经济困难时期才会恢复），政策发生了转变。立法机关希望通过使救济院成为政府向穷人提供援助的唯一来源，削减公共援助支出。救济院通常是一个脏乱且过度拥挤的地方，让人感到羞耻和侮辱，只提供最低限度的支持——它的功能是威慑贫困和提供毫无舒适可言的公共援助。恶化和忽视是十分常见的。改革家们，尤其是在内战之后，主要致力于拆分混杂的救济院，把孤儿、精神病患者、盲人和病人送到专门的机构中。许多城市的公立医院是从救济院的诊疗所发展而来的。费城救济院变为费城总医院；曼哈顿的贝尔维尤医院（Bellevue Hospital）从纽约救济院发展而来；巴尔的摩县救济院成了巴尔的摩市医院的一部分。[9]

早期的美国慈善医院是作为现有救济院和公立医院的补充发展起来的。它们不仅试图将一些病人与穷人及受扶养者区分开来，而且还试图为那些患有可治愈疾病的更体面的穷人提供更好的去处，偶尔在特殊情况下为富人提供一个庇护所。志愿性医院——例如宾夕法尼亚总医院和马萨诸塞总医院——通常有更好的清洁和维护，也没有救济院带有的那种道德耻辱，虽然它们仍然没有被中上层阶级广泛地使用。[10] 医院的管理者和医生想要医院更具吸引力，让它们更安全也更可接受，他们拒绝了危险病症和一些在道德上会被谴责的病症患者。他们把传染性病人送去传染病院，把患有不治之症和慢性病的以及他们认为邪恶和不配治疗的病人送去救济院。这样医院能够限制接收病人的数量，并降低报告的死亡率，因为绝症病人在成为医院声誉的污点之前就被转移到其他地方了。这种做法得到了医务人员的支持，因为如果医院里充满慢性病患者的话，就不太适合作为指导学生的教学一线地点了。

但是，最重要的是，将这些不受欢迎的病人排除在外，有助于改善医院传统的死亡之家的形象。早期医院充其量被认为是令人不快的必需品。本杰明·拉什在回忆美国独立战争期间的经历时，曾把医院称为军队中"人类生命的下水道"，并希望科学取得长足的进步让"治疗急性病的医院可以被废除"。许多早期修建医院的尝试引起了公众，尤其是医院选址附近居民的反对。对医院价值的怀疑绝不是非理性的。英国医院 1870 年左右公布的数据显示，手术后的死亡率不仅在医院里比在家里更高，而且还随着医院规模的扩大而上升。在 1876 年一篇获得哈佛大学奖项的论文中，吉尔·怀利（W. Gill Wylie）博士写道，人类文明还没有达到"可以不需要医院的那种完美状态"。意外伤亡、传染病流行的受害者、士兵、无家可归的穷人和精神病患者都需要医院照护。但是，进一步扩大医院的规模反而会助长贫穷、懒惰和家庭破裂。怀利认为，医院"往往会将病人与其家庭和亲属分开，从而破坏家庭关系的纽带，而那些人已经迫不及待地想要卸下病人的负担了"。[11]

在怀利写作的时候，医院的建立仍然主要是为了照顾那些不适合家庭照护的人。最早的医院大多建在商业中心，诸如费城、纽约、波士顿、新奥尔良、路易斯维尔这样的港口或沿河城市，因为那里有更多生病的异乡客，或者那里的人们很可能独自工作和生活。医院的章程和请求资金援助的呼吁都表明了这些人的需要。1810年，医生詹姆斯·杰克逊（James Jackson）和约翰·沃伦（John C. Warren）给波士顿一些"最富有和最具影响力的公民"写信请他们关注一家医院，他们写道，住在宿舍里的技工、丧偶或被遗弃的妇女、仆人，以及其他没有足够的住房或亲属照顾的人都需要医院。虽然只有零散的数据，但在综合医院的病人中，孤零的个人所占的比例似乎过高了。[12]

　　早期建立医院的动力通常来自医生，他们与有钱有势的赞助人结为联盟。医生们对创建医院很感兴趣，因为这既可以帮助发展医学教育，也可以带来声望。他们从医院职位中获得的地位和影响力非常重要，因此甚至愿意无偿向医院提供服务。事实上，在1751年宾夕法尼亚医院成立时，有三位医生是如此渴望成为医院的员工，以至于他们愿意自费提供三年的所有药品，并且提供免费服务。[13]尽管医生可以从医院得到很多好处，但由于资金的缺乏和公众对其动机的不信任，他们仍然无法建立由自己控制的独立医院。穷人尤其不信任医生，他们担心自己可能会被用于外科实验，或者死后被交给医学院的学生解剖。由于需要资金和合法性，医生们不得不寻求商人、银行家、律师和政治领袖的赞助，这些人可以提供资金并发起捐款活动。最终产生的组织结构中，保留了私立医院和公立医院的最终决策权的是管理者委员会、理事、州长或特派员，而不是医生。这种安排在英国有直接先例，但如果没有强大的力量支持，它也不会在美国社区中重新建立起来。只要医生无法让医院必需的投资产出足够的回报，他们就不可避免地要依赖赞助者。19世纪60年代末，在宾夕法尼亚州的雷丁，根据雷丁医院的历史，当地医生原本打算建立诊疗所和医院，他们很快认识到"获得城中代表专业和商业利益的某些公民的合作的重要性和必要性"。他们非常谨慎地选择了"法官和律师，银行、钢铁、木材、出版、酿造业以及铁路和航海业"的代表，当然，还有城市、州和联邦政府的政治代表。记录了他们的选择的地方历史学家敏锐地评论道："从事这些职业的人因其财富和专业地位，还以无数其他方式与社区的利益联系在一起。教会、学校、慈善机构和所有错综复杂的社区交流网络都通过这些杰出负责的公民得到了表达。"[14] 这就是拥有一个统治阶级的好处。

153

对医院的赞助者来说，好处有很多。正如富人和成功人士经常做的那样，通过服务于社会利益，他们可以推进自己的利益。毫无疑问，医院有助于满足人们对无助者的真诚的宗教义务感；医院还可以通过给予年轻医生在指导下与穷人一起工作的经验，提高医疗实践的标准；甚至对社区来说，医院也可能是一项不错的投资，因为它们可以把那些本将成为公共负担的人恢复为有生产力的劳工。这些考虑——社会学家所说的显著功能——主导了推动修建医院的说法。另一个层面上，医院也在捐赠的管理、合同的签订、职位的任命甚至病人的入院这些方面，赋予其理事相当大的权力，这一点不容忽视但也不容夸大。在 19 世纪，理事或管理者直接参与医院的具体运作，会做出一些今天看来纯粹医学上的决定。要获得一张"免费床位"（即私人捐赠的床位，不需要付费），病人通常需要理事或之前为医院捐过款的人物的介绍信。因此，慈善机构的捐赠者和受益者之间的联系有时是非常明确和私人的。对医院的赞助使捐助者的财富和地位拥有了合法性，正如与杰出公民的联系使医院及其医生获得了合法性一样。医院慈善和其他慈善事业一样，是一种将财富转化为地位和影响力的方式。1852 年 5 月，约翰·雅各布·阿斯特尔（John Jacob Astor）决定为圣路加医院的建立捐赠1.3 万美元；在此之后，乔治·邓普顿·斯特朗（George Templeton Strong），一位积极参与医院建立的华尔街律师在日记中写道："如果他和惠特尼，以及城中其他二三十个百万富翁经常做这种事情的话，这些钱对他们来说只是九牛一毛，但十年后他们就可以获得公众的信任和感激，从而控制纽约的事务发展。"[15] 这无疑是夸大其词，但其中有一些真实成分：从后来洛克菲勒家族的慈善事业中就可见一斑。慈善是有回报的。除了缓和公众对财富积累的敌意外，它还可以帮助稳固在上层阶级中的地位，而上层阶级很可能是捐赠者的主要参考群体。身居医院和其他私人机构的理事会之列成了衡量社会地位的重要指标。根据犹太社区的一位历史学家的说法，纽约市犹太医院（后来的西奈山医院）在 1852 年成立后的几年内，就发展成为"纽约市最重要的犹太组织"。医院的年度公开晚宴是纽约犹太人最奢华的聚会，而这家医院成立不久，纽约新兴的德裔犹太人就获得了理事会席位，这标志着他们不用在更为老牌的英国和葡萄牙犹太人精英面前低头。[16]

　　尽管有各种促使人们捐款的间接激励，但捐款和遗赠一般并不足以支付志愿性医院的全部开销。医疗机构转而向病人寻求资金，要求他们至少支付部分治疗费用。根据一项研究，在 1751 年到 1850 年间的宾夕法尼亚医院，70% 的精神病人支付了医疗费用，相比之下，只有 39% 的内科病人支付了医疗费用，而产科病人则没有人支付。[17] 这些数字可能不具有代表性，但也许反映了中产阶级人数——或至少是自给自足的家庭——在每个类别中所占比例依次减少。也许付费病人的出现消解了一些人们对医院的厌恶感。在美国，医院与赤贫阶级之间的联系从来都不像欧洲那样绝对。付费和免费的病人一起在医院的病房里接受治疗，而一些比较富裕的人则付费使用与他人隔开的单人病房。然而，即使是这些少数的单人病房病人也不用支付医生的费用。公立医院和志愿性医院有这样一种传统，医生在这些地方工作不应该领薪水。作为慈善机构，医院处在生产和交换场所之外。

现代医院的缔造

主要由于人们对清洁和通风的日益关注，在各种重大技术进步出现之前，医院就已经开始摆脱诽谤与恶名了。美国内战期间，医院已经不再是本杰明·拉什在独立战争期间哀叹的"人类生命的下水道"了。到战争的最后一年，联邦已经建立了一个有着超过 13 万张床位的庞大医疗系统，治疗了一百多万名士兵，死亡率只有 8%。当疾病的微生物理论还没有成型之时，院方已经注意到了弗洛伦斯·南丁格尔（Florence Nightingale）的一些经验。克里米亚战争期间，南丁格尔通过改善卫生条件，把斯库塔里的英国军队医院的死亡率从 40% 降低到了 2%。[18]

美国内战后的两个新发展——一个在组织上，一个在医学知识上——进一步加强了已经在进行中的保持秩序和清洁的倾向。第一个发展是护理的专业化，这始于 1873 年在纽约、纽黑文和波士顿建立的三所护士培训学校。第二个发展是外科消毒法的发明，由约瑟夫·李斯特（Joseph Lister）在 1867 年首先宣布，但它在随后的十年或十五年里都没有被广泛应用。再加上城市化进程和家庭结构的变化让中上层阶级对医院的需求不断增加，这些动向使医院的性质发生了深刻的变化，医院的数量也随之增加。*

19 世纪 70 年代以前，美国几乎没有经过训练的护士。医院护理是一个卑微的职业，通常由下层社会的妇女从事，一些人员甚至是从监狱或救济院征召来的。改革运动并不是由医生，而是由上层社会的女性发起的，她们承担起了新卫生秩序维护者的角色。在纽约，动力来自州慈善援助协会（State Charities Aid Association）中的女性，她们在 1872 年成立了一个委员会来监督公立医院和救济院的行为。用协会自己谦虚的话说，她们代表了"在开明的观点、明

---

* 关于城市化和家庭变化对医院的影响，见第二章。

智善行、经验、财富、影响力和社会地位方面，我们公民中最优秀的成员"。在贝尔维尤，这些女性发现病人和病床处于"难以形容的"状态；外科病房里唯一的护士睡在浴室里，医院洗衣房已经好几个星期没有肥皂了，晚上没有人照顾病人，地板上老鼠乱跑。尽管一些医生赞同女士建立护士培训学校的愿望——这将吸引中产阶级的正派女儿——但却遭到了其他医务人员的反对。他们显然受到这种前景的威胁，他们反对说，受过教育的护士不会执行他们的医嘱——一则极其显著地体现了 19 世纪医生的地位焦虑的评论。但是女性改革者并不需要医生的同意。在贝尔维尤医院的产房里安排护士的努力遭到抵制时，她们直接越过医生，转向拥有更大权力和权威的男性求助。[19]（弗洛伦斯·南丁格尔在英国政府中有一些高层朋友，她在改革英国军队医院时也采取了完全相同的做法。）总之，专业护理既不是从医学新发现中产生的，也不是从医生发起的医院改革计划中产生的；首先看到需求的是局外人。当然，最终医生不仅接受了，而且还依赖受过训练的护士。事实证明，护士对医院开展更复杂的工作至关重要。新成立的护士培训学校还以无薪实习护士的形式，提供廉价劳动力，这些护士成了医院劳动力的中流砥柱。（毕业生如果找到工作，就会进入私人护理行业。）1873 年的3 所护士培训学校到 1900 年变成了 432 所，到 1910 年更是增加到了 1129 所。[20]

外科手术的情况和护理类似，只不过程度更甚，在 19 世纪后期经历了声名和成就的极大提升。麻醉出现之前，外科手术曾经是一项凶残的工作；体力和速度至关重要，尽快地"进出"病人的身体更是重中之重。1846 年，莫顿（Morton）在马萨诸塞州总医院演示了乙醚的效果后，麻醉很快地投入应用，使得更慢而细致的手术成为可能。但是手术的范围和数量仍然非常有限。在所有的"死亡手术"——也就是大型外科手术——中，感染造成的伤亡都很严重：截肢手术的死亡率约为 40%。外科医生很少穿透主要的体腔，只有无计可施的绝望情况下才会做出尝试。手术是如此难得，以至于外科医生的同事们都认为，在做手术时即使带上他们打杂，也是一种优待。外科手术的适用范围很小，并且在治疗领域中的应用远远落后于内科学。[21]

李斯特于 1867 发表了关于消毒的研究后，进展依然十分缓慢，因为他的工作很难复制。许多外科医生使用了李斯特的石炭酸喷雾剂，但仍会有致命的感染发生。这是因为消毒程序需要非常一丝不苟地进行——也就是后来所说的"消毒意识"——而一开始人们没有意识到这一点。直到 1880 年左右，李斯特的方法才被普遍采用，而不久之后它就被无菌技术取代了。（消毒是指在手术过程中使用消毒剂杀灭微生物，而无菌技术则是依靠无菌程序将微生物排除在手术范围之外。）随着感染得到控制，外科医生可以开始探索腹部、胸部和颅骨等位置，但在他们能做更多工作之前，各种各样的新技术必须被医学专业开发和掌握。实际上，直到 19 世纪 90 年代和 20 世纪初，外科手术才开始起步。然后，在一阵眼花缭乱的创新工作之后，外科手术的数量、范围和尺度都大大增加了。诊断工具的改进，特别是 1895 年 X 光的发展，也推动了这一进步。外科医生开始在疾病更早阶段，也更频繁地进行手术，其中许多疾病，如阑尾炎、胆囊疾病和胃溃疡，以前都被认为属于内科而不是外科的范畴。在世纪之交，外科手术的主要创新领域是腹部手术。美国中西部著名医生威廉·梅奥（William Mayo）和查尔斯·梅奥（Charles Mayo）兄弟在 1889 年至 1892 年间只做过 54 例腹部手术，而 1900 年的记录做了 612 例，五年后的记录已经达到 2157 例。1899 年，威廉·梅奥一份关于 105 例胆囊手术的报告因为被认为数字完全不可信，而被一家著名医学杂志拒绝，而五年后，同一家杂志刊登了梅奥一篇关于一千例胆囊手术的结果的文章。[22] 20 世纪初，随着胸外科、神经外科和心血管外科的发展，外科手术的适应范围继续扩大。

　　手术量的增长为医院照护的扩张和收益提供了基础。但是，使用医院的某些障碍必须首先被排除。在 1900 年以前，医院与家庭相比并没有什么特别的优势，而周期性席卷医院病房的感染使得医生在将病人送往医院时十分谨慎。即使在交叉感染的危险降低之后，医院作为死亡之家和慈善机构的根深蒂固的形象仍然妨碍了其发展。病人和医生都有理由对医院保持警惕。许多人害怕失去他们在家里可能拥有的隐私和控制权；作为住院病人，穷人在选择医生方面并没有发言权。尽管医生希望尽可能将病人转入医院，但他们常常担心这样做将意味着失去报酬，甚至可能失去病人，因为医院的员工可能会在医院病房中提供免费治疗。需要一段时间才能建立起对专业收费和病人控制的新共识。所以一开始，乙醚和消毒剂走进家庭，人们继续进行所谓的"厨房手术"。但随着手术的要求越来越高，而且更多的人住进公寓，在家里做手术对医生和家人来说都越来越不方便。外科医生越忙，前往病人家中的成本也就越大。为了满足对隐私的渴望，同时消除人们对医院的恐惧，许多外科医生先把手术转移到能够提供酒店式服务和护理的私密的"医疗寄宿处"。在郊区和小城镇，医生们建立了自己所有的小型医院，在当时，外科手术已经能使医院照护有利可图，也让医生在没有上层阶级提供赞助和缺乏合法性的情况下开设新医院。1900 年以后，随着旧偏见的消失，大多数外科手术转移到了医院中。[23]

　　随着入院压力的增大，医院开始仅针对疾病的急性期而不是整个病程提供治疗了。尽管从一开始，美国医院就主要集中在可治愈的病人而不是慢性病患者身上，但平均住院时间通常要一个月甚至更长。在马萨诸塞州总医院，免费病人的平均住院时间 1886 年首次降至四周以下；十年后，医院开始以天而不是周为单位计算住院时间。在波士顿市医院，平均住院时间从 1870—1871 年的 27 天下降到三十年后的 17.8 天。在康涅狄格州的布里奇波特医院，从 1900 年到 1920 年，住院天数从 32 天下降到 13 天。1923 年，美国综合医院的平均住院时间为 12.5 天；半个世纪后，平均住院天数约 7 天。[24]

对外科手术和急性病治疗的日益重视让一些较老的慈善医院重新定义自己的目的。主动医疗和外科治疗开始取代宗教和道德目标，成了压倒一切的使命。1842 年，纽约市一个由富有女性组成的慈善团体关注前奴隶"不为人知的痛苦"，为此成立了一个名为"高尚而穷困的有色老人家园"（Home for Worthy, Aged, Indigent Colored People）的机构。1882 年，"鉴于组织严密的医疗部门"，机构更名为"有色人种家园与医院"。1902 年，当它向白人病人和当地医生敞开大门时，它改称林肯医院与家园，1925 年被移交给城市时，它最终成了林肯医院。它从一个为贫穷和值得照顾的黑人提供照护的家长式慈善机构转变成一所为所有穷人提供急性病治疗的综合性医院。[25]

波士顿儿童医院也经历了类似的道德关怀向医疗目的转变的过程，莫里斯·沃格尔描述了这一过程。1869 年医院初建时，管理者宣布，"在努力治愈或至少缓解"贫困儿童疾病的同时，医院也希望"使他们处于秩序、纯洁和善良的影响之下"。医院最初关心的与其说是医疗，不如说是为被忽视的儿童提供另一个家庭，一个有益健康的庇护所，在那里他们可以得到护理和喂养，保持清洁和安全，接受管理者所谓的"积极的基督教教育"。他们急切地想使孩子不受外界影响，所以限制只有一个亲属可以在工作日 11 到 12 点对孩子进行探视，这实际上聪明地禁止了有工作的父母与孩子频繁接触。19 世纪 70 年代，医院开设了门诊部，医疗问题变得更加重要，但直到下个十年随着矫形外科手术的发展，医院才真正转向主动医疗。1883 年，外科病人的数量首次超过内科病人。随着对疾病和伤害的治疗成为医院的主要关注点，道德提升从医院的官方目标声明中消失了。而且，这家医院不再只对穷困儿童开放，开始面向所有阶层的儿童。[26]

随着医院越来越被人接受，病人的社会背景也开始变化。虽然我们没有系统的社会经济数据，但特定医院的零散统计数据表明，到 20 世纪初，成年病人的职业分布与整个人口的职业分布更加贴近。这种转变最清晰的证据可能是医院结构的变化。多人病房与单人病房比例的变化反映了社会平衡的变化。很少有地方比这里更清楚地显现阶级差别的了。多人病房病人由医院工作人员照顾，而单人病房病人则由病人自己选择的医生照顾。多人病房和单人病房提供的饮食通常也不同，而且通常不允许多人病房病人像私人病人那样频繁地接受亲朋好友的探望。1880 年以前建立的综合医院几乎都只有多人病房，只有少数几间单人病房。正如弗洛伦斯·南丁格尔在其颇具影响力的著作《医院笔记》（*Notes on Hospitals*）中所指出的那样，大型病房使更有效的护理成为可能：一名夜班护士可以照顾一个病房中的 40 名患者，但无法照顾平均分布在四个病房中的 40 名患者。南丁格尔还认为，大型病房改善了通风，简化了管理，降低了建设成本。[27] 但是，尽管有这些优势，到 1908 年，在当年设计的医院中，大型病房所占的床位比例已经下降到 28%，而单人病房占了近 40%。这些趋势在接下来的二十年里继续保持。[28] 中产阶级也拥有了为他们而设置的介于这两者之间的半单人病房，而此前人们普遍认为中产阶级被医院所忽视了。医院已经从为穷人服务的慈善机构，变成为富人服务的营利机构，只是后来才开始考虑处于中间阶层的人。

随着医院越来越多地使用病床进行手术和急性病的治疗，留给病人康复的空间变得越来越小，他们会更早地出院，有时还会住进刚刚开始出现的疗养院。其结果是，医院工作人员和病人之间的界限——曾经被康复病人和轻症病人所模糊掉的——现在变得更固定了。在救济院里，居住者互相照应；宾夕法尼亚医院和其他很多医院一样，最初的规定要求病人帮忙护理、洗熨衣物和打扫房间。但随着综合医院越来越专门用于治疗急性病，这些职能开始完全由医院的员工承担。到 1907 年，一篇关于"医院的社会功能"的文章的作者抱怨说："在医院经历中，'病人'从来都只被看作一个医学被试体。他进入医院是因为生病，他被当作内科和外科现象得到治疗，然后因'治愈'、'改善'或'没有住院指征'而出院。人们可以说，病人的社会地位被故意忽视了。"病人开始只扮演帕森斯所说的"病人角色"。人们不认为病人需要对自己的疾病负责，病人被免除了日常义务，作为交换，他们必须接受治疗并设法康复。[29]在救济院里并不存在这样的假设，在那里，病人需要为自己的疾病负责，所以不能免除一切义务，也不被期待康复。只有完全科层化的医院中，才能完全免除病人的一切义务。这意味着更高的运营成本，因为必须雇佣工作人员来做以前由病人完成的工作。

随着医院的职能和标准发生变化，医院的建设和运营成本都在增加。1905 年，戈德华特（S. S. Goldwater）写道，1870 年的一所典型医院，每立方英尺的成本约为 15 美分，如果按较宽松的空间比例计算的话，每个病人需要分摊大约 6000 立方英尺的成本。这样的医院只有最简陋的供暖和下水系统，而且通常不防火。戈德华特估计，在 1905 年建造一所医院的成本为每立方英尺 20 美分，即每张病床 1200 美元。但由于新技术和法律的要求，每立方英尺的成本实际上是 40 美分，而每个病人分摊的体积也已经上升到了 11000 立方英尺。因此，每张病床的成本是 4400 美元而不是 1200 美元。[30]此外，对急症治疗的强调让医院的工作量大大增加，因此医院需要更多的雇员，每个病人需要更高的运营成本。医院的预算激增，超出了慈善所能承受的范围。

由于医院的成本现在更高，医院照护的强度也增加了，这要求慈善机构为资金寻求新的来源。1904 年，纽约市的一场医院财务危机引起了公众对这个问题的关注，危机迫使新闻界、政策制定者和医疗机构自身去寻找替代方案。[31]私人医院可以向政府寻求更多的援助，但是纽约市自己的医院已经面临成本增加的问题，而且当时没人愿意屈辱地向州政府或华盛顿求援。医院也可以求助于公众，寻求更多的自愿捐款，并组织一次联合基金运动，但事实证明这并不足以解决问题。第三个解决方法是在医院的管理上要求更高的效率和实行更严格的商业原则。旧的慈善医院的管理几乎算得上随意。现在它们已经变成大型组织，需要更仔细的核算，更专业的劳动力，以及对医院拥有的各种辅助性质的旅馆、餐馆和实验室服务的更好的协调。慈善机构旧的家长式论调被科学管理和效率的新词汇取代了。虽然大部分可能是说得多，做得少，但意识形态的转变也在表明医院从大家庭转向科层机构。[32]

最后的事实证明，解决医院财务困难的主要办法是由病人支付更多的费用。新的条件增加了成本，但也增加了更多收入的可能。现在许多前往医院看病的人实际上负担得起医疗费用，而且既然医院照护的实际价值增加了，收费也不会令病人望而却步。有一些病人付得起在家看病的钱，但想通过去医院看病节省开支，不想为这些病人提供免费服务的医生也鼓励医院收费。在 1911 到 1921 年之间，纽约的付费病房病人从总数的 18% 增加到 45%，私人病人从 20% 增加到 24%，而慈善免费病例减少了。到 20 世纪 20 年代，根据纽约医学会赞助的一项调查，纽约市的医院财务状况已经稳定下来；五分之二的医院甚至报告了预算盈余。[33] 1922 年就整个美国来说，病人收费占综合医院收入的 65.2%，公共拨款占 17.7%；大型捐赠收入 3.6%；小型捐款占 5.7%；其他所有来源占 7.8%。[34]

组织和资金来源的变化逐渐改变了医院权力和权威的分配。理事的控制范围缩小了，而医生的控制范围扩大了。这种转变在对入院人员的控制上显而易见。最初，在志愿性医院里，理事和医生一起决定应该接受哪些穷人，但随着医院逐渐成为严格的医疗机构，理事在入院决定上的分量下降了。1875 年，纽约长老会医院（Presbyterian Hospital）的五名医务人员因反对理事的入院批准权而辞职，这是更长久的冲突的一部分。1897 年，波士顿城市医院（Boston City Hospital）取消了理事可以接收病人入院的规定。在其他地方，理事和捐赠人使病人获得免费床位的权力也慢慢地被遗忘了。[35]

决策权力向医生转移反映了19世纪末组织结构一个更普遍的变化（我之前提到过），也就是组织中的专门人员越来越重要，例如公司中领薪水的经理、大学中的行政人员和教授、报社中的受薪编辑和专业记者、政府中的公务员。在医院里，理事不能再参与管理细节；更为常见的模式是由医院的行政人员解决所有的普通问题，只每隔一段时间在重大政策问题上向理事会汇报。[36] 然而，与公司不同的是，医院的权威更多地移交给外来专业人员，即医务人员，而不是它自己的受薪管理人员。医院的这种特殊性在于，外来医生在医院的繁荣中发挥了重要作用：他们取代理事成为主要的收入来源。当医院依赖捐赠时，理事至关重要；但是当医院开始依赖病人的缴费单时，能够带来病人的医生就不可避免地更为重要了。

162

专业群体的胜利

医院对医疗实践来说越来越重要，这就给大多数专业医生带来一个严重的问题。尽管少数获得医院任命的医生发挥了更为决定性的作用，但大多数医生都无法使用医院设施。1873年，第一次全国性医院调查中，医院主治医生的总数估计为580人；这些数据无疑是不完整的。[37] 然而，哪怕实际数量是这个数字的两倍，美国拥有医院使用权的医生的比例仍然只有2%左右。在19世纪70年代，这种少数人的垄断对大多数医生来说没什么影响，因为当时不多的几家医院几乎完全是穷人使用的。但迟至1907年，在医院的数量和重要性大幅增长之后，一位医生在调查布朗克斯和曼哈顿的同行时发现，只有大约10%的人拥有医院职位。"其余的人，"他写道，"无缘无故就被完全排除在医院之外，甚至一丁点都无法享受这种关联带来的好处。"现在，排斥对医生已经造成了"严重的损害"。此外，当病人进入医院后就无法选择自己的家庭医生是不公平的。他说："一方面，我们的公众受过教育，能够利用医院设施来治疗严重的疾病；另一方面，我们制定了严格的规章制度，将大多数医生拒之于医院的大门外。这一'系统'在城市里对医生的收入水平造成了巨大的冲击，给这些医院系统发达的城市带来了巨大的经济损失。"[38]

虽然组织模式各不相同，但19世纪晚期医院的医务人员通常被分为四类：由年长而杰出的医生构成的会诊医师（主任医师），他们没有固定的职责；由主管治疗的医师构成的出诊医师或主治医师；负责实施治疗细节的住院医师或实习医师；接待门诊病人的诊疗所工作人员。在这些分类中，主治医生是最重要的。他们通常一年轮值三到四个月，这一制度减少了每个医生的负担，同时正如一位外科医生1885年指出的那样，"允许更多的医务人员通过与医院有联系得到各种可能的好处"[39]。

所有这些医生都不从医院领取费用。住院医师提供一年到十八个月的服务，以换取食宿和临床经验；诊疗所工作人员则希望被医院任命为主治医师，并希望树立自己的名声，这样病人就可能会前往他们的私人诊所看病。出诊医师提供劳动得到的好处有，使用手术设施、专科化的机会、声望、使用社区投资于医院的资本，同时他们还能定期与同行接触，这样就能获得转诊、会诊和专业认可的机会。[40] 在1870年至1910年间，随着医院对于手术治疗和专科化发展都越来越不可或缺，医院任命变得愈发重要了。

但是，虽然医院任命的价值增加了，它们仍然集中在少数专业精英中。全科医生普遍对医院不满。《医学记录》（*Medical Record*）1894年的一篇社论指出，大多数医生对医院发展的态度是"带有疑虑的，甚至是完全冷淡的"。医生们怨恨在医院管理人员那里得到的"专断"的对待，这些人利用了他们想要加入医院的愿望，"尽可能地付出少，得到多"。医院正在扼杀私人外科手术。即使是富有的病人也可能进入医院，还"不用支付任何费用"，因为医院规定不允许收取私人费用。"因此，医院的扩张正在导致每年更多的医疗工作被交给法人……这让一小部分人技术熟练，一大部分人技术生疏且依赖医院。"[41]

在世纪之交，广遭怨恨的禁止医生向私人病人收费的制度开始消失，这一制度最早起源于旧的志愿性医院。据亨利·伯德特（Henry Burdett）说，1880年，美国没有医院允许收费。但是到了1905年，《波士顿内外科杂志》的一名作者报道说，在新英格兰接受调查的52家医院中，只有包括马萨诸塞州总医院在内的5家医院继续禁止医生向私人病人收费。总的来说，现在医院允许医生向单人病房的病人收费，但仍然禁止向多人病房的病人收费。他们也越来越多地允许不属于医院的医生在闲置的单人房间里治疗付费病人。但模糊地带和困难依然存在；1904年，一份医院杂志报道说，单人病房的病人是否必须为医生的服务付费仍然"没有明确的界定"。常见的情形是，"一位不属于医院的医生把病人送到医院，或许在病人第一次去医院之前，医院一方就曾向病人暗示过，只要愿意，就可以接受医院员工的免费服务。无论病人的支付能力如何，医院员工都不会收费。而先前负责的医生不仅失去了病人，还失去了病人在家接受治疗时他本来能获得的费用"[42]。

私营医生强烈抗议医院员工"截夺病人"的行为，坚持要求院方遵守职业伦理，要求自己的利益得到保护。他们还希望医院方遵守沉默和不干涉的职业誓言。如果没有这样的合作，患者可能会听到对他们原先医生的贬斥话语，或者医院员工可能会修改诊断和治疗计划。把病人送到医院使私营医生不仅有失去报酬的风险，而且还危及他们一直以来维持的形象。从他们的角度来看，除非医院员工合作，否则形象管理在医院要比在家脆弱得多。

医生开始质疑为什么他们不能完全控制医院。1902年，一位医生在《美国医学会杂志》上撰文问道："难道不是到了专业人士开始主导这些机构的时候吗？公道地说，我们的服务难道不应该使我们有资格在医院内外的所有专业问题上都有发言权吗？我们的声音不应该弱于任何人，哪怕是创建这些机构的个人、慈善组织或宗教团体。"著名的芝加哥医生和社会主义者贝亚德·霍姆斯（Bayard Holmes）也在《美国医学会杂志》上发表文章，向同行们提出"医院问题"，表述如下：

165

> 当 17 世纪工业革命开始时，欧洲到处都是独立的手艺人……现在，我们只有一些无家可归、失去工具的机器操作员，他们与那些为他们的标准化劳动产品提供市场的人天差地别。医院本质上是医疗设施的一部分……如果我们想要摆脱商业主义的束缚，如果我们想要避免失去劳动工具的受薪工人的命运，我们必须控制医院。[43]

古怪的是，私营医院是抵制机构主导地位和建立专业控制的主要方式之一。一些小型私人医院是由个体外科医生为自己的病人建立的，有些是合资建立的。为了提供足够的病人以使医院盈利，相互竞争的医生常常不得不联合起来。"没有其他专业，"在纽约州北部一个小镇上成立了一家医院的八人医生团体的领袖写道，"有过如此残酷的嫉妒和代价如此高昂的争吵。我们必须放弃分歧……以让医院……获得成功。"在全国各地的小镇和西部城市，建立医生控制的医院是最容易的，因为那里本来就没有由理事控制的医院。20 世纪初，新成立的医院更多的是私立医院而不是慈善医院。建立这些医院的人要么是在其他地方没有医院使用权的医生，要么是那些在医院中有职位，但觉得医院没有为自己的私人病人提供足够床位的医生。这些服务于中上层阶级的新机构的竞争越来越激烈，迫使旧的志愿性医院做出改变，因为它们面临着客户流失和收入减少的威胁。1903 年，一位作者指出，私立医院"教会了大医院必须向所有有名望的医生敞开大门"[44]。

到了 1907 年，出现了一场运动——"也许并不足够有力，"《国家医院记录》(*National Hospital Record*) 的编辑评论说，"但足以说明潮流的走向。"——要求医院向此前不属于其员工的医生开放。"经验已经确凿地证明，医院'敞开大门'不仅对普通医生有利，而且对医院也有利。这能带来大笔金钱。"并不是所有人都表示信服，一些声音甚至敦促反向运动。许多批评者长期以来一直认为，美国医院的问题就是过于宽松，这对病人的利益和医院自身的预算都没有好处。欧洲的医院由人数不多的永久性医务人员管理，被视为组织良好、经济效应更好的典范。阿帕德·格斯特观察到，在美国的医院里，每年都会有一批轮换的主治医师，而住院医师和实习护士每年也都会更换，"你不得不惊讶于这造成的混乱和浪费竟然不是那么大"。由于主治医师的服务是无偿的，因此没有办法规范他们的工作时间，也无法保证他们给予每个病人足够的关注。格斯特宣称："医学界人士抱怨医院没有为每个拥有文凭的人提供免费和通用的场所，他们自然也会反对对医院设施使用做进一步的限制。然而，必须要让他们明白，医院的存在并不主要是为了无差别地服务医学专业的利益的，而首先服务于病人的利益，其次服务于社区的利益。限制使用医院设施的人数是经济改革的必要条件。"[45]

全科医生很自然将封闭的人员配置视为一种特权而非保证质量的方式。一些医生被路易斯维尔医院和辛辛那提市医院排斥在外，他们发起请愿，反对一"圈"垄断者对医疗机构"不公正和不民主"的控制。在纽约，一些医生组织了"医师经济联盟"来为自己的利益而战。"我们都非常清楚对医院联系的激烈争夺，"一位医生于 1915 年在联盟会议上说，"如果一位医生不在某家医院的医务人员小圈子里，他想加入又未能成功的话，就会另外建立一个小圈子，成立另外一家医院。狡诈的政客在我们一些医生面前只能甘拜

166

下风，如果他知道这些人为了得到医院职位愿意使出什么样伎俩的话。"而被医院排斥在外的党派分子指出，医院的作用是教育医生，他们主张将医院使用权扩大到所有专业成员，理由是那些用不了医院的人会跟不上新的进步。[46]

事实证明，最后起决定性作用的是财务方面的考虑。志愿性医院大量增加，其中许多医院都债台高筑。专业杂志解释道，如果得不到当地医生的支持，医院就会倒闭。"如果对医院持正面态度，医生就会经常建议将病人转入医院，哪怕其实并没有明显的转院需要。"1909 年的一份医院管理指南中写道，"能从私人病人取得多少收入在很大程度上取决于医务人员"。如果医务人员能有"大量且有利可图"的业务的话，"那么就可以很容易地获得足够的资金，来覆盖整个机构的运行费用，不仅为私人病人提供照护，而且为慈善收容进来的人提供服务。"[47]

抱着这样的希望，医院理事会扩充了医生的职位数量，指望他们填满医院的床位。在纽约布鲁克林，根据大卫·罗斯纳（David Rosner）对医生名录的研究，最大的变化发生在 1900 年到 1910 年间，当时属于医院的从业者的比例从 15.6% 上升到 42.3%。布鲁克林的许多医院由于成本上升陷入财务困境，于是向新医生敞开大门，以增加收入。其他研究表明，在纽约市，附属于医院的医生的比例从 1921 年的 36.8% 攀升到了 1927 年的 52%。此外，除了研究机构外，没有任何一家医院是完全"封闭"的，因为它们有一些有权在单人病房治疗病人的名义员工。另一方面，也没有一家医院是完全"开放"的，因为即使是有大量名义员工的医院也会限制他们进入慈善病房。在全国范围内，1928 年几乎三分之二的医生——即约 15 万名医生中的 90903 名——有医院职位。到 1933 年，医院附属医生的数量攀升到 126261 人，只有六分之一的医生没有任何医院使用权。[48]

与医生进入医院的通道扩大的同时，专业协会也在想方设法加强医院的医学专业组织。1919 年，作为保证医院最低照护标准运动的一部分，新成立的美国外科医师学会（American College of Surgeons）采纳了一项要求，希望获得其批准的医院必须将其附属医师组织成"明确的医院员工"。医院员工可以是"开放的"或"封闭的"，想要多少"活跃的"、"非正式的"和"名义"成员都可以，只要他们都是有能力和有信誉的医生，不进行酬金分润，遵守正式的章程，每月举行会议并审查临床经验。同样在 1919 年，美国医学会医学教育委员会制定了医院实习的最低标准，次年该委员会更名为医学教育与医院委员会。虽然对这些规章制度的遵守是出于自愿，但它们还是推动医院向结构更正式、更为层级制的组织发展。[49]

　　虽然有更多的医生可以使用自己所在社区的医院，但他们并不一定能够获得同等的待遇，或进入同等地位和质量的医院。在克利夫兰，根据 1920 年发表的一项研究，25% 的医学专业人士控制着 80% 的医院床位。黑人和外国出生的医生，尤其是意大利人和斯拉夫人，在医院工作人员中几乎没有一席之地。而且这种不平等持续存在。来自地位较低的种族背景的医生获得职位时，他们获得的也是位于系统底层的职位。奥斯瓦尔德·霍尔（Oswald Hall）研究了 1940 年左右罗得岛州普罗维登斯市的非正式医疗实践组织，他发现任命的决定很大程度上取决于非技术方面的考虑，比如个性和社会背景。一名医院管理人员就实习生的选择问题告诉霍尔："之前我们举行竞争性的考试，但我们不得不中止了。在考试中表现最好的人可能在实习中表现不佳。他可能不够机敏，在危急时刻表现得心不在焉，或者他可能无法服从命令。在笔试中表现最好的人往往是犹太人。"[50]

　　医生在整个职业生涯中一直依赖医院，也就依赖霍尔所说的医学专业的"内部兄弟会"。"自由执业者逐渐不复存在，"他写道，"取而代之的是那些职业发展依赖各种机构网络关系的人。"在这个网络中，想要获得不错的职位，就得获得团体中一些资深医生的"担保"，他们可以通过影响专业学校招生、分配医院职位、转诊病人、指定学徒和继任者等方式，在职业生涯的不同阶段提拔或排斥

168

有抱负的人。因为医院对于成功地行医是必不可少的，医院的不同级别可以用来精确地标志出一个人在职业生涯中的成就。[51] 尽管医院向更多的医生开放削弱了传统上精英对医院的垄断，但这也让精英对整个专业有了更牢固的控制。

"悖谬的是，"威廉·格拉泽（William Glaser）写道，"在美国，私人行医和医院行医的结合，在医院内部产生了一种更为分散的员工结构，在私人行医者之中则带来一种更为有序的结构。由于大多数国家的大部分医生都在公立医院和志愿性医院以外行医，因此，他们所在医院的级别一般无法用来标示专业内部的等级。授予或撤销将病人转入医院的特权不能用于规范个人的专业行为；事实上，这种将病人转入医院的特权的使用使美国成为少数几个能够控制私人行医质量的国家之一。"[52]

目前还不清楚 20 世纪初这种权力的使用是否确实提升了美国私人行医的质量。但毫无疑问，它被用来排斥那些不受专业团体认可的医生。到 20 世纪 20 年代，成为当地医学会会员已成为入职大多数地方性医院的非正式先决条件。1934 年，美国医学会试图将其对医院职位的控制制度化，要求所有可以提供实习培训的医院只能任命地方医学会的成员。因此，无法进入地方医学会的黑人医生就被排斥在医院职位之外。[53] 其他威胁要破坏现状的人也可能会被排斥在外。私营医生最初把医院看作对自身地位的威胁，现在成功地将其转变成专业权力的工具。

医院系统的模式

阶级、政治和种族

美国医院数量从 1872 年的 178 家迅速增加到 1910 年的 4000 多家，住院治疗的增加只是部分原因。毕竟，只要增加医院的平均规模，更少的医院也能安置更多的床位。美国的精神病院就是这样做的，它们提高了容纳能力，而不是疯狂地增加医院数量。到1920年，全美共有4013所综合医院，平均规模为78张床位，精神病院有521所，平均规模为567张床位。[54]这两类医院走上了不同的道路是因为它们的功能不同。综合医院成为当地医疗实践的必要附属机构，而精神病院则不是。被排斥在已有综合医院员工之外的医生会去组建新的综合医院，小城镇的医生也开设了医院，以防止大城市的同行抢走病人。但是没有类似的动机促进精神病院的建立。社区希望可以很方便地进入综合医院，但是更愿意将精神病患者送到远方。小型综合医院数量激增，因为它们中许多是由相互竞争的宗教团体赞助的，而繁重且无报酬的长期照料精神病患者的工作则交给了各州，它们会集中医院设施以节省成本。

抛开精神病院不谈，美国的医院系统经历了大致三个连贯的阶段。第一阶段，大约在1751年之后的一个世纪中，形成了两种医院。第一种是志愿性医院，由平信徒慈善委员会运作，名义上不属于任何宗派，但实际上都是新教的。第二种是公立医院，从救济院发展而来，由市、县政府经营，其中商船海员医院由联邦政府负责。

第二阶段大约始于1850年，各种更"特殊"的医院在这一阶段形成了。这些机构主要是宗教的或种族性机构，以及专门治疗某些疾病或某类病人（如儿童和妇女）的医院。医学宗派，主要是顺势疗法，也开设了自己的医院。

第三个发展阶段是1890年到1920年，这一时期营利性医院开始出现和发展，它们由医生单独或合伙经营，有的也由公司经营。

医院发展的模式并非偶然。1850年后，教派医院的形成反映了大量天主教移民的到来；1890年后私营医院的发展反映了外科手术进步带来的新的盈利潜力。内部辩证法也在起作用。一旦综合医院建立起来，想要建立新医院的医生就得以一些特殊的理由去要求得

170

到资金和病人，例如种族、特殊疾病类别、宗教医学观念等。与私营医院一样，这些机构的建立也是在回应不断变化的机会结构。

　　这一系列发展在各大城市的进度各不相同，也有一些例外，取决于社区的形成时间、规模、居民的种族构成，及其经济发展程度。在 1850 年以后出现的城市中，第一和第二阶段是重叠的。在东部的老城市，市政和非宗派志愿性医院的出现通常先于教派医院，但在中西部，它们是同时出现的；在中西部的一些城市，天主教医院实际上是最先建立的。在最后建立医疗机构的地区——最西部和最南部地区，那里医院的发展受到美国内战的经济后遗症的阻碍——那里的营利部门要比在其他地方更重要。到 20 世纪初，与全国平均水平相比，东部各州出现了更多的非教派志愿性医院，中西部有更多的教会医院，南部和西部的私营医院则过多。*这些区域差异反映了它们在发展上的相继关系以及相关的经济差异。因为东部城市发展得最早，所以它们有着作为银行和商业中心的优势。那里有更多的资本积累，帮助创建了早期的志愿性医院，以及私立大学、博物馆和其他非营利机构。由于南部和西部可用于慈善事业的私人资本较少，它们更多地依赖营利性的医院照护部门，在高等教育上也更依赖州政府。

　　尽管存在这些地区差异，但全国各地大城市的医院系统还是有一个相当标准的模式。最核心的是最大的医院，精英志愿性医院和市立医院。种族、宗教和特殊医院的规模都比较小，且并不处于中心（无论是功能上还是地理上），而私立医院和医学宗派医院通常最小，且处于系统的最边缘。每一组医院都有其独特的职能、组织结构、病人和筹资方式。

---

*　这些差异非常大。根据一项联邦普查，1923 年，在中大西洋各州，非宗派志愿性医院占医院总数的 49%，在东北中心各州，这一比例为 25%，而在太平洋沿岸这一比例仅为 12%。而拥有宗教赞助的医院的比例在新英格兰地区只有 8%，在中西部地区则上升到 23%，但在太平洋地区下降到 13%。超过一半的太平洋地区的医院是私有的（52%），相比之下，中大西洋各州只有 17%，东北中心各州有 30%。美国南方的分布格局与美国西部相似。[55]

精英志愿性医院专注于急症治疗，它们有相对封闭的医务人员，也与大学医学院有着最密切的联系。它们的病人有的非常贫穷（为了教学目的），有的十分富有（为了收入和可能的遗赠）。它们拥有最大的捐赠金，作为医疗培训和治疗中心的声望最高，而且通常都很古老而稳定的。

市政和县医院通常是当地床位最多的机构，从急症到慢性疾病都治疗。其医务人员的组织因地而异，城市越靠西，其医院成员越有可能是开放的。公立医院通常为穷人提供医疗服务，依靠政府拨款而不是向病人收费，时不时还会爆发贪污和玩忽职守的丑闻。还有一些是重要的教学机构。

宗教和种族医院是一个具有混合性的中间群体。在规模上，它们平均比精英志愿性医院或市立医院小，但比营利性医院大。它们很少收到大额捐款，因此依赖主要来自工薪阶层和中产阶级的病人的付费。它们大部分治疗短期疾病。与精英志愿性医院相比，它们的医务人员更开放，与医学院的联系也不那么紧密和频繁。

营利性医院主要是一些外科手术中心，通常规模很小，与医学院也没有联系。它们完全依靠向病人收费，其病人来自中上阶层。这些机构的存活率是最低的。在这方面，它们是典型的小生意，随个人时运的浮沉而开业或倒闭。

这个医院系统并不是出于设计，因为它本来就不是被规划出来的，但它存在一个模式是因为它反映了一个明确的阶级关系体系。精英志愿性医院同时汇集了社会的上层和底层，因为它们的医生同时想用贫穷病人来进行教学，并通过在同一个地方治疗富裕的病人来节省时间。社会阶层的混合也被认为有一定的教育价值。一位医院负责人坦率地解释说，在培训中，医生和护士倾向于把公共病房病人当作"病例，而不是人"来对待，而"在照护单人病房的病人时候，病人和其朋友的人格就很重要了"。[56] 在1904年的一项调查中，当纽约几家大医院的负责人被问及是否应该把医院分为两类，即为

172

有经济能力的人设立的私人医院和为穷人设立的公立医院时，他们一致反对这个想法。如果所有的贫困病人都由公立医院治疗，那么慈善捐款就会枯竭，单人病房收费也就会更高。[57]

因此，公立医院和私立医院之间的区分并不是简单的阶级区别。这两种医院都会收治贫穷病人，但治疗方式不同。"公立医院，"戈德华特在 1906 年写道，"是在低支出的前提下运行的，这意味着其效率很低；另一方面，由自愿捐款支持的医院着眼于提高服务水平，并不用顾忌相对庞大的费用账目。"纽约市就是一个最好的例子。"这里，一方面，在贝尔维尤、大都会区和金斯县的公立医院里，平均每人每天花费不超过一美元；另一方面，在主要由慈善捐款支持的大量顶级私人医院中，每天的人均费用约为两美元。在全国各地，费城、辛辛那提、圣保罗、密尔沃基、芝加哥、圣路易斯、旧金山、新奥尔良，还有很多地方都出现了这种对比……"[58]

救济院和早期志愿性医院的互补作用就是后来公立医院和私人医院之间的关系的先驱。但志愿性医院接收的是贫困患者，而公立医院接受的是更不受待见的穷人，其中大部分都是慢性病患者。其他的国家福利机构，如精神病院、聋哑人、盲人和智力缺陷者收容所，也同样以较低的人均日常开支为穷人提供长期的照顾。政府承担了其他机构不会接受的责任，接收长期病症患者。

除了经营自己的医院外，大多数州和地方政府还为私立医院的慈善服务提供补贴。1904 年，四分之一的医疗公共资金用于支持私立医院。[59] 但是，这种援助却助长了医疗服务的不平衡发展。在哥伦比亚特区，慈善委员会的秘书在 1906 年指出，政府的补贴已经创造了"太多治疗急症和提供外科手术的相对较小的医院，而且……迄今为止，在为慢性病、疾病恢复期、结核病、醉酒和其他不受欢迎的病例提供必要的服务方面，完全失败。"只有一家医院处于该市的直接控制之下。"结果是，这家医院经常挤满了慢性病患者，这是别人不想要的，而且不直接处在市政控制之下的医院也不会接收他们。"[60] 这种模式成了美国医疗行业的标准特征，即治疗急性病的私立机构高度发达，而服务慢性病的公共部门发展滞后。治疗急症的私立医院可以不超过其承载能力地运行良好，而过于拥挤的公立医院则挤满了结核病、酗酒、精神障碍和其他社会混乱导致的疾病的受害者。

公立医院和私立医院也可以作为赞助和资助的替代系统发挥作用。我们已经看到，在精英私立医院里，富有的赞助人可以让病人免费住院，医院职位都流向来自地位稳固的家庭的医生，而天主教徒和犹太人则被忽略了。相应地，政府官员利用市立医院来分配工作和合同，并确保他们的朋友和选民能及时被收治。这种干涉受到医生和上层社会改革者的严厉批评，他们要求医院和其他市政机构在严格公正的基础上运行。但正如许多人所指出的，城市政治机器虽然经常腐败，但回应来自地位较低群体的压力会更快。波士顿的婆罗门家庭控制了该市私立医院的医务人员，但是在 1864 年波士顿市立医院开业后，天主教和犹太教医生也可以通过其代表的干预，获得医院职位。[61]

歧视是成立单独的宗教和族裔医院的主要原因。除了针对黑人的歧视，露骨的偏见非常罕见，尽管马萨诸塞州总医院最初拒绝接收爱尔兰病人，理由是他们的存在会阻止其他人进入医院。在早期，医院有着自己的道德目标，这让宗教少数派感到焦虑。天主教徒担心自己可能得不到临终忏悔，而犹太人则担心自己不得不吃非洁食，还会因外表和仪式而被嘲笑。天主教徒和犹太教徒都担心，他们的一些人在面临个人危机时，可能会面临改宗的要求。进入医院必然意味着人们会在自己虚弱和脆弱的时候遭遇一些陌生人，但如果院方和工作人员具有同样的信仰，甚至具有同样的种族背景，这种遭遇就会不那么危险。即使在宗教团体内部，也存在着尖锐的分歧。1894 年，纽约一名俄罗斯犹太人在参观西奈山医院和当时占主导地位的德国犹太人控制的其他"上城"机构时发现：

　　在我们德国贵族犹太人的慈善机构里，你可以看到漂亮的办公室、桌子，所有的装饰都很华丽，但你会看到严厉而愤怒的面孔。每个穷人都像罪犯一样被审问、被蔑视，每个不幸的人都卑微得像树叶一样发抖，就好像站在一个俄罗斯官员面前。当一个俄罗斯犹太人在俄罗斯犹太人的机构里时，无论这座建筑多么破落和狭小，他都会觉得它又大又舒适。他在自己的同胞中间感到轻松自在，他们说同样的语言，理解他的想法，明白他的感受。

关于非犹太医生对犹太移民病人的偏见，我们有哈佛大学医学教授、马萨诸塞州总医院医生理查德·卡伯特（Richard Cabot）的证词：

　　十有八九，我眼里看到的不是亚伯拉罕·科恩，而是一个犹太人……我根本没有看到这个人本身。我把他融入了普通犹太人的模糊背景中。但如果我今天不像往常那么不在意……我可能注意到他把手放在膝盖上的样子，有些奇怪，出乎意料。那只手……是一只充满力量的手，可以抓握东西的手，我以前见过塞勒姆街有着有力双手的犹太人……他就是如此。然而，他并不比我见过然后忘掉的成千上万的人更真实——因为我从未真正见过他们，我所见的只是他们模糊的轮廓，他们的类型，他们所属的种族背景。[62]

除了为病人提供免于偏见的庇护所外，各个种族和宗教医院还向其赞助社区及医生提供物质上的利益。他们为在其他地方被拒绝的犹太人、天主教徒和黑人医生提供实习和住院医师培训的机会，还为他们提供医院职位，好让他们在医院治疗他们需要入院的病人。正如奥斯瓦尔德·霍尔所发现的，医院之间最重要的分界线不是技术而是种族和宗教。这些种族和宗教医院是一系列机构的一部分，这些机构在每个群体的医生职业生涯的各个阶段为其提供服务。上流社会的美国佬进入昂贵的本科院校、精英医学院，并在著名医院实习时，一位年轻的意大利裔医生几乎肯定会发现这些机构都对他紧闭大门。"然而，"霍尔指出，"还有其他机构（在这个例子里是天主教机构）提供了另一种途径，不仅为他开辟了一条通往医疗事业的新道路，而且在某种程度上使他免于同那些拥有更多优势的人的竞争……"[63]

考虑到各教派医院在消除歧视中发挥的作用，它们似乎会吸引不同的病人群体。但事实并非如此。医院显示了美国先肯定再消除宗教差异的趋势。虽然医院接受特定团体的赞助，但它们以不带偏见地为所有信仰——尽管不是所有种族——的病人提供治疗为豪。新教医院完全有可能有更多的天主教病人。纽约犹太医院最初只在意外或紧急情况时才接受非犹太教徒，但很快改名为西奈山医院，以表示它为整个社区提供服务。天主教医院不仅对普通社区开放，在一些地方还承担了公立医院的职责。在明尼苏达州的罗切斯特，梅奥兄弟完全依赖一家天主教医院——圣玛丽医院，尽管他们和他们大多数病人都不是天主教徒。

教派医院体现了美国社会中一个更广泛的模式。在一些文化分歧比美国更深刻的国家，不同的群体创建不同的机构来满足一系列广泛的社会需求。荷兰人把这种现象称为"柱状化"（*verzuiling*），这个词的意象来自支撑着同一个屋顶的各个独立的柱子。约翰·古德斯布洛姆（Johan Goudsblom）在谈到荷兰时说："每个教派集团，都建立了自己的一系列的组织，几乎涵盖社会生活的各个领域。学校、大学、广播电视公司、工会、卫生福利机构，以及体育协会都符合柱状系统。"[64]这种"分割式整合"（segmented integration）模式在美国只得到了部分发展。新教徒显然人数最多，他们一般不觉得有必要按照宗教路线来定义自己的机构；那些建立自己的学校和医院的教派往往是那些认为自己与主流文化格格不入的群体。在主要的宗教团体中，只有天主教徒发展出了一系列单独的机构，包括学校、大学、医院以及社区协会。黑人也建立了单独的机构，至少在南方是这样，但也许更多的是出于必需而非出于愿望。犹太人更渴望加入社会的共同机构，而不是建立自己的机构。例如，在教育方面，各个层次的犹太人通常都更愿意留在既有的体系中（第一所犹太人大学布兰代斯大学直到第二次世界大战后才出现）。[65] 但是犹太人医院是一个例外，任何规模的犹太社区都建立了通常比社区需求大得多的医院，这可能是因为医学在犹太人的志向中占据了特殊的位置。从事医疗行业被认为是犹太人的理想职业，因为私人行医有专业自主权，可以不受大部分制度性反犹主义的限制。但是由于医院的歧视，必须建立专门的犹太人机构来提供诸如住院医师、主治医师和会诊医师等职位。然而，长期来看，同化主义占据上风。许多犹太医院后来都成了主要的教学和研究机构，并且并入医学院成为其附属医院。从某种意义上说，犹太医院的同化和向上流动与美国犹太人群体更大范围内的经历是同步的。

文化异质性是制约各医院在一个国有系统下进行整合的主要因素。各种族和宗教团体都希望保护自己的单独利益。对上层社会的新教徒来说，依赖志愿捐助提供了一种不用州和地方政府协调就能直接控制的方式，而移民群体在 19 世纪后期开始对州政府和地方政府施加影响。对于地位较低的少数族裔社区，私人赞助提供了对抗歧视的保护。在一个文化同质的社会中，医院的管理似乎迟早会被国家接手。在一项关于医院的跨国研究中，威廉·格拉泽发现，在所有存在一个主流宗教的国家，医院都是由政府管理的。即使在医院起源于宗教组织的地方，教会也发现经营医院的费用相当恼人，而选择将资源用于与宗教仪式和信仰更直接相关的活动上。但在宗教之间存在竞争的地方，宗教团体都保留了对医院的控制，以保护和扩大自己的势力范围。格拉泽认为，一个社会中宗教的数量越多，医院的所有权和管理权就越分散，平均规模就越小。[66]

1900 年之后不久，人们就开始抱怨美国有太多的小医院，这也成了对医院系统的常见批评。1911 年，一位医院负责人写道："如果每个城市的各个医院能进行权益合并，就能带来更高的效率和更大的经济效益，然而，这些独立的一私人控制营医院完全不可能进行权益合并。"私人医院面临严重的闲置问题，特别是 1929 年经济大萧条后。1937 年，一名医学院教授指出，大量负债中的医院使用率只有 50%，他建议，如果关闭一些医院，将其余医院的床位使用率提高到 75% 或 80%，就可以缓解它们的财务困境。"当然，问题在于这些医院是教派性质的，或者部分源于捐赠，或者是为了某些外科医生或工作人员的个人利益而运营的。"[67]

特殊的科层制

虽然公司在 19 世纪末就已经转为多部门经营的模式，医院仍然处于工业发展的早期阶段，这是因为维持它们的是一些特别的利益。尽管一体化组织有许多可能的优势，但没有任何一项得以实现。早期美国外科医师学会试图以"标准化"为目标来改革医院：对病历病案的保存、尸检，以及医院组织的其他方面都设置了最低限度的要求。医院主动参加了这些努力，这部分是因为想避免政府更彻底的监管。医院相互仿效，进而变得比人们想要的更加标准化，无论社区的整体需要如何，各医院都提供同样的服务。它们逐渐呈现出人们熟悉的美国悖论：一个高度统一、极少协调的体系。由于缺乏综合管理，各个医院都得发展出一种复杂精细的管理方式，要比其他国家行政职能更为集中的医院复杂得多。在美国，每个志愿性医院都必须自己筹集用于资本支出的资金、设定收费表、进行采购、招募员工、确定病人的支付能力、收取账单以及公关等工作。所有这些活动都需要员工、资金和空间。与此同时，美国的主治医师制度也制造了更多的行政工作。国外的医院一般有稳定的医务人员，可以通过面对面的讨论解决很多问题。但在美国，大量医师在不同的时间流动于医院各处，把工作分派给医院雇员，这需要更多的协调才能使工作顺利进行。在国外的医院里，各种内部职责是由有权力的服务主管控制的，在美国的医院中，这些由行政人员负责。在其他国家，由于社会职能更加集中，而医院内部职能则更加分散，行政人员的权威和地位都比较低。然而，在美国，医院管理变得更加重要并享有威望，因为社会职能过于分散，而医院内部职能过于集中。[68]

因此，矛盾的是，由于医院和医生都更独立于更高的科层权威，医院管理在美国比在其他地方更快地得到了专业化。在欧洲，医院行政人员很少有专业学位的，他们的地位和权威都显然次于主要的临床医生。但是在美国，医生自己也被医院的行政职位所吸引，大学于 20 世纪 20 年代设立了医院管理学位。1899 年，行政人员成立了医院主管协会（Association of Hospital Superintendents），1908 年又更名为美国医院协会（American Hospital Association）；1933 年，美国医院管理者学会（American College of Hospital Administrators）成立。

20 世纪三四十年代，随着管理者对医生权威的挑战变得越来越普遍，医学专业在医院的主导地位开始下降。20 世纪中叶，美国很多关于医院的社会学文献反映了这一形势，强调了"两种权威"——临床权威和行政权威——之间的分歧，因为行政部门的地位更加强势，所以这一问题在美国医院中尤为突出。这两组人对医院有两种不同的看法。私营医生继续把医院看作"医生的工作室"，也就是诊室工作的辅助机构；而行政人员倾向于把医院看作"健康中心"，是社区卫生服务的主要协调者。双方经常就行政人员努力扩大门诊服务、增加医学研究和教育比重、聘用从事专科医疗的全职医师，以及增加行政人员来开展上述活动等问题产生分歧。[69]

查尔斯·佩罗（Charles Perrow）认为，美国医院中的权威先从理事转到医生手中，最后又转到行政管理人员手中，他认为这一发展是由医院不断变化的技术和需要造成的。理事的支配地位基于对资本投资和社区认可的需要。随后医生获得了控制权，这是因为他们的技艺越来越复杂，也越来越重要。最后，出现了行政主导的趋势，这是因为内部组织和外部机构关系越来越复杂。[70] 这一论点实际上认为，组织的变化过程完全是内在的，完全取决于其功能需要。然而，正如我们所看到的，权威结构的变化还与特定的历史条件有关。在世纪之交，医生的权力越来越大，这在很大程度是因为随着付费病人更多地使用医院，医生有能力增加医院收入；医院行政人员的影响力越来越大，这部分是因为医院系统抵制集中协调，同时医院中的执业医生不愿意承担全职管理的责任。这些结果并不是出于功能上的必需，而是源自一种特殊的利益配置。

虽然 20 世纪的总体趋势是医院组织有更多的行政控制和更多的架构，但医院本身以及整个系统，仍然保持松散的协调。在医院里，仍然有三个独立的权威中心，分别是理事、医生和行政管理者，这让研究正式组织的学者困惑不已。社会学家一直想知道，为什么医院系统偏离了科层制的标准模式，缺乏一个单一明确的等级权威。经济学家想知道，如果医院不是在将利润最大化的话，那么它到底在最大化什么。从每个学科的范式来看，美国的医院都是一个异类。但是从历史的角度看，医院就显得不那么异常了。医院最初是由富有的赞助人出资建立的慈善照护机构。随后医院重建为主动治疗的中心，因此私人行医者急切地想进入其中。在美国，医学从业者能够进入医院，是由于志愿性医院在资金上有着自己的需要，又无法利用税收作为收入来源。而私人行医者的个体利益，以及不同种族和宗教团体的利益，导致了较小规模的医院大量出现，并阻碍它们整合进国家体制。相应地，整合管理的缺失导致医院之间的竞争更加激烈，更为注重商业职能，有了更多的行政管理。以上所有这些使得三个权威中心以一种松散的方式结合在一起，而没有一个单一的主导势力。无论作为组织，还是作为组织系统，医院仍然没有完全整合，这是一个机构发展受阻的案例，一个前资本主义机构在功能和道德认同上发生了根本的变化，但在组织结构上只发生了部分变化。

这种受阻发展模式在整个医疗系统中都显而易见。公共卫生系统中只有有限的整合组织，而现在的非卧床治疗（ambulatory care）则完全没有整合组织。科层制的兴起被认为是现代生活中不可避免的必然结果，但是在美国，医学专业得以避免向这种必然性投降，或者说至少坚持了更久。

第五章
公共卫生的界限

维持公众的健康需要关切生活的方方面面。这个领域的一些领导者对公共卫生做出了令人惊叹的定义，表明其管辖范围的主张可以多么宽泛。1920年，耶鲁大学公共卫生教授查尔斯-爱德华·阿莫里·温斯洛（Charles-Edward Amory Winslow）将公共卫生定义为"通过改善卫生环境、控制社区感染、对个人进行卫生原则教育、组织早期诊断及预防性治疗的医疗和护理服务，以及发展确保社区中每个人都能维持健康生活水平的机制，来预防疾病、延长寿命以及促进身体健康的科学和技术"[1]。如果严肃对待这个如此宽泛、彻底颠覆性的概念的话，冲突不可避免。公共卫生不可能在不违背个人信仰、不侵害私人财产及其他机构特权的情况下，将所有这些活动都囊括到自己名下。公共卫生的历史几乎就是一份为其指令范围斗争的记录。一方面，公共卫生的权威遭到宗教团体等组织在道德上的反对，它们反对国家为了维护官方健康和卫生概念而进行干涉。另一方面，公共卫生的权威还遭到了想要维护自身经济利益的商业界的反对。19世纪末，因为公共卫生部门介入了一些被专业医师认为属于他们的活动领域，公共卫生的道德和经济界限再度成为争论的焦点。

这一冲突虽然由来已久，但却随着医学和公共卫生的历史性融合而大大加剧了。19 世纪中期的美国，公共卫生主要着眼于卫生设施改革，与工程学的关系比与医学的关系更密切。早期的卫生学家对抗疾病的手段主要是净化肮脏的环境，对他们来说，令人不适的东西就是危险的，疾病源于不洁。但是，随着 19 世纪末细菌学的发展，公共卫生的理论和实践及其与医学的关系都发生了巨大的变化。公共卫生当局逐渐对传染病的传染源和传播方式有了更为准确的概念，并开始集中精力对付特定的病原体。他们将注意力从环境转移到个人身上，并越来越依赖医疗技术和个人卫生。[2] 这一发展部分是因为当时发现了许多疾病由人类携带者传播。因为如果病人是传染源，那么预防疾病传播（这被认为是公共卫生的功能）的一种方法是诊断和治疗病人（这被认为是医学的功能）。在一些公共卫生官员看来，扩张公共卫生的范围以囊括医疗领域，这一目标既是值得追求的也是必要的，但人们可以想见，私营医生认为这种扩张是一种篡夺。医生们反对对病人进行公共治疗，反对报告结核病和性病病例的要求，反对公共卫生当局试图建立卫生中心来协调预防性和治疗性医疗服务的做法。

公共卫生与私人行医

诊疗所与慈善的限度

公共卫生和私人行医之间早期的一场冲突涉及公共诊疗所在治疗贫困患者方面的作用。作为一个单独的机构，诊疗所现在已经绝迹了，但它的消失本身就值得一提。和医院一样，诊疗所最初作为穷人的慈善机构而设立，但与医院不同的是，诊疗所未能实现向为整个社会服务的转变。如果塑造了医疗系统的是另一种力量，那么社区医疗服务的核心可能是诊疗所而不是医院，但历史没有走这条路。

18世纪晚期，第一批诊疗所在美国主要商业中心费城（1786年）、纽约（1791年）、波士顿（1796年）和巴尔的摩（1800年）建立起来。诊疗所的数量在整个19世纪中期缓慢增长，并且大多数一直集中在东部。正如"诊疗所"（dispensary）这个名字所显示的那样，它的主要功能是分发药物，有时会被称为"医疗施粥所"。诊疗所的主要资源是兼职医生提供的免费服务，这些医生利用诊疗所从事教学、获得诊断经验、发展事业。诊疗所与医学教育的关系至关重要：需要培训机会的医学生越多，建立的诊疗所也就越多。19世纪后期，医学院数量激增，诊疗所的数量也大为增加。到1900年，全美大约有一百家诊疗所。[3]

诊疗所的发展使私营医生和慈善改革者感到不安，他们反对那些支付得起私人医疗费用的人滥用诊疗所。"想想吧！"一位医生写道，"如果一名医生连续52周每周去诊疗所三次，平均每天治疗五名患者，每名患者本来可以付适度的费用，比如一美元（这还是低平均值），他做了什么？他剥夺了专业人士一年780美元的收入。"许多医生觉得被穷人利用了。《医学记录》的编辑乔治·施拉迪（George Shrady）博士对《论坛》（The Forum）月刊的读者说："说穷人缺乏专业的医疗护理，这并不是真的。相反，他们得到的远远超过应得的……每年都有大笔的钱浪费在了毫无意义完全不配的人身上。"当然，他们同样认为这种施舍对穷人没有任何好处。慈善改革者声称，这将削弱穷人自力更生的能力，并将他们进一步拖入堕落的深渊。作为对这种"寄生行为"的治疗，诊疗所让社会工作者去调查病人是否真的赤贫。1899年，纽约州将冒往诊疗所定为轻罪，尽管从未有人根据这条法律起诉他人。[4]

183　　　　"诊疗所滥用"这样的想法本身就反映了阶级偏见在界定社会问题中发挥的影响。改革者和医生如此关注患者冒用的问题，以至于其他问题几乎得不到关注。迈克尔·戴维斯（Michael Davis）和安德鲁·华纳（Andrew Warner）1918 年指出，在关于诊疗所的文章中，以及它们的年度报告中，讨论的主要问题并不是患者的需求，也不是如何最有效地满足他们的需求，而是"我们该如何阻止人们接受治疗？"[5]

值得怀疑的是，诊疗所滥用是否像私人行医者和上层社会改革者认为的那样普遍。一些研究表明，诊疗所病人中能付得起费用的比例很小，可能最少 2%，最多 12%。虽然诊疗所不收取任何费用，但这些服务也绝不是免费的，漫长的等待时间造成了巨大的间接工资损失。病人还因被用于给学生上课和做演示病例，支付了间接费用。塞耶（W. S. Thayer）指出："事实上，这经常非常浪费时间，只要能负担得起私营医生的费用，很少有贫穷无知者不想避免时间的浪费和冗长的检查的。"至于"加剧贫困"的问题，社会工作者玛丽·里士满（Mary Richmond）指出，十五年来，她从未在接受免费诊疗所服务的人群中发现"任何下降的趋势"。事实恰恰相反，及时的医疗援助常常使人们摆脱贫困。[6]

虽然可能有一些病人滥用了诊疗所，但也有一些诊疗所虐待了病人，它们既不关心病人，态度也不礼貌。1913 年对纽约市下东区一个地区进行的一次逐户调查显示，超过一半的病人没有得到治疗，部分因为他们害怕诊疗所。求助于诊疗所的人不得不为匆促而浮皮潦草的检查等上几个小时。在一些诊疗所里，许多病人，有时多达十五甚至二十人，挤在一个小房间里，而医生匆匆忙忙地为一个又一个病人开处方。在药剂师窗口，病人通常要等两三个小时才能拿到药品。这样的经历足以吓阻胆小的人或那些花不起半天时间的人。[7]

关于诊疗所滥用的争论在很大程度上是医学专业内部两个群体

之间的冲突，一方面是经济上没有保障的全科医生，他们认为诊疗所剥夺了自己的收入；另一方面是地位优越的专科医生或未来的专科医生，他们利用诊疗所进行教学、研究并获得专业人脉。前者希望慈善的规模受到限制，而私人市场规模尽可能大。后者希望可以不受限制地接收"值得关注的"病例，即使这意味着偶尔接收也许付得起治疗费用的病人。尽管压力重重的全科医生抱怨不公平的竞争，但医学专业的一些杰出领袖，如威廉·奥斯勒和奥斯汀·弗林特（Austin Flint）这样的教授，以科学和穷人利益的名义为诊疗所辩护。

诊疗所，至少是传统形式的诊疗所，其命运还与医学教育改革相关。约翰斯·霍普金斯医院院长亨利·赫德（Henry Hurd）在1902年指出，诊疗所系统的"滥用"源于医学院的激增。赫德表示："如果大学毕业生少一些，就不需要那么多诊疗所了。"这意味着真正需要诊疗所的是医生而不是病人。"除非我们摆脱医学院的竞争，否则我们将无法纠正这些弊端。"在20世纪的头二十年里，医学专业让医学院的数量大为下降之后，诊疗所的免费劳动力资源就枯竭了。同样，现在行医所需的研究生经验也来自医院实习。作为独立机构的诊疗所消失了；许多诊疗所作为门诊部并入医院，到20世纪20年代，门诊部开始向病人收取费用。[8]

卫生部门与政府的限度

私营医生与公共卫生的矛盾关系也是塑造地方和州卫生部门发展的一个关键因素。卫生部门在美国内战后发展出了牢固的科层结构。20世纪初，霍乱和黄热病的流行，以及对"危险阶层"肮脏生活条件的关注促使公民组织了卫生设施协会或个人卫生协会来清洁城市。医生在这些组织中十分活跃，但他们并没有独占主导地位。尽管新的流行病不时地引起公众的兴趣，但美国并没有像欧洲国家那样迅速地建立起政府卫生部门。路易斯安那州 1855 年建立了第一个州卫生委员会，但事实证明它有没有什么效果。更有里程碑意义的是 1866 年在纽约市建立的大都会卫生委员会（Metropolitan Board of Health）和 1869 年在马萨诸塞州建立的第一个有效的州卫生委员会。1870 年，联邦政府将海事医院集中到海事医务署（Marine Hospital Service），由一位医务总监（Surgeon General）领导。1878 年 4 月，新霍乱和黄热病疫情暴发后，国会授权海事医务署对可能携带传染病的船舶进行检疫隔离，但同时也授权地方当局可以推翻任何检疫隔离决定。当年晚些时候，当黄热病袭击新奥尔良时，其他公共卫生改革者利用这个机会说服国会在 1879 年 3 月成立了全国卫生委员会（National Board of Health）。然而，这一举动引起了医务总监的不满，四年后，他成功地说服国会取缔了该委员会。此后，公共卫生几乎完全由各州以及地方负责。

19 世纪末，医生们在寻求执照制度的保护时，他们对国家干预持正面态度。医生支持扩大卫生部门的监管权力。美国公共卫生协会（American Public Health Association）在纽约的斯蒂芬·史密斯（Stephen Smith）的领导下于 1872 年成立，成员主要是担任地方和州卫生部门官员的医生。在整个进步主义时期，美国医学会自己就主张建立一个内阁级别的卫生部。但是，正如医生不希望医院或诊疗所抢走自己的病人一样，他们也不希望公共机构干涉自己的业务。他们赞成作为私人行医补充的公共卫生活动，但他们反对构成竞争的公共卫生活动。这种反对在 20 世纪初期变得更加激烈。[9]

世纪之交，纽约市的一些发展很好地说明了专业人士从合作到抵制的各种不同反应。市卫生局引入传染病的实验室诊断技术、疫苗和血清的生产及对贫困人口免费发放、所有结核病和性病病例的强制登记、积极的健康教育方案，以及对在校儿童进行体检和治疗。纽约市并不是美国的缩影。在许多地区，特别是南部和西部，公共卫生往往刚到对卫生条件进行改革的阶段，有的甚至还没达到这个地步。公共卫生的不发达是美国更为常见的状况。纽约市的经验意义重大，正因为它是一个特例，揭示了限制公共卫生的一些最大胆的政治限制。[10]

纽约市卫生局的巨大贡献是把新的细菌学应用到实际操作之中。它的主要创新是诊断性细菌实验室，最初建立于 1892 年，由赫尔曼·比格斯（Hermann M. Biggs）和他的助手威廉·帕克（William H. Park）领导。帕克证明了，在被纽约市一家医院诊断为白喉的病例中，有近一半实际上是"假性白喉"；让这些人和真正的白喉患者待在一起会危及他们的生命。因此，通过检测白喉疑似病例，市卫生局可以降低死亡率，节省许多不必要的烟熏消毒费用。为了健康和经济的利益，市政府授权该实验室向医生免费提供诊断测试。医生可以在当地药房领取卫生局发放的"培育设备"，使用设备然后归还，在 24 小时内通过信件收到化验结果。

从一开始，医生们就乐于利用这项新服务。1893 年的年度报告指出，卫生局正在为医生们做他们认为"很难，甚至不可能自己做"的事情。卫生局为医生们提供"绝对可靠的诊断"，帮助发现白喉病例的发生地，这样卫生局就能够实施适当的隔离和消毒措施，以阻止流行病的暴发。[11]第二年，卫生局开始帮助医生进行治疗。在得知埃米尔·鲁克斯（Emile Roux）从马身上生产白喉抗毒素的方法后不久，帕克的实验室就成了欧洲以外第一个生产这种血清的实验室，血清随后就在药店开始销售，并为有困难的病人向医生免费提供。而且，由于卫生局有能力制造超过足够纽约使用的产品，它把剩余的部分卖给了全国其他城镇，创造了大笔收入来支付许多雇员的工资。

这些措施显著地降低了白喉的死亡率，并很快被其他城市仿效。比格斯和帕克为纽约市卫生局赢得了国际声誉。有人说，虽然欧洲人取得了细菌学方面的重大理论进展，而美国人取得了一些重大的实际应用进展。通过改进生产抗毒素的技术，纽约市卫生局门将血清的生产成本从每瓶 12 美元降低到每瓶 1 美元。卫生局还开始生产大量破伤风血清,对伤寒进行肥达测试,并向被狗咬伤的人提供狂犬疫苗。

尽管这些成就在国际上得到了赞扬,但很快就引起了当地药剂师和医生的抗议,他们谴责卫生局的活动是"市政社会主义",对私营企业构成了不公平竞争。一位批评者问道:"卫生委员会有比制造普通药物更多的理由去生产抗毒素和病毒疫苗吗?"[12] 1898 年,在选举了一位新市长之后,抗毒素的生产得到了削减,以防止生产过剩和过剩销售。卫生局说:"纽约市不应该被引导去处理这种性质的事务。"但为了应对紧急情况,实验室继续定期供应白喉抗毒素,如果紧急情况没有出现,就出售血清,以防浪费。因此,1902 年 4 月,一千多名医生和药剂师签署了一份请愿书,敦促市长根除卫生局这种持续的"商业行为"。同年晚些时候,纽约市卫生局宣布将停止所有抗毒素的对外销售,但会继续免费向医生分发抗毒素用于治疗穷人。

纽约市卫生局早期控制结核病的努力也出现了问题。在科赫分离出结核杆菌后,卫生局 1889 年提出一份报告认为,当时的主要致死疾病肺结核是可传染的,也是可预防的。卫生局认为,控制疾病需要鉴别患者并对其进行监控,以确保实施必要的卫生措施,包括对生活区进行消毒和谨慎清理痰液。在 1893 年到 1894 年的那个冬天,卫生局要求诊疗所和其他公共机构报告所有结核病患者的姓名。医生也被要求同样如此。为了鼓励他们自愿合作,卫生局提供免费的结核病实验室测试。但当这一做法没有奏效后,卫生局采取了前所未有的措施,强制私营医生上报结核病病例。一般来说,他们不会干涉私营医生治疗的病人,而其他结核病患者一般只由医疗检查员来上门访问,他们会留下传单,并就如何防止感染扩散提出建议。但是对肺结核的恐惧四处蔓延,许多人担心自己家中出现官方报告的结核病例,而如果结核病是导致死亡的原因,一些人寿保险并不会进行赔付。医生们提出反对，说结核病不具传染性，反对强制报告结核病例，认为这侵犯了医患关系和患者的保密权利。1897 年，纽约县医学会主席告诉其会员，卫生局要求通报和提供免费治疗的行为正在"篡夺医学专业的责任、权利和特权"[13]。尽管如此，在接下来的十年里，纽约市卫生局取得了相对较高的结核病通报水平，尽管在其他城市情况则不尽如人意。[14]

在学校公共卫生服务的发展中，政府卫生计划的界限表现得最为明显。19 世纪后期，与其他公共卫生计划一样，针对在校儿童的卫生服务从环境问题转向了个人问题，然后就遭遇了私营从业者设置的种种障碍。19 世纪中期，学校卫生服务做出的第一次努力是改善通风和供暖条件，以及消除过度拥挤。学校偶尔提供的一项医疗服务是天花疫苗接种。在 19 世纪 90 年代，细菌学的发展开始产生影响，学校卫生计划也越来越多地采用医学方法。同样，主要目标是控制传染病。1894 年，波士顿成为第一个雇佣学校医疗检查员来识别并遣送传染病患者回家的城市。第二年，纽约市卫生局任命了一名首席医疗检查员和 150 名兼职检查员，对被老师认为生病的学生进行日常检查。约翰·达菲（John Duffy）写道："卫生局敏锐地意识到医学专业容易受伤的感情，强调学校检查员不会给予任何专业治疗。他们的职责是检查有传染性疾病的儿童并将其隔离在学校之外。如果需要治疗，则由家庭医生、医院或诊疗所提供照护。"[15]

以此为起点，学校卫生计划包括了检测视力问题和其他可能妨碍学习的身体缺陷。但是由于校医很少与家长接触，学生家庭也往往没有多少钱，因此诊断出来的问题得不到恰当的治疗。1902 年，又是纽约第一次把护士引入学校，不仅为了发现病例并将其转诊给医生，也为了与学生父母交流、治疗轻微的病症、教授如何进行自我护理及后续工作。同年，卫生局估计纽约 18% 的学生患有沙眼，并在市里一家公立医院设立了眼科诊所提供治疗。在一些城市，学校卫生计划不顾医生的抗议，也从检查转向了至少治疗一些小问题。一些业务从私人行医者那里转移过来，但正如公共卫生官员乐于指出的那样，医生也从学校的诊断检测和转诊中获得了客户。然而，随着学校卫生服务从地方卫生委员会转移到教育委员会下属，它不再那么以医疗为重心。到1911年，每四个城市中的学校卫生服务有三个都处于教育委员会的控制之下。

189

　　渐渐地，这些计划局限于它们的初始职能，即发现缺陷和预防传染病。年复一年，检查人员和护士对孩子们进行体检，发现听力或牙齿问题，并给孩子的父母写纸条，告诉他们孩子应该去看医生或牙医。但当孩子们第二年接受检查时，健康问题仍然存在。一名学校卫生管理人员在公共卫生大会上表示："只要我们能将一部分反复用于儿童体检的资金拿来投入最重要的工作，我们就真的能够做成一些事情。"[16] 但是，学校卫生计划和公共卫生服务之间不存在协调，其他公共卫生活动之间也不存在。私人利益对任何统一的组织都造成了障碍。

从改革到审查

肮脏概念的现代化与新公共卫生

　　公共卫生的经济界限部分是由成本限制决定的——不仅有公共卫生对纳税人的直接成本，还包括此类措施对企业和整个社会造成的间接成本。19世纪上半叶，一些权威人士将流行病归因于传染，并建议采取隔离措施——由于这会打乱商业行为的运作，因此是一种对经济有害的措施。另一些人将流行病归因于瘴气，并建议对环境进行全面清洁。清洁环境的方法可能更受商业利益的青睐，因为相比直接关闭市场，它造成的破坏要小。但大规模的清洁和隔离都是代价高昂的应对措施。细菌学的出现不仅提高了公共卫生工作的有效性，还通过取消不加区分的干预措施，降低了它们对社会的间接成本。转向更具体的措施——如对监管水源或牛奶供应——为公共卫生与商业利益之间的协调奠定了基础。细菌学更狭窄的关注点也为公共卫生官员摆脱对道德和社会改革的承诺提供了理由。

在卫生和商业之间的协调中，一个中心因素是关于肮脏的新概念。关于肮脏的概念有重要的政治含义，这一点可以从今天就有毒化学物质、放射性废物和其他环境污染物而做的斗争中看出来。宽泛的"肮脏"概念可能意味着需要在清洁方面进行相应的大量投资。一个更狭窄的"肮脏"概念可能就廉价得多。在世纪之交，公共卫生领域内的领军人物，罗得岛州普罗维登斯市的卫生专员查尔斯·查宾（Charles V. Chapin）指出，在疾病的"污秽理论"影响之下，早期公共卫生立法没有"区分污秽是否具有危险性，而是向一切腐烂和闻起来令人不快的东西宣战"。查宾认为，老公共卫生学家们一直关注一些比如"下水道气体"这样定义不明的瘴气，并在扩散措施上浪费精力。泛泛的清洁工作甚至不一定会将所有人的粪便从供水系统中清除。[17]甚至"细菌理论"的出现最初也未能使人们对感染如何传播有一个更准确的认识。公共卫生当局错误地认为，污浊的空气和被污染的物体具有危险性，他们认为有必要对传染病医院进行隔离，并对病人接触过的所有物体进行烟熏消毒。当科学家了解到致病细菌不会通过空气远距离传播时，他们开始怀疑烟熏消毒等措施的价值。1906 年，查宾抨击烟熏消毒是一种迷信，在接下来的十年里，其他城市效仿普罗维登斯市，结束了这一做法。

新观点带来了一种要求大为缩减的公共卫生观。查宾确信肮脏本身不会引起传染病，因此摒弃了一般的清洁措施。"一个城市的死亡率，"他在 1902 年写道，"无论街道是否干净，无论垃圾是否被迅速清理还是允许堆积，无论是否有管道法，都不会有明显的不同。"查宾认为，只要社区学会了如何处理其排泄物，环境卫生条件就不再是一个公共卫生问题。他说，"我看不出糟糕的住房本身是如何导致大量疾病的"，解释为什么他认为住房不是一个公共卫生问题。[18] 在 1917 年出版的一本简短的畅销书《如何避免感染》（*How to Avoid Infection*）中，他写道，"摘除扁桃体比清理后院的灰尘更重要"。个人卫生可以取代公共卫生活动。"饭前要洗手，如厕后也要洗手。对孩子们要言传身教，尤其要以身作则。现代卫生科学使个人也能够保护自己，即使卫生部门效率低下。"保持个人卫生也更便宜。"市政供水系统的引入，甚至是对供水的净化，可能需要数百万的资金……而饭前便后洗手不需要花钱"。[19]

查宾的观点十分极端，但反映了一个更广泛的转变，当时人称之为"新公共卫生"。温斯洛认为这是现代公共卫生发展的第三阶段。根据温斯洛的说法，第一阶段，大约从 1840 年到 1890 年，是一个"经验主义环境卫生"时期；第二阶段，从 1890 年到 1910 年，见证了细菌学的首次应用，强调隔离和消毒。温斯洛说，这个"新公共卫生"阶段大约始于 1910 年，并具有两个明确的特征，即强调个人卫生教育，以及通过对全体人口进行医疗检查而"把医生真正用作预防力量"。他认为，在一系列旨在控制结核病和性病、改善婴儿和儿童健康，以及处理其他健康问题的新运动中，这两个特征都很明显。[20]

尽管查宾等权威人士将新公共卫生表现为对细菌学发现的回应，但它还有一个好处。缩小公共卫生的目标范围，可以让它在政治上更容易被接受。与在其他领域一样，专业主义的发展见证了从广泛倡导社会改革向更狭窄判断的转变，人们可以辩护说，这些判断是在行使中立的权威。

事实上，强调个人卫生和医学检查并不一定是细菌学发现的自然结果。结核病防治运动就是一个很好的例子。结核菌素测试大约在 1890 年被引入，1907 年得到改进，它表明潜伏的结核病感染者在人群中广泛存在。存在着大量无症状感染者，这一发现表明，在与疾病做斗争时，通过改善营养、住房和工作条件增强抵抗力可能与预防感染一样有价值。

因此，在结核病的例子中，从细菌学发现的自然推论是重视社会改革，而这是查宾等公共卫生专家所贬斥的，他们认为这和自己的专业任务无关。相反，20世纪初的抗结核运动主要致力于改变个人习惯，尤其是儿童的健康习惯。例如，一项主要的抗结核运动是"圣诞海豹"（Christmas Seal）运动，这是一项由抗结核组织发起的筹款活动，自1907年末发起以来得到广泛支持。运动的指导者想让所有的儿童都成为"现代卫生战士"。他们可以通过刷牙等"卫生杂务"在一个荣誉阶梯上提升自己的等级。到1919年，全国共有三百多万在校儿童加入这一活动。[21]

作为强调个人卫生和医疗检查的一部分，新公共卫生运动促成了大量新诊所的建立。结核病诊所是其中最早的，从1905年国家结核病研究和预防协会（National Association for the Study and Prevention of Tuberculosis）成立时的20家增加到了1915年的500多家。到1915年，美国至少有538家婴儿诊所，是1910年国家婴儿死亡率研究和预防协会（National Association for the Study and Prevention of Infant Mortality）成立时的五倍还多。[22] 虽然一部分诊所是志愿性机构运营的，但其中大部分是由城市卫生部门经营的。旧诊疗所的业务以开处方为主，而新诊所的主要业务是医疗诊断以及卫生教育。从"诊疗所"到"诊所"的转变不仅仅是语言上的。它还反映了诊断技术使用的增加，以及角色的重新定位，从仅仅提供药物，转变为促进儿童照护、饮食和生活模式改变这一更复杂的任务。当然，这些既是科学信息的问题，也是文化和价值的问题，至于科学应当止步于何处，而美国中产阶级的美德标准又该在何处接管，这就很难说了。但毫无疑问的是，新的个人卫生实践在预防疾病和保持健康方面是有用的，而将诊所贬为社会控制机构的看法

192

则是错误的。*

　　没有什么比对个人健康检查的日益强调更能说明公共卫生从注重环境向注重个人的转移了。我已经提到从 19 世纪 90 年代开始的对在校儿童的检查。婴儿卫生运动还强调母亲在对婴儿进行预防性照护时寻求医生指导的重要性。儿科成为主要关注预防的医学门类的典范。防治结核病和性病的运动让体检成为必要程序，两者都使用相对简单的检查来识别疾病。美国人越来越必须通过检测才能获得资格或保留工作。人寿保险公司在向美国人介绍健康检查方面发挥了重要作用。1914 年，生命延续研究所（Life Extension Institute），一个保险行业的相关组织，开始通过全国各地的医生小组提供体检服务。

　　健康检查让美国人相信自己需要更多的医疗保健和健康监督，因为体检无一例外地表明很少有人是健康和正常的。第一次世界大战期间的体检结果被认为特别有说服力。在接受检查的 376 万名男性中，约有 55 万人因不合格而被拒绝；在被征召入伍的 270 万人中，据说有 47% 的人有体格缺陷。一项对 1 万名工人进行检查的研究中，没有一人是完全健康的。10% 有轻微的损伤，另外 90% 的人处于不同程度的不健康状态：41% 的人有需要建议或轻微治疗的中度疾病，35% 的人有需要医疗监护的中度疾病，9% 的人患有需要系

---

* 最近一些历史学家以此为理由批评公共卫生运动，但他们对社会控制的概念使用得非常随意。例如，在一篇关于进步主义时代三场公共卫生运动的文章中，约翰·伯纳姆（John Burnham）写道："美国医学界的领袖一再试图将自己的价值观——行使社会控制——强加于他人。"[23] 根据这一定义，任何社会运动，从复兴到革命，都可以被描述为"社会控制"。对这个词不加区别的使用使它失去了任何确切的意义。

　　社会控制可以正确地被用于形容那些倾向于抑制偏离社会主导规则的行为或机制。虽然医学和公共卫生常常有助于社会控制，但这并不是它们的全部作用。将医学降格为一种社会控制形式的看法忽视了疾病对人类所有行动能力的制约。只要公共卫生和医学能够减少疾病，它们就能增强个人实现自己目标的能力，而不仅仅是履行社会规定的义务。最近的反进步主义时代的历史学家，其中既有马克思主义者也有自由主义者，倾向于把如征服疾病等疾病重新归类为社会控制事件，这些事件曾被正确地认为是人类自由的历史性成就。在他们的记忆中，教导母亲注意婴儿卫生的公共卫生护士像是某种警察的秘密代理，把资产阶级观念渗透进纯正的工人阶级文化中去。至于护士可能教过母亲如何防止婴儿死亡，却被认为是次要且无关紧要的。

统治疗的晚期身体损伤，5% 的人需要立即就医。作为大都会人寿保险公司控制结核病的示范项目的一部分，马萨诸塞州弗雷明翰市的5000 名市民接受了检查，其中 77% 的人被查出患有某种疾病。三分之二的此类损伤据说都是可以预防的。医生检查所发现的疾病数量是一项挨家挨户的疾病自报调查的十二倍。[24]

保险公司和生命延续研究所声称，进行预防性体检的人的死亡率大大降低了，而在 20 世纪 20 年代，推广健康检查成了公共卫生组织的一个主要目标。这项活动主要由行外人士发起，但医生们也参与了进来。1922 年，美国医学会认可了对那些"可能健康"的人进行检查的想法。成员包括来自主要的志愿卫生组织的代表和政府公共卫生官员的全国卫生理事会（National Health Council）呼吁美国人应该在一个三天的期限内前往医生那里接受检查。在美国医学会表示全国的医生将很难应对这三天的病人洪流后，委员会发起了一项运动，口号是"在你生日那天进行一次体检"。[25]

公共卫生部门倡议的预防性体检实际上相当于医学专业的无偿广告。1922 年，俄亥俄州卫生委员会在 22 个县开设了胸科诊断门诊，检查了大约 1600 人。其中有 721 人被诊断为患病或可能患病，接着他们就被转诊给了私营医生。委员会的主任报告说，"这 721 人中至少有 90% 正在接受治疗"。此外，这些县的医生报告说，来自亲戚、朋友和邻居的需求也增加了。"人们要求全面的身体检查，其规模是前所未有的。"[26]

虽然诊断和教育服务的扩张是在公共卫生的支持下进行的，但治疗通常还是留给了私营医生。然而，这两个领域之间的界线往往很难界定。先进行一系列诊断测试，然后提供关于卫生和饮食的建议，这种行为算是健康教育还是医疗行为？医生们认为，在某些方面，这些项目把公共卫生的范围扩展得太大了，一些诊所以预防的名义偷偷地提供治疗。1919 年由芝加哥一些主要的慈善家组织的一家性病诊所提供每年花费 185 美元的治疗，而私营医生的平均收费是 525 美元。尽管绝大多数病人都非常贫穷，芝加哥医学会还是谴责这家诊所不道德，指责其不公平竞争，并将诊所的医生从医学会除名。当美国西北大学医学教授、伊利诺伊州社会卫生联盟主席路易斯·施密特（Louis Schmidt）博士因代表联盟从诊所的盈余中接受了 12000 美元而被芝加哥医学会除名时，此事引发的争议成为一个全国性话题，象征了美国医学会抵制公共卫生干预医疗领域的斗争。[27]

阻止卫生中心

许多公共卫生官员敏锐地意识到各自为政的局限性。一些进步主义批评者认为，应该建立统一的卫生中心，以取代分散的针对在校儿童的服务、妇幼保健项目，以及性病、结核病和其他疾病的诊所。卫生中心运动始于 1910 年到 1920 年，在 30 年代吸引了相当多的关注，然后逐渐淡出人们的视野，最终在 60 年代以一种完全不同的形式重新出现。健康中心的建立主要是为了在特定社区内协调卫生部门的项目和地方上的志愿机构。1927 年，迈克尔·戴维斯将卫生中心定义为“一个为特定区域提供、促进和协调医疗服务及相关社会服务的组织”。这更多是愿望而非事实。医疗保健很少被纳入其中，“卫生中心”一词在当时被非常宽泛地应用于儿童福利站、安置所、医院门诊部、结核病和性病诊所。因此，虽然统计数据表明当时存在数百家健康中心，我们必须对此持怀疑态度。[28]

即使在最大胆的提议中，对卫生中心最主要的构想显然也是私营医生的辅助，而不是替代。第一次世界大战结束时，时任纽约州卫生专员的赫尔曼·比格斯建议建立一个卫生中心网络，以满足农村地区的需求。一项州调查显示，由于医生数量持续下降，农村地区的医疗状况正在恶化。比格斯认为，如果州承担一半的建设费用，并继续承担部分维护费用，那么建有卫生中心的县就可以吸引医生到农村地区行医。问题不在于农村地区的医生难以维持良好的生活。比格斯在 1920 年 12 月纽约县医学会的一次会议上说："事实上，他们过得非常好，相对于城市里的许多人，他们过得要好得多。但是，一个受过良好训练并在医院中服务过的人，不会心甘情愿地从事二三十年前的医学实践。

"试想一下，"他继续说，"如果你完全接触不到各种实验室，无法使用 X 光检测，那将意味着什么。如果你被切断了与同行的所有联系，得不到所有专科医生帮助，而且还得从事所有医疗工作，包括外科、内科、妇科、产科等。

"这正是州农村地区的医疗现状。我怀疑我们中是否有人愿意从事这项工作……"[29]

比格斯提出的卫生中心正是为了弥补农村医疗的不足。卫生中心由医院、门诊诊所、实验室和公共卫生工作中心组成，可以向私营医生和病人提供 X 光检测、领薪水的专科医生的临床会诊，以及细菌学和化学实验室的诊断测试。比格斯坚持认为，这个计划"绝不会取代地方医生，而是为地方医生提供他们现在没有的设施"[30]。

尽管卫生中心被认为是私人诊所的辅助，但来自各医学会的反对仍然十分激烈。"太多的权力掌握在行外人手中，而给予医学专业的太少……太多的权力被授予县监事会和城市市长……太多的权力授予给了州卫生局……太少的认可和权力被给予医学专业"，这就是一名医生在反对该计划的论点总结中的前四个反对意见。[31]

当法案提交到州议会时，它得到了公共卫生部门、社会福利、劳工和农业团体的支持，但遭到了医学专业的反对。根据温斯洛的叙述，医生们的反对是致命的。1923 年，在两次失败后，终于通过了一项法律授权各州援助县公共卫生设施，但其中没有提到卫生中心，资金最终被用于标准的公共卫生功能。

在建立卫生中心方面还有其他一些较为零星的努力，但是这些努力并没有带来重大而持久的变化。与学校医疗服务一样，卫生中心与私人诊所之间是互补的；它们诊断病例，将病人送到医生那里，帮助医生开展业务，而不是与医生竞争。

这种人为地将诊断与治疗分离开来，还有更大层面上将预防医学与治疗医学分离开来的行为，都是后来的批评者所说的医疗体系"分散性"的部分表现。美国医疗保健组织合理化的过程中受到很多限制，对私人利益的保护就是其中之一。无论公共卫生是否越过了专业医师眼中的界限，医生们都试图缩小公共卫生的范围。然而，这不仅仅对于医学是如此。在美国，国家不应与私营企业竞争是一项基本原则。医生对公共卫生界限的看法与政府官员对国家行为界限的普遍看法是一致的。一位公共卫生领导人回忆自己在北卡罗来纳州建立县卫生部门的经验时说，县主管人员首先会询问当地医学会的看法。"在成立县卫生局之前，你必须承诺不会从事任何治疗工作。"一位评论家指出，这样的承诺是"荒谬的"，实现起来也是"不可能的"，因为"在对疾病的理性打击中，预防和治疗之间的界线一定会被反复跨越"。[32]

然而，20世纪对公共卫生的限制在某些方面甚至更为深刻。19世纪早期的公共卫生改革者尽管持道德主义立场，但他们确实关心广泛意义上的社会福利。而20世纪的改革家对自己的使命持一种更狭隘、更技术性的观点。巴巴拉·罗森克兰茨（Barbara Rosenkrantz）指出，新旧公共卫生意识形态之间的"分界线"是"对社会改革责任的明确否定"。1936年，马萨诸塞州一个主要由医生组成的委员会甚至建议州逐步退出预防医学，并展望了一个"公共卫生仅限于环境管理和向医生提供技术援助的时代"[33]。

事后回顾，世纪之交似乎是公共卫生的黄金时代，它取得了一个又一个令人目眩的成就，未来似乎有着无限的可能性。然而到20世纪30年代，扩张的时代已经结束，公共卫生的职能变得更加固定和常规化。细菌学在公共医疗服务组织中起到的革命性作用已经耗尽，很快，抗生素等药物的引进将使私营医生能够宣称自己可以实现公共卫生服务的部分功能，如对性病和结核病的治疗。然而，事情在很久以前就很清楚，美国的公共卫生将被放到一个次要位置：声望不如临床医学，资金不足，并且无力承担更高层次的协调和指导职能，而如果公共卫生没有被排除在医疗保健之外的话，这些职能本可能得到发展。

第六章
逃离公司
1900—1930

198　　在 1900 年，医生还没有成功地巩固自己的权威，医学仍然是一个面临着重重危机的专业。至少很多从业者是这么看待自己的，危机来自：不科学的宗派分子和庸医诱骗轻信的病人；药剂师剽窃他们的处方，给顾客提供免费的医疗建议；医学院大量制造医学从业者；医院偷走了他们的病人，并且不让他们使用医院；公共诊疗所和卫生部门为许多在医生看来有支付能力的人提供免费医疗服务。

　　在接下来的三十年里，随着这些麻烦逐渐消退，医生们开始对其他各种可能威胁到自主权的组织感到不安。私营医生希望自己与病人的关系不受任何法人的影响。他们对雇佣医生为工人提供医疗服务的公司感到担忧。医生们担心，如果这种"合同式医疗"的做法被广泛采纳，可能会让很多医生卷入质量极低的医疗项目中去，既不受劳工也不受管理层尊重。在一些地区，雇主付钱给一些营利性公司来为工人提供医疗服务，而这些公司相应地又与医生签订合同，以较低的水准提供医疗服务。这些商业掮客尤其令专业医生反感。一些兄弟会和雇员协会付钱给合同医生，让他们为其会员提供廉价的医疗服务。就全科医生而言，他们还得担心越来越多的专科医生以及由少数强势外科医生或内科医生控制的私人诊所的兴起所带来的竞争威胁。

然而，改革者将这些组织化的医疗服务——特别是私立的多专科诊所——视为医疗保健新秩序的先驱。他们相信，"团队合作"和"团体医疗"的优点很快就会显现出来。个人主义在医疗保健中曾经有过辉煌时代，现在技术和专科化的发展同样要求医疗领域诞生正在整个社会中出现的协调组织。

这些期望并非毫无道理，但事实证明这些期望落空了。正如偶尔发生的那样，看似不可避免的事情并没有发生，至少不是按人们想的那样：个体行医者并没有迅速消失。有组织的医疗服务非但没有扩大，反而被置于医疗系统的边缘。这就带来了一个疑问：为什么这些看似合理的判断——关于组织的优势，技术和专科化的需求——最终被证明是错误的？

组织化医疗服务被认为是个体行医者和按服务收费的医疗服务的替代，它的流产提出了一个更大的问题，也就是医疗服务与国家以及资本主义经济之间的关系。协调组织的两个选项分别是政府与现代公司，可以想象，这两者都可能成为综合系统的基础。在前一章中，我描述了公共卫生是如何将治疗服务排除在外。但是为什么医生们要逃离公司呢？我们如何解释 20 世纪美国医疗出现的独特经济组织呢？

医学专业对公司控制的抵制

公司医生和医疗公司

医生对"社会化医疗"的厌恶是众所周知的，但他们对医疗实 *200*

践中的法人资本主义的厌恶同样强烈。他们既不希望被政府机构控制，也不想被私法人控制，因此医生们对商业法人威胁进入医疗服务的两种形式都进行了抵制，即通过"公司医生"为自己的雇员提供治疗，以及直接向公众推销医疗服务。

在19世纪，为工人提供的医疗服务相当有限。最早任命公司医生的是一些铁路和矿业公司；铁路公司在1860年就开始雇用医生，但直到美国内战后，这种做法才更加普遍。19世纪80年代，随着工业事故率的上升，钢铁制造商和其他制造商也采用了这种做法。早期，公司医生的角色主要局限于对工业事故受害者提供外科治疗。工业医疗主要治疗工伤，而不是治疗职业病。[1]

随后工业医疗的演变道路既是医学进展，也是劳资关系发展的反映。20世纪初，虽然对事故受伤的外科治疗仍然是最重要的，但工业医生已经开始对工人进行定期体检和就业前体检，并越来越关注工人的健康管理。随着1910年左右国家工人赔偿法通过，工业医疗也越来越多地参与到工作场所的预防性医学工程。工业卫生和医学工程的兴起与弗雷德里克·泰勒（Frederick Taylor）的科学管理理论出自同样的潮流。两者都强调将专业知识应用到生产过程的分析和设计中。更晚些时候，在20世纪三四十年代，随着管理层越来越关注人际关系和员工工作动力问题，工业医生越来越关注酗酒问题和精神疾病。

雇主有明确的兴趣去利用医疗服务来招聘和选择工人、维持他们的工作能力和动力、降低责任和保险费用，以及博得雇员和公众的好感。但他们不想为医疗服务的隐性成本买单，这些本来通常是工人或其社区承担的。1890年到1920年间，随着医疗手段变得更加有效，政治抗议和改革要求雇主对高工伤率做出反应，雇主对这些相互竞争的利益的反应发生了显著的变化，他们自己也开始相信医疗的效力了。19世纪90年代，工厂中的医疗设备通常只有工头手中的几个工具箱。到20世纪20年代，大公司普遍存在雇有全职医生的医疗部门。[2] 然而，即使在那时，雇主在医疗保健上的花费也相对较少，这些不多的资金主要用于健康检查和设备技术。但是，一群"偏离常规"的产业和公司广泛参与到资助并时而管理医疗服务中来。在考虑为什么大多数公司都避免承担医疗保健责任之前，先考察这些例外情况是有用的。

在发展全面的员工医疗项目方面，铁路行业走在最前列。世纪之交，铁路工人的数量已经超过一百万；到 1900 年 6 月 30 日，州际商务委员会（Interstate Commerce Commission）报告称，在过去的一年里，每 28 名雇员中就有一人受伤，每 399 人中就有一人在工作中丧生。为了治疗巨大的伤员人数——包括乘客、行人和工人受伤——铁路公司雇佣了 6000 多名外科医师。[3] 铁路外科学拥有自己的期刊和全国协会。在早期，铁路公司保留了铁路沿线的私人执业者来治疗事故案例。然而，当它们进入人烟稀少的西部地区后，它们发现有必要建立全职首席外科医生领导的组织化的医疗服务团队。19 世纪 80 年代，铁路公司建立了索赔部门和救济协会来支付医疗费用，并为残疾工人提供一些最低限度的支持。铁路公司之所以雇用外科医生和设立救济基金，不仅是因为铁路工作具有特殊危险，还因为它们要保护自己免受法律诉讼。铁路外科医生的职责是记录伤情并对其进行治疗，而且外科医生经常在工伤诉讼中以专家证人的身份代表公司。在一些州，法院裁定，除非工人接受了一家基金的救济，否则工人同意不因工伤起诉公司的协议是不可强制执行的。有八家基金在工人提起诉讼的情况下会终止发放所有救济金。[4]

对采矿业、伐木业和铁路行业来说，特殊的地理环境是公司广泛参与医疗保健的主要原因。在采矿和伐木公司开展业务的偏远地区，一般是找不到医生的。为了吸引医生移居这些贫穷而人烟稀少的地区，公司必须保证支付他们薪水，薪水一般是从工人工资中强制扣除的。[5] 我们可以预料到，公司的医疗项目在城市地区并不常见。

一些公司也开启了雇员医疗计划，这是美国商业中被称为"福利资本主义"的更广泛运动的一部分。为了培养工人的忠诚和"美国精神",雇主提供了广泛的福利服务,包括子女教育、住房、社会和宗教项目,甚至让工人在决策过程中有象征性的代表参加。企业家长制的倡导者不仅想向工人灌输正确的态度,还希望编织一个复杂的从属关系网络,将工人与公司绑定在一起。他们认为这样可以让工会无立足之地。⁶ 医疗保健是这一控制战略的组成部分。

不同的考量——法律责任、地理隔离、家长式管理——影响了工业雇佣合同医生的范围和分布。到 20 世纪的头几十年,太平洋各州的采矿和伐木业营地、落基山脉的矿场、中西部地区和阿巴拉契亚的煤田、卡罗来纳州和佐治亚州的工厂市镇,以及全国的铁路行业都出现了公司医疗服务。到 1930 年,这些项目覆盖了约 54 万名采矿和伐木工人,约 53 万名铁路工人,外加数量庞大但难以确定具体数字的家属。⁷

1900 年以前,工业外科医生的家或办公室通常也用作医务室。但在世纪之交,许多铁路公司,还有其他一些公司建立了自己的医院和诊所。一般来说,只有较大的公司拥有并运作自己的设施;大多数公司通过独立的医生和医院安排治疗,每个工人每月统一收费。组织形式似乎还取决于与现有的医疗资源的隔离程度(在越欠发达地区,公司越需要建立自己的系统)和法律方面的考虑(根据某些州的工人赔偿法,公司可以通过直接雇佣医生,而不是通过州基金支付医生费用的方法来将医疗费用和赔偿金降到最低)。但是,无论是通过自己的机构提供服务,还是通过独立的医生提供服务,公司通常都控制着医生的选择。

结果,扣除工资的一部分交给公司医生的做法并不受工人的欢迎,他们中的许多人宁愿去看自己选择的医生。在工伤案件中,医疗评估决定了赔偿金额,而工人天然地不信任从公司拿钱的医生。工会不断要求用现金福利代替公司医疗服务。美国劳工联合会(The American Federation of Labor)反对所有雇主提供的"家长式"强制医疗。[8]

　　尽管医学会认识到在偏远地区实行合同式执业的必要性，但他们认为这种做法在其他地方就是一种剥削手段，因为公司能够以此让医生互相竞价，进而压低医生的劳动力价格。1908 年，西尔斯百货的公司医生辞职了，因为他被芝加哥医学会开除了，理由是他为雇员家庭提供的低价服务构成了对私营执业者的不道德侵害。西尔斯百货下一任的公司医生坚持要求该公司放弃提供医疗服务，并建议其医疗计划改为关注定期检查和健康监督。在公司工作的医生通常会遭到同行的怀疑。"对于外科医生或内科医生来说，接受制造公司的职位就意味着接受同行的蔑视，"医生和毒理学家艾丽斯·汉密尔顿（Alice Hamilton）写道，她在 20 世纪头几十年揭露危险的工作环境方面发挥了突出作用。[9]

　　因为医学专业反对合同式执业，所以雇主也不愿扩大医疗服务范围。除了采矿、木材、铁路和纺织业，工人通常只能得到有限的医疗保健服务。1921 年，一项对新英格兰 90 家工厂的研究发现，在"绝大多数"工厂中，医疗服务仅限于为了让员工留在工作岗位上而进行的治疗。"如果他病得不能继续工作，就会被送回家并被建议自己叫医生。"[10] 1926 年，一项对全国 407 家工厂（几乎所有这些工厂的员工都超过 300 人）的调查报告指出，四分之三的工厂会提供某种形式的免费医疗服务。十年前，一项对 375 家工厂的类似调查发现，110 家工厂只有急救设备；但到 1926 年，只有 34 家工厂仍只提供急救设备，三分之二的工厂都配备了医生。然而，在大多数工业医疗项目中，医生的主要职责是治疗工伤，对求职者进行体检，监督公司的卫生设施条件，并鼓励个人卫生实践。患有重病的工人通常被转诊给私营医生或医院。[11] 这种类型的工业医疗对美国医学会来说是可以接受的，尽管美国医学会和工业医生之间的矛盾依然存在。[12]

　　公司医疗的发展有限，这与美国公司有限地提供工人福利这一

204 更广泛的模式是分不开的。企业家长制可能于 20 世纪 20 年代达到顶峰，但随后在大萧条期间急剧下降。当企业削减开支时，雇员福利计划是首先要取消的项目之一。而在社会保障方面，新政将社会福利的主要责任转移到了联邦政府。此外，保护集体协商的法律颁布，重工业行业与工会和解，这些都意味着公司放弃了控制医疗服务作为工作激励和纪律管理的战略。[13]

为工人提供医疗保健的下一步是在 20 世纪 40 年代发生的，主要通过集体协商和集体医疗保险实现。与公司医疗服务不同的是，医疗保险可以让工人自行选择医生和医院，并使医学专业免受大公司直接控制的威胁。与公共卫生领域的边界受限一样，企业对医疗保险的有限参与保护了医学专业的主导地位。工业医疗，像学校卫生服务和卫生中心一样，不卷入私人行医的领域。

商业参与医疗保健，即向公众出售医疗服务的另一种形式，被称为"公司化医疗"，其发展规模甚至更为有限。20 世纪初颁布的一系列法律有效地阻止了营利性医疗公司在大多数司法管辖区的出现。在 1905 年到 1917 年间，几个州的法院裁定，公司不能从事商业医疗活动，哪怕它们雇佣了有执照的医生，理由是公司不能获得行医执照，且医疗的商业化违反了"健全的公共政策"。这些决定背后的法律推理说不上多严谨。它们既不适用于公司雇佣医生，也不适用于营利性医院，而这两种情况本应符合上述论点的逻辑。[14]然而，没有人对此大惊小怪。有名望的人都不赞成医疗的"商业化"。

这种模式的少数例外表明，即使法院允许营利性医疗公司的出现，它们的发展也会受到医学专业日益增长的经济权力的限制。在华盛顿州和俄勒冈州，工人赔偿法的特殊性鼓励伐木业和采矿业的雇主将工人的医疗服务外包给营利性的"医院联盟"。这些公司——其中只有一些真正拥有医院——会为每个工人提供金额固定的医疗和医院照护。尽管医院联盟一开始是由医生发起的，但后来控制权落入了业外人士手中。起初，医院联盟使用自己的医生，但随着时间的推移，它们把工作分包给了私人执业的医生，并按服务付费。医院联盟的服务范围也从原来的伐木业、采矿业和铁路业扩大到了其他客户。1917 年，俄勒冈州通过了一项《医院联盟法》，允许公司在没有医疗执照的情况下提供医疗和其他相关服务。[15]

与后来的商业医疗保险公司不同，医院联盟直接与医生打交道，并对他们行使一定的控制权。联盟要求在进行大手术之前咨询第二诊疗意见*，并对住院时间进行审查。它们还限制医疗费用，拒绝支付它们认为过高的价格。简而言之，它们在医疗市场上是一种制衡力量，限制医生的专业自主权。医学专业习惯于与相对弱势的个人消费者打交道，对这些控制措施感到不满，但医生们继续和医院联盟打交道，因为它们可以保证为低收入患者支付医疗费用。

1932 年，俄勒冈州最大的县医学会制定了自己的医疗计划，与商业化医院联盟竞争，但当最初的努力失败后，它开始谴责和驱逐与营利性医疗公司有联系的医生。1936 年，俄勒冈州医学会理事会（Council of the Oregon State Medical Society）根据美国医学会的政策，裁定医生受雇于"直接从费用中获利"的医院联盟不符合专业原则。然而，这些措施并没有成功地吸引那些依赖医院联盟来保证付款的医生，因此在 20 世纪 40 年代，医学会改变了策略。作为之前县计划的替代，它建立了一个州范围的项目，即俄勒冈州医师服务计划（Oregon Physicians Service），该计划提供预付费服务，而不会监管医疗决策。此后，医生拒绝直接与商业化的医院联盟打交道，强迫患者自己支付医疗费用并向公司申请报销。因此，医院联盟只能通过扣留对病人的赔偿金来控制成本，这引起了用户的不

---

* 患者去寻找自己的主治医生之外的医疗机构或医生进行第二次诊断咨询，以获得更准确的信息。——译者注

满，导致其业务落入了俄勒冈医师服务计划。此外，通过不提供病历，医生们实际上让医院联盟无法有效限制医生进行不必要的手术。医院联盟要求法院裁定医生的行为构成贸易限制时，法院站在了医生一边。面对市场份额的下降，医院联盟放弃了原本的成本控制手段，开始更多地像保险公司，而不是医疗服务提供方。尽管它们挺了过来，但面对专业人士的抵制，它们已无法维持原来的功能。

除了医学专业的反对之外，营利性医疗公司的发展还受到其他因素的限制，哪怕法院允许医疗公司的存在。一旦医疗公司无法监管医疗决策，它们就很难找到其他方法来削减成本，也很难获得相对于个体行医者的任何价格优势。只要医生能够使用社区医院，医疗保健的经济规模似乎就很有限，这和其他行业里大公司取代独立手工艺人的情形非常不同。此外，医疗执照法也让营利性公司无法重组生产过程和用低薪的辅助医疗人员代替医生。与此同时，公司组织还缺乏个体经营拥有的一些经济优势。个体户经常自己加班加点工作，但如果是他人强加的，这样的工作时间和条件就是压迫性的。约翰·肯尼斯·加尔布雷斯（John Kenneth Galbraith）指出，个体企业家"可以几乎完全自由地压榨自己的劳动力，既然这些劳动力是他自己的，而组织则无法这样做"[16]。像其他小生意人一样，医生一直有这种"自我剥削"的倾向，但如果是作为专业工人，他们便不大可能允许自己被公司这么剥削。

消费者俱乐部

中世纪的行会和现代公司一样，也会为其成员提供社会福利并规范成员的生产。虽然行会已经消亡，但兄弟会、互助会、雇员协会和工会承担了许多原本属于行会的福利功能。在19世纪的美国，各种兄弟会和互助会广泛参与了提供人寿保险和援助病人及残疾人的活动；到20世纪初，大约有800万美国人属于某个兄弟会，因此大约 25% 到 30% 的美国家庭受其影响。[17] 其中一些兄弟会与人寿保险公司关系密切；另一些则是男性在家庭和工作场所之外发展友谊的重要场所。许多兄弟会的成员跨越社会各阶层；工人和老板有时属于同一个组织，有时还会同属一个地方会社。[18]

医生们出于两个原因与兄弟会地方会社打交道。首先，他们经常进行兄弟会提供人寿保险必须要求的身体检查；其次，尤其在 19 世纪 90 年代及之后，他们开始接受兄弟会的合同，为其成员提供医疗服务。会社付给医生的费用一般是每年每个会员一到两美元之间，医生们会觉得这个费用低得离谱。会员有时还可以额外支付一两美元，使家属也获得医疗保险。为一个有三四百成员的地方会社提供服务的医生只能勉强维持生计。比较成功的医生通常都不愿意做这样的工作。但是在 19 世纪 90 年代到第一次世界大战期间，许多医生仍然需要与会社签订的合同，一些医生急于建立一个固定客户群，好自己组织私人"俱乐部"以低廉的价格吸引病人。[19]

这种地方会社执业在移民社区中尤其普遍。1914 年纽约市进行的一项调查发现，"实际上有成千上万的小额医疗保险基金"，其中大部分是规模较大的兄弟会的分支机构。虽然大多数其他保险计划在生病时只提供现金补贴，但兄弟会组织既提供收入补贴又提供医疗服务。[20] 纽约市下东区充满了各种小型互助会，为来自东欧同一城镇或地区的犹太人提供预付费医疗服务。根据罗得岛州的医生乔治·马修斯（George S. Mathews）1909 年的一项调查，普罗维登斯有三分之一的犹太人有合同医生，在一些工业地区，这一比例更是高达 50%。"在农村地区和小城镇，几乎完全没有会社医生。该州每个城市都有一些地区不存在这种情况。但在另一些地区，它几乎和在纽约东部一样普遍。"[21] 在纽约州布法罗市，当地一个医学委员会在 1911 年估计，会社的医疗服务已经覆盖了 15 万人。在宾夕法尼亚州、密歇根州、伊利诺伊州和加利福尼亚州，也有兄弟会提供医疗服务。[22] 据宾夕法尼亚州一位医生的说法，在招募新成员时，兄弟会"始终重点强调它们会提供免费医疗服务"[23]。

马修斯发现，普罗维登斯存在三种类型的合同式执业：医生组织的私人俱乐部、兄弟会及其地方会社，以及工厂和商店组织。在一家工厂里，工人们组织了两家俱乐部，一家有 700 人的会员，另一家有 400 人。较大的那个俱乐部按每年每名会员 2.25 美元的金额向医生支付费用。医生每天都到工厂来，按一张写着需要见他的工人名字的告示板依次接诊。他每天在工厂接诊 15 到 30 人，外加两到三个家庭应诊。[24]

马修斯报道说，那些倾向于合同执业的医生认为"这没有任何不道德的地方……报酬和下层阶级中的执业者几乎差不多……没有保险的穷人只会签下从来不会支付的医疗账单，或者成为医院的免费病人……医院和诊疗所的弊端比会社医生严重得多"。另一方面，大多数医生以不道德和不公平为理由反对会社执业。他们列举了如下事件：

> 两名在州医学会中有良好声誉的成员公开在兄弟会地方会社集会上互相低价竞争。其中一人自愿以每人 2 美元的价格提供服务。另一人则将价格降至 1.75 美元。第一个投标者随后也同意了这个价格，并提供药品。这导致第二个竞价人降低了包括药品和小手术在内的服务价格。兄弟会地方会社非常值得称赞的一点是，他们没有接受这两个人的出价，而是一个非竞价人以 2 美元的价格得到了这份工作。[25]

美国医学会认为会社执业"没有经济上的借口或正当理由"，反对以有限的报酬提供无限的服务和这种行为"必然会带来的毁灭性的竞争"。[26]许多县医学会拒绝接受任何与会社签约的医生为会员。一位来自宾夕法尼亚州诺里斯敦的医生报告说，县医学会已经要求七名为两个兄弟会履行合同的医生放弃这份工作；虽然有三个人同意，但另外四个人拒绝了，他们随后就被开除出了医学会。[27]

尽管遭到专业人士的反对，刚刚完成训练的年轻医生经常不得不以此作为事业的起步。塞缪尔·西尔弗伯格（Samuel Silverberg）是一名退休的纽约医生，在 20 世纪初曾为一个犹太人互助会工作，他回忆道，尽管社团每年只为单身会员支付两美元，为一个家庭会员支付三到四美元，"但我接受了这份工作，因为这样我就可以支付诊室的租金了。靠我自己的话甚至挣不到这么多钱……"

"互助会的会员会把医生推荐给朋友，这样你就可以建立自己的生意。但这很困难，要在许多廉价公寓跑上跑下。当我把诊室搬到大广场街后，我就不再为互助会工作了。"[28]

1913 年，一位医生告诉纽约医师保护联盟（Physicians' Protective League of New York）说："废除合同式执业在目前是不可能的。首先因为这种做法已经由来已久，其次因为对于那些需要挣钱应付开销的年轻人，我们也没有什么更好的东西可以提供给他们。"[29] 但是在接下来的几十年里，医生供应的下降减少了廉价专业劳动力，并像中止了免费诊疗所一样，也解决了会社执业问题。医生们无法接受旧的工作条款，兄弟会也没有足够资源来承担更昂贵的按服务收费的医疗计划。

一些志愿协会建立了相对持久的医疗项目和设施。早在 1852 年，旧金山的法国慈善互助协会（La Société Française de Bienfaisance Mutuelle）就为其成员建造了一所医院，三年后，该市的一个德国慈善协会（German Benevolent Society）也为其成员建造了一所医院。这两家医院一个世纪之后仍在运作。但这些事例——以及全国各地的其他类似事例——都是例外而不是普遍现象。在美国，无论兄弟会还是雇员团体的核心都不是提供医疗服务。1914 年，全美有 179 个兄弟会，770 万名"福利"会员，但在当年发放的 9700 万美元的福利中，只有约 1% 用于医疗。1916 年对雇员互助协会的一项调查显示，只有其中的 17% 经常聘请医生。1930 年全国经济研究所进行的另一项调查表明，通过互助协会和工会基金获得医疗服务的人数可以忽略不计。[30]

互助社团提供的医疗服务质量参差不齐。西尔弗伯格博士回忆说："有些医生很敬业，但大多数医生都并非如此。有一些病人利用了这个系统，但也并不总是很愉快。大多数社团成员尊重自己的医生，但也有人说，'社团医生？他能知道什么？'患上更严重的疾病，他们会去看别的医生。"[31] 在提供医疗福利的全国性兄弟会组织中，成员更富有的分支会社往往不雇用会社医生。他们有自己的私人医生。在诺里斯敦，大约一半的会社成员据称付钱给自己的私人医生，"他们更喜欢自己选择医生，因为他们认为自己能得到更好的服务"[32]。最初，工业和会社执业——最早的预付形式——被认为只对工人阶级是适当和必要的。集体组织尚未被成功地包装为医疗保健的理想模式；这最初只是一种权宜之计。

私人团体执业的起源和局限

私人团体执业——又被称为"私人团体诊所"或"团体医疗"——是另一种法人组织进入医疗领域的形式。私人诊所并不一定会在付费模式上有什么变化，除非涉及公司和会社的合同执业。它们也没有反映出医生相对于其客户的经济实力的下降。但是团体执业改变了医生之间的关系。与会社执业有所不同的是，团体执业把医生集中到一个单一的组织中，其中通常还有业务经理和技术助理，有着更详细的新分工。通常，一些医生为企业带来资本和劳动力，成为企业的所有者，而其他医生则是他们的雇员。因此，尽管团体执业是在医学专业成员的控制下进行的，但它却把一种等级化的、以营利为目的的组织引入了医疗领域。

美国团体执业始于梅奥诊所（Mayo Clinic）。尽管在许多方面是独一无二的，但它还是其他私人诊所的原型，它的发展揭示了某些让团体执业得以成形的力量。19 世纪 80 年代，在一座位于明尼阿波利斯以南 90 英里的玉米地的明尼苏达小镇罗切斯特市里，威廉·梅奥和查尔斯·梅奥与他们的父亲一起建立了一家生意繁荣的大型全科诊所。和他们的父亲一样，这两兄弟也越来越多地专门从事外科手术，他们采用最新的技术，并创造性地将其应用到新的手术中。在工作之余，威廉·梅奥还成了芝加哥和西北铁路的地区外科医生，这对拓宽他们的业务范围起到了重要作用。他们在技艺、新发明和极低的死亡率上的声誉得到了病人和专业人士的尊敬。到 19 世纪 90 年代，当他们的父亲退休时，他们已经一年做几百台手术了；到世纪之交，每年的手术量上升到三千台。这时他们被迫做出选择，要么限制手术量，要么引入新的合作伙伴，最终他们决定扩大规模，这部分出于他们希望能够前往东部地区和欧洲，跟上新的科学发展。1892 年，他们邀请了临近一位受人尊敬的五十岁医生加入他们，在接下来的十年里，他们又招募了几位熟练使用新的诊断技术 —— 比如血液检测、X 光和细菌学测试 —— 的年轻医生。海伦·克拉普萨特尔（Helen Clapesattle）在关于梅奥诊所的历史中解释说，在 1903 年任命了一名年轻的助理外科医生之前，梅奥兄弟一直选择的是"那些可以帮助他们摆脱非手术工作的合作伙伴和助手，同时完全将手术操刀完全掌握在自己手中"。诊断技术的专门化既反映了诊断领域的巨大科学进步，也反应了诊所的独特需求。克拉普萨特尔写道："诊断专家的主要职责是从病人中挑选出作为外科医生的梅奥兄弟能帮到的人。"[33] 1904 年，梅奥兄弟又聘请了路易斯·威尔逊（Louis B. Wilson）博士，他之前是明尼苏达州卫生局细菌学实验室的副主任。第二年，威尔逊研究出了一种新的组织染色方法，这使他能够在手术进行过程中快速做出分析，并向梅奥兄弟报告。这是临床病理学的关键突破之一，病理学被应用到了医疗实践中，而不是只单纯地用于教学和研究。

诊断工作和研究工作逐渐变得和外科手术一样重要。到 1914

年，当梅奥诊所自己的大楼开业时，梅奥兄弟的常设诊断人员中有17名医生，还有11名临床助理。到了20世纪20年代，随着人们越来越重视预防性体检，梅奥诊所的诊断服务变得和手术服务一样重要。梅奥诊所还发展成为一个研究生医学教育中心，扩大了在专业内部的影响力。1897年，梅奥兄弟开始招收实习生。许多执业医生也来观摩梅奥兄弟的工作情况，他们独立组织了一个外科医生社团（Surgeon's Club），开展今天会被称为继续教育的课程。1915年，在积累了一大笔财富后，梅奥兄弟捐出150万美元资助成立了梅奥医学教育与研究基金会（Mayo Foundation for Medical Education and Research），该基金会后来成为明尼苏达大学的附属研究生医学院。

最初，梅奥兄弟的业务是严格私有的。即使有其他医生加入，他们仍然把持着控制权。合伙人只参与收入分配，而不参与所有权的分配。然而，从1919年开始，梅奥兄弟分两个阶段放弃了所有权，把诊所变成了一个非营利组织。1923年，包括梅奥兄弟在内的所有合伙人都成了领薪水的员工。尽管如此，梅奥兄弟仍然保留着控制权；当他们在接下来的十年里退出行医时，权力才转移到由长期工作人员组成的医师委员会手中。到1929年，梅奥诊所已经成为一个庞大的机构：有386名医生和牙医（211名长期员工，175名共事者），895名实验室技术员、护士和其他工作人员。整个诊所有288个检查室和21个实验室，位于一栋15层的大楼里。[34]

梅奥诊所的崇拜者从罗切斯特开始扩散到全国。年轻的医生唐纳德·格思里（Donald Guthrie）曾于1906年到1909年在梅奥诊所担任助理医生。1910年，他在宾夕法尼亚州的塞尔创立了格思里诊所（Guthrie Clinic）。1908年夏天，来自堪萨斯州托皮卡的全科医生查尔斯·门宁格（Charles F. Menninger）从梅奥诊所返回了家乡。据说，他在家中餐桌上对他的三个儿子卡尔、埃德温和威尔说："我去过梅奥诊所，我看到了一项伟大的事业。你们要成为医生，我们要在托皮卡也开一家这样的诊所。"[35] 在第一次世界大战期间，参加医务部队的经历让许多年轻医生认识到协调医疗小组的价值。在战后的几年里，许多新的医疗团体如雨后春笋般成立了起来。

遗憾的是，我们关于团体执业增长的数据并不完整，因为最早的调查是在 1930 年左右进行的。1932 年美国医学会的一项调查发现，当时存在的医疗团体中，有 18 个在 1912 年之前成立，1912 这一年又有 9 个成立。1914 年至 1920 年是高速增长的时期，1918 年至 1920 年是一个高峰。截至 1932 年，美国医学会发现有大约 300 个执业团体存在，规模中位数在 5 到 6 名医生之间。[36] 在 1932 鲁弗斯·罗勒姆（C. Rufus Rorem）发表的另一项调查中，他估计美国大约有 150 家私人团体诊所，共有 1500 到 2000 名医生。在对其中 55 家诊所进行研究的基础上，罗勒姆认为这种诊所的规模中位数为 11 人。[37] 两项研究的差异可能是由定义和方法上的不同造成的。*

这两项调查一致认为，诊所主要分布在中部和西部偏远地区且都集中在小城市。这样的地理格局可以帮助我们理解形成团体执业诊所的力量。美国医学会的调查发现，一半执业团体在人口不足 2.5 万人的城市，三分之二的执业团体在人口不足 5 万人的城市中。但只有 4% 的执业团体位于人口超过 50 万的城市。诊所在东部地区很少见。[38]

这些发现与人们通常的预期相矛盾，即更为复杂的组织会先在城市地区快速发展起来。但这可能是后发优势的一个例子。已故的拉塞尔·李（Russell Lee）在加利福尼亚州帕洛阿尔托创立了帕洛阿尔托诊所（Palo Alto Clinic）。他曾于 1975 年向我解释说，这些

212

---

* 罗勒姆将团体诊所定义为有两个或两个以上专科的医生群体，他们"合作并连续"行医，分担对于病人的责任，合并他们的收入，并会雇用一名业务经理。然而，美国医学会的定义没有这么严格的界定，例如包括了那些没有合并收入，以及只有一个专科的医生群体。罗勒姆通过诊所经理协会定位诊所的，这可能导致他忽略了许多太小而没有经理的诊所。美国医学会通过其县医学会网络来定位诊所，因此似乎囊括许多更小的诊所。

诊所之所以在美国西部发展起来，是因为它满足了人们对专科服务的需求，主要包括手术和诊断检查。在东部地区，这种服务是由现有的志愿性医院及其附属医生提供的。西部地区，特别是小城市，缺乏声誉良好的志愿性大医院，这在 20 世纪初为私人诊所的发展创造了机会。[39] 同样，美国医学会 1933 年的研究指出，在拥有大量医院和实验室的大城市里，医生没有形成执业团体的相同动机；已有的医院和门诊设施已经为"很多人提供了医疗服务，而如果在小地方的话，他们可能会去找医疗团体看诊"[40]。

最初建立诊所的医生的动机不是意识形态。罗勒姆评点道，他们并没有"把团体执业当作社会改革的实验"[41]。梅奥兄弟在扩张的时候也没有任何初始计划。尽管他们经常被称为"团体医疗之父"，但威廉·梅奥曾说："即便我们是，我们自己也不知道。"然而在 1910 年，他说医疗保健已经成为一门"合作科学"，"医疗个人主义"已经行不通了。[42] 1915 年，改革家迈克尔·戴维斯访问了梅奥诊所，和门宁格一样，他认为这是未来的发展方向。不久后，他就写了一篇文章，认为团体执业可以弥补家庭医生的缺失带来的问题。在过去，家庭医生负责传达和解释专科医生的意见；尽管大多数医生仍然是全科医生，但情况已不再如此。家庭直接向专科医生求助，结果却是效率低下和缺乏协调。戴维斯写道："现代工业是专门化的结果，基于纯粹科学和应用科学的进步以及组织的进步。在现代医学中，专科化得到了发展……但私人行医还没有发展出组织。"[43]

然而，许多医生对团体执业持敌对态度。罗勒姆报告说，在医生已经形成团体执业的社区里，单独执业的医生往往持"完全对立的，甚至是敌对的"态度。[44] 他们经常抱怨，团体执业把费用降到低于普通水平。梅奥兄弟也遭到了明尼苏达州同行的严厉批评，他们指责梅奥兄弟低价出售服务，并博取公众关注。美国医学会从来没有直接谴责过团体执业，但对其造成的影响表示关切，也很少错过指出其弊端的机会。《美国医学会杂志》在 1921 年的一篇社论中指出，"现代医学的发展，特别是科学实验室诊断技术的发展，可能会使团体执业意图提供的一些合作计划变得必要。但这种新发展产生的结果如何呢？团体之外的医生呢？有些人显然看到了好处，正在组建其他执业团体，但有些人可能只是出于自卫才这么做！"接着提出一个问题，即团体执业的兴起不可避免地给全科医生带来的一个问题，"这是否意味着家庭医生正在被法人取代？"[45]

虽然执业团体是营利性组织，但它们在法律上并不都是法人。许多团体建立了双重组织结构，一个是医务人员组成的诊所组织，一个是拥有房屋和设备的产权法人。诊所随后会从产权法人租赁设备。这种功能分割让收入分割成为可能，反映了合伙人的劳动和资本对企业的不同贡献。诊所本身可以是独资经营和合伙经营，也可以是一个法人团体。[46]

撇开法律安排不谈，早期的诊所有一个明确的阶级结构。许多诊所最初是一位外科或内科医师以自己为中心建立起的组织，这种被称为"一人团体"。还有一些情况是，互相介绍病人并且诊所靠得很近的医生将他们的关系正式化，并开始增加医生人数来处理额外的工作。[47]但是，尽管诊所在权力分配上各不相同，执业团体中的医生们通常分成两类：合伙人或股份拥有者，以及领取工资的雇员。罗勒姆发现，作为所有者的医生的年龄中位数是46岁，而雇员医生的年龄中位数是34岁。所有者以内科和外科医生为主，只有很少一部分是病理医生、放射科医生和牙医。[48]1923年，加利福尼亚州圣巴巴拉的一位团体执业医生雷克斯瓦尔德·布朗（Rexwald Brown）对私人诊所进行了一番非常生动的分析，在他的描述中，年长者是拥有众多病人的成功医生，"度过了经济回报微薄的几年"，他们期待"减轻自己的负担，为病人提供更好的服务，为其他医生提供必要的学习机会，以及获得一定的休息"。他们与年轻员工之间的紧张关系很常见，正如布朗带着明显的偏见所解释的那样：

214

年轻人刚开始进入执业团体时，很少或根本没有全科医学实践的背景。许多人是在专门治疗疾病特殊阶段的医院接受培训的……也许他们太期待世界承认他们已经有所成就。他们不知道行医的斗争、考验和困难，也不知道收入是逐年缓慢增长的……

因此，这一阶段是为转变思想态度而设置的，随着团体执业在体量上的增加，这一点很明显。很容易理解，年轻医生是靠工资生活的，而执业团体刚建立的时候，除了年长医生提供的设备外没有任何物质资产。真正的资产是年长医生的行医实践，他们与病人多年的接触，他们的成功和声望，而这些都是无形的……

没过多久，年轻的专科医生就会觉得自己正在取得进步。他开始有很多病人，由于他训练有素，技术娴熟，他的治病效果赢得了崇拜者……他觉得自己获得的报酬与他的成就和对团队的价值并不相称。他变得焦躁不安，对年长者开始不满，觉得那些人整天开医学会议和度假，让年轻人进行夜间接诊和处理其他艰巨但本质上单调重复的日常事务。他工作的时候，一直觉得自己在被剥削……

年轻的医生感到自己被剥削了，因此诊所很难再维持原来的形式。布朗解释说，年长的医生单纯解雇这个不快乐的年轻人是不明智的，因为他已经成为"团队成功不可缺少的一部分"。他建议，解决办法是让年轻人享有合伙人身份，同时成立一个由高级合伙人组成的执行委员会，以保持一定的中央控制；他还建议创建部门式结构，其中每个部门都需要接受运营费用的评估，然后才被允许保留其按服务收取的费用。[49]

这些变化实际上承认了，受雇医生不可能无限期地停留在挣工资者的位置上。对受雇医生维持等级控制的困难，往往削弱了团体执业中资本对劳动的支配力。一些执业团体有时会因为这些经济冲突而解散。在其报告发表后，罗勒姆在一次诊所经理会议上的讲话中认为，团体执业增长较慢的一个原因是，医生之间关于自己对团体的相对经济价值有着不同看法。[50] 美国医学会在关于团体执业的研究中指出，医疗服务的工业化进程存在"强大的阻力"。"与产业工人不同的是，如果医生不愿意在任何组织中工作的话，他总有个人执业的替代选项。"[51] 而医生也的确经常这样做。

在第一次世界大战后经历了井喷式增长之后，团体执业扩张的脚步似乎放缓了。战后的快速增长可能是由于中等规模城市的实验室和医院设施发展滞后，虽然这些设施所提供的服务的必要性已经得到认可。20 世纪 20 年代后期，医院和实验室都扩大了规模以满足需求。1933 年美国医学会对团体执业的分析报告称："现在，更多的个体医生无须组成团体就可以获得这些服务。专科化可能过度发展了，这使大多数城市都有很多专科医生可供会诊。这些发展减少了为获得设备和会诊而组建执业团体的动机。"[52] 专科化和技术发展被认为会导致医疗实践中出现更为复杂的组织，私人诊所符合这一期待，但它们在 20 世纪的头几十年里只找到了非常有限的发展空间。

资本主义与医生群体

为什么医疗保健领域没有法人企业？

医生们反对在医疗领域出现任何法人企业。这不仅是因为他们想要保留自主权，还因为他们不希望出现任何中介或第三方，任何中介和第三方都有分去部分医疗利润的可能性。美国医学会在 1934 年的伦理准则中声称，医生允许其工作产生"直接利润""不符合

216

专业原则"。从医疗工作中获取利润"有损专业实践的尊严，是与整个专业的不公平竞争，对医学专业和大众的福利都是有害的，而且违背健全的公共政策"[53]。这并不是说美国医学会认为医生不该从工作中获利。它也没有谴责执业团体中从其他医生的工作中获利的医生。它反对的是医生之外的人——例如投资者——从医生的劳动中获利。简而言之，美国医学会是在说，医疗领域中不能形成资本（除了医生积累的资本），医生的全部劳动回报必须归医生所有，因此，如果医疗领域需要任何医生无法提供的资本，它必须来自社会的无偿捐献，而不能是投资者为了回报而进行的投资。换句话说，不管社区提供的资本给医生带来什么样的收入，这些收入都必须归医生所有。

医生们不希望屈从于在工业资本主义中普遍存在的等级控制。在资本主义企业中，工作的等级组织的一个作用是使更快的资本积累速度成为可能。经济学家斯蒂芬·马格林（Stephen Marglin）指出："通过在生产者和消费者之间担任中介，资本主义组织积累用于扩张和改进工厂和设备的资本的速度比任何个体想要的都要快——如果个体能控制资本积累速度的话。"[54]一旦组织成功地将自己插入生产者和市场之间——无论是通过亚当·斯密所说的劳动分工带来的更高效率，还是通过马克思主义者所说的要求工人更多努力和更严格的纪律并且代之以成本更低的非熟练劳动力——个体生产者就开始依赖企业以保障工作和生活。美国医学会担心，类似的过程可能会发生在医疗领域。美国医学会医学经济办公室（Bureau of Medical Economics）说："当今社会有相当一部分精明人在寻找机会干涉买卖双方的商业关系，以便从商品和现金流通中抽得一份利润。有时，通过促进行动发生和向一方或双方提供信息，他们确实提供了真实的服务。"但在最糟糕的形态中，"这种侵入行为和逼取金钱的行为已算得上'敲诈勒索'"。美国医学会急于使医疗领域避受这种"侵入行为"，援引了一些法国医生"禁止第三方"

的口号作为榜样，并且宣称："只要医生成为雇员，并允许其服务被作为商品兜售时，医疗服务通常都会恶化，而购买医疗服务的公众也会受到损害。"[55]

医生们不仅反对私人企业，还反对任何插入他们和病人之间的中间人，不管这个第三方是公司、兄弟会、工会或任何其他组织。1911 年，一位宾夕法尼亚州的医生在谈到会社执业时表示，"医生受到了剥削，只有中间人得利，医生的服务被批发购买，然后被零售出去"[56]。美国医学会同样反对非营利性机构从提供医疗服务中获利，即使这些利润可能被用于"其他'慈善'目的，以给该机构及其管理者带来荣誉"[57]。

既然其他职业群体也想避免等级服从关系，也不想让他人从其劳动中获利，人们可能会问，为什么医生会成功？我认为，答案在于，在 20 世纪初的经济条件下，法人企业无法成功地在医疗领域介入到生产者和消费者之间。医生拥有普通工人所缺乏的资源。即使是在医院或诊所治疗，患者也会与医生建立起一种私人关系。在这方面，医院和诊所根本上不同于工厂。医生在医疗服务生产中的文化权威和战略地位构成了独特的权力基础。* 如果医生威胁说要离开，他的病人可能也会随之离开，这在团体执业中经常发生。这也是团体执业在面对心怀不满的年轻医生时所面临的问题。年长的医生可能在一开始就为企业带来了资本，而年轻的医生在为患者服务的过程中积累了另一种资本。他们获得了声誉、忠诚的病人、临床技能和经验。代之以另一位医生的话，即使他同样有能力，也未必能留住之前的病人。（虽然团体执业也可以让病人在受聘医生那里轮流就诊，以防止形成个人忠诚，但提供不了私人医生这一点可能会限制它们的竞争力。）年轻的医生通常必须在合伙企业中分得一杯羹，因为他们有个体执业的选项，而且由于与病人的关系，他们已经获

---

* 关于文化权威和战略地位的概念，详见引言。

得了团体的部分资本。

　　这里需要的一个关键考虑是，个体执业的成本并不是特别高。如果医生无法使用社区医院资源的话，个体执业的吸引力就会大打折扣。

　　医院本身也没有挡在医生和市场之间。相反，是医生们挡在了医院和市场之间。这也就是为什么医生能够控制医院，因为医院越来越依赖病人的付款，而不是遗赠和捐赠。我在第四章中指出过，医院需要医生来保证它们的床位使用率。在这种情况下，就像在团体执业中一样，医生之于病人的权威和他们在系统中的战略地位就是一种资源，这种资源赋予了他们影响机构的权力。

　　到 20 世纪 20 年代，法人组织在医疗领域一般仅限于制药、医院设施，以及其他外围行业。在医生直接参与的医疗实践、医院照护和医学教育领域，法人企业的作用都十分有限。情况并非一直如此。营利性医学院和营利性医院在 1900 年很常见，但它们很快都衰落了。我的论点是，医学专业成功地在医疗领域确立主权，取决于他们将营利性企业从医学教育、医院以及医疗实践本身中驱逐了出去。

　　私立学校并没有威胁到医生的地位，但它们无法吸引进行全面的科学教育所需的资本投资。我已经讨论过曾经几乎全是私有的医学院是如何变成非营利性的。首先，一些大学采用了更长期、更昂贵的科学和临床教育，然后根据执照法，其他学校也被要求进行这种教育，这使得医学教育变得无利可图。私立学校无法将学费提高到足以让它们盈利的水平，因为学生不愿意支付那么多；这样一来，从事医疗事业就不会有这么大的投资回报了。补贴是不可避免的，但私立学校无法获得补贴。哈佛大学校长艾略特写道："一些内科医生和外科医生联合起来创办公司或学院，只要医学院是作为私人企业为了这些人的利益而运营的，社会就不应该资助它们。"

只有在取消"收费制度"之后，哈佛医学院才能吸引到大量的捐款。[58] 其他地方也是如此。19 世纪 90 年代，费城的杰斐逊医学院（Jefferson Medical College）试图为一项建设基金筹集资金，但未能成功，因为公众意识到学院教师们会从中获利。1894 年，费城最富有的商人之一威廉·波特（William Potter）加入了理事会，他立刻坚持让杰斐逊医学院重组为非营利法人，这项工作次年就完成了。因此，杰斐逊医学院得到了捐款，并成为少数几所独立于大学而生存下来的老医学院之一，但是在放弃了自己的营利地位才做到这点的。[59]

　　医学院向非营利组织的转变是医学会和商业医学院之间围绕执照法进行长期斗争的结果。私立学校曾拒绝执行严格的执照要求，但随着医学专业的政治实力和文化权威日益增长，它们最终还是妥协了。它们衰落的原因与医学专业兴起的原因是密不可分的——医生越来越有能力将自己的集体利益凌驾于从营利性医学院获利的医生的狭隘利益之上。

　　在某些方面，医院与医学院形成了鲜明的对比。19 世纪，医学教育仍可盈利并作为商业化企业运营的时候，医院照护无利可图，且作为慈善机构运营。在世纪之交，医学教育变为无利可图的，而医院照护则转为了营利性的。但最终，医院基本上仍然以非营利性的为主。

　　尽管 1900 年左右成立了许多私营医院，但它们通常规模较小，且从未占到医院总量的很大比例。据估计，1910 年，私营医院占医院总数的 56%，但到 1928 年这一比例降至 36%，十年后又降至 27%，到 1946 年，这一比例仅为 18%。私立医院的病床数在 1934 年仅占总数的 6%，十年后这一比例更是降到了 2.8%。[60]

　　营利性医院向非营利法人的转变通常是在拥有它们的医生手中完成的。最初，私营医院是捍卫专业自主权的一种手段；许多私营医院是为了应对其他机构的固定员工的组织而建立的。美国医学会在 1929 年报告说，以营利为目的而经营医院的医生发现医院本身是

"亏本生意"；医院给医生带来的好处是"能在固定的时间内照顾更多的病人"。[61] 然而，随着社区医院向更多的成员开放员工职位，医生们发现自己能够让公众为医院提供资金，并通过行医收费最大程度地增加自己的收入，他们对维持私营医院的兴趣便削弱了。

促使医生放弃了大多数医院的所有权的还有其他考虑。在某些方面，专业权威在效果上是与财产所有权等价的。它使医生对医院和其他医疗机构的运作拥有实质性的控制权，而不用承担任何投资风险。此外，医院的慈善起源让诸多志愿性医院机构有很多法律特权，例如免税和医疗事故中的慈善豁免。这些特权使营利性医院在竞争中处于劣势。

一些医生——商业医学院、医院和诊所的所有者——可能从营利性组织获益。但作为一个整体，医学专业将会失去一些独立性和对市场的控制。法人资本主义之所以被排除在医疗领域之外，一部分原因是法院、立法机构、工会和公众对一个自由的医学专业理想给予了支持；另一部分原因是在这个发展阶段（第三方医疗保险兴起之前），法人组织缺乏在医疗实践中决定性的竞争优势；还有一部分原因是医生与病人的直接关系使得医生对组织拥有经济权力。但是，把法人排除在医疗保健之外，就像把国家排除在外一样，有助于维持医学专业的集体自主权，反映的是在维护集体利益而非个别医生利益方面取得的普遍成功。

专业主义与劳动分工

医学专业获得优势地位，尤其是在抵制公司的控制方面取得了成功，这促使医疗领域发展出一种独特的劳动分工。在工业中，尽管有工匠的抵制，市场的要求还是把熟练技工的工作分解成了低技能的劳动，从而降低劳动力成本。而在医疗领域，医生维持了自身技艺的完整性，掌握了劳动分工的控制权。随着医疗本身变得高度专科化，医生之间的分工是由医生自己协商的，而不是由所有者、管理者或工程师按某个等级制度强加给他们的。医学专业的利益和理想决定性地影响了医生和随着现代医院、诊所和实验室的发展而出现的各职业之间的日益复杂的劳动分工。

医生们并不是简单地想要维持"对技能的垄断"。他们想要使用医院和实验室而不用成为其雇员，因此，他们需要技术助理，后者有足够的能力在医生缺席的情况下继续工作，而又不至于威胁到医生的权威。如何在不失去控制的情况下维持自主权，这一问题的解决方案有三个要素：一是在医院的运作中使用培训期的医生（实习医师和住院医师）；二是在高级别的附属医疗卫生工作者中鼓励一种负责任的专业精神；三是雇佣女性担任辅助职位，尽管她们受过专业训练，但不会挑战医生的权威或经济地位。

技术和组织的发展提出了医疗领域的一个新难题：谁来控制新创造的工作并从中获利？通过遏制营利性公司的发展，医师解除了经理和投资者控制医疗组织和利润的危险。但在新的医疗劳动分工中，新兴技术和专业职业的技能和权威的界限存在不确定性。专门从事先进技术领域——如临床病理学和放射学——的医生，想要保持他们对新职业的主导权以及面对医院的自主权。虽然进行实验室测试、X光检查和麻醉可能需要专门培训，但正如罗斯玛丽·史蒂文斯（Rosemary Stevens）指出的那样，这些专家并不一定是医生。在20世纪20年代之前，护士就已经是十分熟练的麻醉师了，最初负责X光部门的有时也不是医生。在发展的早期阶段，受过这方面培训的医生太少而无法满足需求。但在这些和其他领域，医生最终占据了主导地位，其他医务人员成了他们的下属。此外，到20世纪30年代末，驻院的专科工作者也成功地要求医院按服务支付费用而不是固定工资。放射科医师和医院在1937年达成共识，次年，麻醉师也和医院达成了共识。[62]

关于医学专业对劳动分工的控制，临床实验室的发展提供了一个特别生动的例子。晚至 1890 年，医疗中的大多数实验室操作都是医生在家里或办公室里用显微镜和载玻片完成的。在下一个十年里，测试数量和设备的复杂性开始显著增加。实验室变成由卫生部门、医院和独立公司经营的复杂组织。很明显，测试本身可以由不是医生的专业人士来完成。但是这些新的专业人士也能向病人解释测试的结果吗？他们能管理实验室吗？[63]

实验室主要分为医院实验室和商业实验室。根据美国医学会的调查，在 1923 年，大约 48% 的医院有实验室。商业实验室通常由商人或化学家而不是医生经营，数量较少；1925 年的一项调查表明，它们约占实验室总数的 14%。尽管可能存在规模经济，但在接下来的几十年里，这些医院外部的实验室一直只进行少量的测试。威廉·怀特（William White）指出，美国外科医师学会的医院标准化项目在保证实验室主要在病理医生控制的医院内发展这一方面发挥了关键作用。外科医师学会的认证标准要求医院有一个实验室，并由一名医生（最好是病理医生）负责。与外部实验室签订合同的做法被认为是不够的。通过让病理医生垄断医院的实验室测试，外科医生显然打算补贴病理医生执行那些利润较低的工作，比如尸体解剖。最初，医院的实验室是小生意，随着测试量的增加，实验室对病理医生来说变得非常有利可图。

病理医生对实验室业务的控制自然赋予了他们对于实验室其他工作人员的权力。1929 年，完全由医师组成的新成立的美国临床病理医师协会（American Society of Clinical Pathologists）开始实行一套对实验室人员进行认证的制度。这一认证制度有两个级别，其中较高级别的医务技术员需要两年的大学教育和一年的工作经验，并要通过笔试；他们还必须由医生亲自推荐。六年后，对教育水平的要求提高到了大学学位。伦理准则规定，注册技师和技术员"应当同意在合格医生的监督下随时进行工作，在任何情况下均不得主动提供书面或口头诊断（除非报告一目了然），也不能就疾病的治疗向医生或其他人提供建议，或在没有合格的医生或临床病理医师监督的情况下独立操作实验室"[64]。由于病理医生控制了技术人员的劳动力市场，实验室工作人员有强烈的动机去满足认证要求。病理医生反对由政府向技术员授予执照，因为这将削弱他们在人员使用上的灵活性。

因此，对于医疗辅助人员和医生来说，专业精神意味着不同的东西。医疗辅助人员的专业精神主要不是共同努力来垄断某一领域的技能；从属的专业机构是在医师的庇护下发展起来的。病理医生鼓励技术员培养出一种负责任的专业精神以提高工作质量，并让自己免于监督的责任。

乔治·昂温（George Unwin）写道，16 世纪的各手工艺行会"竞相争夺着处于市场和其他行会之间的有利位置，以获得相应的经济优势"[65]。20 世纪的美国医生与其他卫生保健职业——例如实验室技术人员——也进行了类似的斗争。医学专业团体不仅成功地阻止了公司站在其成员和市场之间；医生们自己还占据这个战略位置，以阻止其他人，例如实验室技术员与之竞争。产科医生和产婆之间的冲突也涉及类似的问题：传统产婆是医生的竞争对手，而产科护士则不是。当然，并不是所有的团体都受到这样的限制；牙医和验光师仍然是独立的从业者。整骨医师和脊椎指压治疗师也可以不经中介直接进入市场，但他们对医院的使用和开具处方的权利往往会受到限制。只有医生既能进入市场，还能获得医疗系统的全部技术资源。

在医学专业内部，专科医生和全科医生之间的分工也是一个冲突点。专科医生声称各种技术和手术需要自己的技能，而全科医生经常发现自己的处境和其他附属医疗工作者类似。产科医生会认为产婆不足以承担分娩工作，他们也经常对全科医生这么说。[66]因此，在同一领域内经常发生两种不同的冲突。专科医生试图在各自的领域内压倒医生以外的专家——产科医生压倒了产婆，眼科医生超越了验光师，麻醉医生超越了麻醉护士，诸如此类。专科医生还试图让全科医生认识到自己能力有限。

到 1930 年，这两种冲突的结果大不相同。医生以外的专业技术人员服从于医生的权威，通常不被允许独立于医生执业，也不被允许直接向病人解释医学测试或 X 光的结果。护士和技术人员没有机会凭工作成为医生。另一方面，全科医生成功地抵制了专科医生垄断某些医疗工作的尝试，也没有让自己获得专业培训的机会和职业发展的道路受到限制。

在 20 世纪 30 年代之前，全科医生从事专科诊疗是不受限制的。从事专科医学的途径有很多，并没有一条很容易监控的单一道路。许多医生最初从事全科工作，然后对某一领域产生了兴趣，进而逐渐限制自己接收的病人。另一些人在实习时就强调某一专科；还有一些人作为初级主治医师学习专科技术。有些人在担任资深医师的助手期间接受了训练。还有些人在纽约、芝加哥或美国或欧洲的其他城市修读短期的研究生课程。根据弗莱克斯纳的数据，1910 年有 13 所独立的、主要是私立的研究生院，到 1914 年有 5 所由大学管理。当时，只有少数医生在实习结束后担任住院医师期间接受了专科训练。[67]

弗莱克斯纳报告发表后不久，医学教育和各专科的领袖们就将各个专科在实践中完全缺乏标准或规范视为有待解决的问题。1913 年，美国医学会医学教育委员会任命了一个新的委员会，建议美国医学会规范研究生院，像本科教育一样将商业因素从研究生教育中剔除。1915 年，它提出了一个标准，即除了实习之外，还要接受两年的研究生培训。第一次世界大战加强了这种意识：专科实践需要标准。在核验声称自己从事某一专科的医生时，军方发现许多人都不合格。例如，51% 的眼科医生被军方拒绝。战争结束后，美国医学会将集中力量进行研究生教育改革，但正如史蒂文斯指出的那样，由于美国医学会中很多全科医生希望进入医院并获得专科培训机会，它不得不谨慎行事。[68] 因此，专科委员会的认证制度是在美

224

国医学会之外发展起来的，而且直到 20 世纪 30 年代才有了一个共同的基础。而且即使在那时，专科委员会也无权阻止未经认证的医生以专科医生的身份执业，也无法强迫医院使用专科委员会的认证作为医院使用权的必要条件。

因此，虽然在专科培训和认证中引入了某种等级秩序，美国医学界也没有发展出英国的那种两级体系，其中专科医生（顾问医师）垄断了医院的职位。另一方面，美国全科医生也没有英国全科医生的地位，在英国，病人只能通过全科医生的转诊来咨询专科医生。在美国，因为病人可以直接前往专科医生处问诊，所以全科医生并没有成为专科医生和市场的中间人。而且，长期来看，全科医生未能获得稳固的中介角色导致了全科医学的崩溃。

专业主权对美国医疗领域劳动分工的影响是，专业内部只有流动的边界，但在专业周围却创造了严格的界线。在医生之间，劳动分工是很松散的；但是在医生和其他职业之间，劳动分工则是等级森严的。从护士或技术员转为医生的可能性微乎其微，一个级别的经验并不能让人在下一个级别够格。此外，像护理和实验室工作这样的从属职业变得比医学更加等级分明。医学专业团体反对将自己分成两个阶层，而护士却有三级（注册护士、持照实习护士和护士助理）。

如果医疗保健成为法人企业，医疗保健公司（即使是由医生经营的）就会有动力在人员使用上寻求更大的灵活性。公司可能会试图在很多医生坚持保留的领域用廉价工人劳动力来替代医生的工作。例如，在正常分娩中是否总是会需要产科医生，或者照顾健康婴儿是否需要儿科医生，并不十分明确。公司可能还会对医生实行更严格的等级控制：例如，只受过有限研究生教育的医生就不能自由地从事自己认为胜任的工作。在其他行业中，企业的管理层可能会试图剥夺工人对劳动分工的控制权，而医生通过专业主权，保住了这种控制权。

225

美国医疗的经济结构

将上述分析的线索结合起来，并将其与美国医疗的另外两种政治经济学解释进行对照，可能会有所裨益。

在可能最有影响力的新古典主义经济学论述中，肯尼斯·阿罗（Kenneth Arrow）认为，美国医疗领域的独特结构特征可以被解释为对"疾病发病率和治疗效果的不确定性"的适应。关于独特结构特征，阿罗指的是那些偏离竞争性市场标准模型的特征：医生行为受到诸多伦理限制，例如禁止广告和公开的价格竞争，人们期待医生给出的建议不涉及其自身利益；执照限制和需要大量资助的高额的医疗教育；还有特殊的浮动计算的定价方法，以及医生坚持按服务收费而不接受预付服务的做法。

阿罗认为，所有这些结构特征是为了弥补医疗市场的缺陷。他的出发点是"市场失灵"的概念，用他的话说："当市场未能达到最优状态时，社会至少会在一定程度上认识到现实与最优状态之间的差距，非市场的社会机构就会出现，并试图弥补这种差距。"医疗保健市场之所以未能有效运作，是由于患者无法评估治疗的价值，也无法获得可补偿任何不完美结果的保险。"买家无法充分理解信息的价值；事实上，如果他知道如何衡量信息的价值，他也就知道了信息本身。"病人完全依赖医生，而买家通常不依赖卖家。因此阿罗认为，其他保障措施，例如医生行为的伦理限制和对进入市场的执照限制，都是为了保护病人而出现的。[69]

遗憾的是，阿罗没有解释普遍存在的不确定性与医生对按服务收费的坚持之间的联系。预付费系统本身就是解决疾病发病率和治疗费用的不确定性的；甚至可以说，医学专业对合同执业的反对（以及后来对医疗保险、医疗合作社和其他预付费医疗计划的反对）增加了病人不得不承受的不确定性的负担。

阿罗的论证中缺失的这一环节与更根本性的难点有关。医疗保健的不确定性在一定程度上也是医疗市场组织方式的产物。如果医疗服务的购买者是国家或兄弟会一样的集体机构，它可以雇佣知情的代理人去选择医生和医疗设施。医学专业本身也增加了不确定性，事实上，阿罗讨论的一些特征，如要求医生在会诊时对病人隐瞒会败坏同行声誉的信息的伦理准则，就加强了这种不确定性。当然，大多数不确定性不是人为制造的。不确定性反映的是更普遍的文化信念。19 世纪早期的民主思想认为，医学上所有有用的东西都是常人可以理解的。正如我之前所论述的，从杰克逊时代到进步主义时代之间，科学的进步和人们对常识信心的下降，帮助恢复了一些对医学具有正当复杂性的信念。越来越多的不确定感（从最高法院对登特诉西弗吉尼亚案的判决中可以明显看出）有利于在 19 世纪末恢复执照制度。

不过，虽然不确定性的增长或许可以解释为什么会出现背离竞争性市场的现象，但它无法解释这种背离的具体表现形式。除了医学专业采取或根据其要求颁布的限制行医的做法之外，其他的制度性安排也完全可以对付不确定性，但它们遇到了阻力并被击败了。美国发展起用来替代竞争性市场的具体方案无法通过抽象分析来解释；它需要一种兼具结构性和历史性的分析。阿罗讨论的结构特征有其发展历史。他写道，当市场失灵时，"社会"将做出调整。这太抽象了，这好像在说某种内在动力将世界推向了帕累托最优。人们不得不问，市场对于谁来说失灵了？"社会"又是如何做出这些调整的？只有对医学专业来说，竞争性市场是失灵的，也正是医学专业组织起来改变了这一现状，它们禁止广告和价格竞争，游说制定执照法，进行差别定价，反对预付费医疗计划。

然而，还有一个更深层次的问题。阿罗认为医疗市场的结构是对医疗保健某些固有特征做出的合理适应；他试图用医学的普遍特征来解释历史上某个特定时刻的具体状况。这里存在一种假设，认为真实的就是合理的，或用经济学家的话来说，是"最优的"。（这种谬误的社会学版本是，结构性的东西一定是功能性的。）最终他们不是在解释美国医疗保健呈现出的特殊制度结构，而是在为它辩解。

最近的马克思主义解释认为，法人资本主义的利益导致了科学医学的兴起。理查德·布朗（E. Richard Brown）的《洛克菲勒药师》（*Rockefeller Medicine Men*）一书认为，资本家通过他们建立的基金会亲自控制着医学的发展。在布朗看来，科学医学与资本主义的世界观是一致的，而顺势疗法和草药医学更为整体论的取向则不同。他写道，科学医学是"医学专业和公司阶级为满足他们的需求而发展出来的工具"。洛克菲勒慈善基金会支持科学医学，因为它通过转移人们对疾病的社会根源的注意力，帮助"正当化"了资本主义的不平等，而资本家在维持工人健康方面也可以得到自己的利益。[70]

我想，人们得深刻理解资本主义制度的脆弱性，才能想象它会受到顺势疗法持续存在的威胁。要记得，科学医学一些最热心的信徒是社会主义者，他们对未能将科学医学带来的好处扩大到工人阶级感到愤怒。毫无疑问，洛克菲勒家族通过资助医学权威赞同的研究，来获得公众的信任和善意。但这并不能证明科学医学特别有益于他们的利益，正如富人给教会的遗赠不能证明基督教特别有益于百万富翁一样。资本主义的合法性需要建立在更充分的基础上，而不是关注细菌而非阶级利益的医学意识形态上。相较于对经济机会、宗教和政治自由的信仰，医学在维持美国民主资本主义方面的作用微不足道。

马克思主义者经常声称，资本主义鼓励人们重视医疗保健，而不是公共卫生和预防措施。为了支持这一观点，布朗引用了洛克菲勒在医学研究上的投资、医疗保健在工业中的应用，以及所谓自由资本家对强制性医疗保险的支持。这一论点经不起仔细推敲。在进步主义时代，就公司关心健康而言，它们主要关心的就是预防工程和工业卫生，而不是医疗保健；雇主既不愿承担医疗费用，也不愿侵入私营医生的领域而冒犯他们。几乎所有的雇主都反对强制性医疗保险；布朗提到的支持强制性医疗保险的组织实际上都持相反意见。[71] 洛克菲勒的大部分工作涉及的正是公共卫生，布朗自己就写道，管理洛克菲勒慈善事业的弗雷德里克·盖茨（Frederick Gates）"在整个职业生涯都坚持认为'医学科学的根本目的不应是着重于治疗疾病，而应是着重于预防疾病'"[72]。

很难理解，资本主义作为一种制度为什么会受益于医疗保健而不是公共卫生。公共卫生设施服务相对便宜，而且无疑是比医生服务更好的投资。诚然，许多公司没有采取可能增加生产成本或限制其市场的公共卫生措施。另一方面，出于同样自私的原因，人寿保险公司积极推动公共卫生措施。贸易的扩大、经济活动日益增加的协同合作以及大型企业的复杂需求都创造了公共卫生的需求，而工业资本主义需要满足这些要求。此外，包括劳工运动在内的改革运动不仅仅是资本主义基金会精心策划的发展的旁观者。企业之间、企业与公众之间的利益冲突必须由政府来解决。雇主们并不总是团结一致，他们不可能赢得每一场战斗，也不需要这么做。

毫无疑问，资本主义鼓励一种理性计算的态度，这种态度影响着公共卫生和医疗保健，就像它影响着生活的其他各个领域一样。保守派经济学家约瑟夫·熊彼特（Joseph Schumpeter）指出："尽管现代医院的运营通常并非以营利为目的，但它是资本主义的产物，不仅仅……因为资本主义的过程提供了手段和意愿，更根本的是，因为资本主义理性提供了这些医院使用的方法所依赖的思维习惯。"[73] 从威廉·配第*到当代的成本效益分析，人们一直试图将理性计算的逻辑应用于医疗保健和公共卫生。我们不可能说这种逻辑必然偏好医疗措施而不是公共卫生措施；这种计算经常被用来证明相反的结论。改革者经常使用这样的计算来表明，公共卫生措施是

---

* 威廉·配第（1623—1687），哲学家，英国古典经济学家。——译者注

合理的社会投资。问题不在于等式的使用，而在于等式的内容。

奇怪的是，马克思主义者和一些主张自由市场的右翼人士都强调——在我看来了是过分强调——正规医师对医疗实践的垄断。对竞争性医学体系的压制只是推进医学专业利益的一个次要手段，事实上也不怎么成功。尽管正规医师一直试图压制顺势疗法者和草药学派，但在19世纪末的执照运动中，他们不得不拉这些异议者入伙。这些异议者是在获得了执照之后才逐渐消失的。在世纪之交出现的新医疗实践甚至也赢得了法律权威。整骨医师和脊椎指压治疗师都获得了单独的执照法规，而基督教科学会派作为一个宗教派别得到了保护。正规医学的胜利取决于信念而不是武力，取决于它日益增长的文化权威，而不是纯粹的强权，取决于它所声称的技能和理解力的成功，而不是警察的强大力量。将医学专业的崛起视为一种胁迫，就低估了医学权威对普通人信仰的渗透程度，也没有看到它在多大程度上牢牢抓住了甚至是其竞争对手的想象力。

然而，权力分配的变化确实在美国医疗的社会变迁中发挥了重要作用，我们前面几页描述了五种主要结构变化中的第一种，也就是专科化和医院的发展导致医疗实践中出现了一种非正式的控制系统。对转诊和医院使用权的需求带来了从依赖客户到依赖同行的转变，促进了行业从竞争导向到合作导向的转变。它推动了强大的专业组织出现，使医生能够将其长期的集体利益凌驾于短期的个人利益之上。它鼓励曾经的竞争对手搁置分歧，为执照法和其他共同的政治目标而共同努力。随着专业人士之间的争吵逐渐平息，医学专业的权威开始增强。医学专业对自身的掌控是其掌握公众情感的先决条件。

更强的集体组织和权威带来了第二个重大的结构性变化，即对医疗保健的劳动力市场的控制。当然，执照限制了医生的供应。医疗执照制度的主要作用与其说是排除竞争对手，不如说是通过使医学教育无利可图而减少正规医生的数量。因为正是执照委员会——

而不是像另一个熟悉的历史解读所描述的那样，是弗莱克斯纳报告——加大了商业医学院受到的束缚。更少的毕业生不仅意味着从业者之间相互竞争的减少，还切断了免费诊疗所和合同执业的廉价专业劳动力的供应。它让医生对与病人的关系有了更多的控制权。通过认证项目，在从属职业中鼓励一种负责任的专业精神，医生巩固了自己居于其他技术人员和市场之间的优势地位。

第三，医学专业获得了一个特别豁免，免于承受资本主义企业的等级制的负担。医疗领域的"商业化"是不被允许的，大部分医疗实践所需的资本投资都来自社会。医学院的改革带来了大量的补贴，帮助医生形成其人力资本，医生也因此获得了回报。社区医院向私营医生开放，这意味着他们可以免费使用公众投资在医院设施上的资本，同时他们自己的收费不受限制。（医生最初通过在病房里提供免费服务来支付医院的费用，但后来免费服务在逐渐减少，而投资于医院的资本和医院任命的价值在逐渐增加。）从免费的白喉实验室诊断服务开始，卫生部门就在向医生提供各种技术服务，医生们也不必承担这些费用。卫生中心和学校保健项目通过开展诊断工作和向私营医生提供转诊病人，发现了需要治疗的新疾病，从而刺激了医疗服务的需求。医学研究最初由私人捐赠支持，后来由公共支持，这让技术创新的成本社会化了。

专业主权的结构发展的第四个元素是消除医疗领域的制衡力量。国家、公司和志愿协会（如兄弟会）都可能施加制衡力量，但它们都被排除在了医疗保健之外，或处于边缘位置。它们被排除在外意味着没有任何有组织的买家来抵消医生的市场势力。因此医生便可以根据病人的支付能力来定价。缺乏制衡力量也是医学专业获得政治影响力的一个关键因素。正如我在第三章所指出的，19世纪晚期获得执照保护的职业的优势在于它们无须面对任何有组织的买家或雇主，这些买家或雇主可能会想阻止执照法通过。保留这一优势为医生在很多战略上与医疗保健相关的政治议题上扫清了前进的

231

障碍。

第五项发展是在一些具体领域建立了专业权威。在发展过程中，医疗保健开始建立一系列划分内部专业领域的界线。公共卫生和医疗服务之间戒备森严的边界就是一个例子。医院中存在专业权威和行政权威的区别。药品市场上出现了处方药品和非处方药品的区别，前者只有在医生的授权下才能获得。医疗系统普遍缺乏整合组织和高层管理，这维护了医学专业的主权地位。各种试图使医院组织或医疗实践组织和公共卫生组织合理化的努力都在私人利益的抵制下失败了。除非尊重医生的专业主权，任何项目、政策或计划都是不可接受的，甚至不值得考虑。

这些符合医学专业利益的结构调整让更早的预测失效了，此前有人预测个体执业会因为效率低下而被淘汰。由于可以使用医院，医生获得了现代医学实践所必需的技术资源，而不用成为组织的一员。其他机构，如政府卫生部门，为医生们履行了诊断功能。这些互补的关系帮助医生摆脱了压力，不用接受组织的控制。公共机构愿意承担私人医疗的部分费用，从而使私人医疗得以维持。

这不是医学专业的伎俩。这是一个政治决定，目的是保留医生和病人之间的私人关系。现在，可以说许多美国人与医生没有这样的关系——没错，他们在决策中几乎没有影响。但也许更重要的是，美国人并不看好医疗保健领域的科层机构，例如公共诊疗所、公司诊所。

到 20 世纪 20 年代，医学专业成功地解决了一些迟至 1900 年仍困扰它的严重问题。医学专业摒弃了长期以来的宗派纷争，通过了更严格的执照法；将医院、药品制造商和公共卫生从威胁变成支持的堡垒；还对公司和互助团体进入卫生服务的情况进行检查。它还成功地控制了技术、组织形式和劳动分工的发展。简而言之，医学专业帮助塑造了一个维系专业主权而不是破坏它的医疗体系。

在接下来的几十年里，抗生素的出现等发展让医生能更好地对付疾病，也让他们对自己的判断和技能更有信心。然而对专业主权的最主要威胁也正是这种成功。医疗保健如此有价值，以至于不让人获得它似乎非常不公平。然而，在人们对医疗保健的需求增加的同时，医疗费用也在增加，并超出了许多家庭的承受能力。一些机构来分摊费用是不可避免的。第三方一定会出现，而这正是医生们所担心的。医学专业为保持其自主权而进行的斗争，不仅成了一场抵制改革的运动，而且也成了一场对抗医学进步不断激发出的期望和希望的运动。要想持续逃离公司和国家的控制，就意味着要维系一个始终与自身为敌的体系。

下

部

为医疗服务而战

医生、国家以及公司时代的来临

第一章
改革的屦景

谁提供医疗服务或支付治疗费用，谁就会获得病人及家属的感激和好感。投资医疗保健的回报是良好的声誉，这种前景让政府等机构有很强的动机去干预医疗经济。自俾斯麦以来，寻求加强国家力量或增进自身（或本党）利益的政治领袖们，一直以医疗保险为手段，将善举转化为权力。同样，雇主往往通过提供医疗服务来招募新员工和灌输对公司的忠诚。各工会和兄弟会社团用同样的方法来加强团结。哪怕是基于更狭窄的商业理由，保险公司也可以通过充当中间人而得到好处。在医疗费用上充当中介是占据了一个战略地位，它既赋予社会和政治利益，又赋予严格意义上的经济利益。

从医生的角度来看，所有这样的中介机构，不论是政府的或私营的，都是一种入侵，也是潜在的危险。在第三方出现之前，医生与病人有直接的关系，他们既是医治者又是行善者。依照某种并非完全虚构的传统理想，医生根据病人的需要提供医疗服务，并根据病人的支付能力收取相应费用，而病人的支付能力实际上也就是医生的收费能力。这一体制并不总是为医生提供经济保障，更不用说病人了，但它意味着医生不会面对任何更大规模、更强有力的组织来决定他们的收入和行医条件。许多医生更看重这种不受层级控制的自由，而不想要有组织的支付系统或者医疗保险可能提供的稳定收入。

不断变化的经济生活的组织方式搅乱了这些简单的安排。当家庭开始依赖其主要工薪者的劳动来获得收入，以及依靠医生和医院提供的服务获得治疗时，家庭经济的崩溃催生了对医疗保险的需求。在各个家庭中，疾病不仅打断正常的家庭生活，还中断收入流，并强加意外的医疗开支。这些不仅仅是私人问题。在整个经济中，疾病在医疗支出方面产生直接成本，也在生产减少中产生间接成本。医疗保险的政治活动围绕以下四种费用展开：（1）个人收入损失，（2）个人医疗开销，（3）社会的间接成本，以及（4）医疗保健的社会成本。在 19 世纪，这些问题相继让改革有了不同的关注点。最初，保险倡导者强调的是分摊工薪阶级家庭收入损失的风险和减少社会生产效率的损失。20 世纪 20 年代之后，高额医疗费用带来的个人风险不断上升，甚至给中产阶级家庭也带来了困难，这成了医疗保险的一个新的关注点。然后，最近改革者关注的是不断上涨的医疗费用给整个社会带来的负担。

在美国，医疗保险直到第一次世界大战前夕才第一次成为一个政治议题，此时几乎所有主要欧洲国家都已经采用了某种保险方案。劳工赔偿法于 1910 年至 1913 年间在美国取得了快速进展，这让改革者们相信既然能说服美国人采用针对工业事故的强制性保险，那也能说服他们采用强制性的疾病保险，毕竟疾病造成了很多家庭的贫困和不幸。既然其他西方资本主义国家立法通过了医疗保险，美国也没有什么理由不能这样做。改革者还认为，医疗保险不仅会使美国工人受益；它还会通过创造出一支更健康、更高效的劳动力队伍，为雇主带来可观的回报。因此，当他们在全国发起强制

性医疗保险立法运动时，他们预期会得到广泛的支持，并相信这很
可能是"社会立法的下一个重大步骤"。但就像接下来几十年里反
复发生的那样，改革倡导者觉得胜利近在咫尺，却眼睁睁地看着它
像海市蜃楼一样消失了。

　　本章探讨为何改革者始终未能通过某种政府医疗保险计划——
为何直到今天，美国还没有全民医疗保险。下一章考察替代全民医
疗保险的筹资机制和组织体系。

比较的视角

社会保险的起源

　　针对疾病开销的资金保护，一直以来是志愿性社团的关注点，
19 世纪后期也成为一个政治关注点。1883 年，德国建立了第一个
全国的强制性疾病保险制度。该制度通过独立的疾病基金组织运作，
最初只适用于某些行业的受薪工人。除了提供医疗照护服务外，它
还提供现金补贴以弥补工人生病期间的工资损失。奥地利和匈牙利
也分别在 1888 年和 1891 年建立了类似的制度。然后在第二波改革浪
潮中，挪威于 1909 年、塞尔维亚于 1910 年、英国于 1911 年、俄国
于 1912 年，以及荷兰于 1913 年都纷纷采用了强制性疾病保险制度。

　　其他欧洲国家则对工人之间自发形成的互助社团给予补贴。法
国和意大利一开始只在铁路和航运等少数行业中要求强制疾病保
险，给予互助社团的补贴也相对较少。不过，法国人在 1910 年扩大
了计划。另一方面，瑞典自 1891 年，丹麦自 1892 年，瑞士自 1912
年起都向自愿基金提供了广泛的国家援助，还提供了其他很强的激
励措施让人们成为会员。到 1907 年，丹麦疾病保险覆盖的人口比例
实际上已经超过了德国（27% 对 21%）。[1]

但在这段时期内，美国政府没有采取任何行动来补贴自愿基金，或推行强制性疾病保险。德国在 1883 年采用了强制性保险，英国在 1911 年采用，在这期间，美国几乎没有人讨论过这个议题。这种长期的忽视和漠不关心的状况需要解释，为什么欧洲人采用了医疗保险，而美国人却忽略它？

那些制定了强制性疾病保险的欧洲国家这么做时，是将其作为一般社会保险计划的一部分，以应对几个会中断收入的主要风险：工业事故、疾病和残疾、老龄和失业。我们现在会把医疗保险和支付医疗费用联系起来，而其实它最初的功能主要是稳定收入。很多早期自愿基金和一些政府计划只包括疾病津贴，也就是"病假工资"，以弥补工资损失；支付医疗费用或者是后来才有的，或者排在第二位。政府计划并不囊括所有人，因为医疗保险最初被认为是维持工人阶级的收入、生产力以及政治忠诚的手段。政府计划仅适用于收入低于一定水平的工薪阶层，通常不包括工人家属、农业工作者、个体经营者或中上层阶级。这些群体被认为要么（由于高昂的行政费用）难以提供保障，要么不需要收入保护。

社会保险代表了资本主义社会中贫困管理的新阶段。从国民经济的崛起到工业资本主义的出现——也就是从 16 世纪到 18 世纪末／19 世纪初——穷人在自己的教区得到救助。然而，工业化引发了越来越多的抱怨，人们抱怨地方性贫困救济对劳动力自由流通和工作激励都有影响。随后各国政府废除了传统的济贫制度，将公共援助限制于救济院，而且救济院只有在陷入最糟糕的处境时才能进入，还强制身体健全的穷人去工作或移民，盖斯顿·瑞林格（Gaston Rimlinger）将这个过程称作与家长制的"自由主义决裂"。虽然传统的社会保护以工匠和技术工人的互助社团的形式得以保留，自由主义削弱了政府作为福利监护者的作用。[2]

19 世纪末社会保险的出现标志着社会保护的回归。但社会保险背离了早期的家长制，它提供的是获得福利的权利，而不是慈善施舍。从这个意义上讲，它是公民权利和政治权利的自由主义原则在社会福利上的延伸。另一方面，社会保险背离了自由主义，扩大了国家的作用，并要求强制性分摊交纳保险费。因此，它不仅代表了自由的延伸，也代表了义务的延伸。[3] 在这方面，它与许多其他现代改革没有区别。例如，接受初等教育的权利通常势必要求上学的义务，至少在一定年龄之前。在疾病保险下享受福利的权利，虽不要求病人去看医生，但通常限制了投保人只能去看有执照的行医者，这就增强了社会对医疗实践的控制。此外，社会保险要求雇主和工人都要分摊交纳保险费。由此，它也是国家对商人设定工资的特权的侵犯。在自由主义势力最盛，私人利益相对于国家利益更为强大的地方，社会保险的进展最慢。因此，虽然现代认为福利国家是一种"自由主义的"改革（在当前的美国意义上），但社会保险通常首先是在专制和家长式政权里（比如德国）推行，然后才是在更自由和更民主的社会里（比如英国、法国和美国）推行。[4] 部分原因是德国工业化起步较晚且发展较快，所以在它面临社会主义挑战时，传统的社会保护形式部分保留了下来。或许正因为如此，它才更直接地过渡到了福利国家的社会保护。

德国和英国推行社会保险都有应对政治不满的因素。19世纪80年代的德意志帝国面临来自德国社会民主党越来越大的挑战。1875年，马克思和拉萨尔（Lassalle）的追随者联合起来，加强了社会主义派的力量。在宣布社会民主党为非法后，俾斯麦仍然坚信镇压是不够的，并寻求建立一个"福利君主国"以保证工人的忠诚。[5]

英国在20世纪初推行社会保险之前也发生了劳工骚乱，但英国的政治条件有所不同。英国是议会民主制，其中自由党试图通过倡导社会改革，来保住工人阶级的支持。在德国，俾斯麦引入了社会权利，以避免赋予更广泛的政治权利；在英国，劳合·乔治（Lloyd George）在当时已有的政治参与权的框架内寻求社会权利。两国的措施基本上都是防御性的，都试图通过将工人纳入扩大的福利制度中，以稳定政治秩序。社会保险的支持者还希望通过减少阶级对立和创造更健康的劳动力及军队，提高工业生产率和军事实力。正如劳合·乔治后来所说的一句令人难忘的话："你无法用 C3 级的人口维持一个 A1 级 * 的帝国。"[6]

德国和英国倾向于社会保险，可能还因为它们现有的强大的互助基金在提供疾病津贴方面非常活跃。在德国，各种同业公会、商会、工业协会和互助会都运作着"疾病基金"（*Krankenkassen*）。英国甚至在 1911 年之前就有将近一半的成年男性（通常是保守的工匠，受人尊敬的、自食其力的工人，而不是赤贫者）属于各种互济会，这些互济会都是强大的全国性组织；大约 13% 的人口享有自愿性疾病保险。[7]虽然这些已有的基金是国家控制社会保险的障碍，但它们也反映出工人对疾病保险价值的普遍认识。

美国为何滞后

在美国，政治条件和现有的机构与欧洲完全不同。美国是古典自由主义最彻底地影响了国家与社会之关系的国家。至 1900 年，美国政府已高度去中心化，很少对经济或社会福祉进行直接监管，公务员队伍规模小且不专业。加强政府职能已成为世纪之交进步主义时代改革的核心关注点之一，但其影响有限。在全国层面上，政府与社会福利没有多大关系，而在卫生保健方面，政府行动也很少。早在 1798 年，国会就为商船海员建立了强制性住院保险制度（遵循欧洲先例），但这是一项非常特殊的措施，针对的是一个在对外贸易中发挥作用因而在商业和流行病学上具有重要意义的团体。国会于 1854 年批准了对精神病院的援助，但皮尔斯总统否决了这项

---

*　A1 和 C3 是英国在 1917 年之前征兵的能力分级。A1 是全部要求达标，C3 是部分达标。——译者注

法案。1879 年，国会成立了全国卫生委员会，但该委员会于 1883 年又撤销了。1902 年至 1912 年，国会分两个阶段将海事医务署扩展为美国公共卫生局，但几乎没有赋予它多少职能和权力。联邦政府继续把卫生事务留给各州和地方政府处理，而在这些层级上，一般规则是尽量留给私人和民间处理。尽管欧洲的综合医院基本上是政府机构，并由税收支持，但在美国，综合医院仍然主要是私立的。一个遵循上述原则的政府体制不太可能很早就采用强制性医疗保险。

美国也没有遇到可以与欧洲相提并论的对政治稳定的挑战。19世纪 90 年代，美国经历了萧条和动乱，但大多数动乱有关土地和民粹主义，而社会保险并不是农民所关心的。社会主义仅在进入 20 世纪之后才成为一股政治力量，即使到那时，美国社会党在政治上造成的威胁远不及欧洲的社会主义政党。即便在其鼎盛时期，即 1912 年和 1916 年的选举中，社会党也只获得 6% 的选票；恰巧，这正是医疗保险运动开始的时候。在经历了不稳定的创立期之后，美国工会开始发展壮大起来——会员人数在 1897 年不到 50 万，到 1910 年增加到 200 万，到 1920 年则增加到 500 万——但这种增长是在一个怀疑政治改革者的保守劳工领袖的领导下发生的。保守主义的工会和社会党之间的裂痕让社会保险得不到工人阶级的有力支持。

最后，美国的自愿性疾病基金不如欧洲的发达，这反映了人们对医疗保险不大感兴趣，也不大熟悉。19 与 20 世纪之交，欧洲移民在美国一些城市中创建了许多小型福利协会，为成员提供疾病津贴，但地位更为稳固的由更早到来的种族群体组成的兄弟会则主要提供人寿保险。一些全国性兄弟会的地方分会在疾病方面提供了援助，但这种援助比欧洲的零碎许多。[8]同样，当工会提供疾病津贴时，通常是地方上的组织，而不是全国性组织提供的。

美国各工会对福利计划的态度摇摆不定。19 世纪初成立的最早一批工会既关注工作和工资，也同样关注互助。不过到美国内战时期，它们更多地开始关注与雇主讨价还价，不再讨论福利问题，因为高额的会费可能会阻止工人加入工会。但是战争结束后，他们开始接受福利可以促进其会员招募这一说法。1877 年，花岗岩切割工全国联合会*采取了首个全国性疾病福利计划。尽管如此，工会仍不得不进行权衡，一方面是福利带来的团结，一方面是高额会费带来的遏制效果，这限制了它们提供抵御疾病损失的保护能力。[9]

商业医疗保险当时还未发展起来。1850 年左右，一些医疗保险公司成立，但很快就破产了。不过，一个与保险相关的形式，抵御因意外伤害和死亡造成损失的保险，在 19 世纪下半叶确实站稳了脚跟。大约从 1896 年开始，从事这项业务的公司开始提供针对特定疾病的保险，并逐渐扩大其保单覆盖范围，涵盖了因疾病或事故造成的所有伤残。由于行政成本，这样的保单十分昂贵，主要是中产阶级投保。也有少量的医疗保险和意外事故保险卖给了工人，但是由于经费开支和赚取利润，只有大约 30%—35% 的保费收入会作为保险福利返还给投保人。欺诈行为很常见，那些规模更大、更受人尊敬的公司都远离这项业务。[10] 约翰·德赖顿（John F. Dryden）在 1875 年创办保德信保险公司（Prudential Insurance Company）时，曾短暂地尝试过疾病津贴，他在 1909 年评论说，保守的商业惯例让工业保险公司的业务局限于死亡给付上。"保证在生病期间得到约定数额的保险金，"他写道，"只能通过充分了解和完全监督会员个体的兄弟会组织才能安全地交付，并且只能以一种有限的方式交付。"[11] 但是，虽然兄弟会团体可以解决保险公司遇到的一些困难，可它们也有自己的问题。它们往往管理不当，规模太小而做不到精算完备，随着其会员年龄的增长，它们的储备金最后经常是不够的。

---

* 这是一个工会组织，初创时全名是 Granite Cutters' National Union，后改名为 Granite Cutters' International Association of America。——译者注

由于大多数疾病津贴是由小型移民福利社团以及兄弟会和工会的地方会社提供的，早期的研究人员发现很难收集到疾病保险的准确统计信息。但看上去美国的这类保险似乎没有英国和德国在政府推行此类计划之前那么广泛存在。在伊利诺伊州、俄亥俄州和加利福尼亚州，州政府委员会在 1918 年左右研究了这个问题，据估计，享受某种形式的疾病津贴——通常非常低——的产业工人的比例只有三分之一。如果以整个人口为基数计算，这个比例还要低得多。在整个国家中，只有一小部分人口能获得一些针对收入损失的保护，而通过保险得到医疗服务或得到医疗费用承保的人口更少。[12]

然而，在另一种相关的危险上，美国工人确实花了大量的金钱购买保险。20 世纪初，商业保险公司在向工人阶级家庭销售"工业"人寿保险*方面取得了巨大成功。这些保单提供的一次性赔付通常用于葬礼和最终疾病。这项业务曾是大都会人寿保险公司和保德信保险公司的支柱，它们通过每周向数百万美国工人阶级家庭收取 10 美分、15 美分和 25 美分而成为保险业的翘楚。但由于保费是按周缴付的，又经常中止，这些保单必须由大批保险代理人推销，他们会在发薪日后尽快拜访客户。简易人寿保险的管理成本令人咋舌；参保人得到的保险福利金仅仅是缴付的保费的 40% 左右，其余的都给了保险代理人和保险公司。然而，美国人如此恐惧死后会以贫民葬（pauper burial）的形式下葬，以致他们在 1911 年购买了 1.83 亿美元的此类保险——大约相当于德国整个社会保险系统的花费。[13]

---

* 业内称为简易人寿保险。——译者注

宏大的幻觉（1915—1920）

效率的民主化

在美国，发起推广医疗保险运动的是政府以外的改革者，而不是政治领袖。而且，医疗保险也不是像欧洲经常发生的那样为了反对社会主义而进入政治辩论。事实上，1904年的社会党是第一个支持医疗保险的美国政治党派。然而，这场运动的核心是成立于1906年的美国劳工立法协会（American Association for Labor Legislation），这是一个试图改革资本主义制度而不是废除它的"社会进步人士"团体。协会会员很少，主要是学术人士，其中包括进步主义经济学家威斯康星大学的约翰·康芒斯（John R. Commons）和理查德·伊利（Richard Ely），以及哥伦比亚大学的亨利·西格（Henry R. Seager）等知名人物。美国劳工立法协会最初主要关注的是职业病，它的第一次重大成功来自防止"磷毒性颌骨坏死"的运动，这是一种在火柴厂工人中常见的疾病，可以通过在生产过程中消除磷来预防。协会在为工人争取赔偿方面表现突出。它力图禁止使用童工，并通过多项公共工程、各州就业机构和失业保险来支持失业救济。美国劳工立法协会对工会不持任何官方立场，但许多会员都支持工会，并且协会会员最初包括几位著名的劳工领袖。[14]

美国劳工立法协会的医疗保险运动的不幸之处在于，它起步之时恰逢进步主义开始衰退之时。作为一种政治力量，进步主义在1912年的选举中达到势力顶峰，当时进步党脱离了共和党，提名前总统西奥多·罗斯福为总统候选人。和劳合·乔治与温斯顿·丘吉尔一样，罗斯福也支持包括医疗保险在内的社会保险，相信没有一个国家能在其人民贫穷且疾病缠身的情况下强大。但罗斯福在1912年选举中败给了伍德罗·威尔逊，使得美国又过了二十多年才出现另一位愿意让中央政府广泛参与社会福利管理的领袖。在美国，强制性医疗保险享受不到像德国和英国的那种全国性政治支持。

1912年选举后，美国劳工立法协会在12月投票成立了一个社会保险委员会，并于1913年6月组织关于这个议题的第一次全国会议。尽管委员会被授予广泛的权力，但它还是决定专注于医疗保险，并于次年夏天起草了一项示范法案，法案初稿于1915年公布。

美国劳工立法协会的这份法案遵循了欧洲的先例，参保对象仅限于工人，但提供的医疗保障不仅覆盖工人，还覆盖其家属。该项目方案适用于所有体力劳动者和其他年收入低于1200美元的人群，只有家庭佣工和临时雇员除外。保险权益有四种：（1）医疗援助，包括所有医生、护士和医院提供的服务；（2）病假工资（按工资的三分之二支付，最长支付26周；住院期间按工资的三分之一支付）；（3）生育保险金，提供给被保险妇女和投保人的妻子；（4）50美元的死亡保险金，用于支付丧葬费用。保险费用预计为工资的4%，雇主和工人各支付五分之二，剩下的五分之一会由州政府摊付。雇主为最低收入的工人摊付更多的份额。美国劳工立法协会估计，一个年收入600美元的工人需要在每月2美元的保费中自己支付80美分。[15]

改革者从两个目标来论证推行医疗保险的依据。首先，他们认为医疗保险可以通过分摊个体家庭承担的不均等的工资损失和医疗费用，减轻因疾病致贫问题。其次，他们坚信，通过提供有效的医疗服务，为疾病预防创造金钱激励措施，并消除简易人寿保险方面的浪费性支出，将降低疾病和保险带给社会的总开支。这种多重关切的混合是进步主义者的典型特征。一方面，他们强调贫困救济，诉诸道德同情；另一方面，他们强调未雨绸缪和提高国家效率，诉诸经济理性。[16]这样将社会改良主义与效率理想结合起来的做法，完全符合进步主义者的意识形态。它也反映了民主资本主义社会的政治形势，改革者必须同时获得公众和强大商业利益集团的支持。进步主义者的医疗保险计划受这些政治现实影响，正如受当时的疾病和医疗保健的经济考虑影响。

在改革者看来，要减轻因疾病导致的贫困，既涉及补偿收入损失，也涉及支付医疗费用。进步主义者认为两者同等重要。这一时期的数据提示，单个工人的工资损失是卫生保健费用的二到四倍，但对一个家庭整体而言，整个收入损失和医疗费用大致是相同的，这主要是因为加上了工人家属的卫生保健费用。[17] 一项对芝加哥附近地区 4474 名工人做的研究表明，在一年的时间里，大约每四人中就有一人曾经生病一周或更长时间，并且由于这些疾病平均损失了 119 美元，相当于年薪的 13.7%。有重病患的家庭中，"入不敷出"的家庭所占比例高至 16.6%，相比之下，没有重病患的家庭中，这一比例为 4.7%。[18] 医疗保险的倡导者还引用了慈善机构的数据，显示疾病是最主要的直接致贫原因；伊利诺伊州保险委员会的保守估计指出，疾病是该州四分之一到三分之一的救济的主要因素。[19]

同时是医生、保险精算师及社会党人的鲁比诺（I. M. Rubinow）是社会保险方面的权威，他认为医疗保险可以切断疾病和贫困之间的"恶性循环"。医疗保险可以预防病人的家庭陷入赤贫，从而防止更多的疾病。鲁比诺主张，这样的计划必须是强制性的，以保证普及度（即在低收入的工薪阶层中），并确保雇主和公众的定期缴款，因为他们同样对导致疾病的状况负有责任。他写道，美国工人"必须要认识到，他们有权利至少将疾病的一部分花费和损耗强加给行业和整个社会，而他们要做到这一点，必须要求国家至少以与援助商业利益集团同等的力度，运用其权力与权威去直接或间接地援助工人……"[20]

然而，在提倡医疗保险时，大多数进步主义改革者谈论的是收入稳定，而不是收入再分配，他们主张减少贫困和疾病可以带来公共利益，而不是为劳工的特殊不满发声。尽管他们的计划具有再分配的意味，但他们通常支持医疗保险的理由是保险符合所有各方的利益，包括商业利益。

这种取向在社会进步主义者论证医疗保险的后半部分特别明

显。用劳工立法协会的话说，医疗保险的目标之一应当是"保护人力资源"，就像保护自然资源一样。当时美国最杰出的经济学家之一欧文·费雪在 1916 年对美国劳工立法协会所做的主席报告上声称，医疗保险的最大价值在于促进预防措施方面，因此，我们不仅需要用医疗保险来"帮助工人度过因疾病引发的严重紧急事件"，而且还需要用它来"减少疾病本身，延长寿命，减轻贫困，提高工作能力，提高工资水平，并减少各产业不满的根源"。[21] 本杰明·沃伦（B. S. Warren）和美国公共卫生局的埃德加·赛登斯特里克（Edgar Sydenstricker）认为，由于强制性保险计划需要行业、工人和社区都提供资金，因此这会鼓励它们支持公共卫生措施，以预防疾病和节省资金。[22]

此外，包括丧葬费用给付在内的强制性医疗保险还可以消除推销简易人寿保险合同的巨额费用，更不用说利润了。于是，改革者声称，他们能够用浪费在简易人寿保险合同上的资金，为医疗保险的大部分成本提供资金。沃伦和赛登斯特里克引用了 1901 年劳工统计局（Bureau of Labor Statistics）的一项研究，其中显示，2567 个家庭中，65.8% 的家庭有平均 29.55 美元的简易人寿保险支出，与此同时，76.7% 的家庭有平均 26.78 美元的疾病和死亡支出。[23] 事实上，工薪家庭完全可以付钱给在生病时上门服务的医生和护士，而不是付钱给每周上门收保费的保险代理人。因此，将丧葬费用给付包含在医疗保险之内并不是进步主义改革者的突发奇想，这是他们为提高社会效率而制定的总体规划的一部分。

这些支持医疗保险的论点反映了进步主义改革者对公共卫生和医疗保健在预防和治愈疾病方面的能力充满信心。鲁比诺为医疗保险辩护时说，医学的成就是半个世纪前根本不敢想的。"如果说当时流行的医学虚无主义尚有合理基础的话，那么这个基础早已坍塌了。任何理性的人都不会怀疑医学在有效救助方面的巨大成就。"[24] 这时的民主观点不是坚持每个人都可以充当自己的医师，而是所有

人都应当能获得医生的服务。在审查了有四分之一到五分之二的病
人没有得到任何医疗服务的证据后，俄亥俄州的一个委员会评论
道，所有事实都表明了人们对"医疗服务民主化"的需要，这意味
着扩大服务范围，而不是外行控制。[25]

进步主义改革者坚信医疗保健的价值，也相信专业权威有着合
法基础，他们与专业医师没有根本上的分歧。因此，劳工立法协
会 1914 年试图让一些医学界领袖参与制定医疗保险示范法案。由
于预见到一些私人行医者会有所抵制，他们试图在一些影响医生的
条款上采取灵活变通的态度。他们惊喜地发现，一些杰出的医生不
仅表示支持，而且还希望积极帮助确保立法。[26] 在这些乐于合作的
医师中，有几位是美国医学会的领导人，包括《美国医学会杂志》
的编辑乔治·西蒙斯（George H. Simmons）和当时美国医学会新
创建的卫生与公共教育指导委员会（Council on Health and Public
Instruction）干事弗雷德里克·格林（Frederick R. Green）。格林写
信给劳工立法协会的干事约翰·安德鲁斯（John Andrews）说："你
们的计划完全符合我们自己的计划，所以我愿尽一切可能提供帮
助。"[27] 他建议成立一个三人委员会来开展与劳工立法协会之间的合
作。1916 年 2 月，美国医学会理事会批准了这个委员会，并聘请社
会党人鲁比诺担任执行干事。该委员会与美国劳工立法协会位于纽
约市同一栋大厦里，其主席亚历山大·兰伯特（Alexander Lambert,
西奥多·罗斯福的私人医生）也是美国劳工立法协会的医学顾问。
到此时，美国医学会和美国劳工立法协会为了医疗保险形成了统一
战线。

然而，改革者和医生之间也有矛盾，尤其是因为进步主义者追
求效率，医生希望捍卫收入和自主权。一些改革者把医疗保险看作
一个机会，可以借此让医疗实践从属于公共卫生，鼓励发展团体执
业，并将收费方式从按服务收费改为固定薪水按人头付费（即以每
位患者每年计）。而这些变化都是医生们不会接受的。

在医疗保险与公共卫生的关系这个问题上，美国劳工立法协会准备向医生们让步。公共卫生官员认为预防医学应该是首要关注的问题，因此他们希望政府卫生部门成为医疗保险的行政管理机构。但兰伯特在1916年的一次会议上代表美国劳工立法协会和美国医学会发言时指出，医生们不愿服从公共卫生当局的"绝对控制"，而医生们的想法必须得到尊重。[28]

其他改革者，例如鲁比诺，希望利用医疗保险来促进从个体全科医疗服务向由政府管控的专科化团体执业服务转变。1915年，美国医学会领导人最初对此做出了积极回应，时任波士顿诊疗所主管的小迈克尔·戴维斯（Michael M. Davis, Jr.）受到了鼓励，期望美国也许能在服务性组织方面"胜过"英国和德国。他在给美国劳工立法协会的约翰·安德鲁斯的信中写道，他们应该小心，不要将医疗保险"与个体化的私人执业体系捆绑在一起，而不明确地开启……在诊断和治疗上的合作医疗模式"。戴维斯补充说，自参观完梅奥诊所后，他有"许多关于组织结构的好想法"。[29]但是，大多数医生都不太可能热衷于这样的想法，因为这些想法使他们有屈服于一个科层等级制度的危险，而美国劳工立法协会所能做的最多也就是纳入一项条款，允许地方保险委员会除了可以与个体医生签订合约外，也可以与团体执业诊所签订合约。

毋庸置疑，最严重的矛盾点是医疗保险给医生付款的方法。改革者们不愿意采用任何会导致保险体系出现严重财务问题的方法，而欧洲的经验清楚地表明，与按人头（即根据在医生的当年度名单上登记的患者数量）付费相比，按服务付费更有可能造成预算问题。所以改革者建议按人头付费，而不是按出诊次数付费。然而，由于医生们在先前与兄弟会和工业公司合作时，有被迫相互压价以得到团体业务的经历，他们强烈反对任何形式的合同执业。兰伯特试图提出调解方案，建议用一个根据当地参保人数而确定的医生服务预算来按出诊次数给医生付费。[30]

　　美国医学会与劳工立法协会的最初合作并不一定反映出双方成员的广泛热情。威斯康星和宾夕法尼亚这两个州医学会很快就认同了强制性医疗保险的原则，但其他的州则无动于衷。1916 年末一项对各州医学会干事的调查显示，绝大多数人尚未讨论过医疗保险。[31] 1916 年末的美国劳工立法协会年度会议上，几位医生评论说，绝大多数从业者可能都反对医疗保险，但他们充满信心地表示，这主要是源于对医疗保险的不了解。美国医学会的弗雷德里克·格林评论说，任何仔细研究过医疗保险的医生都不反对它，但不久之后格林本人就否认了他曾经赞成过这项措施。[32]

　　尽管进步党在 1916 年大选中背书共和党总统候选人之后就解散了，但改革者可能会从当年对医疗保险提案的早期回应中感到些许满意。由威尔逊总统在劳工暴力事件后成立的产业劳资关系委员会（Commission on Industrial Relations），在总结报告里推荐了医疗保险。美国众议院劳工委员会就其唯一的社会党成员提出的建立全国社会保险委员会的决议举行了听证会。虽然提案未能获得批准，但有几个州成立了调查委员会。一些公共卫生官员和护士组织都赞同这项措施。简而言之，医疗保险似乎正在获得支持，并朝着获得公众认可的方向发展。

劳资双方对阵改革者

　　不过也有麻烦的迹象。令改革者懊恼的是，美国劳工联合会（虽然并非其所有成员工会或州联合会）反对该计划。劳工联合会主席塞缪尔·龚帕斯（Samuel Gompers）一再谴责强制性医疗保险是一项不必要的家长式管治（paternalistic）*的改革，这种改革将建

---

*　家长式管治是指政府、有关当局、公司或家长以促进所属成员或儿童福祉为理由，积极干预其自由，虽对于其所需给予照顾，但不让他们有为自己负责和自由抉择的机会。——译者注

立一个国家监管人民健康状况的体系。1916 年，在国会就成立一个全国委员会举行的听证会上，龚帕斯与鲁比诺进行了一场激烈的辩论，龚帕斯抨击了社会党人的想法，即必须通过政府来保证工人的福利，同时他响亮地辩护了工会在提高工人生活水平方面取得的成功。[33]

这种观点是龚帕斯和劳工联合会的典型观点，当时他们反对立法设定最低工资、失业保险、养老金，甚至反对 8 小时工作制。龚帕斯坚持主张，工人可以仅依靠自身的经济权力就获得更高的工资和福利，不必依赖国家。他担心，政府提供的保险制度会篡夺工会在提供社会福利方面的作用，从而削弱工会的力量。[34]

龚帕斯最关心的是维持工会的实力。塞利格·珀尔曼（Selig Perlman）在经典著作《劳工运动理论》（*Theory of the Labor Movement*）中写道，美国工会“一直面临的问题”是“保持组织化”状态，因为“美国劳工缺乏阶级凝聚力”。[35]过去试图在美国建立各工会的所有努力在经济萧条时期都遭到了破坏。龚帕斯在职业生涯的早期就写道，有头脑的工人会在逆境时也留在工会内，但对于其他“没有意愿、能力或时间”看到工会带来的好处的人，应该让他们的利益与“工会如此密不可分，以至于中断与工会的联系会带来直接而明显的损失……我不知道有什么比让工会为工人提供慈善、好处和保护更好的办法”。[36]他年轻时是纽约雪茄工人的领导人，曾在 1879 年提议由工会提供疾病和死亡津贴。这项措施被采纳后，一年之内，他所在的地方工会会员从 300 名增至 3000 名。一位传记作者写道：“龚帕斯认定第 144 号地方工会的会员数量的显著增长是由于引入了这些津贴。”[37]龚帕斯解释美国劳工联合会在 1912 年否决联邦养老金提案时，写道：“工会希望发展自己的保护体系来抵御生活的意外事件，并以此作为吸收新成员的手段。社会保障将剥夺工会的这个职能。”[38]

但是，事实上美国各工会在发展自己的福利保障体系上没有取得太大进展。他们越来越多地通过控制就业机会来获得稳定的会员，而不是通过提供福利津贴。龚帕斯的观点建立在提供福利可以起效果的预期上，而不是基于实际对福利的广泛使用。尽管他的观点在全国性组织中占主流，但劳工联合会的其他领导人，包括副主席威廉·格林（William Green），都不认为政府计划对劳工团结有多大威胁，他们更倾向于采用医疗保险。劳工联合会中十个最大的州联合会，包括加利福尼亚州、纽约州、马萨诸塞州、宾夕法尼亚州和威斯康星州，都支持其所在州的医疗保险提案。然而，只有在纽约州，工会工人才是这场运动的主要力量。[39]

尽管商业界早期的回应短暂地持支持态度，雇主仍普遍认为强制性医疗保险与其利益相悖。强硬的反工会组织全国制造商协会（National Association of Manufacturers）的一个委员会在 1916 年报告说，自愿性保险将是"更高级也更好的方法"，但它承认强制性保险可能是必要的，而若是如此，那所有职业都应该包括在内。这份报告被全国制造商协会接受，但没有被采纳。全国制造商协会与其他商业团体一样，也很快加入了反对强制性医疗保险的队伍。[40]

美国企业的代言人一般都反对医疗保险会提高生产效率这样的论调。全国工业企业联合会（National Industrial Conference Board）是由一些主要的工业行业协会建立的研究机构，它认同疾病是"社会安康和生产效率"的严重障碍，但认为直接投资公共卫生的回报高于给病者提供现金津贴。强制性医疗保险不会"实质性地减少患病人数"；对预防的激励措施不会起作用，因为造成大多数疾病的责任无法确定。工作损失天数甚至可能会增加，因为病假津贴鼓励了工人的诈病行为；工业企业联合会援引的统计数据表明，在德国颁布保险法后，因疾病而损失的工作天数有所增加。医疗保险也不会大大减少贫困。那些暗示疾病导致贫困的数据是对其他原因视而不见。而且，许多寻求救济的人也不会得到医疗保险，因为他们是临时工、个体户或失业者。因此，花费在医疗保险上的大笔资金只会使部分人口得到好处。联合会计算认为，该保险法案在纽约只能覆盖三分之一的人口。[41]

即使是以全国公民联合会（National Civic Federation）为代表的商业界开明成分，也普遍反对强制性医疗保险。全国公民联合会由新闻记者拉尔夫·伊斯利（Ralph Easley）于1901年创立，旨在将资方、劳方领袖以及公众聚集在一起，以促进社会和谐，联合会包括那些较为温和的大商人，他们愿意承认工会工人——至少在自己的工厂之外——是美国资本主义的合作伙伴。[42] 全国公民联合会曾是美国劳工立法协会在争取劳工工伤赔偿的运动中的盟友，并且有一些交叉会员，其中包括龚帕斯，他曾担任这两个团体的副主席。尽管这两个组织都寻求在资本主义框架内进行和平的劳工改革，但它们还是随着医疗保险冲突的展开而日渐疏远。美国劳工立法协会主要由学术界改革者组成，他们认为自己追求的是公众的利益，而不是任何阶级的利益；而公民联合会则寻求工会工人利益和大企业利益之间的相互妥协。美国劳工立法协会中的社会进步主义者倾向于依靠专业人员的判断和政府的权力，而工会工人和大企业都倾向于在国家的权限之外进行私人谈判。1915年，龚帕斯辞去了美国劳工立法协会的职务，部分原因是该协会频繁呼吁公正的专家和思想高尚的委员会来解决社会问题。龚帕斯不信任专家，认为这些人是一个有着自己利益的单独阶级。另一方面，尽管左翼劳工领袖一再攻击他与大企业合作，但他仍留在全国公民联合会内。与许多进步主义者不同，劳工联合会的领导人认可大企业是不可避免的，并把工会视为保护工人利益的必要制衡力量。正如人们经常指出的那样，美国劳工领袖和美国商人一样，自命务实，对政治持怀疑态度，也不信任知识分子及其抽象的方案。[43] 此外，在社会保险方面，由于当时社会福利项目可能会提高工人对工会和大企业中一方的忠诚度，所以双方都不希望政府在这类项目上与它们进行任何竞争。[44] 因此，医疗保险并没有使工会反对资本，而是让工会和资本都反对改革者。

1914 年，全国公民联合会派遣了一个委员会到英国研究最近的社会保险立法，并在两年后成立了一个社会保险部。起初，公民联合会只是批评美国保险提案中的具体条款。然而到了 1917 年，它发起反对运动，控诉医疗保险在欧洲已告失败，而美国不切实际的改革者却想把医疗保险强加给工人，即使工人并无此愿——龚帕斯与美国劳工联合会就是明证。[45]

全国公民联合会里一个利益得到充分代表的行业在反对强制性医疗保险中发挥了尤为积极的作用，那就是保险业。医疗保险领域的其他商业利益集团，如制药公司，也抨击过医疗保险，但它们都没有像保险公司那样坚持不懈。只要改革者为医疗保险开展宣传运动，保险业就发起反对运动。尤其活跃的是保德信和大都会人寿这两家保险公司的代表，两家公司的简易人寿保险业务直接受到被改革者纳入医疗保险的丧葬费用给付的威胁。截至 1915 年，保德信公司拥有 38% 的简易人寿保险业务，而大都会公司拥有 34%。[46] 它们的利益也不是唯一受到波及的，两家公司通过投资和董事会与其他大公司紧密相连。改革者出于对效率的天真热情，要消除保险业利润和美国企业投资资本的一个重要来源。结果，他们无意中引来了大企业的一致反对。保险业的首席代言人是弗雷德里克·霍夫曼（Frederick L. Hoffman），他是一位受人尊敬的精算师，曾担任保德信公司副总裁，并且是美国劳工立法协会的成员，一直到 1917 年他因医疗保险问题引退，此后成为改革者最为不屈不挠的批评者。约翰·康芒斯后来认为，几乎所有反对强制性医疗保险的宣传都能追溯到霍夫曼，这种说法绝不算太夸张。[47] 另一家保险公司的副总裁，大都会公司的李·弗兰克尔（Lee K. Frankel），是全国公民联合会的社会保险委员会的主席，并准备了委员会对医疗保险的回应。[48] 第三位关键批评者蒂卡姆西·谢尔曼（P. Tecumseh Sherman）是一位代理保险公司利益的律师，同时在公民联合会里也很活跃。这些联系有助于巩固保险公司和企业雇主对医疗保险的反对。另一方面，工会内部存在分歧，同时也同鼓吹改革的政治组织意见相左。

进步主义者遭到挫败

1917 年，两项事态发展改变了整个医疗保险争论的局面。首先是医生越来越多地反对医疗保险。虽然美国医学会代表大会在1917 年 6 月通过了一份其社会保险委员会发表的支持医疗保险的总结报告，但这并不反映各州医学会的看法。在纽约州，州医学会理事会于 1916 年 12 月认可了医疗保险示范法案，但是在次年 1 月和 2 月的各县医学会的会议上，反对舆论迅速高涨。州理事会在 3月份再次开会，撤销了此前的认可。根据罗纳德·南博斯（Ronald L. Numbers）的说法，这种反对的根源"实际上几乎完全是经济性的"[49]。3 月份举行立法听证会时，作证的医生几乎都反对医疗保险。在伊利诺伊州，州医学会的一个委员会在 5 月份报告说，他们此前准备好要在立法机关中力争通过的一项保险法案从未落实："我们认为医学专业的积极反对阻止了它的出台。"[50]

1917 年的第二个关键事件是 4 月份美国开始参战，这是保险运动的一个重大转折点。很多医生都入伍服役；美国医学会关闭了社会保险委员会，鲁比诺换了一份工作。在马塞诸塞州，一项得到波士顿著名医师们和进步主义社会政治领导者们支持的法案的辩论被搁置了。反德情绪开始高涨，政府的宣传部门雇人撰文抨击德国的社会保险，反对医疗保险的人士此时抨击它是一种与美国价值观格格不入的普鲁士威胁。[51]

在这种战时的歇斯底里的氛围中，一场关于医疗保险的全民公投举行了。1917 年初，加利福尼亚社会保险委员会建议采纳医疗保险，并且，作为第一步，也是必要的一步，它提出了修订一项州宪法修正案的建议。加利福尼亚州医学会的一些领导人赞成这个计划，并主张医学会保持中立，但有一大群医生组成了一个独立的公共卫生保护联盟，反对该措施。"什么是强制性社会医疗保险？"联盟的一本小册子问道，"它是种危险的策略，在德国发明，并于德皇开始策划和准备征服世界的同一年发布。"联盟对医生们写道，州委员会正在"低价批发医疗服务"，三分之二的人口将被分配给保险特约医生，这些医生"酬劳固定，且其服务将受到政府任命的官员监督"。[52] 基督教科学会的反对声音也很激烈，该会是通过一个由保险业资助的机构运作的。1918 年 11 月，医疗保险全民公投以惨败告终，358324 票反对，133858 票支持。[53]

　　另一项本来有希望的努力在纽约州也失败了：在纽约州州长艾尔弗雷德·史密斯（Alfred E. Smith）和一个由民主党与进步主义共和党组成的联盟的支持下，纽约州劳工联合会和美国劳工立法协会共同发起了一项医疗保险法案。1919 年，参议院以 30 票对 20 票通过了这项法案，但它在由保守派占主导地位的众议院中夭折了。同年在俄亥俄州，保险委员会在报告中赞成强制性医疗保险，但没有采取任何行动；在宾夕法尼亚州，医疗保险委员会没有提出过任何建议；在伊利诺伊州，州委员会进行了最彻底的调查后，以 7 对 2 的投票反对任何医疗保险提案。[54]

　　那场战争，虽然对美国人来说只持续了 18 个月之久，却终结了本已摇摇欲坠的进步主义运动。它转移了人们对社会改革的注意力，将人们行善的热情引向了海外的正义援助，并在罗斯福这样的旧民族主义进步主义者与倾向反战主义和孤立主义的人之间造成了分裂。在战争结束后立即暴发的红色恐慌里，政府试图根除激进主义的最后残余，而强制性医疗保险的反对者将其与布尔什维克主义联系起来，并将其埋葬在大量反共产主义的辞令中。然后，医疗保险随着进步主义者的大多数其他事业一起，在 20 世纪 20 年代的自满情绪中消失了。

254

　　为什么进步主义者的医疗保险提案失败了？显然，战争不能解释一切。甚至在战前，反对方的势力就在日益壮大。进步主义者早期的乐观情绪可能是一种错觉，部分原因是对手花了很长时间才组织起来一致的回应。改革者承认自己在政治上的幼稚，后来回顾失败时，改革者认为是一些特殊利益集团所为，其中主要是医生和保险公司。鲁比诺在1931年的著作中回忆道，改革者因在争取劳工工伤赔偿方面取得的成功而"狂喜"，没有意识到雇主、保险公司以及其他人会提出反对意见。鲁比诺写道："在军事行动中，未能认识到敌人的力量已经很糟糕了，未能意识到敌人可能获得的盟友则更糟糕。"事实证明，劳工工伤赔偿也比改革者预期的更昂贵，而鲁比诺也承认医疗保险会让雇主"花费贵好几倍的价钱"*。商人能看到资产负债表上成本增加的部分；但他们看不到收益，因为收益是间接的。保险公司"突然意识到他们在这一领域有巨大的可能性"；而将丧葬费用给付包括在内是"一个严重的战术错误，因为它意味着对简易人寿保险的庞大构架产生了威胁"。医生们陷入了"恐慌"。一些人少声调大的团体，如基督教科学会，出于对政府计划会限制宗教和医疗自由的担心而加入了反对阵营。"所有这些恐惧，有些是合理的，有些是夸张的，还有一些完全是想象的，造成了一种群体冲突的混乱状态，只有清晰认识到数百万美国工人的需要，才能克服这种混乱，而这种清晰认识当时是缺乏的。"[56]

　　不过，认为利益集团扼杀了医疗保险的观点——作为对所发生事情的描述，这是正确的——忽略了一个先决问题，即为何各种群体会这样理解自己的群体利益。一些历史学家认为这些利益所在是不言自明的。[57]但医疗保险的三个主要反对方——医学专业、劳工和商业界——都有相互冲突和含混不明的利益，这使得他们最初不

255

---

* 美国劳工立法协会曾估计其计划的成本，包括病假工资、医疗救助、生育和丧葬费用津贴，仅占工资的4%，但伊利诺伊州委员在芝加哥的调查中发现，仅仅为了弥补工资损失和医疗费用，就将花费工资的7.5%。[55]

确定应该采取何种立场，并且产生了分歧。美国医学会最初本可以批准医疗保险，美国劳工联合会则反对它，这表明辨别群体利益可能是多么复杂。一些医生认为医疗保险可以增加收入，而一些劳工领袖认为它会阻碍工人阶级组织的发展。虽然如此理解他们群体利益的方式最终遭到否决，但它们并不明显是错的。此外，在欧洲国家，这些与美国反对方类似的利益集团最终也从政府医疗保险计划中获得实质性的好处。例如，英国的保险业最终从医疗保险制度中得到了好处，该制度准许私营公司在管理现金津贴给付方面发挥主要作用。[58] 医疗保险帮助增强了政治稳定，降低了劳动力变更率，雇主都能从中受益。不难想象，如果一项医疗保险计划能让保险公司和医生富裕起来，从长远看还加强了经济体系，它完全可能在美国州议会中通过。因此，为什么医生、保险公司和雇主都认为自己的利益在于击败医疗保险这一点并不清楚，而其实通过修正医疗保险，它们也完全可以满足自己的利益。

在群体如何确定和表达自己的利益方面，意识形态、历史经验和整体政治环境起到了关键的影响作用。如果我们将医疗保险在美国的失败与之前在欧洲的成功进行比较，这些因素是显而易见的。

无论德国还是英国，在强制性医疗保险被提出时，想法本身都没有受到根本性的质疑。两国的反对方并没有像美国的反对方那样，认为医疗保险会破坏个人的主动性和自力更生。与美国相同的群体也批评了医疗保险计划，但它们专注于修改那些威胁到现有权力关系的条款。在德国，包括保守派、商人以及社会主义者在内的反对方，都抵制俾斯麦利用社会保险来增强国家权力的做法；因此在医疗保险的最终版本中，它是由分散的疾病基金而不是帝国保险部门运营。[59]

英国强制性保险的设立也需要向私人利益让步。保险公司和医生都反对劳合·乔治计划中赋予各种互助会的特权。保险公司担心互助会在销售人寿保险方面会占有优势，而医生们长期以来一直对互助会在医疗服务供给方面行使的权力感到恼怒。所以劳合·乔治将计划一分为二，通过允许保险公司管理现金津贴给付，来消除保险公司的反对态度，并通过将公共部门医疗津贴给付的控制权交给地方委员会（其成员代表有医生），来消除医生的反对态度。英国医疗保健之所以能转向公共部门，部分原因在于医生们希望从某种形式的客户控制中解放出来。与受过教育的公务员打交道可能会比与互助会的工人阶级职员打交道更受欢迎。此外，为了鼓励合作，劳合·乔治提高了医生的报酬率，使得他们收入大增。即便如此，与普通会员脱节的英国医学会在最后一刻发起反对政府的罢工。但抗议最后草草收场，因为长期贫困的全科医生发现，通过成为医疗保险医师来服务投保人，他们可以平均增加 50% 的收入。[60]

　　美国医生无须面对像互助会这样的强势买方，不需要借助一个政府项目来摆脱它们。美国医生在合同执业和劳工工伤赔偿方面的经验足以让他们相信，任何资金中介机构都希望付给他们的报酬越少越好。所以医生们自身的过往经历让他们强烈反对任何组织化资金系统的扩大。加利福尼亚州委员会主席在 1918 年的一封私人信件中写道："我自己与医师交谈的经验是，他们所问的都只是些细节问题……他们会得到多少钱；是否不管谁在夜里打电话来他们都得有求必应地起来……"[61] 而且，进步主义者的提案恰逢医生的经济地位变得更稳固的过渡期，在战争期间，医生的收入大幅增加。[62] 因此原本可能激励医生赞成医疗保险的正面经济动力就不那么大了。

　　然而，政府结构和政治需求在影响反对派战略的发展方面是最重要的。在美国，没有可与劳合·乔治或俾斯麦的权力相提并论的统一政治权威。就算一位美国总统想要医疗保险，他也不会有迫使反对派妥协的影响力。只有危及美国政治稳定的更严重的威胁，才能改变辩论的条件，迫使利益集团在改革框架内开展工作，而不是反对改革本身。在没有这种威胁的情况下，雇主们看到的是眼前的代价，而不是遥远且不那么确定的收益，而他们的反对——尤其是通过全国公民联合会提出的——可能是决定性的。只有在雇主们发现责任制度在成本上过于不稳定和难以预测，不符合自己的利益，劳工工伤赔偿法才获得了批准。[63] 如果当时有的不仅仅是社会主义挑战，雇主们可能已经改变了其他社会保险计划（包括医疗保险在内）或许会带来的好处的看法。医生们也会理解，某种形式的改革是不可避免的，他们也会努力确保获得一个尽可能对他们有利的计划。事实上，这也是他们一开始的反应，但医疗保险通过的可能性变得越不确定，他们的反对就越激烈。对于反对者而言，与其在改革的框架内工作以使改革对自己有利，不如引出在英国和德国都不存在争议的意识形态问题来一了百了地击败医疗保险。

逐步失败（1920—1932）

强制性医疗保险运动在整个20世纪20年代陷入沉寂，医疗保健的经济意义以及美国社会和政治正发生着重大变化。所以当该运动在接下来的十年复苏时，改革者们卷入了一场崭新而不同的斗争。争议和失败的教训、日益增长的医疗保健费用，以及此时医学专业强大的政治影响力和文化权威，让医疗保险的目标及其倡导者的战略发生了微妙的转变。

虽然医疗保险的总体目标仍然是减轻因疾病造成的经济问题，但改革的重点从稳定收入和提高效率转移到了资金问题和扩大人们获得医疗保健服务的机会上。到了30年代，大多数医疗保险运动领导人物都认为医疗花费是一个比因病工资损失更严重的问题。改革者仍然支持在生病时提供现金给付，但将其降到了次要地位，并建议将其管理与医疗费用覆盖完全分开。另一项改变是试图将焦点缩小到医疗保健上，他们以政治上不可行为由放弃了丧葬保险金。现在，人们更愿意考虑利益集团的可能反对意见，降低了对社会效率的追求。这个时候，改革者不再将自己的理由建立在一个可疑的主张上，即通过为公共卫生提供激励，医疗保险会降低疾病对社会造成的净成本，并切实提高利润和工资。他们现在更愿意承认，在保险计划下，医疗保健的社会成本不太可能减少。相反，他们论证医疗保险合理性的依据是它可以使不确定的，有时毁灭性的个人医疗成本变得可预测和可控。他们说，这也将使美国人有能力满足他们"未被满足的医疗需求"。此外，进步主义者将医疗保险限于受薪工人及其家庭，而现在的改革者将其扩展到了中产阶级。这些改变，特别是最后一个，表明美国医疗保险计划已经基本背离了传统的欧洲医疗保险观念，即医疗保险是为产业工人阶级维持收入和刺激生产力的一种形式。在欧洲，最初作为针对受薪工人的项目的医疗保险，也正逐步成为一个面向全民的医疗保健筹资系统。

美国改革者们的关注点从疾病造成的工资损失转到医疗费用上，这也反映了两种费用比例的客观变化，尤其是对于中产阶级而言。20 世纪 20 年代末的估计显示，对于年收入在 1200 美元以下的家庭来说，医疗费用比疾病损失的收入高出 20%，而对于年收入在 1200 到 2500 美元的家庭来说，医疗费用要比收入损失高近 85%。医疗经济学家福尔克（I. S. Falk）写道，在制定医疗保险计划时，相对较高的医疗费用是"不同于其他时期和其他国家的新情况"[64]。*259* 迈克尔·戴维斯在 1937 年写道："医疗保险的发展已经呈现出一种缓慢而稳定的变化趋势，即从经济重心转向医疗重心。"根据戴维斯的说法，不仅医疗保健在家庭医疗预算中比工资损失更大，而且医疗费用的覆盖也比收入保护更重要，因为医学在减轻痛苦和促进健康方面取得了重大成就。[65]

早在大萧条和医疗保险运动复兴之前，人们就开始越来越关注医疗费用问题。1934 年，戴维斯指出一个"悖论"，即对医疗费用的担忧出现于繁荣的 20 世纪 20 年代，而"大多数关于费用的公开抱怨都来自中产阶级"。[66]这个新事态是解释医疗保险运动新方向的关键。

医疗费用上涨的根源出现于进步主义医疗保险计划引发争论之前，但直到 20 世纪 20 年代，中产阶级才感受到这种影响，改革者也才充分意识到这个变化。增加的费用是医生服务和医院照护的费用。医生服务的费用上升是因为其质量的提高（由于科学的进步和医生所要求更高的教育投资）以及垄断的不断强化（由于行医执照的限制和其他措施，到 20 世纪 20 年代，医生获得的回报明显高于之前的教育投资所应得的）。[67]

医院费用的上涨源于世纪之交时医院照护的彻底转型，但直到进步主义时代保险计划制定时，医院对病人的收费仍然相对较低。1918 年在俄亥俄州的哥伦比亚市，美国劳工统计局对 211 个家庭进行了调查，结果显示，平均医院费用只占平均 48.41 美元（其中约一半付给了医生）的医疗费用总额的 7.6%。[68]因此，进步主义者很少关注医院费用或医院偿付的问题。到 1929 年，根据一项范围更广的全国性研究，医院收费（不包括医生和私人护士的医院账单）占平均 108 美元的家庭医疗支出的 13%。[69]1934 年，戴维斯估计医院费用加医生的住院服务费占整个家庭医疗开支的 40%。[70]超过 1918 年水平的部分可能是由于医院服务量和单位成本的增加，部分是因为医院更多地对之前低于成本提供的服务或作为慈善而免费提供的服务进行收费。

　不过，平均费用的增长不是问题的全部。一个关键的新发展是，由于不常见但费用极为高昂的住院疾病，费用差异越来越大。正是这些高昂的住院疾病账单在 20 世纪 20 年代打击了中产阶级，也改变了医疗保险问题的政治性质。截至 1929 年，每年每 17 人中仅有一人住院，但住院疾病产生的费用已经占所有医疗保健费用的 50%。年收入在 2000 至 3000 美元之间的城市家庭中，如果发生任何需要住院的疾病，医疗费用平均为 261 美元，而无此种情况的家庭则仅需 67 美元。[71] 一小部分但也有相当数量的家庭现在面临的账单相当于其年收入的三分之一或一半。戴维斯写道："在之前，疾病费用的范围较低，而且只有很少的疾病会导致高额支出，中产阶级家庭因疾病导致经济拮据的情况比现在要少很多。现在那些经济上安全的人们……虽然可以满足日常生活需求，但并不能负担疾病的花费。那么，医疗保健的经济问题不仅涉及工薪阶层，而且涉及了全体民众。"因此，美国人需要一种"新方法"来制定医疗保险，"因为现在医疗费用涉及更大数目的金钱，影响到的不只是那些因疾病损失工资的人"[72]。

20 世纪 20 年代还有一个重大发展，长久以来一直在进行的专业权力的巩固过程已经完成，并改变了医疗保险争论的背景。我在前面指出，在第一次世界大战期间和之后，医生的收入急剧增长，而医学科学的成功使得他们的威望在美国文化中牢固地树立起来。20 世纪 20 年代，立法者、地方检察官、美国医学会的公关人员和公共卫生官员以向"江湖医术"开战作为开明政府的一项大业，同时揭露并起诉"邪教徒"和文凭工厂的运营者。

医学专业的影响力越来越大，政府不顾美国医学会的抗议而实行的为数不多计划之一，其命运便清楚地说明这一点。1921 年，妇女改革者们利用新得到的女性选举权，说服国会通过了《谢泼德-唐纳法》（Sheppard-Towner Act），该法案为各州提供了产前和儿童卫生中心的配套资金。这些卫生中心的员工主要是公共卫生护士和女医师，他们力图通过给孕妇提供个人卫生和婴儿护理方面的建议，来降低孕产妇和婴儿的死亡率。历史学家希拉·罗斯曼（Sheila Rothman）写道，"卫生保健的进步不是来自医院建设、医学研究、或医学专家培训——甚至不是来自疾病的新疗法。相反，受过教育的妇女会向其他妇女传授关于人体卫生规律的广泛知识，从而预防疾病的发生"。但是私人医生开始对提供这些服务越来越感兴趣，因而美国医学会在 1927 年说服国会停止了该计划。[73]

影响医疗保健的第三个发展在 20 世纪 20 年代也变得更加清晰，尽管它也已经发展了二十多年。由于人口向城市迁徙，加之医学院毕业人数越来越少，农村地区医生逐渐枯竭。随着医院之于医疗保健的重要性越来越得到认可，农村地区医疗设施的不足也引起了越来越多的批评。*

20 世纪 20 年代，人们对医疗保健的费用和资源分配的日益关注促成了一个私人资助的委员会的成立，这正是医疗政策发展的关键里程碑之一。值得注意的是，这个小组叫医疗费用委员会。（如果在进步主义年代的话，它的名字就会是疾病费用委员会。）医疗费用委员会是一个独立机构，由大约 15 位经济学家、医师和公共卫生专家于 1926 年 4 月在华盛顿特区召开的一次医疗经济学会议上创建。他们指定了一个较小的委员会去制订一个研究计划，该委员会包括迈克尔·戴维斯，法学教授沃尔顿·汉密尔顿（Walton Hamilton），以及公共卫生教授阿莫里·温斯洛。一年之后，这个团体——成员很快达到近 50 人，其中包括各行业的重要成员和主要利益集团的代表——同意为一个为期五年的研究计划寻求基金会的财政支持。医疗费用委员会选择了雷·莱曼·威尔伯（Ray Lyman Wilbur）担任主席，他是一名医生，时任斯坦福大学校长，后来担任美国内政部长。威尔伯既是共和党的重要人物，也是美国医学会的前任主席，他非常适合给委员会增加光彩并吸引新闻界注意力，也有助于缓解其可能遭受的"社会主义"倾向的批判。同时，威尔伯在从 8 个基金会筹集到 100 多万美元的过程中起到关键作用。

医疗费用委员会的很多创始人、成员、工作人员，以及资助其研究的人都支持强制性医疗保险。威尔伯本人虽然在这场运动中没

---

* 关于 20 世纪 20 年代的这些发展，请看本书上部，特别是第三章。

有起到重要作用，但他曾表示支持 1918 年的加利福尼亚医疗保险全民公投。但是医疗费用委员会最核心的信念是医疗保健需要更好的组织。辞去公共卫生局的职位后成为委员会办公室主任的哈里·摩尔（Harry H. Moore）曾对委员会的观点做了一个概述。在 1927 年出版的《美国医疗与人民健康》（*American Medicine and the People's Health*）一书中，摩尔认为，尽管医疗取得了进步，医疗服务却分配不均且组织不善。任何一家医院或诊所都没有什么机构之外的协调工作。"整个系统压根就毫无系统可言，"摩尔写道，在接下来的半个世纪里，这句话会得到很多自由派改革者的共鸣。[74]

一位非官方观察者在 1927 年写道，委员会的创建者对引起反对意见的风险非常敏感，因此选择专注于事实研究，并"在如果引起反对意见他们将无法涉足的领域合作"。[75]医疗费用委员会的组织者急于获得医学专业的信任，招募了 17 名私人执业的医生为成员，其中包括了美国医学会的干事欧林·韦斯特（Olin West）。在研究开展的过程中，他们还得到了美国医学会、大都会人寿保险公司以及其他私人组织的合作。

医疗费用委员会在 5 年的时间里发表了大约 27 份研究报告，提供了迄今为止关于美国医疗保健最详细的信息。它给出了全国卫生支出的第一个可靠估算（1929 年一年大约 36.6 亿美元，约占国民收入的 4%，人均约为 30 美元）和"医疗美元"第一份可靠的分类细目（私人医生 29.8 美分，医院 23.4 美分，药品 18.2 美分，牙医 12.2 美分，护士 5.5 美分，"驱病大仙"3.4 美分，公共卫生 3.3 美分，杂项 4.2 美分）。委员会团队对 900 个白人家庭进行了调查，结果显示，在年收入 1 万美元以上的家庭中，有 13.8% 的人一年从来没有得到过医疗服务，而在年收入 1200 美元以下的家庭中，这一比例为 46.6%。委员会还展示了医疗费用分配的不平等：医疗费用最高的家庭只占 3.5%，但它们支付了全国医疗费用的三分之一。[76]而在不同组织（私人团体诊所、工业医疗项目、中等费率的医院计划）和

262

全国不同社区的研究中，医疗费用委员会提供了替代方案和当时正在进行的试验的案例研究。

虽然医疗费用委员会试图做到极端客观的研究无疑非常令人钦佩，其中也还是存在一些未经承认且可能是无意识的偏见。这在委员会对这两个主题的处理中尤为明显：医疗需求和权力问题。

263　　医疗费用委员会根据发病率数据和一组医生对适当治疗形式的判断来估计医疗需求。委员会从较高的发病率推断出人们对医疗有更大需求，而没有考虑到高发病率可能表明更需要做的是改变营养条件、改善公共卫生、更好的住房条件或更健康的工作条件。[77] 委员会通过向医生咨询什么程度的治疗是合适的以确定医疗需求，这是将个体医生的观点作为社会资源分配的基础，尽管医疗手段之外的举措可能以更低的成本更有效地降低疾病水平。委员会假设，医生们可以独立于任何经济分析，为医疗服务制定纯粹的"技术性"标准，就好像在医疗保健中达到这些标准不会花掉其他可用于改善健康的钱似的。

"真正的医疗需求是一个医疗概念，而非经济概念，"罗杰·李（Roger I. Lee）、刘易斯·琼斯（Lewis Jones）和芭芭拉·琼斯（Barbara Jones）在为医疗费用委员会做的关于确定医疗需求的一份颇具影响力的报告中写道，"只能根据人们的身体状况，以及科学和医学技艺能够处理它们的能力来定义医疗需求。因此，它并不总是一种有意识的需要，更不是一种以支付意愿为后盾的主动愿望。普通人缺乏知识来明确自己的医疗需求，只能依靠医生和公共卫生机构的专家意见。"[78]

而且，好像是为了强调他们对社会需求的理解正是由医学的文化权威所定义的，三位作者接着说，这种对医疗需求的技术性定义只有在美国这样的社会才有效——美国相信"科学医学可以有效地"促进健康。"在完全不同的社会背景下，例如在现代印度，需求仅仅是狭隘专业意见的表达，对社会'需求'不产生影响"。在美国，医生可以恰当地定义医疗需求，因为美国人"重视健康，并接受了医疗科学技术是促进健康的适当工具"。[79]

毫不奇怪地，医疗费用委员会的方法对不同类型的医疗服务的需求做出了极高的估计。事实上，基于医学专家提供的"合理标准"的判断，医疗费用委员会认为没有人得到了足够的医疗。"即使是在收入最高的群体中，"医疗费用委员会的总结报告中说，"医疗服务也普遍不足。"[80]无知和贫穷阻碍了人们获得他们应得的专业关注。"人们真正需要的医疗服务量不仅远远超过他们认为自己需要的，也远远超过了目前条件下能够提供的。"[81]

既然每个人都需要更多的医疗保健服务，全国用于医学的资源比例势必增加。这是医疗费用委员会的核心宗旨之一，同时它也被视为普遍原则：随着国民财富在未来增加，如果将收入用于包含医疗保健在内的服务上，而不是用于商品，就会获得更大的回报。事实上，医疗保险不再仅仅是进步主义者眼中的一种覆盖现有费用的手段，而是被医疗费用委员会视作为更大开支做预算的方式。在介绍最终的团队报告时，威尔伯写道："必须在医疗保健上投入更多资金；并且，如果这些经费支出可以被编入预算，同时可以通过定期付款的方式来支付，投入更多资金是可行的——就像人们能用分期付款而非直接购买的方式为其他商品花费更多一样。"[82]这是医疗保险的新扩展性功能——不是去维持收入，而是去扩大医疗保健的使用。

医疗费用委员会没有探讨医疗保健支出的增加对控制医疗保健的人权力的影响。与其他许多被展示为客观公正的研究一样，医疗费用委员会的报告完全没有意识到需要对权力问题做任何批判性反思。它对棉纺织业城镇和其他地方的工业医疗服务做出了正面评价，但从未提及此类福利计划在巩固雇主对工人的控制中起到的作用。在建议社区医疗中心方面，医疗费用委员会在总结报告中认为，行政控制的具体形式，不管是类似于自我持续的医院董事会还是民选的学校董事会，"都是相对无关紧要的，只要成员感兴趣、有能力胜任、致力于大众利益且不受政治干预"[83]。报告的作者们也对各种医疗计划之间的任何竞争表示深恶痛绝。虽然他们赞成预付制团体执业计划，但他们指出它的一个严重缺陷是"诊所参与价格竞争的机会增加"，委员会认为"这对于医学专业标准是灾难性的，因此对患者福祉也是有害的"。[84] 报告中没有任何地方提及存在医学专业垄断权力的风险。

建立在这些假设上，医疗费用委员会的结论不应令人感到意外，尽管它们不完全符合政治分析的范畴。委员会的成员不只是（用罗伯特·奥尔福德 [Robert Alford] 的表达）"公司理性主义者"、"专业垄断倡导者"或"平等健康倡导者"。委员会的报告展示了所有三方面的要素：它主张减少医疗保健的经济壁垒，将权力移交给专业人士，同时还要以科层模式理性地组织医疗保健。

医疗费用委员会的最终报告得到了 35 名成员的支持，报告呼吁促进团体执业和医疗费用的集体支付。但是，虽然报告支持了集体支付，但反对强制性医疗保险。多数派表示，强制性计划需要政府、雇主或者两者都提供"前所未有的"补贴，才能达到美国的医疗保健标准。最好先采取自愿性计划作为第一步，而且最好在"保险计划变成强制性之前"，发展出强大的团体执业组织，因为如果立刻建立保险系统的话，很有可能会让合理的个体执业立即陷入停滞。在稍显含糊的关于经费筹措的解释中，多数派提议，地方政府应"以人均或一次性支付为基础，必要时在州或联邦政府的帮助下"，为低收入者分摊集体支付计划的费用。[85] 多数派报告的八位签署者对这一问题持有异议，他们认为自愿保险会阻碍此后强制性医保的通过，也绝不会为"最需要它保护的"穷人提供保障。另外两位进步主义者，汉密尔顿和赛登斯特里克，对整个报告都持异议。[86]

但是最尖锐的异议来自医疗费用委员会中的八位私人执业者，

外加一名天主教医院的代表，他们谴责多数派报告关于团体执业的建议是"大企业……大规模生产的技术"。这样的计划将建立一个"医疗统治集团"来决定谁可以在任意社区执业。他们说，医生自己的建议——"终止政府在医疗实践中的竞争"；"扩大政府对贫困人口的关怀，免除医学专业的这一负担"；恢复全科医生在"医疗执业的中心地位"——都是基于这样的信念：医学专业是医疗保健的"基本要素"，其影响应该得到"维护和加强"。他们不仅拒绝强制性医疗保险，还谴责自愿性保险，理由是其他国家的经历已经"证明了自愿性保险迟早会通向强制性保险"。他们只赞成"处于医学专业控制之下，并且没有破坏性竞争"的保险方案。[87]

　　1932 年 11 月下旬，在医疗费用委员会的报告发布后，《美国医学会杂志》里一篇社论支持少数派观点，将多数派的提案描述为"革命的导火索"。[88] 把多数派的报告视为激进的文件的不只是美国医学会，《纽约时报》的头版头条文章《调查报告督促社会化医疗》（"Socialized Medicine Is Urged in Survey"）中引用了威尔伯的话说，医学正在向某种形式的社区组织转变，多数派的报告是为了保持医学专业对这类运动的控制。[89] 医疗费用委员会在政治上达成共识的尝试完全失败了。来自左翼和右翼的各种不同意见给人们造成了不协调的印象，分散了人们对多数派和少数派的观点大多数一致之处的关注。美国医学会对多数派报告的极端反应证实了许多人的怀疑：即使自愿医疗保险也是有风险的。围绕医疗费用委员会报告的这些争议就发生在富兰克林·罗斯福就职之际，这让新政府相信医疗保险是一个需要避开的议题。

266

新政与医疗保险（1932—1943）

社会保障法的制定

大萧条看上去终于为强制性医疗保险创造了合适条件。它复活了中断的社会保险运动以及美国政治中的激进思潮。在大萧条期间，不仅工会到处建立起来，美国劳工联合会也放弃了一贯对社会保险计划的反对意见。大萧条促使了一个比以往任何一届政府更愿意让联邦政府参与管理经济和社会福利的民主党政府的上台。

但是，大萧条也改变了社会改革的优先事项。在进步主义时代，工人工伤赔偿法通过之后，医疗保险一直是社会保险倡导者议程上的首要议题。其他西方国家在采取工业意外保险之后通常自然转向了医疗保险体系。老年退休金通常排在第三位，而失业保险则排在最后。[90] 但是在30年代的美国，由于有数百万人失业，发放失业保险金成了首要任务。在一场运动之后，养老津贴排在了第二位，当时老年人自发地聚集在一位退休医生弗朗西斯·汤森（Francis Townsend）周围，他算是某种无师自通的凯恩斯主义者，建议通过给每位65岁以上的美国人每月发放200美元退休金来解决大萧条，发放条件是这些老人已从工作岗位上退休，并且会立即花掉这笔钱。虽然这是一个不现实且难以置信的计划——如果实施了这项提议，它将把国民收入的一半交给8%的人口。[91] 但汤森俱乐部却在全国各地如雨后春笋般涌现。许多国会议员不得不表态说要努力让法案通过，并将《社会保障法》视为一条可行的退路，而不用真的执行原先的承诺。

甚至在罗斯福就职之前，社会保障就已经有了稳步发展。1929年有两个州通过了老年退休金法，1930年有两个州，1931年有五个州通过了它。罗斯福在1930年担任纽约州州长时支持了失业保险；1932年初，威斯康星州成为第一个采用这一措施的州。虽然在罗斯福总统当选后不久，老年退休金和失业保险法案就提交给了国

会，但总统拒绝给予强力支持，准备发起自己的计划。然后在 1934
年 6 月 8 日，他率先宣布将任命一个经济保障委员会（Committee
on Economic Security）对这一问题进行全面的研究，并于次年 1 月
向国会提交一份计划报告。委员会由四名内阁成员和联邦救济行政
官组成，主席是劳工部长弗朗西丝·珀金斯（Frances Perkins）。

虽然罗斯福在 6 月的讲话中表示，他特别关心的是针对养老及
失业的措施，但经济保障委员会的研究还是包括了医疗保健和医疗
保险。其医疗保健小组委员会的主席是沃尔顿·汉密尔顿，而技术
研究是由埃德加·赛登斯特里克负责，这两人是医疗费用委员会中
对多数派报告持异议的两位自由派。

从一开始，经济保障委员会的普遍观点就是医疗保险必须等
待。1936 年，委员会办公室主任埃德温·威特（Edwin Witte）在一
份机密备忘录说，他"最初认为"医学会的反对阻碍了所有医疗保
险的措施。劳工部长珀金斯也持同样的观点。救济行政官哈利·霍
普金斯（Harry Hopkins）"对医疗保险的兴趣超过了社会保险的任
何其他方面，但他也意识到这个问题必须小心翼翼地处理"[92]。

有这种感觉的不限于经济保障委员会的成员。在 1934 年 10 月
发表的一篇文章中，美国社会保障协会（American Association for
Social Security）的创始人及主要人物亚伯拉罕·爱泼斯坦（Abraham
Epstein）建议政府在政治上现实一点，特别要在医疗保险上放慢脚
步，因为这会引发反对——这个观点来自一位后来严厉批判社会保
障法案过于保守的人。[93]

就连任命赛登斯特里克来指导委员会的医疗保险研究的决定
也在医学界引起了轩然大波。威特回忆说："抗议电报大量涌向总
统。"《美国医学会杂志》的一篇社论称，罗斯福将设法让国会强行
通过医疗保险法案。但是，在一个包括美国医学会、美国外科医师
学会、美国内科医师学会三个组织主席在内的医疗保健咨询委员会
召开了第一次会议后，抗议活动突然停止了。这种突然的平静后来

证明只是短暂的停战，却让人们以为美国医学会可能愿意接受某种医疗保险。赛登斯特里克曾在委员会内部会议中认为至少可以争取部分医学专业人士的支持。1934 年秋，美国外科医师学会认同了强制性医疗保险，这时他的观点显得更有道理了。但再一次，改革者看到的只是海市蜃楼。在当年 11 月举行的一次全国经济保障会议（National Conference on Economic Security）上，两位原本被认为会支持，或至少不会反对的著名医生谴责了医疗保险。至此，威特和珀金斯回到最初的观点：立即推动医疗保险在政治上是不明智的。11 月 15 日，劳工部长珀金斯告知美国医学会，委员会对医疗保健的研究需要额外的时间，这就意味着次年 1 月他们将不会就医疗保险向总统提出任何建议。这一延迟暴露了一个美国医学会能够加以利用的弱点。[94]

经济保障委员会的一些成员和工作人员认为，国会可以迅速地对失业和养老项目采取行动，并且可以在同一届会议后期提出医疗保险。这一期望被证明是错误的。甚至在委员会 1 月的报告中就医疗保险一般原则的讨论也引起了美国医学会的强烈抗议。这些原则包括保证：私人行医可以继续进行；医学专业将会控制专业人才和专业规程；医生可以自由选择病人、偿付方式，以及是否参加保险业务。委员会没有明确地建议一个计划，而是把下列各项列为目标：提供充足的医疗服务、将工资损失和医疗费用编入预算、向医疗从业人员提供"合理充分的报酬"，以及为改善医疗保健提供新的激励措施。委员会设想的系统将由州政府管理，且不强制要求各州参与。联邦政府的作用是为实行医疗保险计划的各州提供补贴和制定最低标准。现在改革者一致同意，疾病现金补助将是分开的，可能与失业保险相连。[95]

社会保障法案本身只粗略地提到医疗保险，作为新成立的社会保障委员会（Social Security Board）可能会研究的一个课题。尽管如此，经济保障委员会报告中的原则性宣言还是被医学界新闻媒体广泛报道，好像它是一项立法提案似的。出于对后续可能发生事情的担心，美国医学会于 1935 年 2 月召开了代表大会特别会议（这在其历史上是第二次），它再次公开谴责了强制性医疗保险以及行外人士经由救助机构对医疗福利进行控制。但是，在看似对温和派的一个小小让步中，美国医学会接受了关于医疗服务的自愿保险计划，前提是计划受县医学会的控制，并遵循美国医学会的指导方针。[96]

尽管经济保障委员会的成员中支持医疗保险的情绪仍很强烈，但威特相信任何关于医疗保险的修正条款都会"给整个法案招致失败"。罗斯福总统同意了这一判断，并通知珀金斯提交一份关于医疗保险的报告给自己，以决定下一步的行动。委员会在 1935 年 6 月提交的报告支持一项医疗保险计划，该计划对各州来说是可选的，但对于那些采纳了此计划的州居民来说是强制性的。然而，在认识到这项议题是多么"有争议性"后，珀金斯在另一封信中建议将这份报告于社会保障法案顺利通过之后再行公开。而罗斯福从未公布过这份报告。保密本身就证明了政府的谨慎，因为经济保障委员会提议只给各州提供"小额财政援助"，并且在社会保障委员会进行进一步研究之前不会提议任何立法行动。[97]

《社会保障法》对医疗保险的遗漏绝不是它唯一的保守特征。法案依赖累退税，没有覆盖一些非常贫穷的人，例如农场工人和用人。失业保险的标准很低。根据后来成为参议员的经济学家保罗·道格拉斯（Paul Douglas）的说法，州养老保险金必须保证"维持体面与健康的合理基本生活"这一条件之所以被删除，是由于南方政治领导人的反对，他们认为联邦政府可能会使用这些条款强迫南方各州向黑人支付过高的养老金。[98]虽然《社会保障法》最终在参众两院以较大优势获得通过，但它在参议院财政委员会那里就不那么容易了，仅以几票的优势获得批准。

虽然《社会保障法》忽略了医疗保险，但在与社会保险无关的若干规定中扩大了政府在公共卫生领域的作用。法案以等额资助的方式向各州提供资金，用于母婴护理、残疾儿童的康复、一般公共卫生工作，以及未满 16 岁的受扶养儿童的援助。最后一项规定后来对医疗保健产生了意想不到的影响。

大萧条、福利医疗与医生

在大萧条期间，州政府和联邦政府对穷人医疗服务的资助的增加是不经意中产生的，也并不显著。这是未能建立起一个同时覆盖中产阶级和穷人的医疗保险体系而造成的隐性后果。

1929 年后个人收入的下降严重限制了穷人对医疗服务的使用。1929 年至 1933 年间对十个工人阶级社区的调研显示，人均收入低于 150 美元的家庭的比例由 10% 增加到 43%。那些收入从 1929 年的人均 425 美元以上下降到 1933 年的 150 美元以下的家庭，与四年间收入始终维持在人均 425 美元以上的家庭相比，就医的次数是后者的一半。[99] 1938 年的一次盖洛普民意调查询问人们是否曾因费用问题而推迟就医，结果显示 68% 的低收入受访者这样做过，相比之下，高收入人群的这一比例为 24%。[100]

医疗服务使用的减少和医疗费用支付能力的下降也意味着医生收入的降低。据一项研究，加利福尼亚州医生的平均净收入由 1929 年的近 6700 美元降至 1933 年的 3600 美元。根据库兹涅茨和弗里德曼的调查结果，到 1933 年，全国范围内的私人执业者已经损失了 1929 年收入的 47%。一份 1933 年的政府调查将不同类型债权人 6 个月或更久的未付账单与同期应收账款总额的比率进行了比较。百货商店的拖欠款比例为 8.9%，食品杂货店为 24.7%，房东为 45.1%，牙医为 55.6%，而医生为 66.6%。[101] 不仅患者的看病次数减少了，而且他们直到最后才支付医生的账单。

医院也陷入了类似的困境。床位因利用率低而空置，账单得不到支付，对医院的捐款也急剧缩减。

因此，私人执业医生和私人慈善机构再也无法提供免费服务。为此他们第一次请求福利部门为依赖救济的人支付治疗费用。在大萧条之前，医疗保健只是福利机构的次要功能，但从那时起其意义开始日益增强。大约从 1930 年开始，医疗保健被很多地方当局认为是"基本救济需求"。许多城市和一些州赋予受益人使用公共支出获得所需服务的权利；福利机构也提供了越来越多的辅助支付手段以帮助支付医疗费用。随着联邦和州救济资金到位，地方医院和社会机构开始就以前免费提供的服务向福利部门收取费用，这样城市就可以得到补偿，把成本转移给州或联邦政府。虽然这种医疗福利支付体系被视为权宜之计，但是大萧条结束后它留存了下来。[102]

另一个联邦项目也帮助了美国农业地区的医疗保健费用支付。1935 年，移垦管理局（Resettlement Administration）开始在它援助的贫困农民中设立并资助一些预付费医疗合作计划。管理局发现，许多客户在患病时就会拖欠贷款。后来这个计划于 1937 被农业保障局（Farm Security Administration）接管，其中当地医学会通常同意为收取的总费用设定一个上限。实质上，这就是政府主导资助的医疗保险。虽然在政治辩论中很少有人提到，这些计划已经覆盖了南、北达科他州的四分之一人口。[103]

这些新发展使美国医学会感到不安。美国医学会司法委员会 1934 年发出警告说，政府从未像现在这样通过联邦紧急救济而入侵私人医疗业务。医生接受政府付款"只能被视为一种权宜之计，只是由于时代造成的空前压力不得已而为之，必须在医学专业的压力得到缓解时立即停止"。一些州和县医学会建议会员向全体有需要的人提供服务，拒绝接受政府的补偿。美国医学会司法委员会表示了认同："医学专业得到公众认可和支持最重要的一个原因就是其古老而久远的专业理想——向所有人提供医疗服务，不管他们是否有能力支付费用……如果放弃这一理想，采取有偿服务的原则，这将是医学专业向社会化医疗，随即向政府公费医疗迈出的最大一

271

步。"[104] 就像岸上的人敦促溺水同伴自力更生一样，美国医学会里的富裕医生要求他们贫穷的同行坚持反对医疗保险。

大萧条给美国医学会带来了严峻的考验。当医生自身都陷入经济困境时，维持一个反对政府干预的共同阵线并不容易。许多医生诊室空空，账单未清偿，他们更愿意考虑某种形式的医疗保险。1932年，密歇根州医学会中赞成强制性保险的自由派掌握权力，随即面临美国医学会旨在恢复保守派控制的一场运动。1935年3月，加利福尼亚州医学会（California Medical Association）在一次投票中赞同了强制性医疗保险，据报道这次表决反映了医学专业中"小人物"的观点，他们明白医疗费用对患者和他们自己意味着什么。[105] 在华盛顿州和俄勒冈州——这两个州的许多医生早已不服从美国医学会反对合同行医的规定（本书上部第六章）——各县医学会在大萧条期间，试图通过建立自己的医疗保险计划，把营利性医疗公司挤掉。[106]

医疗保险承诺促进医疗服务的使用，并帮助患者支付账单。然而，美国医学会对经济危机的反应是限制医生的人力供给，而不是扩大对医生服务的需求。1934年，即将成为美国医学会主席的沃尔特·比林（Walter Bierring）建议削减全国现有的医学院的一半。[107] 同年，美国医学会的医学教育委员会告诫医学院，不要录取太多学生，此后入学人数有所下降。（1934年以前的五年里，医学院录取的申请人数逐年递增；而此后的六年里，这一数字逐年下降。）在同一时期，由于逃离纳粹来到美国的人数不断增加，医师执照核发委员会对外国医生采用了更严格的标准。未能通过考试的外国医生比例从1930年的5.7%上升到1940年的20.7%。[108]

实际上，改革者和美国医学会都在努力争取医生的政治忠诚。改革者希望至少能撬动医学专业的一部分，他们强调医疗保险的一个优点是能够增加医生收入。他们的努力没有起到作用。事实证明，医学专业内部的医疗保险运动都不持久。密歇根州医学会在

1935 年重新为保守派所掌握。美国外科医师学会的创建人富兰克林·马丁（Franklin Martin）曾用自己的声望为强制性医疗保险呼吁奔走，而在他去世之后，外科医师学会很快就撤销了支持。加利福尼亚州医学会赞同的提案将限制医疗保险的适用条件，并赋予医学专业所有控制权。这些条件引起改革者强烈的反对，以至于他们毁掉了立法批准的所有机会。[109] 华盛顿州和俄勒冈州的医生采用的保险计划虽然以固定费率提供服务，但旨在消除由行外人士控制的竞争。因此，即使这些措施通往医疗保险，但它们根本上是符合美国医学会的目标的。

　　20 世纪 30 年代中期，美国医学会开始调整在医疗保险方面的立场，至少在其官方声明中是这样。美国医学会不再同时反对自愿性和强制性保险，而是开始界定自愿性保险计划中他们可以接受的条款。这些条款坚决要求医生的业务不受任何金融中介的直接干预。（我们将在下一章看到更多的细节。）美国医学会只会支持仅限于支付医院费用的团体住院保险，而且只会赞同县医学会控制之下的自愿性医疗保险计划。然而，虽然原则上接受这些计划，美国医学会没有采取任何行动来鼓励它们的发展。

　　尽管面临各种压力，美国医学会仍保持着它的会员数，并坚持自己的立场。虽然在 1930 年至 1935 年间，加入美国医学会的医生比例从 65.1% 降至 60.8%，但五年之后会员的比例达到 66.8%，比以往任何时候都高。[110] 我之前指出过，将医生和美国医学会连接起来的纽带是职业发展的需求以及共同的专业文化。以全国医学会会员资格为前提的地方医学会会员资格是获得医院使用权、病人转诊以及医疗事故责任保护的关键。通常情况下控制地方医学会的内部小圈子阻止了任性的趋向。美国医学会是个民主组织，但在 20 世纪二三十年代，奥利弗·加尔索（Oliver Garceau）对其内部政治生活的仔细研究指出，美国医学会是由城市专科医生组成的"活跃的少数派"主导的。这些医生操纵了管理委员会，并在代表大会中有着过高的代表率。他们几乎不能容忍异议。美国医学会会议和选举的投票表决通常是一致通过的；不同意见很少被记录在会议记录中，并且几乎从未在杂志上占据任何篇幅。加尔索写道："这些活跃的少数派的基本态度似乎是把意见分歧当作家丑。他们不希望让公众看到家丑是可以理解的。"[111]

这些"活跃的少数派"在多大程度上代表了医学专业的意见，我们尚不清楚。一个被广泛报道的 1938 年的盖洛普民意调查显示，十分之七的医生实际上是赞成强制性医疗保险的，但是这份调查只询问了有关自愿保险的问题，而且因为问题非常模糊，调查结果的意义并不确定。[112] 毫无疑问，虽然不同意美国医学会政策的医生人数比其领导层承认的人数要多，但是也比改革者预期的要少。大多数医生在政治上不活跃，并且似乎愿意让一小群经济上成功的专科医生为医学专业制定政策。

除了社会主义的美国公共医学联盟（American League for Public Medicine）中的少数医生，在 1936 年至 1937 年间，其他值得一提的有组织的反对美国医学会政策的异议意见出自一群自称促进医学医师委员会（Committee of Physicians for the Improvement of Medicine）的自由派学术型医师。1937 年秋季，一份 400 多位医生联署的"原则和建议"的简短声明中，他们承认医疗卫生是"政府直接关注的事业"，并呼吁制定一个全国卫生政策。他们敦促使用公共基金资助下列内容：医学教育和研究，医院的实验室、诊断和会诊服务，预防医学和公共卫生工作，以及对"医疗资源匮乏"人群提供的医疗服务。促进医学医师委员会绝不是一个激进组织，委员会没有宣布赞成强制性医疗保险，虽然部分在声明上签名的人支持它。相比美国医学会对个体从业者的颂扬，促进医学医师委员会更强调教育、研究、团体执业和医院。[113] 1938 年，发表过 200 多篇学术论文的委员会干事、耶鲁大学医学埃利教授约翰·彼得斯（John Peters）告诉美国外科医生协会，行医者"几乎完全沦落到一个衍生性的次要地位，只作为医疗服务的分配者或分发者存在了"。教育和研究机构已经接管了医学的"生产性服务",而任何只考虑"分发者而忽略这些生产性服务"的医疗保健改进计划都不可能令人满意。彼得斯继续说道:"整天听我们医学专业的发言人宣称只有行医者才能理解医疗保健的问题,这已经令人厌倦……他们只是利用科学服务而已,自己毫无贡献。"[114]

虽然促进医学医师委员会在当时几乎没有什么政治影响力,但它预示了1945年以后政府愈发重视医学研究和医院照护的政策。然而,一些改革者误读了学术型医师的贵族自由主义,以为这是医学专业内严重分裂的标志,可能会对他们的事业有所帮助。美国医学会本身似乎反应过度了。在促进医学医师委员会的最初声明公布之前,《美国医学会杂志》谴责了医师委员会,暗示他们通过不正当和欺骗的手段获得签名。[115]然而,尽管一些异议者尖刻地描绘医学专业的领袖,但医师委员会从未脱离美国医学会,也没有预示政府资助的医疗保险会在医学专业内得到广泛认可。不过,它确实粉碎了美国医学会试图展示的医学专业和谐一致的形象。在这方面,医师委员会施加的压力也促使美国医学会于1938年在改革问题上做出最大的让步,因为美国医学会急切地想要阻止当时看起来最认真的强制性医疗保险运动。

恢复元气

20世纪30年代后期,罗斯福政府内部有一次新的推动医疗保险的运动,尽管运动从未得到总统的全力支持。1935年,一个由内阁助理部长组织的协调卫生与福利活动跨部门委员会(Interdepartmental Committee to Coordinate Health and Welfare Activitie)成立了,以监督在不同的机构杂乱无章地发展起来的各种联邦社会计划。当时美国公共卫生局设在财政部里,社会保障委员会是一个独立的部门,而负责孕产妇和儿童健康问题的儿童事务局设立在劳工部中，也许最后一个还算恰当。由财政部助理部长约瑟芬·罗奇（Josephine Roche）担任主席的跨部门委员会首先专注于协调各个项目，之后转而研究全国卫生需求。1937 年 3 月，它建立了一个医疗保健技术委员会（Technical Committee on Medical Care），几个月后，它授权技术委员会制订一个全民医疗计划。这是继医疗费用委员会和经济保障委员会后，十年来第三个承担这项任务的小组。福尔克曾是前两个委员会的成员，这次代表社会保障委员会，并成为支持医疗保险计划的首席发言人。技术委员会另有三名代表来自公共卫生局，第五位成员和主席是儿童事务局的助理局长玛莎·埃利奥特（Martha Eliot）。

这些机构的从属关系很重要，因为这表示医疗保险政治里出现了一个新的因素：医疗保险与其他计划的优先级在政府科层机构之间造成的内部冲突。在委员会工作开始之际，埃利奥特博士建议，与其所有人一起工作，不如各自负责计划中会影响自己机构的那部分。这是窄化的利益忠诚出现的标志，在此后很多年里这都是医疗政治的常态。[116]

医疗保健技术委员会的总结报告类似于三年前经济保障委员会的建议。和之前的委员会一样，技术委员会赞成向各州提供补贴来实施卫生计划，而不是建立一个全国性保险系统。它提议：（1）扩大《社会保障法》中的公共卫生与妇幼保健服务；（2）联邦政府通过向各州提供建设援助和三年的运营支持，对医院设施进行扩充；（3）增加对救济人员和其他没有医疗保健基金的人员的医疗援助；（4）考虑建立一个由税收、保险或两者共同支持的一般医疗保健计划；（5）由联邦推动对暂时或永久性残疾造成的工资损失进行赔偿的项目。这些建议并不是完全一致的（如果第四项建议得到充分执行，那么第三项建议就没有必要了），而且委员会也认识到，这些建议不可能都立即付诸实施。前两项提议被认为是最重要的。这份报告没有像对其他措施一样对医疗保险予以完全的支持。[117]

总统决定公布委员会报告中论及国家卫生需求的那部分内容，并在华盛顿特区召开一次关于全民医疗计划的会议。会议于1938年7月召开，是改革者在推动公众关注运动中的一个重要时刻。这次会议聚集了150名劳工、农民和卫生专业的代表——不过，正如美国医学会干事莫里斯·菲什拜因（Morris Fishbein）告诉主办方的那样，没有企业代表——美国医学会认为这是一次为已经预定了的议程协调组织支持的活动。虽然各代表对直接影响自己的项目最为关注，但他们仍强烈支持技术委员会关于国民卫生需求的观点，以及它的全部项目。

美国医学会非常关心公众对全国卫生会议的反应，因此医学会的几名代表在下一个星期日会见了跨部门委员会，并提出一项协议。如果委员会同意放弃强制性医疗保险，美国医学会将支持所有其他提案。而委员会拒绝了这个提议。[118]美国医学会随后召集代表大会举行了一次紧急会议，首次批准了疾病期间的收入损失保护以及现金补偿保险，只要它们能得到县和州医学会的批准。它还支持扩大公共卫生服务，甚至承认可能需要联邦援助来照顾医疗穷人，尽管这些措施必须由地方当局负责。[119]美国医学会采取这一更容易接受的新立场，显然是为了将强制性保险从其他议案中孤立出来，以击败医疗保险。美国医学会随后成功地获得了包括美国公共卫生协会在内的其他组织对其新立场的支持。美国公共卫生协会分裂为两派，反映了对公共卫生合法界限的不同意见：一派认为公共卫生须关注医疗保健，另一派认为公共卫生优先，医疗保健最好留给临床医生。[120]

但美国医学会不可能知道的是，其和解姿态因一些与医疗保健无关的事件而在政治上变得不必要。根据社会保障委员会主席亚瑟·奥特迈耶（Arthur Altmeyer）的说法，罗斯福总统一开始对全国卫生会议的反应非常热情，并希望在1938年的选举中把全民医疗计划作为一个议题。但是后来总统改变了主意，说或许最好等到

1940 年的总统大选再提起这件事。[121] 但是实际上罗斯福在两次选举中都没有将全民医疗计划作为竞选议题。1938 年选举时，保守派迎来了一次重要的复兴。从那年开始，保守的南方民主党人与共和党人组成一个国会联盟，让任何社会政策的进一步革新都变得极端困难。几乎所有主要的新政立法都是在 1938 年之前完成的。从那以后，罗斯福政府失去了对国会的影响力，并将注意力转向外交事务。1938 年选举结束后不久，罗斯福向国会递交了全民医疗计划，并在咨文中建议对其进行"仔细研究"，但是不立即采取立法行动。[122]

然而，在 1939 年 2 月，纽约州参议员罗伯特·瓦格纳（Robert F. Wagner），一位著名的自由主义者和政府之友，提交了一项法案，纳入了此前报告的提议。瓦格纳强调了他的提案与美国医学会最近立场之间的一致程度。他说，唯一的不同之处在于医疗保险，而他的提案把医疗保险留给各州决定。[123] 但是，尽管先前还有所让步，这次美国医学会却宣布完全反对这项立法。瓦格纳法案几乎算不上一项激进的措施，据报道它在参议院只遇到轻微的反对，但总统在 1939 年末表示，他只想要医院建设方面的援助。我们不清楚，总统最关心的是成本问题，还是法案对选举年的影响。1940 年 1 月，罗斯福发出一则咨文，提议一项温和的计划，在贫困地区建造医院，但即使是这样的提案，在参议院通过后也在众议院夭折了。[124]

因此，在全国卫生会议以后，强制性医疗保险运动渐渐结束了。美国劳工立法协会发起的医疗保险运动先是遇到进步主义的衰落，后又遇到第一次世界大战，而 30 年代的运动则遭遇了新政的衰弱和其后的第二次世界大战。但是，导致这场新的失败的不仅仅是糟糕的时机。罗斯福没有意愿去推动医疗保险，这和他的政府模式是一致的。新政还面临来自组织团体的压力。历史学者威廉·洛伊希滕贝格（William Leuchtenberg）写道："罗斯福对一个保持平衡的政府的偏好往往意味着，新政赋予的特权与要求这些特权的压力集团的力量正好成正比……而那些没有强大利益集团支持的事情则往往进展甚微。"[125] 在《社会保障法》通过的过程中，汤森运动与失业者的骚乱让养老金与失业保险得到优先考虑。而医疗保险没有这方面的压力，相反，它面临太多反对的压力。

一项关于新政为什么忽略了医疗保险的研究认为，医疗保险未能通过的根本原因在于，美国人还没有准备好放弃传统的个人主义理想而去接受医疗保险所代表的新的自由概念。[126] 这种解释有两个问题。首先，美国人的个人主义价值观是所有主要社会保险项目都会遇到的障碍。然而，到新政结束时，美国已经推行了强制性失业保险、养老金以及工人工伤赔偿。医疗保险是个例外，但它并不比其他项目更需要背离个人主义。

第二个问题是事实性的。民意调查显示，在大萧条期间及以后，美国人已经准备放弃疾病费用应由个人承担的观念。从 1936 年开始，全国民意调查向民众询问了一系列关于医疗保险的问题。这些调查的数据呈现出一幅复杂却一致的图景。[127]

当美国人被问及政府是否应该帮助人们支付他们所需的医疗服务时——这是对他们的自立信念的直接检验——答案是压倒性的肯定：在 1936 年、1937 年、1938 年和 1942 年的民意调查中，四分之三的美国人赞成这种帮助。从 1943 年开始，民意调查还问，如果社会保障也为美国人未来可能需要的医生和医院照护买单，人们是否认为这是一个"好主意"。这也得到了大多数人的认可，1943 年有 58% 的人认同，1944 年和 1945 年有 68% 的人认同。

然而，如果问题引入一个新的考量因素，即提高社会保障税来支付医疗保险时，支持率在 1943 年降为 44%，1945 年为 51%。另一个问题让受访者在"政府制定的要求每个人都参与的计划"和"医学专业制定的只有感兴趣的人参加的计划"之间做出选择。1944 年和 1945 年，当政府项目同时提及增税时，选择私人计划的受访者略占优势，而在另一个没有提及税收的调查中，多数受访者支持全民医疗保险。最后，还有一类调查问题要求的是开放式回答：就更容易支付医疗费用方面，"可以"或"应该"做什么。在两次这样的调查中，只有大约13%的人自发地提出了全民医疗保险。

这些不同的调查结果让全民医疗保险的支持者与反对者都声称得到了大多数人的支持，因此，欧维希公司（Opinion Research Corporation）在1945年进行了一次细致的尝试，以更准确地探究人们的想法。它对大众连续提出了三个问题：第一，如果社会保障为人们未来可能需要的医疗服务支付费用，他们是否认为这是个好主意；第二，如果"保险公司通过全国各地的雇主提供一些医生和医院照护预付费计划"，这是否是个好主意；第三，提供哪个计划是否重要，如果重要，哪个计划会更好？答案很有启发性：68%的人认为扩大社会保障范围是个好主意；70%的人认可私营计划；而对最后一个问题的回答，35%的人选择了社会保障，31%的人选择私营计划，17%的人说这无关紧要，另外17%的人给出了"保留"意见或没有意见。

这些民意调查显示，虽然绝大多数人会接受和赞同全民医疗保险，但大约只有全国三分之一的人口明确认为它比私营计划好。公众认可是存在的，但赞同的情绪仍不温不火。然而，公众对私营计划也并没有明显的偏好，因此公众舆论不能简单地解释这场战役的结果。

罗斯福向一位关键的参议院委员会主席谈及医疗保险时，他的话说明了问题："我们不能与各州医学会对抗，我们不能那样做。"[128]总统是否能够成功地挑战美国医学会是一个不可能回答的问题。密切参与决策的奥特迈耶认为，总统的判断在1935年是正确的，但在1938年却是错误的。他后来写道，在全国卫生会议以后，"如果总统积极地支持"瓦格纳提案，政府本可以获得有利的国会行动。[129]在当时，医疗保险的障碍或许更多是政治性的，而非结构性的——也就是说，更多的是一个政治判断的问题，而不是进步主义时代所遇到的阻碍改革的那种压倒性反对。但后见之明当然是廉价的，改革者们看到的可能也是过去的蜃景。

象征性的政治（1943—1950）

社会化医疗与冷战

在整个新政期间，强制性医疗保险一直处于国家政治的边缘，被《社会保障法》忽略，从未得到总统的全力支持，甚至被许多改革者置于其他项目之后。20世纪40年代，这一议题终于登上全国政治的中心舞台，并得到了一位美国总统毫无保留的支持。但反对派也获得了新的力量。这时，强制性医疗保险也和冷战纠缠在一起，在美国不断增强的反共产主义氛围中，反对者可以拿"社会化医疗"的象征性意义做文章。

这种向国家舞台的转变于40年代体现在了卫生立法中。即使是1939年的瓦格纳法案，改革者仍提议将医疗保险交给各州自己去选择。但到了40年代初，由于最高法院显然已经会接受一个全国性项目，改革的倡导者觉得自己不大会受限于州权的反对。他们最终提议把医疗保险作为社会保障的一部分来实行。他们也放弃了之前对覆盖范围的大部分限制：全民医疗保险将是普遍而全面的。参议员瓦格纳、蒙大拿州参议员詹姆斯·默里（James Murray）和密歇根州众议员约翰·丁格尔（John Dingell）于1943年首次提交的一项法案中体现了这些原则。[130]瓦格纳-默里-丁格尔法案还呼吁对《社会保障法》进行其他改革，旨在实现一个"从摇篮到坟墓"的社会保险体系，类似于当时正在英国进行讨论的贝弗里奇（Beveridge）*方案。

如通常情况一样，改革的新一代目睹了领导机构的更替。曾经领导了美国劳工立法协会的约翰·安德鲁斯和创立了美国社会保障

---

* 贝弗里奇（1879—1963），英国经济学家，第二次世界大战期间曾制订英国战后福利国家蓝图，提出包括医疗、失业、老年和死亡的社会保险计划。——译者注

协会的亚伯拉罕·爱泼斯坦去世后，关注医疗保险的两个主要组织都消失了。1944 年 2 月，工会、进步农民和自由派医师的代表在参议员瓦格纳的办公室会面，并成立了一个名为社会保障宪章委员会（Social Security Charter Committee）的新小组。两年后，在迈克尔·戴维斯的领导下，该小组更名为国家卫生委员会（Committee for the Nation's Health）。[131]

　　在罗斯福生命的最后阶段，他曾表示，一旦战争结束他就会全力推行医疗保险。1944 年，他要求国会批准一项"经济权利法案"，其中包括获取充分医疗保健的权利。杜鲁门就任总统后不久，就再次提出这一要求，并于"二战"结束三个月后，也就是在 1945 年的11 月，提请国会通过一项全国计划，以保证民众拥有获取充分医疗保健的权利，以及免于因病陷入"经济恐惧"的权利。[132]

　　虽然杜鲁门的计划与 1938 年的全民医疗计划非常相似，但侧重点有所不同。这次总统坚定地致力于医疗保险，而且他更明确地主张扩大对医疗系统的投资。杜鲁门的计划改变了 1938 年计划的顺序，第一项建议是扩建医院，第二项建议是增加对公共卫生和妇幼保健服务的支持。杜鲁门的第三项建议，即联邦政府对医学研究和教育的资助，不见于之前的计划。最重要的是，1938 年的计划有一个单独为穷人提供医疗保健的提案，而杜鲁门却提出了一个包含社会所有阶层的医疗保险制度，甚至包括《社会保障法》未涵盖的专业人士、农业工人和用人。公共机构将为无力自理的穷人支付保险费。总统坦承，扩大服务范围会花费更多的钱。杜鲁门表示，医疗服务"只耗费国民收入的 4% 左右，我们有能力为健康花费更多"[133]。

　　然而杜鲁门强调这个项目不是"社会化医疗"。他表示，在他的计划下，"我们的人民将继续获得同现在一样的医疗与住院服务"。[134]社会保障委员会主席奥特迈耶说，应允许医生与医院"根据自己的意愿选择补偿方式"，而医生有权期望比从前更高的平均收入。[135]

　　因此，杜鲁门计划在几个意义上是具有扩张性的：它试图通过增加全国医疗资源和减少使用医疗资源的资金壁垒来扩大人们获得医疗保健的机会，它承诺提高医生收入且不进行组织方面的改革。由于当时自愿性住院保险正在中产阶级中迅速发展，杜鲁门计划具有的全面性和广泛性的特征成为其身份的核心。进步主义者曾经只为工人阶级提供医疗计划，谋求医疗组织的高效和社会的更大效率，与他们不同的是，新政之后的自由派在分配问题上更加平等主义，在组织问题上没有进步主义者那么激进。

杜鲁门计划中对医生的通融态度并没有为它赢得任何医生的支持。总统的咨文发布后，全国医师委员会（National Physicians Committee），一个 1938 年成立的主要接受制药业捐助的专业游说团体，立即发布了一份紧急公告，号召医生们抵制该计划。美国医学会在一篇社论中说，杜鲁门的医疗保险计划会使医生成为"奴隶"。12 月，美国医学会代表大会提出一个替代方案：拓宽自愿性保险的适用范围，并扩大对穷人的公共服务。[136]

公众对杜鲁门计划的反应最初是赞同的。1945 年 11 月的全国民意调查中，在那些听说过这项提案的人当中，有 58% 的人表示认可。[137] 然而，在加利福尼亚和纽约两州进行的更复杂的调查显示，公众对强制性医疗保险的支持有几个弱点。1943 年为加利福尼亚州医学会进行的一项调查发现，虽然有一项"政府控制的社会化医疗计划"获得了 50% 对 34% 的赞同，但如果与自愿性保险放在一起比较的话，政府计划的支持率就只有四分之一了。[138] 另一项于 1946 年 1 月在纽约为一个立法委员会进行的调查发现，对自由派所提倡的全面计划的支持要低于一个较为温和的计划。* 医疗保险的核心支

---

* 纽约的调查测试了公众对四个备选提案的反应，每一提案都附有每月估算费用。一项覆盖了所有儿童服务，加上实验室测试以及上门护士服务等的强制性保险计划，将在州公投中以 64% 对 25% 获得赞同。一项为所有人支付医院费用的计划会以 55% 对 31% 获得赞同。第三个提案涵盖了前两个提案中的全部服务，还加上所有的手术与生育费用，将会以 47% 对 37% 的微弱优势获得通过。但是覆盖面最全的计划，即包含所有的医生账单，再加上前面三个提案中的所有服务，会以 37% 对 47% 败北。然而在支持所有计划的调查对象中，最后一个选择更受青睐。[139]

持者与公众之间的意见分歧代表了一个隐蔽但严重的政治问题：支持者最想要的却是公众最不愿意认可的。最后，所有的调查都表明，对强制性保险的支持随社会阶层的上升而下降。美国医学会的盟友有那些管理社区组织、运营舆论媒体以及大公司的人。[140]

医学专业扭转公众舆论的斗争开始于加利福尼亚州，自由派共和党人加利福尼亚州州长厄尔·沃伦（Earl Warren）提出了一个医疗保险计划提案，与加利福尼亚州医学会十年前赞成的计划非常似。现在医生们聘请了一家名为"惠特克和巴克斯特"（Whitaker and Baxter）的公关公司来对抗提案。公司解释说，"你们想打败对手就得拿出点东西来"，并敦促医生公开宣扬支持自愿性保险。随后，该公司获得了私营团体与商业机构对医生们的正式支持，并让医生与其朋友们拜访政府官员和社区组织领导。在运动中，加利福尼亚反对沃伦计划的报纸数量从大约 100 家增至 432 家。在《美国医学会杂志》的一篇文章中，加利福尼亚州医学会干事解释说，报业高层最初并不同情医生，因为医生不做广告。"我们现在对此有了答案，"他继续解释说，医学会已经开始每年花费 10 万美元进行广告宣传。"我们发现，在宣传方面，编辑们的反应超出了我们发起活动时的预期。"[141] 沃伦计划被打败了。

在国会中，对杜鲁门提案有接受也有不接受。众议院委员会主席是一位反工会的保守派人士，他甚至拒绝举行任何听证会，而在参议院，听证会引发的争议多于支持。在第一天的介绍发言中，委员会主席参议员默里呼吁不要把卫生法案描述为社会主义的或共产主义的。而资深共和党人、俄亥俄州参议员罗伯特·塔夫脱（Robert Taft）打断了他的话："我认为它就是社会主义的。在我看来，它是本届国会所采取过的最社会主义的措施。"塔夫脱认为，强制性医疗保险同完全就业法案一样，就是源自苏联宪法。当默里不允许他再讲下去的时候，塔夫脱离席而去，并宣布共和党人会联合抵制这些听证会。[142]

虽然不像美国医学会那样激烈地反对，但大多数其他医疗保健利益集团也都反对杜鲁门计划。美国医院协会赞成政府对私营保险进行补贴。支持自愿性保险也是美国律师协会（American Bar Association）、美国商会（Chamber of Commerce）、全美农场协会（National Grange）等团体，以及大多数媒体的立场。

甚至联邦政府的许多机构都没有全力支持总统的计划。儿童事务局更感兴趣的是扩大战争期间就开始的为军人的妻子及家属提供的保险计划。该局担心因与更有争议的全国卫生法案联系在一起而危及这个计划的未来。退伍军人管理局（Veterans Administration）的医疗主任反对杜鲁门计划，而公共卫生局的负责人也表现出"明显地冷淡"。[143]

1946 年，杜鲁门本人也只是偶尔宣传这个提案。尽管在那年春天，他还表达了该法案有一定的希望可以通过，但实际上法案通过的机会是零。1946 年 8 月，总统签署了《医院普查和建设法》（Hospital Survey and Construction Act），该法案执行了他计划中的第一项建议。而这一部分得到了美国医学会的认可；尽管它的认可并不意味着其余部分将会被执行。*

虽然总统医疗计划的支持者表示，他们还会在下次选举结束后再次尝试，但是共和党人在 1946 年控制了国会，他们对实行全民医疗保险毫无兴趣。这时参议员塔夫脱接替默里成为劳工与公共福利委员会（Committee on Labor and Public Welfare）主席，他有自己的全民医疗计划：一个针对穷人的福利医疗体系，由联邦提供资助，并由参与计划的各州管理。自由派表示反对，认为这个计划将穷人与其他美国人区分开来，让他们接受羞辱性的经济状况审查，而且提供的是慈善救济，不是医疗保险下穷人得到的服务权。塔夫脱回应说，这个计划让大多数美国人为医疗费用付费，就像为其他

284

---

* 关于医院建设计划，请参见下部第三章。

商品付费一样。他还认为，只有穷人应该接受"强制性"医疗，而且"必须按国家认可的方式接受"。[144] 然而塔夫脱并没有做出切实的努力使他的计划通过，而且可能只是为了在竞选总统时获得美国医学会的支持才这么提议的。

这时共和党人指控全民医疗保险是更大的社会主义阴谋的一部分。1947 年 5 月，参议员霍默·弗格森（Homer Ferguson）指责政府"在全国社会化医疗项目上"非法花费了数百万美元。一个众议院小组委员会调查了政府对医疗保险的宣传，得出结论说："联邦机构内已知的共产主义者及其同路人正在努力利用联邦基金推进莫斯科的政党路线。"指控集中在福尔克的工作班子的一名雇员身上，该员工曾写过一篇关于新西兰社会化医疗的正面报道。联邦保障局*局长立即取消了该嫌疑雇员的行程，并下令联邦调查局对他进行调查，但后来澄清了他与共产党没有关系。[145]

如果共和党人出于政治目的将医疗保险看作一个象征性的议题，那么杜鲁门也是如此。随着 1948 年选举的临近，总统与助手们把更多的注意力放在全国卫生法案上。联邦保障局局长奥斯卡·尤因（Oscar Ewing）召开了另一个会议，以确定全国医疗需求。虽然这个全国卫生大会（National Health Assembly）只赞同了自愿性保险，尤因还是向总统递交了一份总结报告，重申他最初计划的必要性。[146] 杜鲁门在竞选中以全民医疗保险为例，指摘共和党"无所作为"的国会阻碍了他为确保自由主义项目推行所做的最大努力。在与左翼进步候选人亨利·华莱士（Henry Wallace）争夺选票的斗争中，杜鲁门不断在这个问题上做文章，并承诺只要民主党重新掌权，他就会推行全民医疗保险。

在杜鲁门意外获胜后，美国医学会认为一场大决战来临了。它

---

* 简称 FSA，存在于 1939 年至 1953 年的美国政府部门，后来被美国卫生教育福利部（DHEW）取代。——译者注

向每个成员额外摊派了 25 美元的费用以抵制医疗保险，同时在 *285*
1949 年雇用了"惠特克和巴克斯特"公司发起一系列公关活动，耗
资 150 万美元，这在当时是美国历史上最昂贵的游说活动。就像在
加利福尼亚州那次一样，"惠特克和巴克斯特"公司利用各种宣传
手册、媒体、公众演讲者，以及私人联系，来强调自愿模式才是美
国模式，同时说服私人组织——据统计有 1829 家——支持美国医
学会的立场。"社会化医疗会导致美国生活的其他方面社会主义化
吗？"一份宣传手册问道，并回答道："列宁认为如此，他宣称'社
会化医疗是社会主义国家拱门的拱顶石'。"[147]（国会图书馆无法在
列宁的著作中找到这句引语。）把医疗保险与社会主义联系起来的
运动非常成功，以至于尽管政府坚决否认，即使是支持杜鲁门计划
的人也认为它是"社会化医疗"。在听说过杜鲁门计划的人中，民
意调查的支持率在 1949 年从 58% 下降到 36%；而听说过杜鲁门计
划的人中有四分之三也知道美国医学会的反对立场。[148] 随着 40 年
代末的反共情绪高涨，全民医疗保险的推行就成了几乎不可能发生
的事情了。

不过存在面临较少反对的妥协方案。1947 年 11 月，金融家伯
纳德·巴鲁克（Bernard Baruch）建议建立一个全民保险体系，为
高收入美国人实行自愿医疗保险，为低收入人群实行社会保障体系
下的强制性保险，这种方案在许多西方国家都很常见，与最初的进步
主义时代的提议也十分类似。因为商业界有可能会支持巴鲁克计划，
同时一些南方的民主党人也可能会批准这一计划，所以迈克尔·戴维
斯竭力主张考虑该计划。如果有必要的话，美国劳工联合会愿意排除
年收入超过 5000 美元的家庭以及农民。然而由于杜鲁门在民权问题上
与南方民主党人的分歧扩大，这个妥协方案注定失败。[149]

国会的几位共和党人，包括纽约州参议员雅各布·雅维茨（Ja-
cob Javits）和加利福尼亚州众议员理查德·尼克松（Richard Nix-
on）共同发起了第二个折中方案，提出建立一个由地方控制、由政

府提供补贴的非营利私营保险系统，保险费则依据投保人的收入比例计算。与其他的共和党提案不同的是，这个提案没有要求收入调查。奥特迈耶后来写道，民主党人未曾寻求这种折中方案是一个严重的错误。[150] 众议员李斯特·希尔（Lister Hill）与参议员乔治·艾肯（George Aiken）发起了另一个提案，提议补贴穷人购买私营保险，该提案获得相当多的支持，但美国医学会和自由派对此都不感兴趣。

286

　　医疗保险陷入的僵局，与战后社会保障体系在其他领域的扩张形成鲜明对比。1950 年通过的修正案扩大了养老保险和遗属保险的覆盖范围，多覆盖了一千万美国人，并把保险赔付额平均提高了80%。然而，美国医学会和美国商会的反对还是阻止了将保险范围扩大到 65 岁以下永久且完全残疾的人群。美国医学会指责残疾保险是"迈向医疗保健大规模国有化和医疗实践社会化的又一步"[151]。然而根据一项模糊不清的条款，1950 年修正案向各州提供等额资助，用于向医生和医院支付福利领取者的医疗费用。这些所谓的"供应方付款"增加了自大萧条以来一直在悄悄增长的联邦政府对福利医疗的补贴。

　　将医疗保险和残疾保险条款排除在外的修正案得以通过，这是自 1935 年以来政府干预的一贯模式。美国不会为全体人口提供一个单一的医疗保险系统，而是为负担得起的人提供私营保险，为穷人提供公共福利。1950 年，杜鲁门政府把注意力转向朝鲜，而任何试图通过全民医疗保险的严肃努力都在减少。医疗保险的倡导者们又一次因失败而气馁，现在将注意力转向一个他们希望国家能采用的更温和的方案——老年人住院保险。

　　随着全民医疗保险运动陷入停滞，支持这一运动的联盟也开始瓦解。全国卫生委员会内的一个派别，以两位富有的捐赠人艾伯特·拉斯克（Albert Lasker）和玛丽·拉斯克（Mary Lasker）为首，敦促委员会把注意力从医疗保险转移到联邦对医学教育和研究的资助上。迈克尔·戴维斯抵制这种改变，而工会支持戴维斯，拉斯克夫妇与罗森瓦尔德（Rosenwald）家族取消了他们的经济支持。尽管民主党和工会填补上了几年的资金空缺，但委员会最终还是在1956 年关闭了。改革的又一次尝试结束了。

三次被否决

为什么改革又一次失败了？

全民医疗保险在冷战期间的失败只是长久以来人们以象征性话语对待这一议题的结果。美国经常被描述为一个不像欧洲那么意识形态化的社会，更多受利益集团而不是意识形态政治的影响。美国医学会反对医疗保险的斗争也经常作为利益集团影响政治的重要案例被引用。但是在美国关于医疗保险的整个辩论里，其中的冲突充满了意识形态色彩，甚至比欧洲还强烈。反对医疗保险的利益集团一再发现，将整个问题描述为意识形态问题的做法非常奏效。他们先是指责医疗保险的支持者是德国国家主义的代理人，然后是苏联共产主义的代理人，他们试图给医疗保险注入一种意义，而改革者对此十分不满。改革者对这场冲突去意识形态化的做法无济于事。他们试图将全民医疗保险呈现为一种满足社会"医疗需求"的纯技术问题，但这同样有意识形态上的偏见。

争论的双方都试图通过将其观点与一些根深蒂固的美国信念挂钩以取得胜利，反对者利用自由，支持者利用效率和公平。但反对派取胜并不是因为其观点比支持者的观点更深刻地根植于美国文化。双方都有可信的理由来夸大对其有利的美国价值观。因此，价值观本身并不能为最后的结果提供解释。

如我前面已指出的，公众舆论具有高度的可塑性，一般来说它赞成医疗保险，但又不确定赞成哪种医疗保险。因此反对派能够利用这种不确定性去消除改革者在公众支持中获得的优势。然后，像

287

其他组织性极强的游说团体一样，反对者能够集结政治影响，来阻止任何损害他们利益的行动。

在冲突的双方之间，存在着资源的严重不平衡——部分是物质的，部分是社会的，部分是象征性的。这些不平衡相互强化，反对派在社会支持基础中享有的优势可以转化为物质优势和影响手段。

物质资源的差距非常巨大。改革者只能在紧巴巴的预算下艰难前行，反对者却能支配相当可观的财富。全国卫生委员会的年度预算大约是 5 万美元，1950 年它只花了 3.6 万美元。同年，美国医学会花费了 225 万美元在反对全民医疗保险的"全国教育宣传活动"上。单单在 1950 年国会选举前的 10 月份内的两周，美国医学会就花费了超过 100 万美元。在此期间，美国医学会还向商人们提供机会，让他们参与赞助抨击强制性医疗保险的广告。众多企业为此殊荣支付了 200 多万美元。在那两周里，用蒙蒂·普恩（Monty Poen）的话来说，"美国每一份守信的周报和日报（总共 10033 种），都刊登了一则来自美国医学会或其商业盟友的 5 栏宽、14 英寸长的广告来谴责自由事业的敌人，与此同时，1600 家广播电台播放了插播广告，35 家杂志刊登了类似的广告"[152]。

但是，正如商业在美国医学会运动中的参与所表明的那样，这种物质上的优势本身只是反对派力量具有充足社会基础的反映。从进步主义时代的全国公民联合会和保险业开始，社会中最强大的经济利益集团就反对医疗保险。经济与意识形态方面的考虑给美国医学会带来了商业界的支持。许多雇主不想为医疗保险额外花钱，因为这相当于提高了最低工资，同时还有一些雇主则坚持通过自己提供医疗福利来得到良好声誉。更普遍的是，他们都希望与社会主义划清界限。美国医学会还受益于与特定行业的结盟，这些行业能从医疗保健的私人市场中获利。除了美国医学会下属的杂志刊登药品广告带来的收入外，医学会还收到制药公司为对抗医疗保险而捐赠的巨额款项。医生们之所以能得到这种支持，部分原因在于他们在药物营销市场中占据战略地位；他们的"把关人功能"使他们能够收取"通行费"以用于政治抗议活动。医生们还可以利用自己在工作中建立的复杂的关系网络。国会议员、州议员、报纸编辑和其他社区领袖经常因医疗保险问题而被他们的私人医生登门拜访。许多医生的办公室成了政治斗争的前哨阵地，分发反对"社会化医疗"的文献、漫画以及其他宣传品。

战后意识形态风气的变化本身就是医疗保险反对者可以利用的资源。随着人们对再次陷入大萧条的焦虑减弱，40年代见证了民众对美国资本主义日益增长的信心。1942年《财富》杂志的鲁伯民意调查（Roper poll）发现，只有40%的美国人明确反对社会主义，而25%的人赞成社会主义，35%的人表示他们对此持开放态度。而到1949年，盖洛普民意调查发现，只有5%的公众想要朝着社会主义的方向更进一步，而61%的人想往相反的方向前进。[153] 冷战意识形态的转变并不是决定性的。否则，1950年《社会保障法》的自由化修正案就不会出现了。在美国和其他西方发达国家战后社会福利支出不断增长的模式中，对医疗保险的拒绝是一个例外。在大多数西欧国家，同样反共产主义的政府都稳步扩大医疗保险的覆盖范围至社会各阶层。只有在美国，越来越强烈的反共产主义情绪被用来反对医疗保险。

在面对所有这些考虑——物质的、社会的、象征性的——全民医疗保险的潜在支持者们寻求其他方法来解决他们的问题。中产阶级继续购买私营保险，工会开始转向集体协商以获得医疗福利。

另一个大群体，美国退伍军人，在退伍军人管理局附属的医院和诊所里得到了广泛的医疗服务。"二战"后，这些医院和诊所得到了极大的扩张和现代化发展。退伍军人不仅有权获得战争相关伤病的治疗，还有权享受退伍军人管理局所能提供的所有的医疗保健服务。有一项规定要求他们证明这些服务是他们负担不起的，但这项规定从来没有得到认真执行。这样，以白人男性为主的这一工人阶层群体能够得到政府资助的医疗服务，而当有人提倡其他美国人也应当获得这样的服务时，这种服务又被谴责为破坏了自立的精神。美国医学会反对把退伍军人项目扩展到与服役无关的疾病上，但是退伍军人们是一个连医学界也无法压服的游说团体。

因此，美国社会没有提供杜鲁门曾提议的普遍医疗保险，而主要向富人和有良好组织的人提供覆盖医疗费用的保险。吃亏的是那些不属于任何有政治或经济影响力的团体如退伍军人和各工会的人。医疗保险最初是为穷人设想的，但他们恰恰成为没有得到保险保护的人。

普遍医疗保险在政治上的失败也反映在公共政策的分裂上。每个政府机构——儿童事务局、公共卫生局——都在推进自己的议程。医院通过建筑援助寻求救济，医学院通过研究资助寻求救济。这种零敲碎打的最终结果是，为了围绕特定疾病（如癌症和心脏疾病）组织起来的选民的利益而通过的分类立法。对强制性保险的反对并未阻止国家对医疗保健的干预稳步增长。政府提供的资金增加了，但这些资金流入的渠道至少没有立即威胁到专业主权。

第二章
妥协的成功

全民医疗保险的失败意味着美国的医疗保险体系将以私营为 主，但是私营体系将采取的形式还不确定。私营医疗计划在 20 世纪 30 年代开始显著发展。早期存在各种各样的机构类型，有几种在 40 年代开始持续发展，到 20 世纪中叶时已发展成相对稳定的模式。现在的问题是解释这一体系的结构与影响。

我曾在上一章的开头指出，雇主、工会和保险公司都有意在医疗保健中充当出资中介而获得良好声誉、权力与利润等好处。但是一旦他们卷入其中，他们就需要管理自身的财务责任——这是一个棘手的问题，因为医生的权威和医疗保健的不确定性使第三方难以进行有效的控制。保险通常要求所有被保险的意外和由此产生的损失在发生时都是明确的，并且不属于投保人的可控范围。否则，保险公司无法估算可能的保险成本，而保险本身甚至可能会增加人们的损失——这在保险理论中被称为"道德风险"问题。医疗保险中控制成本的困难在于疾病并不总是一个有明确定义的状态，而且许 多治疗成本由投保人控制。成本也在一定程度上受到医生和医院的控制，医生和医院可能从额外的服务中获利，并且随着患者支付能力的增加而提高收费价格。因此，尤其是在政府不直接为医院提供资金，也不直接运营医院的社会中，医疗保险就会面临严重的道德风险问题。各种类型的私营医疗计划为这一问题提供了不同的解决方法。其中一些应对措施更多地照顾到私人医生和医院的利益，而这些应对措施之间的差异是理解为什么某些组织形式胜过了其他方案的关键。

私营医疗计划用来限制其财务风险的策略取决于它们提供的保险权益类型以及控制这些计划的方法。事实上，仅从这两个变量就几乎可以推导出它们的其他所有特征。医疗保险权益——除去弥补收入损失的疾病补助和伤残补助——可以分为三种：

1. 赔偿权益（indemnity benefits），它会赔偿投保人的医疗费用，但通常不是全部账单。

2. 服务权益（service benefits），它保证直接向医生或医院支付医疗服务费用，通常全额支付投保人的医疗账单。

3. 直接服务（direct services），即由接受预付费的组织向投保人提供医疗服务。

由于这些保险权益需要各种各样的办理方式，因此它们给第三方和医疗服务提供方之间带来的参与类型也各不相同。每一种类型都带来不同的风险控制策略。[1] 而每一种策略都有着不同的组织与政治含义。

根据赔偿计划，投保人先自行支付医疗费用，然后提出索赔。一般来说，赔偿计划让第三方和医疗提供方的接触最少，因为所有财务交易都在第三方和患者间进行。因此，医生和医院不需要与赔偿计划有直接关系，赔偿计划也并不对投保人得到的服务质量负责。赔偿计划一般是保险公司的业务，这类计划通过以下方式来控制潜在的责任：排除裁量性费用、为特定服务和总花费的赔偿设定固定限额，和／或规定投保人需要支付初始自付额和部分持续费用，期望以此防止或至少减少对服务的过度使用。因此，赔偿计划旨在通过约束消费者而不是医疗服务提供方来限制成本。

根据服务权益计划，投保人从医生或医院那里获得服务，如果医疗服务提供方参加了这一计划，则直接向第三方索取医疗费用。（如果医疗服务提供方未参与该计划，投保人可能有权获得赔偿。）相比赔偿计划，服务权益计划通常让第三方和医疗服务提供方有更多的接触，因为第三方现在直接向医疗服务提供方付款，因此可能需要定期举行业务磋商。这种计划依赖医疗服务提供方是否愿意接受计划内付款并限制医疗服务的使用。因此，服务权益计划控制风险的方式有两种，一种是与医疗服务提供方协商一个医疗服务合同或费用表，并与提供方保持密切关系，另一种是监控服务提供方的收费和行为，将滥用计划的人排除在外。第二种策略显然威胁了医疗服务提供方的自主权，因此控制服务权益计划对提供方来说是至关重要的。尽管有一些显著的例外，但大部分服务权益计划都是由医生和医院自己通过非营利机构来组织的，而这些机构至少在最初是由他们控制的。

直接服务计划要求计划与医疗服务提供方之间有更深层次的联系，医生们，通常还有医院，被整合进纳入投保人的同一个组织中。直接服务计划试图通过全面的预算和组织技巧控制其财务风险，其措施包括规范医生可用的设施与设备，仔细筛查和引导病人。因为该组织现在直接对服务质量和成本负责，所以它对影响医生或其他提供方的行为加倍地关心。

从历史上看，这些提供不同权益形式的保险计划对自己的所作所为也有不同的理论。这种不同部分表现在过去用来描述计划提供内容的两个术语上，即"保险"和"预付费"。（我说"过去"，是因为自从 20 世纪三四十年代以来，这种区别已经变得不那么显著了。）一方面，保险试图保护投保人免于一些不频繁但在财务上很严重的损失。在保险公司看来，日常或小额的费用应在正常预算中进行处理，以免增加保险的行政成本。此外，保险公司阻止滥用（即道德风险）的困难也让它们不愿意承担常规医疗费用。而在另一极上，直接服务计划认为自己提供的是包括初级服务和预防性服务在内的全面医疗服务的预付费。与赔偿计划不同，它们已经不让病人分摊治疗费用了，因此没有什么动机不让病人在疾病早期采取预防性保健。服务权益计划介于两种之间：虽然不如直接服务的预付制那么全面，但至少它们最初声称全额支付医疗服务费用。从组织结构角度看，它们一直更像保险公司；而从意识形态上看，则更像是预付费计划。

　　第三方干涉医疗服务提供方的各种变化形式可以解释覆盖面的不同。由于直接服务计划对医疗服务提供方的控制程度最高，因此它不需要通过成本分摊来控制自身的财务风险。它们也更适合将初级和预防性医疗服务囊括其中，这些服务在其他计划里将难以监控。因为服务权益计划可以与医疗服务提供方协商费用表或合同，它们可以通过这些途径部分限制自身风险。然而，由于赔偿计划既不对医疗服务提供方拥有权威，也没有与他们签订合同，它们需要一些其他手段来控制自身的责任——传统上是对保险覆盖范围和深度的限制。

　　第三方参与的程度不同也影响了病人的选择范围。赔偿计划与医疗服务提供方无关，但通常允许投保人自由选择任何有执照的医生或机构，而直接服务计划有自己的医生，有时还有自己的医院。与赔偿计划的"开放选择"相关的是，它在控制风险方面对监管医生和医院的依赖程度较低，而与直接服务的"封闭选择"相关的是，它高度依赖对服务的组织和控制。在这点上，服务权益计划还是介于二者之间：大多数计划由医疗服务提供方控制，通常允许投保人使用所有愿意参与的医生和医院所提供的服务，而少数业外人士控制的计划允许投保人在被获准参与的医生和医院中进行选择。

这些典型倾向导致这些计划与特定的意识形态观点联系在一起。赔偿计划打着自由选择医生和医院的旗号，而直接服务计划则会重点强调预防性与全面照护、高质量标准和对常规医疗服务的低经济壁垒。服务权益计划则大力宣传同时具有自由选择和预付费的优势。

可以想象，赔偿计划、服务计划和直接服务计划都可以由投资者、医疗服务提供方（医生或医院）、非营利性社区委员会或消费者组织来建立和控制。而事实上，几乎每一种可能的组合方式都曾经存在过。例如医生、消费者团体（工会）以及商业保险公司都曾采用过赔偿计划。服务权益计划最初在美国西岸作为一项归投资者所有的企业发展出来，后来医生与医院采用了这种形式，在少数情况下工会和消费者委员会也会这么组织。直接服务计划的控制模式最为多样：一些由投资者拥有，一些由医生或医院拥有，一些由非营利性社区组织拥有，一些由消费者合作社拥有。到 20 世纪中叶，在众多可能的排列组合中有三种形式最为流行：由提供方控制的、主要是服务权益的计划（蓝十字），以不同比例混合了服务权益和赔偿的提供方控制的计划（蓝盾），以及商业性赔偿计划。这些形式是在经历了一个制度选择的过程之后才出现的，在这个过程中，其他方案要么被淘汰了，要么发展受到很大的限制。

在 20 世纪 30 年代之前，唯一存在的全面私营医疗计划提供的就是直接服务，通常针对某一行业的雇员。由于高额支出似乎无法避免，私营医疗保险几乎没有获得发展。主要的障碍有，监测滥用行为的困难，支付给保险中介的佣金造成的高昂的新合同成本和保费收取成本，以及"逆向选择"（即最有可能生病的人来购买保险）的可能性。这些问题的部分解决方案是按集体吸纳投保人。通过雇主向一大群工人出售保险，保险公司可以将其保单限制在一个以健

294

康人为主的人群中。让雇主直接从工资中扣除保费也可以大大降低
收取保费的成本。1914 年，大都会人寿保险公司推出这种伤残保险
计划，以覆盖其总公司的员工。1919 年，伊利诺伊州保险委员会注
意到集体医疗保险的潜力，但评论说各工会都表示反对，因为它们
认为这是为了把工人与工作捆绑起来，会削弱工会，并清理不良的
实质风险。因为担心"装病与诈病"，所以保险公司一直把这作为
一种"试验性的"计划。在 20 年代，集体伤残保险变得更加普遍；
1928 年出现的一个重要进展是通用汽车公司与大都会保险公司签署
了一份保障 18 万工人的合同。[2] 但这些保单主要涉及的仍是收入保
障，而不是医疗费用的支付。1930 年的一项研究得出的结论是，用
于医疗费用的保险金给付仅占全部医疗保险金给付的 10% 左右。一
些保险单强调提供医疗费用，但是它们"在保险上并不重要，也很
少被发放"[3]。

　　然而，在 20 世纪 20 年代，医疗保险正在悄悄出现一个新因素，
也就是医院照护费用的上涨，同时这种费用在中产阶级家庭中获得
新的重要性。这一新情况为医疗保险开辟了新市场，也改变了针对
医疗保险的政治主张。当 1929 年大萧条来袭时，需要某个组织来解
决逆向选择、新合同成本和医疗服务提供方接受度的问题。

双蓝计划的诞生（1920—1945）

蓝十字的出现

　　1932 年，医疗费用委员会审查了当时正在进行的医疗保健和医
疗保险方面的大约 25 个不同的计划和试验。其中不引人注意的（确
切地说是第 19 个）是住院保险，医疗费用委员会认为它未能鼓励预
防性服务和团体执业，甚至没有覆盖大多数高成本疾病，因此拒绝

考虑。[4] 这份报告的作者和当时大多数人一样，不会想到"集体住院医疗"会很快成为通向美国医疗保险的大门。

关于蓝十字历史的传统说法把它的起源定在 1929 年末的达拉斯，当时贝勒大学医院（Baylor University Hospital）同意每年以每人 6 美元的价格向 1500 名学校教师提供最多 21 天的医院照护。不久贝勒大学医院把这种安排扩展到包括数千人在内的其他群体。达拉斯其他一些社区医院也采用了相似的计划。达拉斯卫理公会医院（Methodist Hospital）使用了一家私人招标公司，这家公司有一个大名字叫"国家住院系统"，每年每人收费 9 美元，保留三分之一作为开支和利润。[5] 这些早期的方案都是直接服务计划，由各个医院在相互竞争中建立起来。

在这些计划出现的同时，大萧条开始暴露全国的志愿性医院财务上的不稳定，促使它们转向保险来寻求解决方案。在危机爆发后仅一年时间里，医院收入的人均值从 236.12 美元降为 59.26 美元，医院亏损占支出的平均比例从 15.2% 上升到 20.6%。[6] 1931 年，根据美国医学会的数据，志愿性医院平均每天只有 62% 的病床被占用，而政府医院的这一比例为 89%。[7] 1932 年末，美国医院协会主席在致其会员的一封信里说，美国医院协会"如果不能认识到美国志愿性医院系统有可能崩溃的话，那它就是在忽略会员的利益……"[8] 在那年出版的《医院财务危机》（*The Crisis in Hospital Finance*）一书中，迈克尔·戴维斯和鲁弗斯·罗勒姆警告说，医院不能继续依赖患者在住院时支付所有的账单；费用必须通过保险预先编入预算。他们写道，"志愿性医院的生存由于主要收入来源的不稳定和不均衡而受到威胁"，这里指的是患者支付。[9]

单一医院的医保计划，像达拉斯发展的那些计划，很可能会由于它们促进竞争而给医院行业带来更多的不稳定。但另一种医保计划已经在酝酿中。1932 年 7 月，萨克拉门托的各社区医院联合起来，向就业人群提供医院服务合同，次年 1 月，新泽西州埃塞克

296

斯县的各医院批准了一个类似的联合计划。2 月份，美国医院协会赞同住院保险计划是解决医院照护费用分配问题的"一个可行方案"，在那年春天，协会的社区关系和行政实践委员会（Council on Community Relations and Administrative Practice）通过了一些指导原则。这些计划将是非营利性的，强调公共福利，并且只能进行有尊严的宣传推广。它们只支付医院的费用，因此不会侵犯私人执业医生的领地。而且，最重要的是，这些计划将提供对医生和医院的"自由选择"，这个要求取缔了单一医院计划。[10]

1933 年 7 月，圣保罗市建立了全市范围内的医院计划，次年在华盛顿和克利夫兰也出现了类似计划。

与保险公司不同的是，这些计划是在几乎没有任何启动资金的情况下组织起来的。例如，克利夫兰计划仅用一家当地福利机构提供的 7000 美元启动。这之所以可能，是因为"医院会承保"。该计划不是用财务储备来支持服务承诺，而是让其成员医院同意提供服务，无论它们会得到多少报酬。医院对提供服务的担保代替了用来保护投保人利益的资本基金。[11]奥丁·安德森（Odin Anderson）写道："对蓝十字计划的推动和热忱源于早期的先驱者，而非医院。"[12]但提供承保的却是医院：我们将会看到，其他的医保提案也有很多充满理想主义热情的支持者，但没有资源——而这正是差别所在。

最初的几项计划被认为只不过是在预付费的基础上出售医院服务，因此属于志愿性医院的法定权力范围内。然而在纽约州，州保险业监管人裁定一个医院服务计划是保险，因此要遵守所有的保险条例，包括储备金要求。因此，医院与医学界领袖敦促出台一项特别授权法案，该法案于 1934 年 5 月在纽约州成为法律，免除了此类计划的储备金要求。同时，它规定保险部门定期审核医院计划的费率和财务状况。法律还要求医院计划的大部分干事必须是签约提供服务的医院的管理者或理事。这些医院之所以能够获得这种权力，是因为它们承保了这些计划。在接下来的十年里，包括纽约州计划在内的几个计划陷入困境，医院被迫暂时接受缩减的付款。然而，随着这些计划发展了自己储备金（事实上是由投保人贡献的），医院保证的重要性逐渐减弱。[13] 但是最初的医院承保为志愿性医院长期控制蓝十字获得法律支持提供了基础。

如果不是因为竞争性的单一医院计划转向社区计划，而后一种计划事实上在医院预付费计划方面形成了垄断的话，医院控制的问题本不会那么重要。罗勒姆这时已成为美国医院协会的集体住院医疗的首席专家，他在 1944 年沮丧地回忆说，早期的单一医院计划导致"医院之间的竞争，妨碍了投保人的自由选择与医生治疗自己病人的特权"[14]。然而，不清楚的是，如果投保人可以在自己所在社区的不同医院提供的多种计划之间进行选择，为什么他们的选择会更少。美国医院协会并不是鼓励社区计划成为单一计划的补充，而是希望前者取代后者。从这方面看，它剥夺了消费者与单一医院计划签订合同并有可能获得更优惠价格的选择。[15]

不管是因为对消费者的吸引力不够，还是因为美国医院协会和当地医院委员会的积极阻遏，单一医院计划的增长速度要比社区计划的增长慢得多。到 1937 年 7 月，罗勒姆可以报告说，尽管单一医院计划拥有 12.5 万投保人，大约与前一年持平，"自由选择"计划却从 20 万人增加到 80 万人。仅纽约州计划就有 35 万投保人。[16]

美国医院协会现在对推广集体住院医疗采取了积极的态度。1937年，它请求朱利叶斯·罗森瓦尔德基金会（Julius Rosenwald Fund）拨款，成立一个医院服务委员会（后来被称为医院服务计划委员会）以协助社区工作。罗勒姆成为执行干事。第二年，该委员会通过了一套经过修订的蓝十字计划原则，明确规定各蓝十字计划之间不存在竞争关系。每个计划都将有自己明确的领域。美国医学会这时还规定，这些计划由各州政府通过保险或其他部门来监督，提供服务储备而不是现金，提供服务权益而不是赔偿。[17]

298

到 1939 年，有 25 个州通过了对医院服务计划的特别授权法案。如同最初的纽约州的法律一样，这些法案通常规定大多数干事必须是医院代表，赋予保险专员审查费率和财务运作的权力，并宣布这些计划是慈善的和免税的。（在其他几个州，蓝十字计划被允许在一般注册公司法规下运作，这些法规对储备金没有要求。）

蓝十字的启动无视了保险业专业人士的建议。精算师不相信有足够的统计数据可以用来有把握地预估损失。而且，服务权益也违背了有限责任的概念，并且违反了保险绝不应该增加危险的规则。邓肯·麦金太尔（Duncan MacIntyre）写道："保险理论认为，投保的风险应该是明确的和可衡量的。在某些方面，服务合同就像给投保人、医生和医院的空白支票，它们无固定期限，也不限制这些计划的美元负债。"它们承诺覆盖到"第一天，第一笔支出"，而这会鼓励住院治疗。一位保险业专家回忆说，一开始"一群保险业人士……曾告诉鲁弗斯·罗勒姆，［医院的财务问题］无法通过保险来解决"。但当蓝十字打破了保险业人士的预期，用库尔普（C. A. Kulp）的话来说，保险公司被"半拖、半引诱"地进入这个领域。1934 年，商业保险公司开始以集体为基础提供覆盖住院治疗费用的赔偿。四年后他们把集体保险范围扩展到外科手术费用。[18]

由于享有免税待遇和与医院的特殊关系，蓝十字早期相比其商业竞争对手具有优势。然而，保险公司拥有更雄厚的财力资源和与雇主的长期关系。到 1940 年，保险公司大约有 370 万投保人，而 39 个运营中的蓝十字计划的参加总人数超过 600 万。[19]

坚守防线

299

美国医学会警惕地看待住院保险方面的新进展，急于阻止对自己势力范围的任何入侵。它在 1935 年警告说："如果允许医院在其医疗合同中包含医疗服务，道路就打开了，为医院行医开创了先例。"[20] 虽然美国医学会在回应 1938 年的全民医疗计划时，曾原则上赞同过自愿性住院保险，不过它再次警告道："这些计划应该限制在提供医院设施上，而不应该包含任何类型的医疗保健。"[21] 例如，医生抗辩说放射检查和麻醉是医疗服务而不是医院服务，因此不应该纳入医院预付费计划。

然而在医院与医生为各自的确切界限争执的同时，他们基本上成功地通过将医院从医疗保险中分离出来，照顾到了彼此的利益。医生们无疑从这个新动向中得到了好处。戴维斯和罗勒姆 1932 年指出，在未参保的住院患者中，医生是"剩余债权人"。他们进行的一个小型研究表明，住院患者支付给医生的费用比例低于付给医院的费用。[22] 但是一旦保险支付了医院的账单，患者就更有可能支付医生的账单。1936 年，一项就当地医生对贝勒医院计划的态度的调查发现，医生们压倒性地表示赞同：近乎一半的医生说，这个计划使得收取专业账单费用更加容易。[23]

但医生们对于将同样的原则应用于医疗保健仍然心存警惕。许多医生，例如那些撰写医疗费用委员会少数派报告的医生，怀疑自愿性医疗保险计划只是通往强制性保险的桥梁，任何资金中介方最终都会控制他们的收入。1934 年 6 月，就在关于《社会保障法》的斗争开始之前，美国医学会提出了医疗服务的十项原则，阐明了它对私人医疗计划的要求。[24]

这十项原则算是医学专业意识形态的成文化，清晰、毫无保留和限制地表达了医生对自身特权的认知。"任何医疗实践方法中的医疗服务的所有特征都应该在医学专业的控制之下，"第一项原则的内容是这样的。第五项原则将所有医疗保健相关机构描述为"只是医生配备的扩展"，并补充说，"只有医学专业才能决定这些机构的合宜性和性质"。根据第十项原则，"不能由非医学会的医学专业人士制定和实施对治疗的限制"，换句话说，这意味着应该由美国医学会制定和实施任何对治疗的可能限制。

第二、第三和第四项原则定义了医生与患者之间可以接受的关系。第二项原则规定："在任何医疗关系中，不允许有第三方介入患者与医生之间。"第三条原则坚决要求，患者必须有"从所有具备资质并意愿提供服务的医生中……选择符合资格的医生的绝对自由"。第四项原则认为："一个患者与'家庭医生'之间的永久而保密的关系必须是任何医疗系统的基本主要特征。"

30年代的改革者并不反对这些原则，也不反对医学专业的特权。争论集中在这些原则对经济的可能影响上。医生们利用专业权威、患者保密和自由选择来要求一套特定的经济关系，这些在第六项到第九项原则中有明确说明。原则六的内容是："不管医疗服务的费用最终如何分配，如果患者在服务被提供时有能力支付费用，那么直接费用应该由患者承担。"[25]这就是争论的基本点，因为这意味着，除了针对穷人的医疗保险之外，任何支付医生账单而非赔偿病人的医疗保险是不可接受的。赔偿计划也许可以允许，而服务权益计划与直接服务计划则肯定不行。换言之，医生不会接受任何使他们面对一个有组织的付费方的支付体系。原则七——"医疗服务决不能与任何现金给付相关联"——现在已被改革者普遍接受。原则八则更富争议："任何医疗服务都应该包含其业务覆盖地区的所有合格医生，只要他们希望在定好的条件下提供服务。"这一要求看似无害，但会阻止一群医生以任何低于同行的价格去提供医疗服务。它以自主选择的名义，有效地取消了竞争的可能性以及患者在竞争的医生群体中进行选择的权利。最后，第九项原则要求将救济计划的适用人群限制在那些收入低于"安逸水平"的人。

简而言之，美国医学会坚决要求所有的医疗保险计划都接受私人医生对医疗市场的垄断控制和对医疗机构方方面面的完全权威。

尽管存在这些要求，但当时运作的医疗服务的许多形式都没有遵从美国医学会的指导原则。所有这些计划几乎都是以某种方式从工业组织中发展出来的。前文曾描述过工业医疗服务在采矿业、伐木业以及铁路业的发端。*虽然促成了这些制度安排的初始条件在某些情况下已不复存在，但许多计划还是继续发展，并为其他行业的公司所采用。截至 20 世纪 30 年代初，一项调查显示，约有四百家企业为员工提供了"近乎全面的"医疗服务。美国大约有两百万工人以这种方式获得了医疗保健。[26]

我前面还提到过华盛顿州与俄勒冈州的私营公司，它们最初与雇主签订合同，以治疗应予赔偿的工伤，后来又把服务扩展到治疗普通疾病。这些"医院协会"让那些州的医生建立自己的预付费计划，提供全面的服务权益。在华盛顿州，州医学会于 1933 年成立了一个局来协调各种县计划。[27]

雇员协会和医生团体之间也有许多预付费合同。1929 年，也就是贝勒计划启动的同一年，洛杉矶水利电力部的工作人员与唐纳德·罗斯（Donald Ross）和克利福德·卢斯（H. Clifford Loos）两位医生商定，为大约两千名工人及其家属提供综合服务。这一计划不同寻常，因为它既提供医院服务也提供治疗服务。不久，其他雇员团体，多数来自政府机构，也加入了这个计划；到 1935 年，罗斯－卢斯诊所（Loss-Loos）已经有 1.2 万名工人和 2.5 万名家属投保。每位投保人每月支付 2 美元，外加一些额外费用（家属的住院治疗费用最初没有包括在内）。截至 1934 年，投保人每月平均支付 2.69 美元，根据加利福尼亚州当年的一项调查，这个数额还不到相似城市家庭该项花费的一半。[28]

在附近地区，从 1933 年开始，一位名叫悉尼·加菲尔德（Sidney Garfield）的年轻外科医生和几位合伙人以预付费的方式为大约五千名工人提供医疗服务，这些工人当时正在建造一条穿越沙漠到洛杉矶的引水渠。工人的职工赔偿保险公司将保费收入的一部分支付给加菲尔德，用于意外事故的医疗；而工人则从工资中拿出 5 美分用于其他

---

* 见上部第六章。

医疗服务。五年后，加菲尔德又为建造大古力水坝的亨利·约翰·凯泽（Henry John Kaiser）公司的工人提供了类似的服务。[29]

302

还有其他这样的安排。在达拉斯，大约有八百名有轨电车工人的互助会与一家私营诊所签订了医疗服务合同。工人每人每月支付85美分，而公司则每月支付100美元。休斯敦和沃斯堡的有轨电车工人也建立了类似的预付费计划。[30]

从某种意义上说，这些计划只是传统产业与雇员医疗服务的延伸。1973年，仍在营业（并拥有12万投保人）的罗斯-卢斯诊所的80岁的罗斯博士，在接受采访时回忆道："那时候没有人真正认为我们所做的是'预付费'。"[31]但是，通过将预付费的雇员医疗合同与独立医师团体和综合医疗相结合，他们实际上对医疗服务结构做出了比他们所理解的更重大的改变。在世纪之交，梅萨比铁矿区的采矿社区有几个这样的由医生控制的预付费团体执业计划已经发展起来。其他一些预付制诊所与西北地区的伐木业一同成长。[32]但是这种组织直到几十年后才变得普遍。

第一个有意识地以预付费综合医疗为基础对医疗保健进行重组的激进尝试来自合作社运动。1929年，也就是贝勒计划与罗斯-卢斯计划出现的那一年，美国第一个"医疗合作社"在俄克拉何马州的农村形成。三四十年代，许多其他的合作社在全国范围出现。这场运动的领袖解释说，医疗合作社强调了四项原则：团体执业、预付费、预防性医疗，以及——独一无二的——消费者参与。[33]医学专业对此始终抱有敌意，在40年代末期，他们成功地说服了大多数州通过限制性法律，有效地阻碍了由消费者控制的计划的运作。

现代合作社运动始于19世纪的英国，在现代世界各种更大的意识形态阵营之间占据了一席之地。虽然合作社表达了一些社会主义的基本关切，例如经济生活中的平等与集体行动，但它们并没有直接挑战资本主义秩序。事实上，合作社运动在美国的许多最坚定的支持者将它们视为另一种形式的自由事业，能够以自己的方式与企业竞争。相似地，一些医疗合作社的支持者认为，它们是"国家医疗"的替代物，只要能在自由市场中获得公平的机会，就可以与私人医生相竞争。

在美国，合作社主要是乡村地区民粹主义的遗产，民粹主义运动与资本主义的关系同样很复杂。尽管在 19 世纪做了许多尝试，城市手艺人与工人始终未能建立起自己的生产者合作社。农民在建立用于推广等目的的合作社方面更为成功。所以，医疗合作社最早出现在小型农业社区，而不是大城市，就不是一个偶然了。

1929 年在俄克拉何马州的埃尔克城——该州西部的一个有六千人口的城镇——建立的合作医疗计划是当地医生迈克尔·沙迪德（Michael Shadid）创建的。沙迪德已经行医 22 年，其中有 17 年在同一个县工作。他是一位富裕的中年医生，年轻时从后来成为黎巴嫩的地区移民美国。他在自传中回忆道，1928 年的一天，他起草了一份资产状况表，"但主要不是财务方面的，而是关于我的整个生活"。从这场中年危机中，他产生了一种冲动，要重拾他年轻时的社会主义理想。他从埃尔克的各种农场合作社得到启发，萌生了要将医疗保健建立在一个新的、更加民主的基础上的想法。[34]

沙迪德首先和他的同事们探讨了一个包括当地所有医生的医疗合作计划。他认为，如果他们每年能够获得附近六千个家庭参保，每年 50 美元一户，他们就能提供内科与外科治疗，让病人不用承担突然的医疗花费，而且用这 30 万美元支付 12 名全科医生和 8 名专科医生，要高于当时这个地区的收入水平。当他的同事们表现出并不热心后，他又转而求助于"一些更进步的农民"，让他们成为会员。然而，这一项目刚成形，并开始在医院运行时，不出所料，其他医生就发表了一份声明宣称该计划是"不道德的"。如果不是民粹主义的俄克拉何马州农民联盟（Oklahoma Farmers' Union）帮助沙迪德从一家保险公司获得贷款，完成医院建设，这个合作社就会立即失败。

303

当地医学专业随后开始了一场长期的破坏运动。它多次试图剥夺沙迪德的执照，要不是农民联盟与州长及州议会的斡旋，它本来是会成功的。县医学会担心直接驱逐沙迪德会给他提起诉讼的理由，于是先自行解散，然后 18 个月后重组，没有把他包括在内，让他得不到医疗事故方面的保障。沙迪德招募其他医生的努力也遭到了暗中破坏。第一个加入合作社的医生因为害怕失去执照而离开。沙迪德接触过的医学院毕业生被当地医学会告知，这个计划"声名狼藉"。沙迪德发现很难雇到合格的医生，只能使用那些不称职的医生。医学专业用颁发执照权和同行控制的网络关系来发起攻击，而沙迪德用来抵抗的是他的政治盟友。在及时的外界支持下，沙迪德的计划得以幸存，并为俄克拉何马州与得克萨斯州其他一些建立合作医院协会的城镇树立了榜样。[35]

联邦政府也激励了农村医疗合作社的发展。30 年代至 40 年代初，农业保障局建立的预付费计划最多时有超过 60 万的低收入者加入，其中"可能多达四分之一"由具备经选举产生的理事会的正式协会来管理。[36]

合作社对许多赞同政府医疗保险的人很有吸引力，但并不是所有支持后者的人都支持前者，反之亦然。例如，产业工会联合会（Congress of Industrial Organizations）在 1938 年的第一次会议上表示，虽然医疗合作社使人们习惯于医疗费用的分摊，但它们"无法替代全民医疗计划"。[37]另一方面，沙迪德提倡合作医疗是"强制性医疗保险的唯一成功替代方案"[38]。虽然大多数进步主义者支持广泛的政府干预，沙迪德要求政府只对穷人提供补贴，使他们能够加入一些具有自主性和参与性的计划项目。

虽然沙迪德很激进，但他无意废除医学权威，只是对医学权威管辖范围的定义比美国医学会的更狭隘。消费者可以控制医疗保健的"商业"事务，沙迪德写道："对此，医生应心怀感激，因为这可以让他们专心地自由从事专业工作。许多医生害怕国家医疗，但是合作医疗并不是国家医疗。在国家医疗体制下，国家——也就是政客们——将操控一切。但是在合作医疗体制下，医生在其工作的专业方面仍保持控制权……[医生] 将与理事会打交道，但不是作为个人，而是作为一个团体打交道以进行自我保护。他们可以就自己的薪酬、工作时间、假期以及可能获得的额外好处发表意见。"[39]

当然，"发表意见"并不是美国医学会想要的。哪怕直接服务的预付费计划由医生控制，美国医学会仍认为这是"不道德"的合同执业而表示反对。罗斯－卢斯诊所以及密尔沃基和芝加哥预付费计划的创建者都被当地的医学会开除了。按服务收费的医生特别怨恨因为大萧条而失去成千上万的患者。[40] 如果连这些由医生控制的计划都因"不公平"竞争而不能被美国医学会所接受的话，那么医疗合作社就会因其使医生的收入和工作条件受到客户的直接控制，而加倍地招致美国医学会的憎恨。

305

当美国医学会因其试图压制华盛顿特区的团体健康协会（Group Health Association）而面临违反《谢尔曼反垄断法》（Sherman Antitrust Act）的起诉时，"合作医疗"的问题终于到了紧要关头。团体健康协会是由联邦住房贷款银行的雇员于 1937 年成立的，是一个非营利性合作组织。团体健康协会的计划是通过受薪医生为投保人提供医疗与医院照护服务，最初这些投保人都是联邦雇员，其中 80% 的人年收入不到两千美元。该计划的控制权掌握在由会员选举产生的理事会手中。[41]

甚至在合作社开始运作之前，美国医学会就呼吁法律当局采取行动，制止它认为是"无执照、不受监管的医疗保险形式以及公司化医疗实践"。由于无法说服政府，美国医学会发起了一场全面的运动，以使团体健康协会关闭。一个上诉法院后来发现，美国医学会和地方医学会威胁要对任何为团体健康协会工作的医生进行报复，阻止这些医生获得会诊机会与转诊病人，它们还成功地说服了华盛顿特区的每一所医院不让这些医生使用医院，从而切断合作医疗计划成员获得医院照护的渠道。[42]

1938 年 12 月，司法部在助理司法部长瑟曼·阿诺德（Thurman Arnold）的领导下，起诉了全国和地方医学会及其官员，指控他们密谋限制贸易以破坏团体健康协会。美国医学会没有对此案的重大事实提出异议。当起诉书下达时，代表美国医学会的莫里斯·菲什拜因承诺，通过法律努力去"确立医学会的最终权利，用它的纪律去反对任何危害公众健康的合同式执业"。[43] 美国医学会的法律辩护认为，医学是一种专业，而不是一门贸易行业，因此反垄断法并不适用于它。这种观点被一个较低级别的联邦法院接受，但被上诉法院驳回。1943 年，最高法院维持了美国医学会违反反垄断法的判决，但到那时，对于合作社的支持者来说，这也只是一场道德上的胜利而已。[44]

尽管最高法院作出了判决，医学会仍然能够阻止其他的合作社与预付费团体执业计划的发展。大家都清楚，参加预付费团体计划的医生可能会遭到报复。一些州法院将反对"公司化医疗"的规则解释为排除医疗合作社和营利性医疗公司。而且，从 1939 年开始，各医学会成功地游说了国家进行干预，以保证医学专业控制各种预付费计划。在接下来的十年里，26 个州通过相关法律，有效地禁止了消费者运作的医疗服务计划。在这些州中，要么医疗服务计划的创立者必须是医生，要么大多数理事必须是医生，或者（在其中的 16 个州中）计划必须经由州医学会批准。其中的 17 个州要求所有计划要允许自由选择医生。[45] "自由选择"排除了直接服务项目，例如预付费团体执业计划。这也防止了服务权益计划只包括那些可能同意按较低价格收费或提供更好服务的医生和医院。由于只有当医生接受一个确定的收费表后，"自由选择"在服务权益计划中才是在保险精算上是可行的，而由于只有医学会能提供这样的收费表，所以对"自由选择"的要求实际上赋予了医学专业在医疗服务计划中的垄断地位。

医生之盾

各州禁止业外人士发起的预付费计划的法律许可医生控制的服务权益计划。（另有 14 个州许可医生控制的计划，但没有禁止业外人士发起的计划。）但在 1939 年之前，除了华盛顿州和俄勒冈州，美国医学会及其成员医学会实际上从未批准过任何形式的服务计划，即使是专业人士控制的计划。美国医学会在 1934 年采用的十项原则排除了任何服务权益计划的可能性。1938 年，美国医学会代表大会添加了一条声明："在任何提供医疗服务的计划或安排中，权益应以现金形式直接支付给个人成员。这样就可以避免对医疗服务的直接控制。只有现金给付才不会干扰或改变患者、医生和医院之间的关系。"[46] 但是许多州医学会开始在这一点上产生分歧，1942 年，美国医学会修改了立场，批准"成员州医学会发起"的计划采取服务权益形式。[47] 如果是由医生运营的话，那么直接向医生支付的计划也是可行的。1943 年，美国医学会成立了一个委员会来协调在医学会控制下的医疗服务计划。然而，尽管有了正式批准，美国医学会统治层与那些建立了后来所说的蓝盾计划的医生之间仍然存在严重的紧张关系。一位蓝盾计划的早期领导人后来回忆道："美国医学会统治层毫不动摇地反对蓝十字与蓝盾计划。"[48]

然而，大多数医生接受了由医学会控制的服务权益计划，认为相较于强制性保险和业外人员控制的自愿性预付费计划，这是一种更可取的选择。最早由医学会发起的全州医疗计划之一出现在加利福尼亚州，这非常合乎情理，因为那里的政府计划看起来非常认真。加利福尼亚州医学会曾经在 1935 年短暂地偏好过强制性保险，现在开始考虑发起它自己的自愿性保险。1939 年，在雷·莱曼·威尔伯的领导下，它推出了加州医生服务（California Physicians Service）计划，最初提供的覆盖范围包括上门治疗和诊所治疗，以及医院中的医生服务。当时加州州长正提倡给所有年收入低于 3000

美元的工人提供强制性医疗保险，于是加利福尼亚州医学会将 3000
美元作为家庭参保其自愿性计划的收入限制。（在 1939 年，超过
90% 的加利福尼亚州居民收入都低于这一标准而有资格参保。）同
年，密歇根州医学会也建立了一个预付费计划。[49]

接下来的几年里，类似的计划也在纽约州、宾夕法尼亚州等州
建立起来。刺激它们发展的不仅是医生想阻止替代性计划，还有蓝
十字担心商业保险公司进入市场。由于蓝十字被禁止覆盖医生的账
单，但赔偿保险公司没有被禁止，因此蓝十字在一些州主动采取行
动，促成蓝盾计划的诞生。

蓝盾计划早期在加利福尼亚州与密歇根州面临着重重困难。它
们没有办法控制利用率，也表现出没有能力维持预期的支付水平。
加州医生服务没有使用收费表，而是建立了一个"单位价值"系
统，该体系把不同的医生服务确定为不同单位的相对价值，理想的
话每一单位价值 2.5 美元。医生同意接受这一计划所能提供的任何
支付水平。由于控制利用率失败，第一个会计期后每单位只值 1.30
美元，而到 1940 年 12 月则下降到 1.10 美元。在加州医生服务把投
保人的前两次出诊费不包括在保险内，同时提高女性投保人的费率
以后，对医生的支付水平开始提高，到 1944 年，每个服务单位价值
达到 2.25 美元。但是许多医生仍然不满意。阿拉米达县的 21 名医
生抗议说，加州医生服务就像社会化医疗一样，"一个机构同时控
制病人花费和医生收费"。[50] 这些医生向北加利福尼亚州蓝十字寻求
帮助，它开始以赔偿为基础覆盖内科与外科服务。加州医生服务的
应对措施是增加覆盖范围，把入院治疗包括进来，因此加利福尼亚
州的双"蓝"计划现在处于公开竞争之中。

然而，这样的关系破裂并不寻常。在大多数州，蓝十字和蓝盾
是合作关系，并共享行政机构。蓝盾计划在合作关系中显然处于从
属地位，它一半以上的计划由蓝十字管理，也没有自己的雇员；它
们只有决策机构是分开的。从组织结构上讲，蓝十字计划先起步了

308

大约七到十年，而且增长的速度更快，主要原因是早期的医疗保险购买者优先考虑住院保险。到 1949 年底，蓝十字计划在全国范围已经拥有 1900 万投保人，而同期蓝盾计划只有大约 200 万投保人。[51]

双蓝计划在政策上也有显著差异。蓝十字计划更接近预付费，而蓝盾计划则更接近保险。虽然所有的医院计划都提供服务权益，但一些医疗计划只给予现金赔偿，通常仅限于报销医院里的医生服务账单。提供服务权益的蓝盾计划只对低收入投保人提供。双蓝计划之间的这种差别源于一些医生更多地使用价格歧视（也就是浮动制计价）。许多医生不喜欢服务权益，因为它们对不同收入的病人收取同样的费用。因为习惯于对较富裕病人上浮费用，医生们觉得服务权益带来了净收益损失。[52] 他们之所以愿意为低收入投保人提供服务权益，主要是为了抵挡政府的保险计划而做的防御性妥协。在确保低收入患者直接付款的同时，他们仍可以向较富裕的主顾收取更多费用。此外，一些医生选择不加入蓝盾计划；只有参与计划的医生同意接受计划中规定的收费作为全部的款额。（如果有资格获得服务权益的投保人咨询计划外从业者的话，只能得到费用赔偿。）因此，蓝盾计划允许私人医生以任何方式将收入最大化。

从意识形态的角度看，双蓝计划反映的是志愿性医院与医学专业之间的政治差异。蓝十字计划坚持为整个社区服务，并把自己展示为一个进步组织。蓝十字的一些早期创始人并未积极反对强制性医疗保险提案。另一方面，蓝盾计划的目的就是防止一个政府医疗计划被采用。蓝十字坚持自己是由社区发起的民主控制的组织，蓝盾计划没有这样的标榜。医学专业坚持它有权发表支配性意见。

尽管如此，蓝十字计划也都是受医疗服务提供方控制的。路易·里德（Louis Reed）于 1948 年调查了 28 个计划，医院代表占了理事大多数的有 21 个——在其中 10 个计划里，这样的多数构成是法律规定的。此外，在蓝十字理事会中，医院代表常常由成员医院选

择，医生代表常常由医学会选择，而所谓的"公众代表"通常是由
医生与医院选出来的理事会成员来选择的。根据里德的调查，大多
数公众代表是"大公司的头头、律师和银行家"；"更多地代表公司
或雇主，而不是劳工或农民团体"。[53]

　　所以尽管蓝十字和蓝盾在意识形态上有差异，但是它们大体上
是一样的。正如美国医院协会反对那些单一医院计划一样，美国医
学会也反对预付费团体执业计划，即使它们是由医生控制的。在这
两个例子中，替代性的直接服务计划都会产生竞争，并妨碍垄断权
力。由医院和医生建立的组织可以垄断服务权益类型的保单，因为
没有其他公司可以在不与医疗服务提供方就价格达成一致的前提下
强行为服务付费。医院拒绝与蓝十字以外的任何计划签订协议，而
医生普遍抵制任何不受医学专业控制且试图让他们遵守一个收费表
的计划。服务权益计划依赖医生与医院的合作，这解释了为什么这
些计划通常不是由投资者或消费者，而是由服务提供方来组织和控
制的。医疗服务提供方对单一医院计划、预付费团体执业，特别是
对医疗合作社的抵制，解释了为什么直接服务方案很少见。唯一能
构成严肃威胁的是基于赔偿的商业保险，它不对医生与医院施加任
何控制。正如我们所看到的，相比医学专业自己的蓝盾计划，美国
医学会实际上更偏好赔偿类的保险公司。因此，可以公平地说，截
止到1945年，私营医疗计划体系基本上是对医疗服务提供方利益的
妥协。虽然存在争取投保人的竞争，但这样的竞争仍然在服务提供
方限定的范围内。

　　与此同时，私营保险体系也是对中产阶级利益的妥协。据密歇
根州、加利福尼亚州和纽约州的调查显示，早期蓝十字计划的投保
人中，低收入家庭占比极低。[54]而且，蓝十字计划对中等收入投保
人来说比低收入投保人要划算得多。事实上，这就是很少有低收入
家庭投保的原因。蓝十字没有采用浮动定价法，而是对所有收入水
平的投保人收取同样的保费。1946年，纽约州一个委员会询问了

不同种类的家庭，为获得与收入在 5000 美元及以上的家庭同等水平的医疗服务，他们需要支付的费用占收入的比例是多少。首先，委员会假定家庭继续按照目前的浮动制收费来支付医疗服务费用。这样的话，年收入低于 1000 美元的家庭必须花费收入的 7.5% 才能获得"全面"医疗服务，而目前他们用于医疗保健的花费则只有收入的 4.1%。收入在 5000 美元及以上的家庭则仍然只需花掉年收入的 2%。

委员会然后假定这些家庭将通过医疗保险获得全面医疗服务，并且无论家庭收入如何都征收同样数额的保费。在这种情况下，收入低于 1000 美元的家庭必须将收入的 15.7% 用于支付医疗保险，而收入在 5000 美元以上的家庭则只需花费收入的 1%。一般来说，一旦家庭收入越过 2500 美元，保险就开始降低用于医疗保健的收入比例。委员会写道："对于年收入超过 2500 美元的家庭来说，保险具有明显的经济优势，因为他们可以以低于平时习惯的平均花费获得充分的服务。对于低收入群体来说，所需的保险费用占家庭收入比例非常高，高得令人望而却步。"[55]

赫什菲尔德（Hirshfield）在关于新政时期医疗保险的历史中指出，始于新政时期的计划有一些幸存下来，而另一些则没有。"这个选择过程是如何起作用的，又为什么会起作用？"他问道。他认为答案在于"一个自由的和竞争的美国社会的运作"[56]。鉴于医学会和医院阻止替代方案发展的反竞争努力，以及他们利用政府干预以达成自己的目的，这种观点比事实上可能的情形更为积极乐观。不同形式的组织对穷人和富人的经济影响也被忽视了。组织的选择过程并不完全是一场公开公平的竞赛，占主导地位的机构、专业和阶级的利益团体修改了结果，使其对它们有利。

私营社会保障的兴起（1945—1959）

工会的进入

第二次世界大战以后，医疗服务提供方组织的医疗计划失去了之前的一些优势。工会代表其成员赢得了议价影响力。一些独立的、业外人士控制的直接服务计划在医疗保健体系中获得了稳定但仍是边缘的地位。而商业保险公司从蓝十字手中夺取了过半的市场。所有这些进展都与私营社会保障体系的兴起有关。

早在战前，医疗保险就已经作为一种受雇福利开始出现了。通过在销售和行政管理上针对雇员群体，私营保险业消除了两大长期存在的障碍。它降低了只有病情较重的人才会购买保险的可能性，也减少了单独销售保单而产生的巨额行政管理费用。在这个意义上，这是社会保险在功能上的替代品，出于同样的理由建立在雇佣关系上。不过，作为一种因公司而异的附加福利，私营保险可以让雇主得到一些本来会归政府的赞誉。战争期间一些偶然的新动态，刺激了雇主利用团体医疗计划来提高忠诚度和应聘兴趣。1942 年，战时劳工委员会（War Labor Board）决定，附加福利不超过工资的 5% 的不会被视作将导致通货膨胀，所以在战争期间面临劳动力短缺的雇主都增加了员工福利，以吸引和留住工人。参加集体医院医疗计划的总人数由不到 700 万增至 2600 万（蓝十字拥有四分之三的市场占有率）。不过，这仍只是总人口的五分之一，而其中大多数只有医院账单被覆盖，其他医疗费用都没有受到任何保障。[57] 雇员医疗计划的大规模扩张始于战后，而当 40 年代末工会获得医疗福利的集体议价权后，它有了新的含义。

集体议价和《社会保障法》是新政在社会政策方面的两大制度遗产。与《社会保障法》同年通过的《国家劳资关系法》（National Labor Relations Act，又称《瓦格纳法》）限制了雇主可以用来抵制工会的手段，制定了选举程序，并要求公司管理层与获权代表工人的工会谈判。《社会保障法》在产业福利方面未能做到的，《瓦格纳法案》提供了另一种实现手段。因此，当20世纪40年代国会再次拒绝把医疗保险加入《社会保障法》时，工人通过约翰·康芒斯所谓的集体议价的"私人立法"来争取对疾病花费的保障。

医疗保健的这种新决策背景深刻地影响了战后医疗保健的资金结构和组织结构。消费者先前在医疗保健方面几乎没有组织上的影响力，但一旦工会开始就医疗保健问题与公司管理层进行集体协商，那他们距离与医生、蓝十字、商业保险公司以及直接服务计划进行集体协商也只差一小步了。这是工会第一次不仅对其成员所获得的医疗服务有重大影响，而且对整个医疗保健体系产生了重大影响。

312

雇主与工人的关系以前也曾影响过医疗保健，但是是以不同的方式。在争取工人忠诚的斗争中，雇主和工会都曾试图利用医疗保健来加强自己的影响力。用雷蒙德·芒茨（Raymond Munts）的话来说，它们之间的对立产生了两种不同的"传统"：一种是公司运作的医疗服务的资方传统，在采矿业、伐木业和纺织业中很强大；另一种是由劳工运营的诊所和保险项目的工会传统，只在服装行业中强大。直到40年代末，公司和工会很少在医疗筹资和管理方面进行合作。[58]

大部分公司在"二战"期间拓宽的员工福利计划都是由资方控制的。根据劳工统计局的一项调查，截至1946年，由工会谈判达成的医疗计划只覆盖了大约60万工人。即使在已经有工会的行业中，工会也无法强迫资方就福利待遇进行商谈。《瓦格纳法》要求资方就"工资和就业条件"进行协商，但它并未清楚注明就业条件是否包括如医疗保健这样的福利。主要的工业法人不愿失去保持员工忠诚的一个来源，坚决反对在医疗和福利方面进行协商。工会对这种"资方特权"表示不满。他们如此大力支持全民医疗保险的一个原因是，即使他们能得到保险保障，他们也不能在谈判中发挥什么作用。这场冲突与其说是关于雇主和工人要承担的分摊费用的多少，不如说是关于谁将控制和主导福利条件。

尽管如此，直到战后，主要行业工会还有其他更重要的事件要处理。它们专注于组织、认可以及生存问题，对福利项目的关注相对较少。但在 1946 年，产业工会联合会声明要优先考虑包括医疗保险在内的福利项目，到 1948 年，约十个工会已经就医疗和福利计划进行了谈判，尽管法律并未要求资方就这些福利进行协商。[59]

工会为影响福利项目而进行的斗争是它们在战后为数不多的政治成就之一。战争期间以及战争结束后马上发生的罢工引起许多中产阶级的反感，进而引发对工会的强烈抵制，雇主借此机会夺回了一些他们曾失去的控制权。1947 年，共和党控制的第 80 届国会修改了劳动关系法，几乎明确地将福利计划排除在集体协商之外。但是，参议员塔夫脱担心这样一项条款可能危及《塔夫脱－哈特莱法》（Taft-Hartley Act）的通过，在定义需要劳资双方协定的条款时，他重新采用了《瓦格纳法》的含糊措辞"工资和就业条件"。不久以后，最高法院在内陆钢铁公司案中裁定，福利计划确实属于"就业条件"范围。[60] 工会赢得了医疗保健方面的发言权。

与此同时，劳工领袖们越来越怀疑杜鲁门全民医疗保险计划能否实施，美国医学会也正在发起运动表明自愿性医疗保险才是"美国道路"。美国医学会有史以来第一次真正在推广医疗保险。这也是日益繁荣的几年：不包括附加福利，制造业的实际工资在 1945 年后的十年里跃升了 31%。[61]

在内陆钢铁公司案判决之后的几年里，大多数主要的产业工会都达成了协议，医疗福利大为扩张。1948 年至 1950 年间，劳资双方商定的医疗计划所覆盖的工人数量从 270 万跃升至 700 多万。截至 1954 年底，1200 万工人与 1700 万工人家属参加了集体协商的医疗计划。工会现在正在谈判购买美国四分之一的医疗保险。[62] 资方特权已经让位于协商谈判与联合控制——这一变化反映了美国劳工关系从冲突到妥协的总体转变。

集体协商达成的协议扩展了保险承保范围，并让雇主承担更多的保费分摊。医疗费用保险开始追赶住院费用保险。到1954年底，超过60%的人口拥有某种类型的住院保险，50%的人口拥有外科手术保险，25%的人口拥有医疗费用保险（虽然通常只针对院内医疗服务）。[63] 根据一项保险业研究，到1945年，雇主可能只支付了医院和医疗费用净额的10%左右。但到1950年，集体协商达成的协议要求雇主为工人支付大约37%的费用净额，为工人家属大约支付20%的费用净额。[64]

工会与资方对于该提供两种主要保护形式中的哪一种常常有分歧。许多工会倾向于蓝十字，因为它保证了为医疗服务全额支付，而商业保险公司的赔偿计划仍有一些自付费用。蓝十字也愿意扩大保险福利的覆盖范围。但是在资方看来，商业保险通常更为灵活，因为它们愿意提供各种形式的费用分摊条款。而且，也正如一项产业研究指出的那样，保险公司允许每一个参保公司"有自己的医疗计划，并以自己的名字命名"，而蓝十字只把支付账单的美名留给自己。[65]

协商计划的增长迫使双蓝计划和商业公司做出调整。它们在早年非常谨慎，现在开始放宽保单要求。无论是服务权益计划还是赔偿计划都开始覆盖更长的住院时间。蓝十字不得不提供更多种类的保单，以应对商业保险公司的灵活性；而蓝盾则不得不提高它们的收入上限。而商业保险公司也不情愿地开始更多地为常规费用预先支付，虽然这违反了传统的保险理论。由于蓝十字的组织和保单在各州都不同，它必须在全国范围内更协调一致，才能向全国范围内运营的公司员工提供保险。

行业间的结构性差异让集体协商对医疗保健的影响有所不同。一般而言，最大的差异出现在雇主相对较少的高度集中行业和雇主

314

更多的竞争更激烈行业之间。在较为集中的行业，工会在全国范围内与每家公司的管理层进行谈判，而在竞争强的行业，谈判则是地方性的，而且往往雇主协会也会参与。较大的雇主通常会开发自己的福利计划，保留对保险公司选择的控制权，并注意保险办理表格中许多行政管理细节。（有时，保险公司会把赔偿支票寄给雇主，雇主可以把转交支票这一行为用作"一个机会，给员工留下公司关注其福利的印象"。[66]）另一方面，在多雇主的行业中，工人会频繁更换雇主，医疗计划是为整个行业而不是为公司制定的，由劳工和资方根据《塔夫脱－哈特莱法》的规定选出的理事会管理。这些计划一起运作后，塔夫脱－哈特莱基金成了为建筑业、煤矿业和服务业工人提供的医疗保健筹资的关键中介。

在与大公司的谈判中，工会通常会就一整套保险福利以及雇主分摊费用进行谈判。（另一方面，在与较小雇主的谈判中，他们通常只会就具体的金额进行谈判。）其结果是使大雇主在控制医疗保健支出上有更大的利益，因为他们得花钱让工人得到某个水平的福利，无论费用是多少。在接下来的几十年里，随着福利包的扩大，这种利益成了美国医疗保健政治中最强大的新元素之一。

集体协商谈判对医疗保健的效力也受到工会之间意识形态差异的影响。像汽车工人联合会（United Auto Workers）这样的进步主义工会更倾向于预付费方式，而占主导地位的商业工会至少在最初满足于赔偿保险。虽然商业工会将医疗保险视为众多福利之一，改革派工会常常将其在医疗计划谈判中的作用视为改善社区医疗服务的一个机会。它们想要的是提供全面照护并允许消费者参与的服务权益或直接服务计划。虽然这样的工会很少，但是它们在推动战后预付费团体执业计划的发展中发挥了重要作用。[67]

争夺控制权

不过，在扩大医疗和福利待遇方面处于领先地位的工会，也就是约翰·刘易斯（John L. Lewis）领导的美国矿工联合会（United Mine Workers of America），是一个特别的例子。矿工社区中由公司运营的医疗服务构成一个精心设计而又深受怨憎的阶级统治网的一部分。对矿业工人来说，为改善医疗保健的斗争必然会涉及控制权的争夺。因此，在 40 年代后期，美国矿工联合会抓住了一个历史性的机会，不仅获得了更多的医疗福利，还从煤矿经营者手中夺走了医疗保健的控制权。虽然没有其他大工会对医疗保健有如此直接的控制，但是煤矿工人医疗计划的起源表明了阶级冲突与妥协在塑造医疗服务结构中的重要性。[68]

长期以来，采煤业一直是一个不稳定且充满竞争的行业，受到需求周期性波动和煤矿矿主与工人之间的暴力冲突的影响。始于 20 年代的长期萧条大约在 1937 年结束，但是竞争和频繁发生的暴力罢工继续扰乱着这个行业。石油与天然气不久会夺走煤炭的主要市场，矿主面对降价和提高生产率以保持竞争力的巨大压力。在这个过程中，煤矿工人的工会将会发挥关键和出人意料的作用。

阶级冲突并不一定就是一场零和博弈，这取决于它们是如何组织和开展的。很多证据表明，成立工会事实上改善了许多行业和公司的经济表现。[69]雇主通常从组织成立工会中得到的最主要收益是稳定性增强。集体协商达成的协议带来了对未经工会同意的罢工的更大控制、更少的工人流动率，以及更多的“按政策管理”而不是靠临时决策。更高的工资往往提高了生产率，因为这会激励矿主提高机械化水平，同时还能淘汰那些无力承担机械化费用或支付工会工资的效率较低的公司。由于组织工会可能导致所有权和控制权更集中，因此大公司都可能愿意与工会建立联盟，以驱逐效率较低的、没有成立工会的竞争对手。然后双方就可以共享因提高生产率和降低竞争带来的更高利润。20 世纪 40 年代末，正是通过建立这种联盟，约翰·刘易斯才从矿业公司那里获得了一份前所未有的协议，使矿工工会控制了公司出资的医疗保健服务。

早在 1941 年，美国矿工联合会就已经在选择医生和控制医疗设施方面施加影响，但与其他工会一样，这个问题直到战后才成为其优先事项。1946 年，刘易斯指控煤矿公司"虚伪假定的与不合标准的医疗服务、住院和医疗保险"一年抢夺了 6 千万美元。刘易斯没有要求增加工资，而是要求煤矿经营者每生产一吨煤，就支付 5 美分的开采权使用费，来赞助由美国矿工联合会运营的福利基金。当煤矿主拒绝以后，工人在 1946 年 4 月 1 日举行罢工。[70]

这是未来四年导致煤炭业转型的三次罢工中的第一次。1946 年第一次罢工开始七周后，杜鲁门为了防止全国性经济危机而接管了煤矿。刘易斯利用政府对付煤矿主，然后与联邦行政官员达成了一项协议，该协议要求实施一项安全法规，公布一份关于矿工公共卫生和医疗保健的客观报告，以及成立两个独立的福利基金，一个主要用于养老金，另一个主要用于医疗和医院照护。刘易斯为工会赢得了对医疗基金的完全控制权。然而，由于政府与煤矿主的阻挠，这一协议无法立即实施。此次罢工也是引发强烈反工会情绪的一个因素，导致次年通过了《塔夫脱-哈特莱法》，该法案明确禁止工会控制由雇主出资的福利基金。但内政部于 1947 年发布的矿工健康调查报告显示了骇人听闻的恶劣情况，公众的同情最终带来了各种基金的启动。当政府在 1947 年夏天归还矿场时，煤矿主同意支付每吨 10 美分的开采权使用费，并将这些基金合并到一个按照《塔夫脱-哈特莱法》成立的三方委员会。（一名成员由工会选出，一名成员由资方选出，一名成员为中立的理事。）

然而，1948 年 3 月，矿工在谈判破裂后再次进行罢工，部分原因是矿工联合会提出了每月 100 美元退休金的要求。和解协议将开采权使用费提升到每吨煤 20 美分，但仍然不足以支付矿工联合会试图获得的福利。接着，在 1949 年，由于煤矿主在市场上输给了石油和天然气而激烈降价，煤炭行业再次陷入危机。刘易斯宣布，如果公司不能控制生产过剩，就由工会来控制，他单方面宣布每周工作三天。南部煤矿矿主扣压了医疗保险与福利基金的开采权使用费，于是矿工再一次罢工。

但这一次，在总统再次接管煤矿的威胁下，刘易斯与大煤矿主达成了一项协议，这项协议在接下来的二十年里维持了煤炭行业的和平，不再发生罢工。工会保证不再抵制可能会导致成千上万矿工失业的大规模机械化改造。矿主同意提高工资，支付更高的开采权使用费来给退休与医疗项目提供资金，并任命约瑟芬·罗奇为第三位"中立的"理事。已经是基金干事的罗奇是刘易斯的密友；她被任命为中立理事后，工会实际上拥有了控制权。因此，尽管矿工的基金形式上遵照《塔夫脱－哈特莱法》的要求，但这是一个由工会控制的计划。

这个基金给矿工的健康与医疗保健带来了惊人的变化。1947 年内政部的报告发现，矿区只有极少的公共卫生措施与卫生设施，婴儿死亡率极高，在矿区的医疗保健系统中，矿主选择医生的标准是个人友谊和"财务关系"，而不是医生的专业能力。矿工被迫缴款的预付费计划非常不充分。此外，公司的医生仅在 21% 的工伤事故中提交工人的赔偿申索，而非公司医生在此类病例中有 89% 提交了工人的赔偿申索。[71] 通过限制仅由公司医生提供医疗保健，煤矿主就可以拒绝对工人的赔偿申索予以核实，并拒绝给工人提供职业病的相关知识。

内务部报告估计，有大约 5 万名矿工因采矿相关的工伤而致残，需要接受康复治疗。当矿工基金于 1948 年开始运作时，这些残疾矿工是美国矿工联合会最优先考虑的。数千的残疾矿工被送往纽约州和加利福尼亚州的康复中心，接受帮助以恢复较正常的生活。

然后在 1949 年初，矿工基金启动了一项全面医疗保健计划，最

318 初提供从牙科到住院治疗的全面保险，计划依赖矿区现有的医疗人员和设施。矿工联合会很快发现这个医疗保健计划要求过多，而准备过少：一方面有未满足的需求的大量积压，以及不受监管的按服务收费的支出，另一方面，矿区通常没有足够的设施和称职的医生。在战后第三次矿工罢工期间，该医疗计划暂时中止（已经住院的病人除外）。此后计划发生了重大变化：矿工基金不再覆盖病人家里出诊和去诊所看病、用药、精神疾病的住院治疗，以及常规的牙科与眼科医疗的费用；任何扁桃体或增殖腺切除手术（这两样手术常常被滥用）都要求事先获得批准才能得到赔偿。此外，任何没有和矿工基金达成安排的医生或医院，在收治基金受益人或为受益人进行手术之前都必须得到许可。这样，如果基金自己的医务人员判断私人医生不称职或者收费过高时，基金可以拒绝向他们支付费用。

20 世纪 50 年代初期，矿工基金还开始向医生支付预聘费（医生对"工资"这个词很敏感），因为在按服务收费制度下，一直会有非必要服务——特别是住院服务——方面的问题。原本，矿工基金给个体执业者支付预聘费，但很快就建立了多专科的团体执业计划。这些诊所以按服务收费的方式向社区开放，而对矿工则不直接收取费用，矿工的专款由矿工基金提供，按相对受益人所接受的全部医疗服务的比例来分配。矿工基金与社区也参与了对诊所的管理，诊所的医疗团体可以雇佣和解雇医生，但社区委员会和矿工基金的地区办事处可以否决任何雇佣决定，也可以在告知医生后终止其服务。这些项目在医生中促成了一种不同的意识。现在他们中一些人视自己为"工会医生"，他们的工作是为矿工和矿工家属服务，而不是为公司服务。[72] 最后，在 20 世纪 50 年代，矿工基金还在煤矿区建立了十家医院。

从结构上看，矿工基金最初是一个可以任意选择医生的服务权益计划。但这种模式很快就证明是不稳定的。在 50 年代后期，矿工基金开始更严格地限制和监管继续治疗其受益人的私人医生。这些举措引起了医学会的强烈抗议。为矿工工作的医生被一些县医学会开除，或者被拒绝入会。但是到 50 年代末时，所有的医生和医院都必须在经核准的名单上，才能得到矿工基金的付款。矿工基金自己的医生会审查私人医生关于转诊、住院、手术和住院时间长短的所有决定。违反标准的医生就会失去认证资格。矿工基金之所以能够实施这些控制（实际上是它自己的认证体系），是因为作为一个自保险基金，它直接向医疗服务提供方支付费用，而不是通过服务提供方自己控制的蓝十字或蓝盾这样的组织来支付。工会通过制定团体执业计划和建立医院，进一步提高了对医疗服务提供方的影响力。工会建立的各种医疗计划，以及它对私人医生的约束力，彻底地将矿工从一个在医疗保健方面完全弱势的团体，转变成一股控制矿区医疗服务费用和质量的强大力量。

其他工会在 50 年代也接受了某种"医疗教育"，它们也认识到医疗保险和按服务付费的危害和局限性。工会领导人开始认为，医疗费用的快速增长是由于第三方保险鼓励了过度的住院治疗。许多工会成员对赔偿权益计划经常不包括全部医疗费用感到不快。由于上了保险的病人可以负担得起更高的费用，习惯于根据病人支付能力来定价的医生似乎在提高收费。"在宾夕法尼亚州巴特勒县的某地，"橡胶工人联合会（United Rubber Workers）的一位行政人员报告说，"开始我们有一项保险计划，提供 50 美元的生育费。因为我们查明多年来该社区的生育费用是 50 美元。

"虽然这看起来很奇怪，但在不到一年的时间里，我们发现巴特勒的生育标准费用达到了 75 美元。然后我们有了现在的外科手术费用明细，其中为正常分娩提供 75 美元。而现在我们又发现，巴特勒正常分娩的医疗费已经是 125 美元了。"因此，为获得更好的医疗福利而进行的劳资谈判，似乎更有利于医学专业而不是工会成员。[73]

补救办法有几个方向。一种选择是在相互竞争的保险公司中挑选最便宜的。第二种选择是监督医疗服务价格与质量，但这一策略只适合像美国矿工联合会这样直接付费给医生和医院的工会。第三种选择是设法使医生接受一个医疗费用价目表。然而，医生通常不愿意这样做，除非是面对第四种可能性时：建立一个劳工卫生中心，提供预付费医疗服务，或工会成员加入一个由其他组织建立的预付费团体执业计划。

320 　　大多数由工会建立的卫生中心都是诊断性诊所，对私人医生没有太大威胁。由于医学会的反对，工会不愿走得更远。一位在劳工卫生中心工作的医生解释说："有很多情况需要提供治疗，甚至是迫切的需求，例如在急性疾病的情况下。但如果我们的行为侵犯了当地医生的主权，他们将不愿做出反应……"[74] 不过，一些项目在战后发展成了全面的预付费团体执业计划，圣路易斯的劳工卫生所（Labor Health Institute）是最著名的例子。一些医生担心，工会工人可能会利用自己的购买力完全退出现行医疗制度。旧金山的工会考虑建立自己的预付费卫生中心时，医学会迅速谴责了这个计划。[75] 但是这种威胁从未在旧金山或大多数其他城市变成现实。工会没有足够的资源来完成这件事。由于工会是在一个职业与产业内组织起来的，它们在需要建立医疗服务的社区层面上并不是特别强大。尽管如此，对于战后开始出现的新预付费团体执业项目，工会至关重要，因为它可以提供大量的投保人。事实上，如果没有工会，团体执业计划的兴起，尤其是在美国西岸，可能永远不会发生。

预付费团体执业计划的扩大

虽然在双蓝计划和大规模扩张的商业保险面前显得不起眼，但在 1945 年之后的十年里，提供直接医疗服务的预付费计划终于获得了稳定而独立的地位。它们也开始发展成为一种新型的公司化医疗组织。

早期的直接医疗服务计划主要是某个行业的附属，但在战后，员工的医疗福利采取了集体医疗保险的形式，而不再是直接提供医疗服务。*一些旧的工业医疗计划，例如铁路工人计划，现在开始衰落了。铁路工人兄弟会把铁路公司医院都视为家长式管治的遗留，他们谈判争取现金给付，使工人能够利用社区的医疗设施。战后唯一以行业为基础发起的重要预付费计划是矿业工人的计划，但是在这方面他们的计划和在其他领域一样是例外。

医生发起的医疗计划和医疗合作社也没有大幅扩展。截至 1946年，在 368 个拥有三名及以上医生的医疗团体中，约有 56 个提供了某种形式的预付费计划，但这些计划通常只是他们的业务的一部分。[76] 医生并不急于看到这些计划扩张。

321

战后，合作社运动也没有蓬勃发展和大幅扩大。农业保障局的医疗保险计划在战争的最后几年已经开始衰败，最后在 1947 年终止。[77] 20 世纪 40 年代末，有超过 100 个小型的乡村医疗合作社成立。几乎所有的合作社都位于西南部地区，仅在得克萨斯州就有 50 个。但是，由于医生的反对与资源的缺乏，其中很少有医疗合作社能生存超过十年的。[78] 这样的小型合作社从保险计算上来说是不可行的。要是能结成一个扩大的同盟组织的话，它们或许可以因更大的规模而获得稳定性，从而活下来，但它们从来没做到这一点。因此，尽管医疗合作社原本是一种乡村运动，但实际上主要在城市中保留了下来。

战争结束时，最重要的新医疗合作社是由格兰其（Grange）社员、航空机械工会（Aero-Mechanics Union），以及地方供应与食品合作社的成员于西雅图建立的。这一计划的资本由 400 个家庭筹集，每个家庭作为创始会员出资 100 美元。幸运的是，由于预计战后西

---

* 有关工业医疗保健的有限发展，见上部第六章。

雅图经济会衰退，西雅图一家以前私营的预付费诊所被出售给了诊所医生。合作社得以买下诊所，借此获得了有 60 张床位的医院，以及医生已经建立起来的一些业务。这些资产为医疗合作社成长提供了基础，可以防止当地医生破坏该计划。医疗合作社最早的一批医生之一回忆说："金县医学会表示坚决反对，我们的医生被排除在医学会之外，不让进入医院，也不允许参加研究生培训课程，我们的员工本来肯定找不到医院安置医疗合作社的成员。"与很多其他的医疗合作社不同的是，皮吉特湾集体医疗合作社（Group Health Cooperative of Puget Sound）很早就致力于扩张，其资金来源是向其成员出售债券。在没有政府援助的情况下，它稳步发展成为全国最大、最成功的合作社保险计划。在它建立三十年后，其成员人数超过 20 万，约占西雅图地区人口的五分之一。[79]

　　战后西岸另一个新医疗计划是从亨利·凯泽为其雇员建立的医疗服务中发展而来的。悉尼·加菲尔德博士在 1938 年为大古力水坝的工人设立的项目曾给凯泽留下了深刻印象。在"二战"期间，凯泽决定也这么做，给他西岸的造船厂与钢铁厂的工人提供全面的医疗服务，尽管这些工厂离城市医疗资源相对更近。与早期偏远地区的医疗计划不同，这一新计划对私人执业医生形成竞争威胁，但是由于战争，当地医院与医生负担过重，几乎没有反对的声音。1942 年，凯泽建立了两个永久基金（Permanente Foundation）来运行医疗项目，一个运营温哥华－波特兰区域，另一个面向他在加利福尼亚州的里士满（奥克兰附近）以及丰塔纳市的工人。在其鼎盛时期，这些项目覆盖了大约 20 万人，但随着战争的结束，劳动力数量急剧下降。到 1945 年底，计划几乎面临停止，凯泽决定向公众开放这项计划。亨利·凯泽以一种近乎传教的热情，相信他可以在自给自足的基础上，独立于政府，重组医疗保健，以数百万美国人能够承受的价格，为他们提供预付费全面医疗服务。战争结束十年以后，凯泽永久基金的医疗计划的医院与诊所网络不断扩大，有 50 万人参保。[80]

　　另一个新预付费计划的推动者是纽约市市长菲奥雷洛·拉瓜迪亚（Fiorello La Guardia）。城市信用合作社（Municipal Credit Union）发现，造成城市雇员经济困难的主要原因是疾病引起的负债。1943 年，拉瓜迪亚任命了一个委员会来制订一项预付费医疗计划。然而这群人却无可救药地意见不一。医学专业的代表坚持基于按服务收费的赔偿计划，而其他代表则希望通过强制性医疗保险。第三派则支持预付费团体执业计划。市长同意了第三派，他解散委员会，然后委任了一个新的委员会来制订计划。1946 年，新委员会获得必要的法律授权，从基金会得到启动资金贷款（后来偿还），并组织了医疗团体执业，到 1947 年 3 月 1 日这一计划开始运行时，一共有 22 家医疗团体执业机构，包含 400 多名医生。然而，由于纽约州的法律，纽约市的这个医疗保险计划（Health Insurance Plan，HIP）只能提供医疗服务。投保人必须与蓝十字签署一份单独的提供医院照护的合同。选择 HIP－蓝十字联合保险计划的雇员支付一半的保险费，市政府支付另一半。到 50 年代中期，参加 HIP 的人数也接近 50 万。[81]

　　这些预付费计划的吸引力最初与保险费方面的价格优势几乎没有关系。事实上，它们的保险费通常比保险公司的更贵。然而，它们的覆盖范围也更加全面。与赔偿计划或服务权益计划相比，预付费计划的“除外”、限制和共同付款项目相对要少得多。这种“覆盖面的确定性”对工会来说尤其重要，因为工会对保险给付越来越不满，这不仅让工会成员面临许多笔医疗支出的风险，而且似乎还会刺激按服务收费的医疗服务提供方提高价格。此外，预付费团体执业计划显然提供了更高质量的医疗服务，部分原因在于团体执业的优势，例如更容易进行专家会诊，以及更重视预防保健。

　　然而，一些因素阻碍了部分有兴趣的人加入。一些工会受全国性的协商协议的制约，很难去参加地方性的凯泽计划或其他预付费计划。同样，很多雇主不大愿意参加任何美国医学会明确不赞同的医疗计划。第三，并不是一家公司的所有雇员都想得到预付费团体执业计划提供的医疗保健，而一开始雇主只提供了一种类型的保险。

最后一种困难让凯泽计划购买政策发生了重大改变。和其他医疗计划一样，凯泽计划最初是通过与整个雇员群体的代表签约来扩张的。但在 1948 年，起初出于必要，凯泽计划作为选项之一加入了为旧金山市的城市雇员提供的计划中。其他选项是一个包括所有愿意参加的私人医生的服务权益项目，以及两个小的团体执业计划。这种多重选择的安排源于医学专业对一项服务权益计划的大规模抵制所引发的一场危机，该服务权益计划最初成立于 1938 年，是一个为城市雇员提供的强制性保险计划，也是为数不多的由消费者运营的独立服务权益计划之一。在计划的一开始，旧金山的 1250 名医生中有超过 1000 人签约加入了这一计划，这意味着他们的收费不会超过计划允许的收费标准。但是，到了 1948 年，医生们对收费不再满意，担忧加入这一计划暗示他们赞同强制性保险计划，并且对他们在让受益人住院之前需要征求计划主管的要求感到愤怒。除了 90 名医生外，所有的医生都退出了，在那以后，医生们拒绝接受该计划指定的收费标准作为全部医疗费用。虽然这项计划仍可为其成员提供赔偿给付，但医生的抵制可能摧毁提供更多保障的服务权益。正是在这个时候，凯泽计划和其他团体执业计划作为额外的选项被引入。[82]

双重选择（之所以这样称呼，是因为员工通常只有两种选择）很快成为在凯泽计划投保的团体的标准做法。凯泽的管理层最初喜欢这种安排，因为这样有助于接触员工团体，而并非所有员工都方便加入或想加入团体执业计划。双重选择也有助于消除美国医学会的指控，即只提供封闭医保医生小组的计划剥夺了患者自由选择医生的权利。凯泽计划还有其他的优势，双重选择为不满意的患者提供了一个定期的退路，并限制了工会谈判者的议价能力，因为工会成员现在是作为个体，而不是作为集体决定是否参加保险。因此，到 1954 年，凯泽采取了一项政策，任何接受凯泽计划的雇员团体必须为会员提供另外一个开放医保医师小组的保险计划。双重选择逐渐从旧金山地区扩展到美国其他地区，但在 20 世纪 50 年代，这种做法在雇主中仍不寻常，甚至在加利福尼亚州也是如此。[83]

　　凯泽计划和 HIP 的发展在加利福尼亚州和纽约州的私人医生中引起了深深的焦虑，因为这些提供直接服务的新预付费计划，与旧工业医疗服务不同，吸引了中等收入的病人，而这些中等收入病人是医学专业的主要收入来源。当"封闭选择的巨人"（一家医学杂志这样称呼凯泽计划）进入加利福尼亚州的一个又一个地区，各地区的医生纷纷陷入恐慌。[84] 通常对抗预付费计划的办法都不奏效。医学会无法阻止凯泽计划使用医院设施，因为凯泽计划建造了自己的医院。法律诉讼被证明毫无用处。太平洋各州的法院支持业外人士控制的预付费计划。1951 年，华盛顿州最高法院指令金县医学会停止抵制集体医疗合作社。[85] 因此，社区医生的标准反应是建立一个比蓝盾更慷慨的服务权益计划，以便更有效地与凯泽计划竞争。在凯泽计划与洛杉矶郊外的圣佩德罗的几个大型雇员团体签约以后，这一地区的医生就组建了一个"全包"的服务权益计划，这个计划降低了收费，并且不对任何已覆盖的医疗项目再收取额外费用。虽然医学专业有禁止广告的规矩，医学会还是在报纸和高速公路广告牌上发布了大量公告，宣传他们的新项目。[86] 1953 年的一天，在加利福尼亚州的匹兹堡，一群医生、他们的妻子和当地医院辅助人员在一家钢铁厂的停车场里给工人分发宣传资料，因为这一天工人要投票决定是加入凯泽计划还是加入一个新的"医生计划"。一辆广播车劝告工人，"保留你们的家庭医生"，还警告说，"不要被绑架了"。在约瑟夫·加尔巴里诺（Joseph Garbarino）的描述中，医生们一度以为自己可能会被迫离开停车场，并计划从飞机上投传单。但尽管做了种种努力，工人还是以 2182 对 440 的投票选择了凯泽计划。[87]

325

　　最为精心设计、最成功的应对措施之一是在萨克拉门托南部的圣华金县。1954 年，当地医生冒险建立了一个提供和凯泽计划一样全面的服务权益计划。像过去农业保障局的计划一样，医生们同意如果此计划收入不足，就接受降低的费用，而且会监督自己的成员以防止滥用行为。这种做法就是后来所谓的"独立医疗执业协会"的萌芽，这些计划每年向消费者收取统一的服务费，但基于按服务收费的方式向私人医生支付费用。

　　医学专业对凯泽计划的回应完全符合他们长期以来的防御性策略，自从华盛顿州和俄勒冈州的医生们建立自己的计划以对抗商业组织的预付费计划以来，他们就一直采用这种策略。蓝盾最初是一个防御性项目，随着强制性保险威胁的消退，它提供的权益就逐渐不那么丰厚了。当一个新的威胁（比如加利福尼亚州的凯泽计划）出现时，医学会提出了更全面的权益，并且更愿意控制价格和遏制其成员的滥用行为。如同其他垄断组织一样，在面对竞争的可能性时，医学专业会调整其政策。

　　然而医生的这些降价行为与公关努力都无法阻止凯泽计划的扩大。各种联合抵制也没有击败集体医疗合作社或 HIP。与那些业外人士建立的服务权益项目不同，预付费团体执业计划（特别是如果拥有自己的医院的话）相对不受私人医生的压力影响。服务权益需要私人医生的合作，如果他们呼吁抵制，私人医生掌握着将服务权益转变成费用赔偿的权力。这就是旧金山的城市雇员服务权益计划以及华盛顿州和俄勒冈州早期的商业计划面临的情况。只有美国矿工联合会成功运作了一个独立于医学专业的服务权益项目。拥有 100 万受益人的矿工基金有足够的市场势力确保医生的合作，尤其是在小型采矿社区。即便如此，矿工基金还是不得不建立自己的团体执业业务。一般来说，一个业外人士控制的预付费计划越是自给自足，对私人医生的依赖就越少，在一个充满敌意的环境中存活下来的机会就越大。这就是为什么在美国，消费者控制的计划也倾向于团体执业。

此外，与服务权益计划相比，提供直接服务的团体执业计划有更广泛、更有效、更少侵入性的方式去影响医生。在服务权益中，一项计划只能在远处制约医生的决策来控制成本。旧金山城市雇员项目就是因为试图限制专业主权（即审查医生关于住院的决定）而陷入危机。另一方面，团体执业计划则可以在日常环境中施加约束，比如固定医院床位数量，这样日常的医疗决策就得考虑这些约束。团体执业计划还可以提供激励，鼓励医生认同组织机构的需求，并共同参与降低成本。凯泽计划和其他预付费计划的住院率相对较低，部分原因是它们没有什么动机去鼓励住院治疗，也因为它们可以在不损害医生的权威感和自主权的前提下影响自己员工的行为。

预付费计划将医生纳入组织的方法各不相同。在集体医疗合作社中，医生是被雇用的职员。相比之下，在 HIP 里，医生被组织进独立的医疗团体执业，他们拥有自己的医疗设施，既有按服务收费的病人，也有预付费的病人。（这种安排引发了持续不断的抱怨，称 HIP 的投保人受到冷遇。）而在凯泽计划里，医生们最初在"二战"期间作为一个私营团体组织起来的，也就是悉尼·加菲尔德及合伙人（Sidney Garfield & Associates）。在战后，整个计划重组为一个非营利性信托机构，而不同地区的医生重组为伙伴合作关系。在 HIP 里，这些医疗团体与医疗计划签订合同来照护病人。但是凯泽计划的医生没有自己的个人患者，对医疗设施也没有所有权。所以，尽管他们在相互评估医疗情况、决定薪资以及晋升方面都享有集体自主权，但在资源的控制方面，他们并不像 HIP 的医生那样独立。

这三种医疗计划代表了截然不同的组织管理理论。集体医疗合作社所有权归其社员，他们以一人一票的方式选举理事，也以这种方式决定重大决策。合作社通过信件和定期集会让社员进行直接投票，争取社员的积极参与。[88] 而凯泽则拒绝让投保人参加任何管理。权力属于凯泽家族及其公司高管控制的两个法人。HIP 是第三种类型，由一个自我持续的委员会管理，委员会成员包括企业、劳工、医学专业和政府的自由派代表。合作社民主、法人资本主义、利益集团多元主义——在预付费团体执业计划相对自给自足的结构中，所有这些都是可能的。

长期以来，美国医学会一直不能接受由业外人士控制的任何形式的医疗计划。但由于一连串的败诉，美国医学会逐渐接受了与预付费团体执业计划保持警惕地共存的事实。1955 年美国医学会任命了一个医疗计划特别委员会，由伦纳德·拉森（Leonard Larson）博士担任理事会主席。委员会于 1959 年发布了最终报告，仍谴责那些"据说在提供医疗服务"的项目。报告坚持认为，提供资金才是"医疗保健计划唯一恰当的功能"。但是委员会也没有在凯泽计划或者其他预付费计划中发现行外人士干扰医疗决定的任何证据，并且表示，自由选择医疗计划是自由选择医生的可接受的替代方案。[89]尽管几周后的美国医学会代表大会重申，任何医疗计划都有必要提供对医生的自由选择，但拉森报告还是终止了官方对打击报复预付费团体执业计划的支持。

美国医学会愿意与那些由业外人士控制的预付费计划休战，除了面临受反垄断起诉的风险外，另一个原因是，这些计划在 20 世纪 50 年代仅构成有限的威胁。尽管这些预付费医疗计划在一些地区取得了成功，但与商业保险、蓝十字和蓝盾相比，它们的规模较小。为了避免依赖私人医生，它们必须建立起自己的设施。这样的结果就是，这些计划的启动成本极其高昂。如果没有政府的援助，这类事业就会缺乏启动资金。因此，就当时而言，预付费医疗计划只不过是一个次要的发展。

商业的优势

战后，商业赔偿保险在所有类型的医疗保险中扩张得最快。到 20 世纪 50 年代初，商业保险公司不仅投保人比蓝十字和蓝盾更多，而且它们还迫使这两家组织按照自己的要求开展业务。矛盾的是，正是在这个过程中，它们最终推动了医疗体系走向某种形式的政府干预，因为自愿性医疗保险越来越无法为诸如老年人群体这样的高风险人群提供保护了。

但在战后的高速发展时期，这种矛盾几乎不明显。1945 年至 1949 年间，住院集体商业保险保单从 780 万份增至 1770 万份，个人保险保单升至 1470 万份。除去重复购买的人数后，1949 年只购买了商业保险公司保险的人数估计在 2800 万左右，而购买蓝十字的人数超过了 3100 万。（其他独立医疗计划覆盖了大约 400 万人的医院照护。）当时商业保险公司在外科手术险方面远远领先于蓝盾（2270 万人对 1200 万人），而两年后，它们在住院险方面也领先于蓝十字。截至 1953 年，商业保险公司为 29% 的美国人提供住院险，蓝十字是 27%，独立计划则占 7%。[90]

随着商业医疗保险的扩张，保险业的特征也发生了变化。在 20 世纪 40 年代之前，保险业的公司相对较少，主要是伤亡保险公司和专门针对健康及意外的保险公司，主要向个人出售保单。1942 年至 1949 年间，提供医院费用保险的公司数量从 28 个增加到 101 个。商业保险公司销售的个人保单数量继续超过双蓝计划，但随着员工福利计划的扩张，它们的业务开始向集体保险倾斜。这意味着保险业的领导者从伤亡保险公司转变为人寿保险公司，例如主导集体市场的大都会保险公司和保德信保险公司。[91] 它们三十年前发起的反对政府医疗保险计划的运动终于获得了回报。

保险公司和双蓝计划的区别不仅仅是营利性和非营利性之间的区别。事实上，能否以此为基础做出明确区分是值得怀疑的。一方面，一些主要的保险公司，如大都会保险公司，名义上属于其投保人共有的公司；所有的"盈余"都应该返回给他们。（而在实际上，这种共有形式保证了一个自我持续的董事会能够控制公司的巨额金融资产。）另一方面，所谓非营利性的医学会计划的意图显然是增

328

加控制计划的医生的收入。它们只有在法律上才是非营利性的。就医院的例子来说，医疗服务提供方更喜欢非营利组织形式，因为这样可以免税，同时避免了控制权转移或从医生的服务中抽成的可能性。可能出于同样的原因，医疗服务提供方控制的双蓝计划更成功地控制了用于行政管理、佣金和"盈余"的收入留存比例。在医疗保险的每一美元保费收入中，蓝十字留存了大约 6 美分，蓝盾留存了大约 10 美分，商业保险公司留存了 21 美分。[92]（然而，后者较高的留存率部分原因是个人保单所占比例较大。）双蓝计划指出这样一个事实，它们把更多的收入分配给福利，以此表明它们以社区为导向。但是由于它们主要提供服务权益计划（向服务提供方付款），因此这种模式完全可以解释为是为了其委托人的利益。

尽管双蓝计划的运营费用较低，但它们在与商业保险公司竞争时，还是有一些明显的劣势。商业保险公司可以为雇主提供各种类型保险的一站式服务，而双蓝计划受到授权法律的限制，只能提供医疗保险。此外双蓝计划由地方控制，协调上很松散，这妨碍了它们提供全国性保险的能力。许多雇主都倾向于赔偿计划，因为它们在福利提供和费用范围上更加灵活；而且，赔偿计划可以让雇主直接参与管理，在工人处于困境时给他们发放款项，从而有机会得到良好的声誉。不过，对雇主来说，最重要的吸引力可能是保险公司愿意以更低的价格为健康、低风险的工人提供保险。

这就是所谓的"经验费率法"（experience rating），在分配医疗保健费用上，它与社会化保险体系，甚至是蓝十字的方式形成鲜明对比。在政府医疗保险计划下，保费可以按收入逐步递增。在蓝十字计划下，投保人通常支付相同的"社区"费率，至少是针对集体保单而言。（个人保单花费更多。）但在商业保险下，每个雇员团体都是根据其"经验"来付费的。一个年轻而相对健康的团体可以得到降低的费率，因为它的成本较低。而年迈的相对更不健康的团体不得不支付更多，因为其成本可能很高。

每一种分配做法都有不同的公平理论作为依据，并且都与特定的社会条件相关联。社会化保险将成本从高风险群体再分配给了低风险群体，但只有在国家可以合法地要求民众缴纳保费时，这种再分配才是可能的。否则，低风险群体是不会参与的。任何自愿性医疗计划再分配费用的能力都是有限的，因为它不能强迫低风险群体接受高于其风险需求水平的费率。如果对他们"过度收费"，竞争对手可能会给他们提供更便宜的价格，或者他们干脆选择自我保险（即留出一些钱来作为自己的保险基金）。双蓝计划起步时，它们面临的竞争相对较少，能够采用统一保险费率，这是为了向全部人口提供自愿性保险并阻止强制性保险计划。社区费率虽然算不上是进步的，却可以降低高风险群体的成本。但在现行的商业保险准则中，公平指的是根据每个群体的风险进行收费。在这种观点下，对每个人收取相同费用的社区费率是不公平的，因为健康群体支付的费用太高——或者说，比他们在竞争激烈的保险市场中支付的保险费要多。[93] 在这里，公平和竞争逻辑是等价的。

330

经验费率法让商业保险公司在争夺低风险员工群体时，能够以低于双蓝计划的价格销售保险。虽然许多工会和雇主都听从了商业保险公司的呼吁，最大限度地利用它们的"福利美元"，但有一些工会，例如汽车和钢铁工人工会，因为采取了服务权益计划而忠于蓝十字计划。许多蓝十字组织的领导人不愿意接受经验费率法，因为这既与他们的理想相矛盾，也削弱了他们的投保人的忠诚度。尽管早在 1940 年一些计划就对少数几个大型员工团体使用了经验费率法，但直到 50 年代经验费率法更多地被采用后，它才成为有争议的话题。1952 年，虽然蓝十字计划里只有 4% 采用经验费率法，美国中西部四个工业州的干事在一年一度的蓝十字会议上提出决议，谴责这种做法"违背了社区服务的理想"，并可能"毁掉整个美国的自愿性非营利预付费计划"。针对该项决议进行的一项研究敦促蓝十字计划"做出诚恳的努力以顶住经验费率法的压力"[94]。

但是竞争的逻辑不可阻挡地展现了出来。随着商业保险公司开始瞄准低风险员工群体，它们把高成本的人口都留给双蓝计划。如果这个过程无限地持续下去，蓝十字和蓝盾将被迫提高它们的费率，费率将会高到即使是一般风险群体也会发现购买商业保险更便宜。最终，所有双蓝计划都将成为老年人和穷人的"废料倾倒场"。然而，这是它们只愿意让政府去承担的职能，因此，尽管不情愿，双蓝计划也转向了经验费率法。到50年代末，大多数医疗计划至少对一些员工群体是按经验费率法设定保费的，用加州医生服务计划的一位发言人的话来说："一旦对低风险人群实行了经验费率法，那就必须也对高风险人群实行经验费率法。"[95]

蓝十字也开始不那么坚持服务权益计划。由于医疗保健和医疗保险成本增加，蓝十字计划寻求降低保费的方法。一种方法是提高参保人直接承担的成本份额。在1945年至1953年间，蓝十字计划会员中享受服务权益的比例从96%降至76%。[96]

因此，商业保险公司和双蓝计划之间的竞争产生了趋同的倾向。具有讽刺意味的是，蓝十字开发出的保险形式在当初是保险公司不愿意提供的，但它的成功却招致了效仿者，同时也释放了破坏其最初原则的力量。但是从某种意义上说，整个医疗保险体系都是如此：在迅速增长的同时，它释放的力量最终会带来其领导层不愿意看到的政府干预。

容纳保险业

美国走上一条不同于欧洲社会的医疗保险道路，到达了一个不同的目的地。最初的欧洲模式始于产业工人阶级，强调维持收入水平；在这个基础上，它扩大了覆盖的人口范围和权益范围。最初的美国进步主义者提出的强制性医疗保险提案与这一取向有许多共同之处，只是进步主义者有一个不同的目标是以更有效和更合理的方式重组医疗保健。这一早期构想的失败意味着，当中产阶级在 20 世纪 20 年代遇到支付医院费用的困难时，以及当医院在大萧条期间遇到入不敷出的问题时，没有先前的医疗保险的制度结构可供参考。因此，美国建立保险体系，最初是为了改善中产阶级病人到医院看病的机会，以及医院获得中产阶级病人的机会，而不是为了缓解工人的经济问题。进步主义者想要的团体执业、按人头付费和鼓励疾病预防都没有实现，而在医院和医生的控制下发展出的保险体系，试图支持现有的组织形式。这是容纳私营保险公司的基础。

　　商业保险公司几乎是通过后门进入这一领域。它们最初在医疗领域的业务涉及中产阶级的残疾保险。用一位保险专家的话来说，对医院费用的赔偿保险"一开始只是意外事故表格上的一个点缀"[97]。只是在蓝十字计划证明了它的可行性之后，商业保险公司才开始积极参与其中。赔偿计划与医疗提供方控制的服务权益计划一样，都不对私人执业者构成威胁。事实上，相较于蓝盾，美国医学会实际上更偏好商业性的赔偿计划，因为现金给付意味着不会干涉个体医生自行设定费用的权利。

　　然后，通过一个有限制的竞争过程，美国医疗保健体系开始演化。双蓝计划和商业计划之间的竞争扩大了福利范围，但也迫使双蓝计划采用经验费率法来定价。来自直接服务计划的竞争的可能性只在美国少数几个地区存在，比如加利福尼亚州。医学专业通过抵制等手段，阻止了医疗保险向全面的直接服务计划或消费者控制的服务权益计划的方向发展。如果业外人士控制的计划想要免于医疗服务提供方的抵制，唯一的办法是以通过预付费团体执业建立一个自给自足的系统，但由于这样做需要启动成本，又缺乏任何政府援助，以及在超过半数的州里都存在法律障碍（与之相对的是蓝十字和蓝盾计划有一些利于它们的法律），这些计划便一直处于边缘位置。

　　正如欧洲医疗保险反映了早期的疾病基金和互济会的情形一

332

样，美国的私营保险也是依托于先前存在的各种组织建立起来的。在美国，这些组织是志愿性医院、医学专业和人寿保险业。一些地区性的发展差异显示了这种依托模式。蓝十字计划在全国历史更为悠久的地区，东北部和中北部各州占据优势，这些地区的志愿性医院最为强大。另一方面，在医院主要是私营和公立的地方，商业保险发展得更好。[98] 凯泽这样的独立计划在西部地区的进展最大，因为那里的偏远社区有更早的全面工业医疗。

虽然医生并不完全对这一医疗保险体系负责，但他们从中获益匪浅。通过首先将保险转移到私营部门，然后远离直接服务和业外人士控制，医学专业得以将第三方保险公司从一个潜在威胁转变为大幅增加收入的来源。医院的发展遵循相同的模式。最初，医院的兴起让无法使用医院的全科医生面临失去收入的危险。但是，由于医院在财政上需要保持床位的充分利用，所以它们以慷慨的条件向医生开放，并开始依赖医生的良好意愿。类似地，政府医疗保险和业外人士控制的预付费计划也限制了医生的收费或医生可以服务的患者数量，从而有限制医生收入的危险。但是，通过利用政治影响力和经济权，医生们与保险公司及其他强大的利益集团联合，能够避免等级控制和竞争的危险。保险体系照顾到了他们的利益，而在这些条件下，他们接受了医疗保险。

私营保险的兴起加强了医学专业的市场势力。虽然最初执照法是限制行医的手段，但现在偿付资格成了限制任何竞争性从业者进入市场的主要障碍。就算产婆和脊椎指压治疗师可以绕过执照法，他们通常无法从蓝盾获得偿付，他们的病人也无法从赔偿计划中得到赔偿。保险公司利用医生作为权益的守门人。在这方面，保险公司控制成本的利益需求加强了医学专业的权威。

通过工作提供的医疗保险同时满足了多方利益。作为一项附加福利，医疗保险使雇主和工人都受益；对私营保险公司来说，这解决了销售问题；对医疗服务提供方来说，这防止了政府计划的成立；对工会来说，这提供了全民医疗保险之外的替代选择，也是对工会成员表示关心的一种手段。然而，虽然满足了这些强大的利益集团，附加福利制度显然没有为那些退休、失业、自由职业，或者被迫从事没有附加福利工作的低收入人群的利益服务。与以附加福利方式获得保险的人相比，那些不得不单独购买保险的人必须为同样的保险支付更多的费用。20世纪50年代，蓝十字在集体保险收入中留存了7%用于行政开支，但在个人保单收入中留存了22%。而这已经比商业保险公司要好得多了，商业保险公司在个人保单收入中留存了50%[99]——大约是和它们为简易人寿保险留存的一样多。当然，由于商业公司在一定程度上是通过寻求最佳保险对象来竞争的，所以它们完全避开了许多慢性病患者和穷人。医疗保险体系是高度累退的：首先，因为它以雇用为基础；第二，由于社区实践和经验费率的做法；第三，由于私营保险的税收优惠。（1954年的《国内收入法典》确认雇主对医疗福利计划的缴款是免税的；这种豁免间接地对拥有私营保险的人提供了大量补贴。）保险体系把数百万美国人排除在外，实际上恶化了他们的处境，因为保险让医疗花费大为膨胀。私营社会保障对那些被排除在外的人来说并不是中立的，而是伤害性的，政府需要进行很多干涉来纠正因此造成的不平等。

医疗保险的分配是美国发展起来的私营体系的直接结果。到1958年年中，将近三分之二的人口参加某种医院费用保险，这是最常见的一种保险。一个家庭获得保险的机会取决于其收入和主要收入者的就业情况。如果一个家庭的收入属于人口中最高的三分之一，而不是最低的三分之一，那么这个家庭参加某种保险的可能性大概是后者的两倍（大致是80%比40%）。当主要的挣工资者是全职，参加某种保险的可能性是78%。当主要的挣工资者有的只是临时工作时，这种可能性只有36%；如果退休了，是43%；如果是家庭主妇，只有32%；如果是残疾人，只有29%。如果主要的挣工资者在制造业工作，参加保险的可能性是91%；如果在建筑行业，是65%；在农林渔业，只有41%。

如果这个家庭居住在大都市区里，参加保险的可能性是 75%；如果住在农业地区，是 44%。东北部、中西部或西部居民中有三分之二的人参加某种保险，而在南部地区则只有大约一半的人参加某种保险。[100]

然而，无论分配有多么不公，在 20 世纪 50 年代，私营保险体系为那些在美国具有影响力的群体提供了足够的保护，避免了任何呼吁全民医疗保险的骚动。奇怪的是，虽然劳工赞成一个强制性的系统，但劳工通过集体协商追求医疗福利的成功也削弱了争取政府计划的运动。按加尔巴里诺的话说，集体协商的运用"为强制性医疗保险"创造了"一个半强制性的替代品"。50 年代早期，工会制企业（union shop）*要求超过三分之二的生产劳动力成为工会会员，使工会能够建立一个相当于为医疗保险征"税"的"私人财政制度"。[101] 政府通过使雇主缴纳的这部分免除政府税收，支持了这种私人税收制度。私营自愿性保险严格来说既不是私营，也不是自愿的，但是它的强制性和公共性很少被注意到。

这个新的筹资系统增加了国民收入中用于医疗保健的份额，稳定了整个行业的资金。在保险出现前，医生和医院都不得不等待数月或数年才能收到服务费。在家庭预算中，用于医疗保健的钱排在最后，在食物、房租和其他必需项之后。现在，大部分用于医疗保健的钱在员工领到工资之前就从工资中扣除了。结果是，在经济衰退期，美国人并没有大幅减少在医疗保健上的支出。所以，虽然政府保险被击败了，医疗保健作为一个行业却成功地赢得了有保障的收入。在战后的繁荣年代，这一收入事实上增长为庞大的体量。

---

* 这种企业可以雇佣非工会会员，但这些人在规定的时期内必须加入工会并缴纳会费。与此相对的是只能雇佣工会成员的封闭式企业（closed shop）和员工自己决定是否加入工会的开放式企业（open shop）。——译者注

第三章
自由开明岁月

战后几十年的经济扩张见证了美国医疗规模的急剧扩大。从战前的普通规模开始，美国逐渐建立起一个庞大的医学研究机构。它扩大和装备了世界上科学最先进的医院，并建立了一个全新的社区精神卫生中心网络。1950 年到 1970 年，医学从业人员从 120 万人增加到 390 万人。国民医疗保健支出从 127 亿美元增加到 716 亿美元（占国民生产总值的比重从 4.5% 上升到 7.3%），医疗保健成为全国最大的产业之一。[1]但是，由经济繁荣和私营医疗计划的兴起促成的规模增长，只是美国人为追求健康致力于医疗的最显著的表现。

美国人现在史无前例地承认科学是国家的财富。在第二次世界大战期间，雷达、原子弹和青霉素这样的研究成果，甚至使怀疑论者也相信支持科学对国家安全至关重要。在战争结束时，一个医学研究咨询委员会报告说："青霉素和磺胺类药物、杀虫剂 DDT、更好的疫苗，以及改进的卫生措施，几乎完全战胜了黄热病、痢疾、斑疹伤寒、破伤风、肺炎和脑膜炎。疟疾已得到控制。新的治疗方法已从根本上减少了性病造成的残疾。用于输血的血液和血浆供应

336 的增加，让外科手术取得了显著进展。"与第一次世界大战相比，陆军死于疾病的人数从每千名士兵中 14.1 人降至 0.6 人。[2]

战后美国认可科学和医疗为一项国家利益，这也源于美国担当起国际领导者的新角色。美国从第二次世界大战中崛起，成为世界上主要的经济和军事强国。在战争期间，欧洲经济遭受重创，而美国的工业生产和国民收入翻了一番多。1947 年，美国生产了全世界一半以上的制造品、62% 的石油和 80% 的汽车。[3]美国在世界科学研究中所占的份额比以往任何时候都大（当然，是在逃离纳粹的欧洲科学家的帮助下）。美国科学发言人指出，如果美国继续依赖欧洲的科学成就，更不用说德国的科学成就，既不明智，也不可能。冷战期间，科学在维持美国作为"自由世界领袖"的地位方面，承担了象征性和实际的作用。

在国内，科学和医学的进步同经济增长一样，提供了不需要对社会进行任何深刻的重组就能改善福祉的前景。自由主义观点认为，通过将进步的变革纳入美国的自由体制，美国已经不再需要激烈的政治改革。医学是战后没有斗争的进步愿景的缩影。所有人都能认可医疗进步的价值，也都能从中受益（全民医疗保险的倡导者会补充说，如果他们能负担得起费用的话）。在《时代周刊》每周的医学专页上，美国人可以读到最新的"神奇药物"和现代医学的其他奇迹。这是生活正在向好的证据。这也是已经进入亨利·卢斯（Henry R. Luce）*所说的"美国世纪"的证据。创新的日常化是卢斯的《财富》（Fortune）杂志的编辑所戏称的资本主义"永久革命"的果实之一。

繁荣给了美国人担心自己健康的机会，也改变了他们需要担心的健康问题。从 20 世纪初开始，死亡的主要原因已经从传染病转为慢性病。然而，大萧条和战争把人们的注意力转移到比慢性病更紧

---

* 亨利·卢斯（1898—1967），美国出版商，出生于中国。创办了《时代周刊》（1923 年）、《财富》（1930 年）与《生活》三大杂志（1936 年）。——译者注

迫的需求上。面对和平时期的医学问题，如今的科学家和公众越来越专注癌症、心脏病，以及过度肥胖症和神经官能症等只有富裕社会才有余力去考虑的病症。在抗生素为传染病提供了有效的治疗手段的时代，慢性病重新使医学密切地卷入社会行为问题和道德选择问题。

337

自由派倾向的人赞成把医学权威广泛地扩展到社会生活的规范中。开明人士的共识是，在对少年犯罪、酗酒、吸毒和性偏差的社会管理中，倾向于以治疗代替惩罚。精神病学以前主要关注精神病人的照护，"二战"前在美国的机构中一直处于边缘位置。现在它进入了美国医学和美国社会的"主流"，并极大地扩展了它的主张和客户。以前它的领域是精神疾病，现在变成了精神卫生。在战后二三十年里，主张通过专业干预来促进精神卫生的倡导呈现出一种传教般的热情。这时政治和专业精神共同发挥作用。随着左派作为一种意识形态力量的崩溃，社会改革者越来越多地使用临床医学的术语。精神科医生引领了这一运动，用医学术语重新定义社会问题。他们认为，治疗干预之所以经常失败，是因为为时已晚，现在需要的是"大规模预防精神病学"，其中医学判断参与了从养育孩子到维持国际和平的各种活动。[4]

自由派与美国医学会在全民医疗保险问题上的分歧，不应该掩盖战后岁月里自由主义与医学界之间更深层次的联盟。自由派和医学界都赞同对专业权威的广泛授权。自由派和医生对医学的热情并没有什么不同，只是在应以何种形式来表达上有所不同。将医学纳入国家事业的运动必须找到医学会医生可以接受的表达渠道。在社会福利和法庭中运用精神病学并没有侵犯私人执业者的任何利益。公众对医学研究、医院建设和其他形式的资源开发的支持给美国医学会带来的问题，少于医疗保险带来的问题。这些项目通常会增加系统的资本资源（科学知识、实体基础设施），而不会限制医生从中获得的收入。可接受的措施是互补性投资活动，而不是竞争性投资活动。

在医学领域，以及更广阔的社会中，无须斗争的增长愿景到20世纪60年代崩溃了。战后的扩张并没有弥补医疗服务分配方面已知的缺陷。在不提供初级卫生保健的情况下，援助医学研究和设施建设引起了不平衡的扩张，这种扩张变得越来越昂贵和不合理。战后第一阶段的政策是追求无须再分配的增长，到20世纪60年代中期，这一政策让位于那些试图改善分配，但不需要对系统进行任何根本性重组的政策。再后来，在20世纪70年代，公众政策不再追求无需重组的增长和再分配，而是接受了重组以停止增长的需要。

医疗政策的一系列目标——扩张、公平、成本控制——与战后社会政策中一系列更普遍的关注点相一致。20世纪40年代后期，在住房、交通和其他领域，最主要的问题是供应不足。住房抵押贷款担保和高速公路信托基金与联邦政府对医院建设的援助都属同类。社会政策试图保证基础设施的扩建，这使新的中产阶级郊区生活成为可能。到20世纪60年代中期，联邦政府越来越关注那些被抛在后面的人的难题，政策目标在许多领域转向了明确的再分配。而在20世纪70年代，随着持续的滞胀，社会政策对成本变得越来越敏感。在本章和下一章中，我的目标是展示这一演变如何具体地影响到医疗保健和医学专业：战后公共政策最初是如何尊重美国医学主权，后来又是如何威胁到这一主权的。

援助与自主权（1945—1960）

科学领域的公共投资

第二次世界大战，而不是新政，标志着联邦政府对医学的大力支持的开始。这在医学研究和精神卫生两方面都很显著。

美国科学家在战前一般反对任何大规模的联邦研究资助或协同研究。[*] 1900 年至 1940 年间，医学研究资金的主要来源是民间。私人基金会和大学是基础研究的主要赞助者和主持机构。1902 年，洛克菲勒医学研究所在纽约成立，是世界上接受捐款最多的研究中心，到 1928 年，该机构已从约翰·洛克菲勒（John D. Rockefeller）那里获得了 6500 万美元的捐赠基金。同一时期，富有的捐赠者建立了其他数个独立的研究机构，但大多数医学研究是在大学里由科学家进行的，研究的资金来源有捐赠收入、特殊研究基金和基金会赠款。[6]

另一个主要的民间赞助者是制药公司，它们在 20 世纪 20 年代后发展迅速。与非营利的资助人不同，它们主要对应用研究感兴趣，还会聘请科学家在自己的实验室工作。据 1945 年的估计，制药公司的研究支出为 4000 万美元，而基金会、大学和研究机构的研究支出为 2500 万美元。[7] 此外，还有一些较小的私人资金来源：有志愿性卫生机构，如全国结核病协会（National Tuberculosis Association）在 1921 年发起了一个研究项目；专业协会，如美国医学会，从 1903 年开始提供小额研究资助；大都会人寿保险公司，支持公共卫生研究；以及一些私营团体执业机构，如梅奥诊所，建立了一些研究基金会。

与所有民间来源相比，联邦政府的财政贡献相对较小。20 世纪初，仅洛克菲勒研究所的专款就比联邦政府用于医学研究的支出高出许多倍。国会慷慨拨款的一个研究领域是农业。批评者喜欢指出的是，国会议员准备花更多的钱来弄清楚如何拯救生猪，而不是如何挽救人民。如果可以以与猪肉一样高的价格出售人类，情况可

_* 例如，这就是美国国家科学院的立场。该学院创建于内战期间，此后不久就成为一个荣誉机构，而不是它原本打算成为的顾问机构。国家科学研究委员会（National Research Council）在第一次世界大战期间成立，作为科学院的运营机构，也很快被废弃。直到"二战"，联邦政府的一般模式是在战争中建立一些中央科学组织，而在和平时期忽视它们。[5]

能会有所不同。在其鼎盛时期，也就是 19 世纪 90 年代到 20 世纪 30 年代，农业部是联邦政府关注科学的主要机构，也是许多与健康有关的科学工作的核心。国会把执行 1906 年的食品和药品法的责任指派给农业部是完全自然的；在这一授权下，农业部的化学局进行了毒理学和药理学研究。对农药含铅和砷的担忧产生了环境毒素的早期研究。农业研究间接地产生了一些值得注意的医学进步。兽医工作提高了对疾病传播的了解，在土壤化学方面的研究让勒内·迪博（René Dubos）发现了早期抗生素短杆菌肽，让瓦克斯曼（Selman Waksman）研究了链霉素，也带来了青霉素之后其他抗生素的发现。[8]

340 　　联邦政府对医学研究的直接赞助始于老海事医务署在控制流行病方面的职责。1887 年，一位年轻的医生约瑟夫·金荣（Joseph J. Kinyoun）在纽约斯塔滕岛的海员医院建立了一个细菌学实验室。四年后，这个卫生实验室搬到了华盛顿。1902 年，国会通过了《生物制品管制法》（Biologics Control Act），以监管州际贸易中销售的疫苗和血清，卫生实验室被授权测试和改进生物制品。同年，卫生实验室增加了化学、药理学和动物学方面的部门，尽管其年度预算仍低于 5 万美元。1912 年，海事医务署——到那时已经成了美国公共卫生局——得到授权研究慢性病和传染病。尽管资金有限，但其医务官员做出了几项重要贡献，包括一种针对落基山斑疹热的疫苗。20 世纪 20 年代，一位医生约瑟夫·戈德伯格（Joseph Goldberger）指出，糙皮病不是一种传染性疾病，而是一种营养缺乏疾病，可以通过合理均衡的饮食加以预防。1930 年，卫生实验室根据《兰斯德尔法》（Ransdell Act）进行重组，更名为国家卫生研究院（National Institute of Health），并于 1938 年迁至马里兰州贝塞斯达私人捐赠的一处大型庄园，至今还位于那里。[9]

　　直到 20 世纪 30 年代，几乎所有联邦政府资助的医学研究都是在政府实验室里进行的。然而在 1937 年，国会背离了这一做法，通过了一系列促进癌症研究和癌症控制的措施中的第一项。新法案在国家卫生研究院下面设立了国家癌症研究所（National Cancer Institute），但国会还首次授权公共卫生局向外部研究人员提供资助。此外，它还创建了研究员培训基金项目。这些都是重要的体制先例，尽管所涉及的资金仍然十分有限。直到 1938 年，公共卫生局的研究预算只有 280 万美元，而农业部的研究预算为 2630 万美元。[10]

战争赋予了医学研究优先地位。1941 年 7 月，罗斯福总统成立了一个科学研究与发展局（Office of Scientific Research and Development），由平行的国防委员会和医学研究委员会组成。医学研究委员会承担了一项综合研究计划，以处理战争中的医学问题。这项工作耗资 1500 万美元，涉及 450 份与大学的合同，另外还有 150 份与研究机构、医院和其他组织的合同。这项复杂的计划总共聘用了大约 5500 名科学家和技术人员。由于日本人在太平洋地区夺取了奎宁的出产地，美国需要一种治疗疟疾的替代品。研究人员开发并标准化了一种合成药物阿的平，它被证明比奎宁更有效。在一项重大突破中，科学家分离出了在治疗上有用的血液衍生物，如丙种球蛋白。人们最初对青霉素感兴趣是因为它可能可以用于治疗葡萄球菌感染。虽然青霉素的治疗价值在 20 世纪 30 年代就已得到证实，但它还只能以极高成本少量生产。医学研究委员会与位于伊利诺伊州皮奥里亚的布拉德利理工学院（Bradley Polytechnic Institute）签订合同，以改进生产青霉素的菌株和培养基。不久，它在一些 15000 加仑的罐子里生产出来，到战争结束时，已经可投入民用和军用了。[11]

青霉素的研制是战时医学研究的典范。大部分工作都利用了大量有待应用的科学思想。这些工作主要是在独立的实验室进行的。科学方面的决策留给了独立的科学家小组，在提供资助金后，政府对科学工作的控制很少。甚至科学研究与发展局的军事项目研究遵循的也是这种模式，人们普遍认为这不仅仅是一场成功，也是具有政治意义的未来的榜样。

20 世纪初，美国的科学和研究生教育深受德国模式的影响。现在德国提供了一个反面典型。纳粹清洗了大学和实验室，对研究进行了集中控制，并且通过在政治上粗暴干涉科学，阻碍了科学研究的进展。同盟国在科学工作方面的胜利似乎证明了一个赋予科学及其公民更多自主权的政治制度的优越。这一经验支持了美国科学家、大学和医学界的论证，即由政府资助的研究应在最低限度的控制下，主要在独立机构中进行，而不是像欧洲那样普遍在政府实验室中进行。这是结构性选择的又一个关键时刻，当时美国的机构比欧洲模式更倾向于私人控制和功能自主。

　　早在战争结束之前，罗斯福总统在一封公开信中要求科学研究与发展局的负责人万尼瓦尔·布什（Vannevar Bush）就战后政府对科学的援助计划提出建议，包括如何助力"科学对抗疾病的战争"。布什的报告《科学——无尽的前沿》（Science: The Endless Frontier）坚持认为，援助科学和维护科学自主权至关重要。布什写道，基础研究是"科学资本"，"更多更好的科学研究是实现充分就业目标的一个要素"。因此，他赞成联邦政府为奖学金和研究提供资金。但是科学必须保持自由，不应该受到压力集团的影响，不需要立即产生实质成果。为了实现这些目标，他提议成立一个独立的国家研究基金会（National Research Foundation），其理事将由总统从国家科学院提交的候选人中任命。[12] 虽然这个想法得到了广泛的支持，但具体安排是一个棘手的问题。参议院的一些自由派希望得到更多的保证，保证公众能从投资中获得回报；他们支持公众对联邦政府资助的新发现有更大的管制和所有权。而一些科学家害怕的正是这样的要求，甚至担心布什的提议会导致他们滑向社会主义。解决这些问题花了几年时间，国家科学基金会（National Science Foundation）直到 1950 年 5 月才成立。

　　到那时，另一个机构，公共卫生局，已经在医学研究中获得了主导地位。公共卫生局已经逐渐积累了一系列广泛的（虽然是杂乱无章的）职能，这些职能反映了联邦政府在医学领域被要求扮演的一系列不同零碎角色。公共卫生局于 1939 年从财政部转入联邦保障局下，为商船海员、联邦监狱的囚犯、海岸警卫队成员、路易斯安那州一家医院的麻风病患者，以及得克萨斯州和肯塔基州两家医院的致幻毒品成瘾者提供医疗服务。它对移民、联邦雇员和码头工人进行医学检查。它管理 1935 年《社会保障法》为各州设立的公共卫生补助金，以及国家控制性病和结核病的特别补助金计划。它还负责执行《生物制品管制法》和管理癌症项目，以及它自己在国家卫生研究院的院内研究。1944 年，在巩固公共卫生局的法规的过程中，国会授权它为癌症研究外的医学领域的外部研究工作提供资金。在当时，用于这一目的的资金很少，但战争结束后，医学研究委员会仍在进行中的项目被转移到了国家卫生研究院。随着这种转移，国家卫生研究院的研究预算从 1945 年的 18 万美元增长到 1947 年的400 万美元。[13]

　　在 40 年代后期，一股新的力量开始出现，极大地刺激了国家卫生研究院的扩张。这就是一个私人的、由业外人士构成的医学研究游说团体的出现。这个游说团体的主要构建者玛丽·拉斯克和弗洛伦斯·马奥尼（Florence Mahoney）为一项现成的诉请要求带来了金钱和影响力。马奥尼夫人的丈夫是考克斯（Cox）报系的所有者，而拉斯克太太和她的丈夫在广告业发了大财，新近在重组美国控癌协会（American Society for the Control of Cancer）方面发挥了重要作用。拉斯克集团领导了该组织，将其重命名为美国癌症协会（American Cancer Society），还引进现代广告技术，并将收益用于癌症研究。1937 年成立的国家小儿麻痹基金会（National Foundation for Infantile Paralysis）已经把为医学研究大规模筹款变成一种复杂的艺术。20 世纪 40 年代后期，国家小儿麻痹基金会为医学研究发起的"一毛钱进行曲"（March of Dimes）运动和其他志愿性筹款活动取得巨大的成功，这证明了研究作为一项民众事业的新地位。民意调查证实了这种情绪的普遍性，而政客对这种可能性并非无动于衰。反对全民医疗保险的人可以通过投票支持对医学研究的慷慨拨款来显示自己对健康问题的深切关注。拉斯克游说团与国会中的关键人物培养关系，同时 1946 年的新医务总监莱昂纳德·舍勒（Leonard Scheele）开始与这两个团体密切合作，形成了华盛顿经典的影响力"三角关系"*。[14]

这个"高尚的阴谋"，也被称为"玛丽和她的小羊羔"†，认为医生和科研人员太习惯于小心谨慎。玛丽·拉斯克鼓励他们向国会要求更多的资金，真没想到，国会竟投票通过了。和志愿性健康组织一样，国家卫生研究院也发现让公众敞开钱袋的方法是一次只关注一种疾病。这就是"分类解决"法。1948 年，国会成立了国家心脏研究所（National Heart Institute），国家卫生研究院的研究院由单数变成复数，NIH 成为一个总称。随后又成立了另外五个类别的研究院。1950 年，也就是国家科学基金会成立的那一年，国会授权医务总监设立一些他认为合适的研究机构。如布什所建议的，医学不会被纳入一个单一的国家科研计划。就像癌症、脊髓灰质炎和其他志愿组织直接面向公众筹款而不是参与联合劝募会（United Way）筹款一样，医学研究人员也没有通过统一的科学基金会，而是直接向国会要钱，以充分利用医学特有的良好声誉。

1950 年，国家卫生研究院的预算增加至 4630 万，其中的三分之一流向机构外拨款。1953 年，一个新的临床中心在其位于贝塞斯达的研究院里成立了。自从战争开始，医学研究基金就以惊人的速度增加。1941 年到 1951 年间，医学研究的联邦预算从不到 300 万提高到 7600 万。用于医学研究的全部国家支出从估算的 1800 万增加到 1.81 亿。[15]

在相当大的程度上，科研的控制权被交给了科学界。资助申请

---

*　在政治学上指一种垄断公共政策、相互交换利益的三角结构关系。在美国，这种三角关系一般由利益集团、国会委员会和行政部门组成。——译者注

†　《玛丽有只小羊羔》是一首著名的儿歌。——译者注

的批准以及基本政策问题都由政府外的科学家小组负责。个体科学家也享有自主权，只是受专业竞争的限制。负责国家卫生研究院研究资助部的官员于1951年写道："研究者自己选择要研究的问题，而没有义务必须遵循预先制订的计划。他可以自由发表他认为合适的文章，如果发现了新的希望更大的线索，他可以不经许可改变研究方向。只要他将这些资金用于研究目的，并按照他所在机构的规则支出费用，他就几乎拥有完全的预算自由。"[16] 这种级别的自主权具体地表达了公众对科学的信任，也表明政府接受了科学家的要求，让他们按自己的规则行事。

在国家卫生研究院的各个分院中，国家精神卫生研究所（National Institute of Mental Health）的发展最为迅速，该研究所于1949年根据三年前通过的立法成立的。像医学研究一样，精神病学从第二次世界大战中获得了更好的公众形象。但是，战时医学研究获得的成就让它被人认可，而精神病学在战争期间得到的认可可能就是它最大的成就了。

现代军事比其他组织更需要一个精心设计的系统来选拔、分类、分等和遣散人员。莫里斯·亚诺维茨（Morris Janowitz）指出，在20世纪，军队的控制手段已经从威权和强制手段转向更微妙的心理操纵。[17] 这种演变和社会中普遍存在的模式是一致的，但在军队中对控制的需求最为迫切，这使得军队成为心理学各专业的试验场。第一次世界大战期间，在给军事人员指派工作时引入了心理测试，并建立了神经病学和精神病学部门（Division of Neurology and Psychiatry），以筛查新兵和治疗有精神障碍的军人。然而，第一次世界大战并没有在军事精神病学上留下持久的印记。

第二次世界大战期间，有100多万人因精神和神经系统疾病而无法服兵役，另有85万名士兵在战时因精神神经症住院。精神病学家和其他人后来将这两个数据解释为美国有巨大的精神病学服务

344

需求未得到满足。1940 年，陆军只有 25 名从事精神病学服务的医务人员，但在战争期间，陆军不得不再分配 2400 名精神病学医务人员。他们的长官威廉·门宁格（William Menninger）博士被授予准将军衔，这是精神病科医生获得过的最高军衔。根据门宁格的说法，战争开始时，精神病学在有效干预方面的自由度相对较小。精神病患者常被认为是装病；如果这些人明显病了，精神病医生被通知对他们进行诊断然后遣散。然而，在战争期间，精神病服务机构被赋予了更多的权力，而且他们声称在治疗精神病患者方面取得了意想不到的成功。从医学专业的角度来看，军队的经历是 20 世纪精神病学从纯粹的"描述性"精神病学到"动态"精神病学更普遍的转变的缩影。前一种精神病学不帮助精神病患者，只是将他们进行分类，而后一种精神病学会主动提供帮助。[18]

欧洲流亡精神病学家的到来也促进了一个更有影响力的精神病学专业的发展。虽然在 1909 年弗洛伊德访问美国之后，他的思想在美国的传播范围比在欧洲的大部分地区都要广泛，但是私人的精神病诊疗在美国仍然很少。直到 1930 年，美国精神病学协会（American Psychiatric Association）将近四分之三的成员都在各州立精神病院工作。病院中的精神病学依然认为这是一种官能疾病。州立精神病院分布在乡村地区，这也导致了专业上不通往来的现象。20 世纪三四十年代，随着更多精神分析导向的城市从业者赢得更多的中产阶级客户和更广泛的大众及知识界受众，专业观点和专业实践都发生了转变。1948 年，威廉·门宁格可以毫不夸张地写道，精神病学"目前可能比任何其他医学领域都更能吸引公众的关注"[19]。

战争结束时，新闻界爆出一起关于一些州立精神病院境况的全国性丑闻，这也引起了公众对精神病学的关注。报纸丑闻是精神病院历史的一个周期性特征，它至少有两种形式。一种是关于压制的丑闻，正常人或不那么危险的人被强行送入精神病院。然而 20 世纪 40 年代的丑闻是第二种类型，即疏忽大意的丑闻。战争期间，出于良心拒服兵役者被派到精神病院做助手。他们对所看到的情况感到震惊，于是成立了一个组织来宣传那里的情况。这个故事被报纸和杂志采用，还成了畅销小说《蛇穴》（The Snakepit）的主题。《国家之耻》（The Shame of the States）是最广泛阅读的揭露性文本之一，基于历史学家兼记者阿尔伯特·多伊奇（Albert Deutsch）对二十多家机构的走访而成，他在其中报道了堪比纳粹集中营的恐怖场景：吃不饱的精神病患者被赶进肮脏的猪圈般的病房，被剥夺了一切人类的尊严。和当时其他人一样，多伊奇认为精神病院需要与医学建立更紧密的关系，也需要更多的资源。多伊奇的说法典型地体现了日益增强的对精神病学进步的信心："这是因为现代精神病学对于许多精神病院来说是陌生的，所以更多的患者无法治愈并回到社区。"[20]

戰争经历和一系列州立医院丑闻促使国会于 1946 年通过了《国家精神卫生法》（National Mental Health Act）。拉斯克游说团和公共卫生局的精神病学家发起了这项提案，并精心策划组织了国会听证会和公众支持。（自 1930 年以来，公共卫生局有一个小的精神卫生部门，负责管理两家联邦戒毒医院和联邦监狱的精神病服务。）这个新项目代表了当时人的信念。它为医学研究和培训项目提供资金，并为各州的精神卫生诊所和其他特殊工作提供援助。不过，研究和培训才是重中之重。1948 年至 1962 年间，国家精神卫生研究所的研究经费从 37.4 万美元增加到 4260 万美元，培训经费从 110 万美元增加到 3860 万美元，但是各州的拨款仅从 170 万美元增加到 660 万美元。[21] 在精神卫生的宽泛范围下，国家精神卫生研究所的研究项目扩大到包括儿童发展、青少年犯罪、自杀预防、酗酒和电视暴力等各种各样的问题。它的培训项目还试图通过向精神病学住院医生提供比其他医学专科更慷慨的补贴来吸引医生。此外，政府不要求任何回报，例如无须承诺在州立精神病院工作一段时间，而一开始正是精神病院里精神科医生的短缺促使了立法。如果年轻的精神科医生利用了公共资金，然后选择为富人服务，那么他的选择也只能被接受。去影响这样的选择不是公共政策要关心的问题。同样，这也反映了联邦援助不能损害专业自主权这一前提条件。

20 世纪 50 年代的一个全国性经验似乎肯定了针对特定疾病开展协同一致的医学研究运动的价值。我在前面已经提过，国家小儿麻痹基金会是战后最热门的医学运动，远超过其他运动。脊髓灰质炎不是当时最流行的疾病，它导致的死亡只占总死亡率的一小部分。但是由于它是儿童致残的主要原因，所以人们对此深怀恐惧。事实上其发病率在整个 20 世纪一直在增长，1952 年因脊髓灰质炎而死亡的儿童超过任何其他疾病。这种疾病在中上层阶级中也更为普遍。每年，承诺"研究正在战胜小儿麻痹症"的"一毛钱进行曲"所筹集的资金超过其他任何健康宣传运动。医学研究回应了公众的期望，在志愿性捐赠的支持下，一种有效的疫苗诞生了。1954 年，数百万的美国家庭自愿参加了索尔克疫苗接种试验，在美国历史上，也许没有哪个事件像这次试验那样生动地证明了公众对科学方法的接受。流行病学方法要求这些试验须是双盲的：无论是医生、教师、家长或孩子，都不知道这些儿童接种的是疫苗还是安慰剂。1955 年 4 月 12 日，密歇根大学的流行病学家宣布试验结果显示疫苗有效，引起了全国性轰动。"疫苗不仅仅是一项科学成就，更是民众的胜利，"理查德·卡特（Richard Carter）在乔纳斯·索尔克（Jonas Salk）的传记中评述道，"人们肃静片刻，敲钟，按汽车喇叭，拉响厂笛，鸣礼炮，在短暂的致敬时间里一直亮着红色交通信号灯，放假休息，关闭学校或在里面举行狂欢的集会，互相敬酒干杯，拥抱孩子，前往教堂，向陌生人微笑，宽恕敌人。"[22]

科学和金钱的魔力发挥了作用。而如果脊髓灰质炎可以预防，美国人民有理由认为癌症、心脏病以及精神疾病同样可以被阻止。谁知道人类的寿命可以延长到多久？医学研究可能会通向永生。在 1955 年至 1960 年间，在国会坚定不移的支持下，国家卫生研究院的预算从 8100 万美元提高到 4 亿美元。[23]

美国医学会并不反对更多的医学研究资金。不过，医学教育方面的援助就是另一回事了，值得重提一下这种反差。1949 年，国会即将批准一项为期五年的计划，为医学院提供资助金和奖学金，以增加全国的医生人力供给。议案已经在参议院通过，由众议院委员会提出时，遭遇了一点小麻烦。不过它似乎有可能在第二年通过。1949 年 12 月，美国医学会代表大会批准了这项措施。但是，两个月后，由于担心树立一个危险的先例，美国医学会理事会改变了其立场，该议案在国会夭折。对医学教育的援助尽管得到了其他各种团体的广泛支持，但在整个 20 世纪 50 年代一直受阻。[24] 对医学研究的资助间接扩大了医学院入学人数，但也只是勉强跟上人口增长的步伐。对医疗服务的需求大幅增加的同时，医生人力供给却没有相应地增加，这会在未来若干年里产生持续影响。

向医院倾斜

20 世纪 40 年代中期，政府官员在制定战后科学和医疗政策时，也一直没有忽略经济问题。罗斯福政府中最初发起万尼瓦尔·布什报告的人的想法是，科学研究的创新可以创造新的企业和新的工作岗位。人们对援助医院建设的兴趣的增加在很大程度上是因为它可以创造就业机会。这是一个保守派会支持的公共工程项目，他们可以以此作为全民医疗保险的替代方案。医院行业本身也在积极寻求援助。在大萧条和战争的十五年中，医院对资本投资的需求一直被耽搁了。此外，还有数百万退伍军人需要医学关注。因此，几乎没有异议，两项医院建设计划在战后立即被采纳，一项是扩建退伍军人管理局的医院，另一项是援助全国的社区医院。

到第二次世界大战时，拥有 91 个医疗机构的退伍军人管理局运营着全国最大的医院体系。然而，由于腐败，医务人员薪酬低，

348

许多农村医疗场所地处偏远，退伍军人管理局的医院名声不佳。战后，退伍军人管理局的新领导人决心结束这些医院在专业上的闭塞状态，同时改善其硬件设施。他们决定在城市地区建造一些新的设施，并尽可能与医学院建立密切的附属关系。这些附属关系涉及利用退伍军人管理局的医院进行医学专业的临床研究和培训。而医学院委员会拥有对退伍军人管理局医院的医务人员任命的投票权。因此，退伍军人管理局的振兴，和国家卫生研究院的发展一样，为医学院注入了新的资源，并扩大了医学院在运营美国医院方面的作用。[25]

战后卫生政策向技术倾斜最明显的是 1946 年的《医院普查和建设法》（又称希尔-伯顿计划，以其参议院发起人利斯特·希尔 [Lister Hill] 和哈罗德·伯顿 [Harold H. Burton] 的名字命名）为社区医院提供建设资金的决定。全民医疗保险的提案和医疗费用委员会早些时候的报告都主张为综合医疗服务提供资金，但在 40 年代末，得到采纳的措施只为医院提供了公共财政的力量支持。

和战后科学研究的规划一样，战后医院建设的规划也是在战争结束前就开始了。1942 年，美国医院协会决定组织一个全国委员会以制订一个全国性医院计划，或者更准确地说，为一个全国性医院计划赢得支持。在当时，美国医院协会还是一个相对薄弱的组织，每年的预算约为 10 万美元。三家私人基金会，凯洛格基金会（Kellogg Foundation）、联邦基金会（Commonwealth Foundation）和国家小儿麻痹症基金会——它们都不曾支持过医疗费用委员会——同意资助该委员会。（洛克菲勒基金会拒绝参与，理由是需要一个更为全面的解决办法。）公共卫生局提供了广泛的工作人员支持，就好像该委员会是一项官方事业一样。美国医院协会按照惯例在委员会中集结了一批大学校长、企业高管和医学专业要人，作为该委员会高度客观的成员。[26]

不出所料，这个医院照护委员会（Commission on Hospital Care）提议了一项庞大的医院建设计划：用 18 亿美元的资本投资增加 19.5

万张床位（增加 40%）。年度运营成本将使全国医疗保健费用每年增加 3.75 亿美元，但委员会说，其带来的好处将"充分证明"支出的合理性。[27] 委员会显然认为这些好处太过明显而不必加以明确。另外，委员会更没有拿这些好处与医疗保健其他领域的其他投资可能带来的好处进行充分对比。

医院照护委员会的总结报告是在希尔-伯顿法案通过后发表的。但它在密歇根州做的医院需求的试验性调查指导了其他州的调查，到国会采取行动时，已有 44 个州正在进行调查。这项准备工作使计划的迅速实施成为可能。

《医院普查和建设法》谨慎地限制了政治上的自由裁量权，尤其是联邦政府的。除了 300 万美元用于州调查和计划之外，它最初还批准了每年 7500 万美元用于援助医院建设，为期五年。但是联邦行政官员对于任何州或单个医院将得到多少钱没有发言权。在重新起草这项法案时，塔夫脱参议员提出了一个根据人口和人均收入在各州之间分配资金的公式。各州再相应地将资金分配给申请人。虽然法律为各州分配资金制定了程序准则，但它明确禁止了联邦政府对医院政策进行任何监管。各州会评估地区医院的需求，当一个地区的申请者获得补助金时，这个地区就会排到名单的最后，等待下一轮。这些安排是为了把"政治"减少到最低限度；整个过程被呈现为科学的活动。[28]

希尔-伯顿计划对扩张的偏向在它为医院增长设置的上限的命运中可以清楚看到。《医院普查和建设法》仅限于对每千人拥有不超过 4.5 张床位的州提供援助（这个数字由行业专家提出，实际上远远高于任何一个州的水平）。后来这个上限逐渐成为一个目标。在后来的国会听证会上，计划的干事会根据现有床位拥有率与最高的 4.5 个床位的差距来确定对更多的医院床位的需求。其他医疗服务，例如初级保健，没有从任何这种立法标准中受益。此外，医院的标准不受医疗实践变化（比如人们相信手术后应尽早离床活动，而不是长期卧床休息）的影响。

1947 年至 1971 年期间，希尔－伯顿计划提供的 37 亿美元占所有医院项目费用的 30%，平均占每年医院建设费用的 10% 左右。该计划还为医院建设提供了来自当地政府和州政府的相应的等额资助，大约 91 亿美元。1954 年，希尔－伯顿计划经过修改，开始允许向长期照护和非卧床治疗机构提供补助资金，但截至 1971 年，超过四分之三的资金还是流向了医院。[29]

希尔－伯顿计划的支持者最初认为，该计划将帮助负担不起费用的家庭和社区获得医院照护服务。各州分配资金的公式有利于人均收入低的家庭和社区。在这方面，希尔－伯顿法案是再分配性质的。在接下来的二十年里，低收入州的医院床位供给上升到高收入州的水平，仔细的分析表明，这要归功于希尔－伯顿计划。[30]

然而，在各州内，资金过多地流向中等收入社区。[31]这种模式部分是希尔－伯顿法本身造成的。最初法案要求社区自行筹集三分之二的建设费用。[32]提案人还必须证明，这些需要联邦拨款支持的医院在财政上是可行的。"在需要医院的社区中，哪些社区不能满足这些要求呢？"瓦格纳参议员在最初的国会辩论中问道，"显然，是最贫穷的社区——最需要帮助的社区，而这些社区的申请却必然会被驳回。"[33]自由派确实在法案中获得了一个让步，一项条款要求接受援助的医院"向无力支付费用的人提供合理数量的医院服务"。但是在接下来的二十年里，没有颁布任何法规来确定合理数量应该是多少，而这项条款也没有得到执行。[34]

在南方，许多受希尔－伯顿计划援助的医院拒绝为黑人提供医疗服务。这项法律本身禁止任何受援助医院里存在歧视，但又表示，如果医院提供了隔离但平等*的设施的话，就算满足了非歧视

---

*　隔离但平等（Separate but equal）是源自 19 世纪美国黑人种族隔离政策的一种表现形式，它试图通过为不同种族提供表面平等的设施或待遇，从而使实施空间隔离的做法合法化。——译者注

条件。直到 1963 年，最高法院才裁定希尔－伯顿计划的这些条款是违宪的。

希尔－伯顿计划的最初目标包括让医院更好地进行协调发展，这也是为什么需要各州计划。一些人认为该措施是整合区域卫生服务的一个步骤。但是，这项法律没有要求各个医院在获得拨款后继续进行协调配合。长远来看，希尔－伯顿计划可能阻碍了医院业的整合，因为它提供的资金使许多规模较小、不够经济的医院能够继续运营。

战后四个主要项目——医学研究、精神卫生、退伍军人管理局和社区医院建设——都呈现出共同的模式：尊重医学专业主权和尊重地方医疗机构的主权。在政府职能扩大的同时，政治自由裁量权的范围受到刻意的限制。在国家卫生研究院里，限制政治控制的机制是，拨款需要得到由来自政府以外的专家小组的批准。唐·普莱斯（Don Price）观察到，国家卫生研究院是联邦政府唯一一个不经代表受益人的兼职委员会的批准，全职官员就不能拨款的机构！[35] 精神卫生项目最初是在国家卫生研究院下建立的，和国家卫生院一样，也同样偏重研究和培训，同样依赖同行评价。而对退伍军人管理局受到的"政治控制"施加限制的方式是，授予退伍军人管理局的附属医学院的"院长委员会"任命医生的权力。而在希尔－伯顿计划中，拨款分配公式和禁止联邦政府干预医院政策的法规都限制了政治自由裁量权。实际上，通过指定资金用于特定目的，然后宣布联邦政府干预为非法，国会和各专业联合起来限制行政分支的任何合理化趋势。

因此，尽管政府对医学的援助有所增加，但专业主权反而因其他反政府控制的主张而得到了巩固。在希尔－伯顿计划中，各州的权利和社区自治被援引为限制联邦干预的基础。这些主张背后有宪法传统的支持。另一方面，医学研究与所有科学研究一样，以自主权为自由探索的必要条件。用爱德华·希尔斯（Edward Shils）的话来说，科学的自主权有独立于自由主义传统之外的独特起源。[36] 医学专业本身呼吁自主权，部分是基于医患关系的隐私。这也是抵制政府控制的另一个基础。这些不同的因素现在结合在一起，构成一个强有力的论点，即对医学的公共援助不应该带来公共控制。

战后政策的结构性影响

新的机会结构

352   新形式的国家投资旨在扩大和加强医学研究及医院系统。它们做到了这些。但它们也改变了成千上万医生的职业生涯，并以其他意想不到的方式改变了战后医疗保健的发展。

将资金投入研究和培训项目为医学院在校内外都创造了机会。20 世纪 40 年代，医学院的年平均收入增加了两倍，从 50 万增至 150 万；到 1958—1959 学年，医学院的平均收入达到 300 万—700 万美元，而十年之后高达 1500 万美元。[37] 医学院变成一个庞大而复杂的组织，它们认为自己的使命有三重：研究、教学和照护病人（通常也按照这个顺序）。根据一项针对 32 所大学的研究，在 1940—1941 学年到 1949—1950 学年间，全职教师人数增加了 51%。在接下来的十年里，全职职位数量在全国范围内翻了一番，从 1950—1951 年的 4212 个增至 1959/1960 年的 11319 个。[38] 虽然职位的增加部分是由于新学校的建立，但旧学校的扩大远远超出了自己的行政管理人员的预期。1957 年，内科学系的平均职员为 15 人，一项对全国各地的系主任的调查显示，他们希望到 1970 年时，这个数字可以升至 32 人。华盛顿大学系主任罗伯特·彼得斯多夫（Robert G. Petersdorf）指出，到 1970 年，他所在系的规模是原来的五倍，而且这种扩大并不罕见。[39] 毫不意外，扩大还意味着细分化：各个系都有了新的细分专科，这为晋升开辟了新途径。

这种扩张从根本上改变了学术型医学。在20世纪二三十年代，医学院的晋升缓慢且不确定。耶鲁大学医学院院长维农·利帕德（Vernon Lippard）指出，在每项医疗服务中，教学医院当时的实习医生是第一年住院医师人数的两到三倍，第一年住院医师的人数是第二年住院医师的两倍，以此类推，三到五年后，才有一人成为住院总医师。然后这个人可能会成为一名讲师，参加另一场竞争，成为一名助理教授。用于研究的资金很缺乏，利帕德回忆说，40岁之前很少能获得保障。[40]

美国国会改变了这一切。国家卫生研究院的研究资助帮助建成了许多新的研究中心，特别是在西部，而培训资助为扩大了的研究团队提供津贴。细分专科的发展打破了旧的金字塔模式，因为现在有更多的住院医师可以升任高级职位。随着对学院医生的需求增长，他们的收入也提高了。而且，与战后的其他学者一样，医学院教授的流动性更大了。吸引教职员的一个关键因素是提供研究空间和临床设施。这增加了医学院扩大其附属医院网络的兴趣，它们在当地社区获得土地，拆除住宅楼，建设新的研究所、诊所和医院。

这些发展不可避免地在医学院内外都产生了回响。

临床医学和基础医学院系的全职教师数量的增长，意味着原先担任兼职教员的当地医生被替代。一些私人医生也失去了医学院附属医院的使用权。为了获得附属关系，医院通常必须允许医学院发起或批准员工的任命。医学院认为自己需要这种权力来维持研究生医学教育的质量。在医学院看来，许多年纪较大的医生（通常是全科医生）作为教师是不合格的。当医学教授成为新附属医院的服务主管时，原先担任这些职位的医生也被免职了。

免职带来了怨恨和相互指责。20世纪60年代早期进行了一项针对八个社区里的医学院与私人医生之间关系的研究，帕特里夏·肯德尔（Patricia Kendall）发现，医生中普遍存在愤怒和痛苦情绪。"我们很多人，"一名医生说，"觉得如果可以的话，医学院将主宰我们所有的医院。"一位医学院教授报告说："从业者已经失去了威望，他们也能感觉到这点。我们来到这里之后，一些之前在镇上受人尊敬的医生也不再享有以前的权威和受人尊敬的地位了。"当地医生因为失去了对医学院政策的影响以及不能使用医院床位而表示不满。他们不喜欢一个新的医生群体的出现，这些人因研究而得到公众关注，出现在报纸上，而且这些人经常自以为是、居高临下。反过来，医学教授常常认为当地医生已经过时了。"有组织的医学从业者，"一位教授告诉肯德尔，"极端反动，我对教育他们存有戒心。"

"怎么个反动法？"她问。

"在各个方面，"他回答说，"政治、社会、经济和教育。"[41]

两个群体都享受到了战后的普遍繁荣，这缓和了这些紧张关系。在 1945 年到 1969 年间，消费者物价指数以每年 2.8% 的速度上升，医生的收费上升了 3.8%，他们的年收入每年增长 5.9%。行医的平均净利润从 1945 年的略多于 8000 美元上升到 1969 年的 3.2 万美元。[42] 战后的经济扩张意味着私人医生的新业务几乎让他们忙不过来了。城市医疗保健的新地理分布也部分缓解了冲突。医学院仍留在城市里，而许多私人医生跟随病人到了郊区。

在医学院内部，研究基金的增加改变了科学研究部门与临床部门之间的关系。"在上一代，"一位教授回忆说，"这里的外科医生非常强大，在临床和行政上都是如此，几乎可以管理整个学校。"而现在，实验医学系的预算是外科系的五倍。教授继续道："基础医学方向的人以前几乎都觉得临床医生简直是在抢钱；而现在他们认为任何对临床工作真正感兴趣的人都值得关注，因为他完全不合时宜。"[43]

研究部门和临床部门之间的关系也变得越来越疏远，因为它们在功能上不再紧密关联了。例如，在战前，科学系经常为临床教员进行诊断性检测和其他工作。到了 20 世纪 60 年代，这些联系已经消失了。利帕德写道："20 世纪 20 年代，基础医学是由这样一些人教授的，他们虽然一般不是医生，但对临床医学感兴趣，并努力将教学与临床问题联系起来。当教学者不用承担临床相关的责任之后，他们把注意力转向了更基础的问题。"这种转变与医学科学转向分子层面分析的趋势有关。利帕德还写道：

> 解剖学家对大体解剖学失去了兴趣，成为显微镜专家和细胞生物学家；生物化学家从营养和中间代谢转向分子结构和酶学，生理学家从哺乳动物器官系统的功能转向细胞；细菌学家成为关注微生物生理学与遗传学的微生物学家；而药理学家从研究药物对一个完整动物的作用转向研究化学以及化学制剂在细胞层面的作用。[44]

基础医学不再那么直接关注临床医学，这在医学教育中造成了新的紧张关系和问题。知识和师资力量的极大增长导致医学课程争夺学生时间的竞争加剧。许多教授认为自己的领域没有得到足够的重视，而许多学生觉得学习的内容超出了吸收能力，而且很多课程与他们未来的专业工作关系不大。解剖学繁重而累人的第一年学习——被一位医生称之为"新兵训练营"——长期以来一直是这场磨难的缩影。其他批评者还想在医学院里赋予精神病学更重要的地位，并且想提供关于医生在行医过程中面临的社会和心理问题更全面的教育。但是，已经很拥挤的现有课程表上的课程很难被赶下来。

据说一位院长曾感叹过："搬移墓地都比更改课程表容易一些。"[45] 要是在 19 世纪，当时医学院经常被指控抢劫尸体，人们说不定会以为这位院长的比较是有亲身经历的。

在本科医学教育的最后两年，改变相对容易一些，学生的这两年是在医院病房的临床实习中度过的。随着传染性疾病减少，医院病人的构成发生了变化，临床教学的重点也随之改变。1952 年，重组临床前培养计划迈出了重要的一步，那时西储大学（现为凯斯西储大学）采用了一个新的课程体系，根据身体系统（心血管、呼吸系统、肾脏等），而不是按学科来组织课程。许多学校都采用这种模式或其略有变化的形式。一些学校，尤其是斯坦福大学，也允许更多的选修课。战后进步学校和保守学校之间的差异让医学教育中出现了一种异质性，自从医学院采取了（错误地）归于亚伯拉罕·弗莱克斯纳的相当僵化的教育形式以来，这种异质性已经许久不见了。

尽管课程体系有一些不同的变体，但几乎在所有地方都普遍存在一种趋势，那就是专科化程度越来越高。20 世纪 50 年代，帕特丽夏·肯德尔和哈南·塞尔文（Hanan C. Selvin）在康奈尔大学的一项研究中发现，就读医学院期间，学生的计划发生了巨大的变化。在第一年到第四年间，计划成为全科医生的学生比例从 60% 降到 16%。计划成为专科医生的学生比例从 35% 上升到 74%，而计划从事教学和研究的学生比例从 5% 上升到 10%。一名学生在日记中写道："我能理解为什么专科化现在如此盛行，现在的医学是如此庞大，一名医生只有至少对一个领域非常了解，而不是对所有专科只是略知一二，他才会有信心。"有鉴于这种态度，肯德尔和塞尔文以及许多其他人都指出，知识的增长是促使医学生成为专科医生的关键因素。[46]

这种观点遇到的困难在于，机会的分配并不总是与学生的倾向相一致。在其他国家，医学生在面临现代科学负担时的心理困扰可能同样严重，但是提供专科培训和专科实践的岗位都是有限的。在美国的法律界，知识的负担非常惊人，但是年轻的律师需要准备好处理所供职的公司或政府机构分配的任何案件。前期，正式的专门化不被鼓励。任何领域的专门化程度主要取决于市场和国家提供的机会和激励。在学生的整个教育过程中，他们会根据外界提供的东西调整自己的志向。倘若专科医生的收入低于全科医生的收入（或者在深造学习方面的投资回报率低），我们可能需要心理方面的解释才能明白他们从事专科获得的额外奖赏。但战后医学领域的情况并非如此。专科化的经济回报相当可观。

关于越来越高的专科化程度，三个结构因素尤为重要。第一，在20世纪30年代制定的专科医生认证体系中，没有规定这些专科的规模或分布。第二，从战争时期开始，医院（及其相关医生）有很强的动机去为专科医生设立培训项目——事实上，创造的专科培训机会多于实际的医学院毕业生人数。第三，政府补贴、由医疗保险创造的专科行医的高回报，再加上缺乏一个随着专科医生数量增加而减少他们收入的纠正机制，也让医生有持续而强有力的动机去追逐医院提供的培训机会。

自20世纪30年代以来，建立协会组织的医学专科获得的权力已经足以使年轻医生认识到认证的价值，但却不足以成为独家俱乐部。认证系统的发展始于两个医学专科群体的自发努力。眼科医生于1916年创建了第一个考评委员会，耳鼻喉科医生于1924年创建了第二个考评委员会。绝非巧合的是，这两个领域都面临着非医学院毕业的专科医生的激烈竞争。考评委员会的大规模扩张发生在20世纪30年代的大萧条时期，同样也部分代表了对激烈竞争的回应。与对进入专业的限制一样，进入专科的限制也有可能创造垄断性收益。1930年，当产科医生和妇科专家建立了第三个考评委员会时，他们排除了那些没有百分百从事女性工作的医生。罗斯玛丽·史蒂文斯指出："通过这些措施，任何全科医生，不管他在产科或妇科方面的工作占比有多大，也不管他在这些领域的训练有多全面，都不可能通过考评或被授予文凭。"到1940年，所有五个专科委员会都要求百分百的执业限制。[47]

随着这些独立的团体将医学划分成各种专科领域，医学专业领袖开始建立一些秩序。1933年，来自美国医学会医学教育与医院委

357

员会、美国医学会专科分会、当时存在的四个考评委员会，以及其他医学团体的代表同意组成一个协调机构。这就是医学专科咨询委员会（Advisory Board for Medical Specialties，自 1970 年起更名为美国医学专科委员会 [American Board of Medical Specialties]）。医学专科咨询委员会与美国医学会共同为考评委员会制定了通用标准，并解决了一些管辖权争议。任何专科认证都需要实习结束后至少三年的培训。获得认证的专科医生必须是美国医学会的成员（这一要求在 1939 年被取消）。12 个领域被认为可以设立认证制度，到 1937 年，所有 12 个考评委员会都已建立。（后来又增加了 8 个委员会。）1940 年，第一版《专科医生名录》（*Directory of Medical Specialists*）出版。医学专业内部存在一个精英团体这件事第一次得到了正式承认。[48]

然而，数量并未得到控制。专科委员会最初希望将医院使用权限制在他们认证的医生内，但后来不得不放弃这一目标，因为不确定法院是否会以反垄断为由阻止。这种担忧是在最高法院对团体健康协会案作出裁决后产生的。美国医学会中的全科医生也继续阻碍对专科执业或专科培训机会进行任何限制。因此，全科医生和专科医生之间的关系仍然是松散的。病人仍然可以在没有全科医生转介的情况下直接去看专科医生，全科医生可以在没有考评委员会许可的情况下自称为专科医生。

然而，经验一再表明认证的价值越来越高。在第二次世界大战期间，美国医学会和各专科委员会帮助军方确定经过正确认证的专科医生，这些医生迅速获得了较高的军衔。史蒂文斯指出，这一经历带来了医生对"委员会认证价值的合理尊重"。[49]战争结束后，退伍军人管理局规定，如果没有委员会认证，医生就得不到专科医生的待遇。在《退伍军人权利法》*提供的教育津贴的帮助下，成千上

---

* Servicemen's Readjustment Act of 1944，经常被称为《美国军人权利法案》（G.I. Bill of Rights），是为了安置第二次世界大战后的退伍军人（当时称为 G.I.）。——译者注

万的复员医生决定寻求认证。退伍军人管理局还裁决，医院可以为医生的研究生培训获得款项，这实际上是在鼓励医院建立项目以得到这些补贴。

这绝不是医院从研究生培训项目中得到的唯一好处。实习生和住院医师给医院提供了相对不贵的专业劳动力。医院有充足的住院医务人员，就可以给病人做更彻底的检查，为繁忙的私人执业医生履行多种职能。没有住院医务人员的话，医院很难保障夜间和周末的服务。最初，对住院医务人员的需求增加是因为医生被征召入伍，但这之后需求持续增长。在 1940 年到 1947 年间，住院医师的职位从 5000 激增至 1.2 万多，到了 1955 年达到 2.5 万。[50]

医学院的学生，如陆军的年轻医生一样，可以清楚地看到全科医生是如何被对待的。大学一般不希望全科医生在附属医院接收病人。随着医学院用有研究背景的全职教授取代了私人执业的兼职讲师，它们也在换上一套界定专业能力的新模式。

与全科医生相比，专科医生享有更高的收入，这个趋势在整个战后持续存在，这不能以深造学习的额外成本来解释。而基于医院的专科如外科，在收入上一直高于以诊室工作为主的专科，如内科。尽管他们的每周工作时间少几个小时，但仍保持着这种优势。[51] 部分原因可能是基于医院的专科病例被保险覆盖的比例更高。专科的收入状况直接与该专科有多少工作能得到第三方偿付相关。[52] 由于保险在医院服务方面比在诊服务方面发展速度快，它鼓励了医生转向基于医院的专科领域。此外，战后由于住院医务人员和其他医院工作人员的扩充，在医院工作的医生也有了更高的生产力。由于医院雇员接管了如术后护理等职责，医生可以在更短的时间内看更多的病人。医院的成本增加了，但是医生并没有降低收费，尽管他们花在提供服务的时间上减少了。这一点也有助于提高医生的收入。[53]

战前，绝大多数在职医生（1940 年的比例为 76.5%）称自己是全科医生或兼职专科医生。自称全职专科医生的比例从 1940 年的 24% 跃升至 1949 年的 37%。到 1955 年，这个比例上升到 44%；五年之后升至 55%；1966 年升至 69%。最引人注目的是外科医生的增长，从 1931 年的仅 10%，增长到 1960 年的 26%，而到 1969 年超过 30%。[54]

新的权力结构

当一个专业内部的机会改变时，专业本身也会改变。在"二战"前，大多数医生经过一年的实习之后就直接去行医了，然后独立行医。1930 年，16 名医生中只有 1 人会在医院中做全职工作。很多医疗服务——每 10 例医生和病人的接触中有 4 例——仍然在病人家中进行。截至 1935 年，有医生参与的全部分娩中一半是在家中进行的。

到 20 世纪 50 年代，大多数医生实习结束后至少在医院担任三年住院医师，每 6 名医生中有 1 名在医院做全职工作。96% 的分娩是在医院中进行的，并且 10 例与医生的接触中只有 1 例发生在病人家中。[55]

医生中从事教学、科研、政府和其他机构职位的人数大幅增加，而医生占人口的比例变化不大。1940 年到 1957 年间，受医疗机构聘用医生的比例从 12.8% 跃升到 26.5%。私人执业的医生不仅在医生中所占比例下降，在人口中所占比例也下降了，从每 10 万人中有 108 人降至 91 人。[56]

医疗工作集中到医院和医生诊室，加上个人保健服务需求的增长，以及私人执业人员的减少，医生的业务量大幅度增加。1930 年，私人医生平均每星期大约看 50 位病人；到 1950 年，平均每星期看超过 100 位病人。[57]

一些观察者认为，医院取代了私人执业者，成为战后医疗体系中最强大的力量。这样描述医院和私人执业者之间的关系并不准确。它们并没有卷入一个零和博弈。相反，医疗体系的整体力量增强了。医生和医院在扩张中都得到了好处。随着医院扩张，它们更需要去满足医生的需求，因为这些医生可以保持医院床位满员。而更多的床位使得医生在让病人住院治疗时有了更多的可选项。在1968 年对一家医学中心（未披露名字，但显然位于耶鲁－纽黑文）的研究中，奥格斯特·霍林斯赫德（August Hollingshead）和雷蒙德·达夫（Raymond Duff）记录了政府一度提议向与医院相关的私人医生征税，以为住院医务人员提供资金。既然住院医务人员提供了服务，但往往是私人医生收取费用，那么这个想法似乎并非不合理。当然，随之而来的私人医生中的轩然大波导致这个提案被撤销。医院无力与他们对抗。[58]

医生和医院从住院医务人员身上得到的利润是战后医疗系统的推动力量之一。随着对住院医务人员的需求增加，医院之间的竞争也加剧了。1940 年到 1950 年间，医院已获批准但未能填补的住院医务人员岗位的比例从 10% 上升到 30%。当然，住院医务人员的短缺，直接原因是战后决定扩增医院的同时，没有扩大医学院的招生。到 1957 年，医院每年要招收超过 1.2 万名的实习生，但医学院每年毕业生人数只有不到 7000 人。[59]

对毕业生的抢夺让住院医务人员的薪金得到了改善，实习生安置制度也得到了合理化。不过更重要的是，这也使得医院将目光投向海外，以期填补空缺。国会和各州议会合作，让在国外受训的医生来到美国工作更容易。20 世纪 50 年代里，外国医学毕业生占所有住院医务人员的比例从 10% 增加到 26%。[60] 最初，这些医生主要来自欧洲，不过在 20 世纪 60 年代，亚裔医生也开始大量涌入，他们主要来自韩国、印度和菲律宾。明面的理由是来美国接受医院的研究生培训，但其中大部分人都选择永久地留在这里。和其他移民一样，他们经常会从事美国人不想做的工作（比如在州立精神病院）。实际上，美国医疗政策的特殊倾向（扩建医院，但减少医学

院招生人数）正在产生一个新的从第三世界吸纳人员的更低的专业
阶层。

为争取美国毕业生的激烈竞争也带来了意想不到的后果，即医
学院在医院系统中的作用越来越大。长期以来，学术型医生一直偏
向于在医学院里巩固医学研究生教育，但是由于从社区医院中的住
院医务人员得到好处的私人医生在美国医学会的影响力太大，这种
情况不被允许。截至 1959 年，在获准拥有住院医师项目的医院中，
非医学院附属医院占 73%；虽然与附属医院的项目相比，非附属医
院的项目平均规模较小，但提供了所有住院医师职位的 42%。不过
它们在吸引美国实习医生和住院医师方面处于严重劣势。为了加强
其地位，更多的社区医院寻求与医学院建立关系。[61]

361　　　结果，在战后的几十年里，医学院的势力稳步延伸至大都市地
区的医院系统。在纽约市，有七个这种从医学院辐射出来的医疗网
络，覆盖了城中一半的医院床位。芝加哥有六个这样的医疗网络，
费城有五个。这些医学院帝国（批评者这么称呼它们）现在在医疗
事务中占据了强大的地位：它们可以授予或拒授教学职位、医院使
用权以及医院提供的各种资本设备和劳动力。截至 20 世纪 70 年代
初，在主要大都市地区的附属医院中，综合医院床位的比例从底特
律的 32% 到费城的 79% 不等。全国范围内，非附属医院获批准的住
院医师人数占所有职位的比例只有不到 10%。[62]

在这些医学院帝国的核心，通常有一个与医学院直接相连的
机构群，位于大学的医学中心。纽约市哥伦比亚长老会医学中心
（Columbia-Presbyterian）被视作第一个这样的医学中心。1910 年，
哥伦比亚大学和长老会医院就附属原则达成共识，基本上沿用了约
翰斯·霍普金斯大学的现有模式。到 1928 年医学中心在曼哈顿上城
的一个新地点正式设立时，它已经发展到包括十个不同的机构：此
前独立的不同类型的医院、诊所和学院。随着医学中心继续发展，
它整合了病历保存和其他服务。20 世纪 40 年代末，它开始增加一

系列的研究机构。[63] 这成了普遍的模式。医学中心通常不仅有医学校和牙科学校，还有药学、公共卫生、护理和其他医疗辅助职业学校；有心脏病、精神疾病、癌症、康复等领域的研究机构；几所综合教学医院，可能有一所妇女医院、一所儿童医院、一所精神病院，各种诊所，几栋医生办公楼，等等。大学成为美国的地区医学中心的中央管理机构，这些中心不是围绕病人的迫切需求建立起来的，而主要以研究和培训为导向了。这是否体现了对后代健康的强烈关注？唉，可能还有其他动机。无论如何，这种安排值得一提的是它很少被注意到。

　　医学中心的兴起在医学职业历程中引入了一个重要的科层因素。但像达夫和霍林希德的说法都表明，医学中心的权力不在行政部门，而在"系主任兼主任"那里。这些教授同时担任医学院主要系的系主任和教学医院的内科、外科、精神病学、妇产科和儿科主任。他们控制着两边机构的关键决策委员会。他们的判断决定了住院医务人员的职业生涯。当发生冲突时，实习医生和住院医师必须寻求他们的支持，而且也必须依靠他们的推荐。一位行政管理人员评论道："你不可能想象大学会试图执行一项违背医学院系主任意愿的政策，而医院要想执行一项违背主任意愿的政策也是难上加难。"[64] 这几乎就是对权力的教科书式定义。

　　虽然这些医学院帝国极为强大，但它们并不囊括美国整个医疗体系。尽管医学院附属医院在全国医院系统中所占份额不断增加，但在 1972 年，它们仅占全国社区医院床位的 25%。[65] 虽然医学院在大都市占主导地位，但是医疗市场还有其他领域。

　　到 20 世纪 60 年代，医学专业已发展出三个或多或少不同的部分。[66] 首先是在医学院和医院工作的医生，包括住院医务人员和全职教员，他们的工作重点是研究和培训。这个群体的地位比在战前重要得多。他们与病人的关系的主要特点是，他们很少与病人建立任何长期关系。正在接受训练的医生或者从事研究工作的医生的未

362

来发展不需要病人的好感。他们的职业发展取决于同行的意见。从
事研究工作的医生是在一个"拨款系统"中工作的,该系统的关键
决策者都是其他机构的专业人士。所有这些因素都有利于专业自主
权,而并非巧合的是,也导致了病人的无力感,以及他们被物化为
"临床资料"。

第二个群体是主要在诊室里工作的私人从业者,他们中的许多
人搬到了郊区。虽然他们已经失去了对一些医疗机构的控制权,但
他们仍然在社区医院中享有特权和主导地位。作为一个群体,他们
的经济状况前所未有地好,因为消费者的需求和医院资源都迅速地
增长,而他们自己的人数却没有增长。他们的市场是卖方市场。尽
管如此,他们比在机构里工作的医生更需要在病人中建立声望,以
及在同行私人执业医生中建立信誉,以便获得当地医院的转诊特
权,以及医疗事故辩护。这种相互依赖促进了专业团结,事实上,
这些医生是美国医学会的组织基础。然而,许多人开始更认同自己
所在的专科,而不是整个医学专业,这一点从以下情况可以看出:
专科学会会员的增长速度更快,以及专科期刊的订阅量比综合医学
出版物增长得更快。

最后一个群体是在农村或市中心地区或国家机构工作的医生。
他们的人数最少,声望最低,通常都是年纪较大的全科医生,还有
就是越来越多的年轻外国医学毕业生。他们在专业内是最孤立的医
生,虽然有些人几乎在大型医学中心的阴影下工作。

医生之间的差异只是反映了不同医疗保健体系的差异。一边是
拥有最先进的专科服务的现代科学的闪亮宫殿,另一边是医学上被
放弃了的街区,后者既缺乏满足日常需要的医生,经常也没有最基
本的公共卫生和预防保健。在 20 世纪 60 年代,许多人开始注意到,
医疗领域的丰裕和稀缺并存。第二次世界大战之后,医学曾经是进
步的象征,但对许多人来说,它正成为美国生活中持续的不平等和
不合理的象征。

无须重组的再分配（1961—1969）

自由派的机会

20 世纪 60 年代中期，自由派立法议程的胜利带来了新一代的医疗保健项目和政策。像 1946 年那一批（国家卫生研究院，希尔-伯顿计划）一样，新项目也反映了他们那个时代的独特环境。战后美国沉醉于自己取得的成就，美国社会自以为已经解决了生活中最严重的问题，一个人只需要考虑如何消磨空余时间，这种情绪在 50 年代末开始逐渐消退。反复出现的经济衰退、不断上升的失业率，艾森豪威尔时期缓慢的经济增长引起了美国已经"迷失方向"的争论。当约翰·肯尼迪竞选总统时，他说的是"让国家再次运转起来"。肯尼迪政府充满了锐气和雄心壮志，不断挑战国会及"永久政府"中的自满情绪和对变革的抵制。然而，尽管肯尼迪政府不满足于现状，但绝不想制订激进的计划。用记者戈德弗雷·霍奇森（Godfrey Hodgson）的话来说，20 世纪 60 年代初的美国人想要改变，但自己不想被改变。[67] 医疗保健方面的情况正是如此。美国人希望医学给他们带来改变（新的进步、更多的服务），但是还没有准备好为了健康而改变他们的生活方式或制度。

364

20 世纪 60 年代初，批评和改革的主题是旧有的，但表达得更为激烈。老年人共同分摊型住院保险计划（已经被称为联邦医疗保险 [Medicare]）的运动正在积蓄力量。对"医生短缺"的担忧开始加剧。1959 年的一份政府报告称，如果要保持目前医生与人口的比例，到 1975 年，美国医学院每年的毕业生数量必须从 7400 人增加到 1.1 万人。但如果要满足更高的人均服务需求，以及在研究和教学方面对医生不断增长的需求，报告得出结论认为，医学院的规模需要进一步扩大。[68] 护士同样供不应求。人们广泛同意，需要更多的"卫生人员"，1963 年，国会通过了一系列措施中的第一项，以帮助和扩大卫生专业教育。

自由派中出现了一种关于医疗政策的新观点，即联邦政府的政策过分强调医院建设，而忽视了门诊治疗。1959年1月，米尔顿·罗默（Milton Roemer）和马克斯·沙恩（Max Shain）完成了一项有影响力的研究，该研究认为，在所有决定医疗保险下的医院床位使用的因素中，医院床位的供给"可能是最根本的"。他们写道："医院运营的最简单的事实就是，只要床位的费用支付得到保障，填满床位这事就有着巨大的吸引力。"随着医院床位的建成，医生在医院中接受本来可以在家里治疗的病人。他们指出："半个世纪前，只有病情最危急的人才住院。肺炎、扁桃体切除术、分娩、心脏病发作、骨折都是在家里或在医生诊室接受治疗。现今，不仅这些病需要住院治疗，而且多齿拔牙、精神疾病、胰岛素稳定的糖尿病或任何不明确的诊断病例都要接受住院治疗。所有这一切都是由于病床的相对供应量的增加，而这又反过来制造了继续增加病床的压力。"他们指出，有证据表明，如果给费用较低的门诊和护理提供足够的经费，许多在医院进行的工作在其他地方也可以做得很好。[69]

批评一味强调医院建设的人，与当时批评城市更新的实体重建方法的人，是同一种论调。事实上，在关于城市事务和医疗政策的文章中，同样的词一再出现："社区"、"协调"、"综合服务"。两个领域的批评者都抨击既定政策的四分五裂，也批评它们缺乏对更大范围的"社区需求"的理解。

"重新发现社区"立即在精神卫生服务这一医疗领域受到欢迎。远离精神病院的运动20世纪50年代中期就已经开始了。全国精神病院的人口普查显示，其人数从1954年高峰时的63.4万人下降到1963年的57.9万人。[70]尽管存在争议，但主流解释是，强安定药（如氯丙嗪）的发现和引入是最关键的因素。以前需住院治疗的病人现在基于门诊就可以得到安全治疗，或者至少可以忽略他们而不造成什么危险。另一种解释指出，国会于1956年通过了《社会保障法》

修正案，为各州提供更多的援助，用以支持养老院的老年人。精神病院此前住满了被人嫌弃的老年人，他们只是受到无害的身体衰老的困扰。通过将这些病人从精神病院转移到养老院，各州可以将部分维护费用转移给联邦政府。[71] 也许药物和养老院都对精神病住院治疗的下降有一定的影响。这种转变也开始受到"社区精神病学"倡导者的大力支持，他们认为州立医院加重了病人的障碍和孤立状态，而地方上的服务和康复之家可以帮助精神病患者恢复正常的社会角色。

肯尼迪政府开始致力于"社区照护"事业，并将其变成联邦的一个重要新项目。1960 年，国会于五年前成立的复查精神健康服务的全国委员会要求联邦基金做出一个新的重大承诺；其中一项提议是为社区诊所提供更多的资金，但它也支持向医院提供更多的援助。[72] 而肯尼迪政府选择了只强调社区服务，同时增加研究和培训经费，总统在 1963 年 2 月称这是一个解决精神疾病和智力迟钝病人问题的"大胆的新方法"。他告诉国会，有了新的"以社区为基础的"精神卫生服务，"旧式冷冰冰的监护隔离将会被社区关怀和容纳的温暖所取代"。[73] 国会在那一年同意了为新社区项目提供建设资金的提案，两年后又增加了一项用于配置人员的启动经费。

在很多方面，新项目都预示着 20 世纪 60 年代后期的新举措。它创建了一种新组织，社区精神卫生中心，旨在克服传统社会服务机构的僵化。与希尔-伯顿计划不同的是，它连通了联邦政府与当地社区，降低了各州在其中的作用。但是，联邦不会一直提供资金，这个项目的本意是成为一个示范项目。如果评估结果表明这个项目有效，那么最终它应该由其他资金来源提供支持。在这方面，政府采用了大型基金会分配"种子"资金的做法，并要求社会科学提供新服务，即确定从中产生的东西是否值得培养。最后还有一个用语上的转变：使用"中心"而不是"诊所"意味它们将超越传统的医疗功能。正如 19 和 20 世纪之交"诊所"一词取代"诊疗所"

366

一样，用"中心"取代"诊所"也意味着机构对门诊服务的支配越来越大。

肯尼迪总统对国内政策——以及间接地对医疗保健——的两项主要贡献都发生在他去世之后。一个是他在面临预算赤字时发起的减税法案。法案于 1964 年颁布，正如他的顾问所预测的那样，这项法案推动经济进入持续扩张的第五年，并以较低的利率带来了更高的收入。在艾森豪威尔时代经济萧条的几年后，民主党在经济上的成就令人眼花缭乱。1961 年至 1965 年间，经济增长了四分之一；经通胀调整后的年增长率为 5.3%。[74] 1964 年大选中，由于共和党提名巴里·戈德华特[*]为总统候选人，民主党大胜，在众议院增加了 32 个席位，取得了自新政以来从未有过的优势。对自由派来说，这是一个难得的政治机遇时刻。

经济政策带来的硕果，再加上一些其他因素，让肯尼迪的第二项贡献成为可能。在去世的前一年，总统显然并不相信水涨船高[†]，要求顾问开始制订反贫困计划。反贫困运动对肯尼迪的吸引力在于，它可以将美国人团结在一场积极的事业下。民权运动也越来越强调经济问题，1963 年 3 月的华盛顿游行同时要求工作机会和自由。1963 年夏，黑人聚居区开始发生暴乱。在肯尼迪遇刺后不久，林登·约翰逊总统立即接过抓住经济发展机遇的事业。1964 年 1 月 8 日，他站在国会两院前宣布"毫无保留地对美国贫困开战"。

虽然当时的自由派分析不断强调糟糕的健康状况在"贫穷的恶性循环"中至关重要，但医疗保健一开始并不是反贫困计划的核心部分。在"伟大社会"演讲中，约翰逊唯一明确提及医疗的地方是联邦医疗保险，以及为培训医疗卫生专业人员提供更多资金。这些

---

* 巴里·戈德华特（Barry Goldwater，1909—1998），亚利桑那州参议员，美国保守派代表，1964 年大选共和党总统候选人，惨败给民主党候选人林登·约翰逊。——译者注

† "水涨船高"（A rising tide lifts all boat）是肯尼迪 1963 年一场演讲中的一句口号，意指经济发展会让所有人受益。——译者注

并不是专门针对穷人的。反贫困计划最初的优先事项是社区行动和教育。但是，一旦开启，反贫困事业和其他"伟大社会"的计划就与医疗保健领域形成了紧密联系。

究竟是哪些力量影响了20世纪60年代的政府干预？丹尼尔·莫伊尼汉（Daniel Moynihan）在关于社区行动计划的研究中认为，自由主义的学院派改革者作为该计划的发起者，他们的影响力最为重要。[75]继社区行动计划后不久出现的街区卫生中心同样如此。但是知识分子的影响在医疗保健方面相对较小，而且随着项目的淘汰，他们的影响更是逐渐减弱。部分由战后公共政策创建的系统现在要求支持和连续性，而这阻碍了政策向一个新的方向发展。

再分配改革及其影响

20世纪60年代出现的众多医疗计划背后有一些共同的力量。从意识形态来说，几乎所有的计划都是以某种方式回应公众对获得更多医疗服务的要求。但不同的利益方在实现（甚至构想）这个目标时有着不同的策略。

我在前文已经描述过，战后政策的结构性影响是建立了一个包括医学院、教学医院和其他相关机构的庞大的新系统，这个系统现在在某种程度上与私人执业者相抗衡。这个系统需要更多资源。系统的代表认为自己必定要在解决社会问题方面发挥作用。利己主义和崇高抱负两方面都决定了他们正在开启社会改革历史中的新篇章。社区医院虽然与私人医生有联系，但也有自己的独立利益，该利益的代表是美国医院协会和蓝十字。它们也要求任何新项目都对它们予以支持。

第二个明显的影响来自医疗保健系统以外更古老、更广泛的一批支持群体，他们继续支持强制性和缴费型医疗保险制度。劳工运动是这些群体中最重要的。自由派政治领导人支持劳工运动，他们依然想要完成新政的未竟事业。虽然他们希望建立一个保险体系，但也并不反对医疗机构扩容的新计划。事实上，一方似乎需要另一方。他们的主要冲突来自那些希望限制政府对穷人进行公共援助的人。

最后，有一些批评者认为需要做得更激进。"社区医疗"这个词虽然含糊不清，但可能代表了他们的观点。他们想要的是突破传统医疗限制的"综合"服务。他们认为自己的主要使命在于援助穷人，也支持社区更广泛地参与卫生服务。在 60 年代末之前，除了公共卫生和学术医学领域的一小群进步主义者，这个观点没有任何支持者。

联邦医疗保险最初是压倒一切的政治问题。1958 年，罗得岛州国会议员艾梅·佛兰德（Aime Forand）提出一项极为温和的新提案，只覆盖享受社会保障福利的老年人的住院费用。不出所料，几乎与十年前一样的政治局面又出现了。一如既往，美国医学会又发起了一场大规模运动，将政府保险计划描绘成对医患关系的威胁。但是，通过专注于老年人问题，自由派开始改变辩论的方式。

将辩论转向老年人引起了越来越多人的支持，他们对住院治疗费用问题有异常深切的感受。一年中，65 岁以上的人有六分之一入院并被安排住院，平均住院时间是 65 岁以下者的两倍。而在 20 世纪 50 年代，医院的照护费用翻了一番。老年人可以被认为是既需要帮助，也值得帮助的，而《社会保障法》的共缴性质给整个方案赋予了合法性。1959 年，一个新的参议院老龄问题小组委员会在全国各地举行了听证会。一位工作人员后来回忆说："我们去过的每个地方，都有许多老年人在排长队。他们谈论的不是住房、疗养中心或兼职工作。他们谈论的都是医疗保健。"两年内，国会议员报告说，关于这个问题的信件超过了其他任何悬而未决的法案。一家新闻杂志报道称，要求法案通过的压力"堪比十字军东征"。民意调查以前也曾显示过对全民医疗保险的支持，但在整个全民医疗保险运动史上，这是第一次草根支持的浪潮迫使这个问题被提上国家议程。[76]

　　1960 年，为了回应联邦医疗保险受到的压力，国会通过了一项替代方案，法案由两名最有权势的国会议员，俄克拉何马州参议员罗伯特·克尔（Robert Kerr）和众议院筹款委员会主席威尔伯·米尔斯（Wilbur Mills）提出。克尔－米尔斯计划扩大了联邦政府对各州福利医疗计划的支持。这些福利受到的限制很少，联邦政府将提供 50% 到 80% 的资金（高百分比的资金流向更贫穷的州）。但受益者将仅限于贫困的老年人，因此克尔－米尔斯计划没有解决问题。自由派原则上反对任何需要经过"经济状况审查"的计划，认为这是对老年人的羞辱，也不足以解决他们的经济和医疗需求。他们还宣称各州是不会积极利用克尔－米尔斯计划的。三年后，报告证实了这一预测。许多州根本没有采取行动，而拥有全国三分之一人口的五个大型工业州获得了 90% 的资金。[77]

369

　　尽管有肯尼迪总统的支持，但在 1964 年大选民主党大获全胜之前，联邦医疗保险在国会中并没有足够的支持率。在约翰逊总统的"伟大社会"计划中，它获得了最高优先权。然而，法案的部署者仍然对过去几次被美国医学会击败的经历记忆犹新，他们反对将条款扩大到包括医生服务或包括老年人以外的群体。在大规模改革时期，他们继续支持 20 世纪 50 年代更为保守的措施。具有讽刺意味的是，美国医学会这时推出了自己的"老年照护"（Eldercare）计划，扩大了自愿性保险，强调该计划将为老年人提供更广泛的福利，包括医生服务。众议院筹款委员会的资深共和党人也提出了一项由政府收入补贴的自愿性保险计划的提案，该计划将承保重大医疗风险，包括医生服务和药物。老年人支付的份额取决于其社会保障福利。

　　这些提案引起了人们对政府的联邦医疗保险的有限权益和递减融资的关注。美国医学会资助的一项调查发现，72% 的受访者认为联邦医疗保险也应该支付医生账单。由于担心公众可能感到失望，米尔斯众议员决定扩大立法范围。他巧妙地提议将政府计划和共和党的提案结合起来，然后增加第三个项目来帮助穷人。最后的结果被一位观察者描述为三层蛋糕结构。第一层是《社会保障法》下的强制性住院保险项目的民主党计划。这成为联邦医疗保险的A部分。第二层是修订后的共和党计划，由政府补贴的自愿性保险，覆盖医生账单。这成为联邦医疗保险的B部分。第三层被称为联邦医疗补助（Medicaid），扩大了对各州穷人医疗保健的援助。约翰逊总统于1965年7月30日签署了这些计划，使之成为法律。一些医生最初发誓会组织抵制活动，但头脑冷静的人在美国医学会中占了上风。在联邦医疗保险生效一年后，医学专业不仅接受了该计划，而且发现这是一笔巨大的财源。而联邦医疗补助则有着不一样的故事。

370

尽管联邦医疗保险和联邦医疗补助是在同一时期被采用的，却反映出截然不同的传统。联邦医疗保险是在公众赞同情绪的鼓舞下通过的，带有公认的社会保障的尊严；联邦医疗补助则背负着公共援助的耻辱。联邦医疗保险对资格和权益有统一的全国标准，而联邦医疗补助让各州自行决定计划的范围。联邦医疗保险允许医生的收费高于计划的收费标准；而联邦医疗补助却不允许这样做，医生的参与也远更受限。联邦医疗补助的目标是让穷人进入医学的"主流"购买服务，但联邦政府和各州都不愿意花本应花的钱。[78]

颁布了联邦医疗保险的同一届国会还采取了很多其他措施来扩大医疗服务。这些措施中的一项是区域医疗项目（Regional Medical Programs），它特别揭示了政府政策对医院和医学院的倾斜，哪怕其目标是更具再分配性质的。1964年，在拉斯克的游说团体的要求下，心脏病、癌症和脑卒中总统委员会（President's Commission on Heart Disease, Cancer, and Stroke，即德贝基委员会 [DeBakey Commission]）成立了，委员会建议联邦政府投入大量资金，建立"一个由区域中心、地方诊疗站和医疗综合体组成的全国性网络，旨在统一科学研究、医学教育和医疗保健领域"[79]。委员会报告没有关注任何环境、营养或其他公共卫生和预防问题。德贝基委员会的报告和 20 世纪 40 年代医院委员会的报告一样，是一种典型的短视，20 世纪中期的医学建制派经常把这种短视当成前瞻性的理想。伊丽莎白·德鲁（Elizabeth Drew）后来指出，没有人曾经问过，其他疾病，比如影响儿童的疾病，或者实际上可以治愈的疾病，是否更值得联邦政府的努力。委员会的建议是对心脏病、癌症和中风发起医学进攻，这从委员会的名字和人员构成上就能看出（委员会的一名代表说，拉斯克游说集团的人数够得上"法定人数"）。计划的目的是使医疗服务更容易获得，但很少有人考虑这种投资是否真的会在卫生方面产生任何影响。[80]

成立街区卫生中心是另一种让医疗保健服务更容易获得的方法。虽然最初关于经济机会局（Office of Economic Opportunity）*的立法中没有特别关于医疗保健的条款，但各地的社区行动计划还是参与了各种医疗保健项目。然而，计划的主管决定，他们将支持新机构的发展，以提供全面的非卧床照护服务，而不是支持过于分散的服务。因此，他们采取了塔夫茨大学的两位社区医疗教授杰克·盖格（H. Jack Geiger）和小康特·吉布森（Count D. Gibson, Jr.）的倡议，在波士顿的一个住宅计划里建立了一个模范综合卫生中心。随后提案扩大范围，在密西西比州农村地区建立了第二个卫生中心。到 1966 年夏天，已有 8 个卫生中心获批得到资金，成为经济机会局下属的研究和发展示范项目。1967 年，参议员爱德华·肯尼迪（Edward Kennedy）提出一项修正案，授权为综合卫生服务提供专项资金。在接下来的四年里，经济机会局帮助启动了大约 100 个街区卫生中心和其他综合服务项目。在 1966 年通过的《综合规划法》支持示范项目的授权下，卫生教育福利部支持了另外 50 个中

---

* 经济机会局根据《1964 年经济机会法》成立，是约翰逊总统"向贫困宣战"计划的重要部分。经济机会局负责向贫困的青少年提供教育原著和辍学失业的青年提供职业培训等。——译者注

心。此外，一些老项目，例如希尔－伯顿计划和社区精神卫生中心计划得到了修改，重点将放在低收入社区。

卫生中心项目意图在低收入社区建立"一站式"中心，提供几乎所有必要的非卧床卫生服务。这些中心将尽力聘用尽可能多的当地居民，并鼓励社区参与管理这些组织。目标的一部分是发展当地居民的能力和领导才能。这种关切反映了"向贫穷开战"计划的总体目标，即"帮助穷人自救"，从根本上说这是一种保守的思想，但在现代专业主义的语境中有非常激进的意味。最初，这些卫生中心没有遵守医学的传统边界。一个很好的例子来自早期在密西西比州芒德拜尤开始的项目，在那里营养不良被证明是最严重的健康问题之一。杰克·盖格描述道，当卫生中心开始为营养不良的人储备食物，并把食物作为药方开出的时候，一些政府官员反对说，卫生中心药房只应该留有治疗疾病的药物。对此，中心工作人员回应说："上一次我们查书时看到说，营养不良的专门治疗药物是食物。"卫生中心还参与了农业合作社、公共交通和其他地方项目的启动。[81]

与精神卫生中心一样，街区卫生中心一开始建立的前提也是作为示范项目，只有临时的联邦资金。再一次，一个全国性的项目在现有的科层机构之外，在地方一级建立了一种新型组织。但街区卫生中心的这些特征也是其脆弱性的根源。长远来看，街区卫生中心本应该从其他来源获得资金，比如第三方偿付。然而，联邦医疗补助并未覆盖街区卫生中心提供的广泛服务。（截至1975年，联邦医疗保险和联邦医疗补助只为大多数卫生中心提供了运营收入的10%—20%。）此外，1967年，国会限制街区卫生中心只能为低收入家庭提供免费服务，两年后，这一限制被解释为街区卫生中心的付费病人比例要限制在已登记病人总数的20%。这些规定是在私人执业医生的要求下通过的，他们不希望这些街区卫生中心与他们争夺一桩不错的生意（又是"诊疗所滥用"的老故事）。但凯伦·戴维斯（Karen Davis）和凯茜·舍恩（Cathy Schoen）指出："这些限制使得街区卫生中心计划几乎必然完全依赖公共资金。"[82]

全国约有一半的医学院参与了街区卫生中心的建设或为其提供人员。医院和卫生部门也作为赞助者参与进来。但它们经常卷入与社区代表的冲突，而且随着 20 世纪 70 年代初联邦政府为中心建设提供的资金越来越少，医学建制派对该项目的兴趣大幅降温。

在卫生教育福利部于 1967 年制订的计划中，政府主要将卫生中心，而不是联邦医疗补助作为向贫困地区提供医疗服务的主要工具。在计划中，到 1973 年将有 1000 个街区卫生中心为 2500 万人提供服务。当然，这个计划从未得到实施。在卫生中心所示范的那个意义上的社区医疗，它们几乎没有多少资金可用。当联邦医疗补助的预算暴增时，卫生中心的增长却受阻。然而街区卫生中心实际上做得同样成功。事实上，研究表明它们对社区的健康产生了积极影响，并显著减少了医院的使用（只是它们没有获得因此节省下来的那部分费用）。[83] 但是政策制定者并不是基于任何对成本效益的评估而选择刻意推动联邦医疗补助，把它置于街区卫生中心之上。联邦医疗补助的优势仅仅是和原有的系统相容。它覆盖的部分本来就是医院坏账，也没有对医学专业的私人利益提出任何挑战。尽管街区卫生中心设法生存了下来（甚至在 70 年代后期有所发展），但它们始终只是一个边缘的替代方案。[84]

20 世纪 60 年代的这些项目代表了 20 世纪美国社会中医疗服务扩展的第二个阶段。第一个阶段是"二战"后把医疗服务延伸到工人阶级和南方。20 世纪四五十年代，作为工作附带福利的医疗保险的增长，以及实际收入的增加，使得工人阶级家庭享受比战前更多的医疗服务成为可能。同样，希尔－伯顿计划带来了南部和全国其他地区的医院的发展，这些地区因为经济发展滞后而医疗资源相对匮乏。1928 年至 1931 年期间，医疗费用委员会进行的研究显示，当时中等收入家庭的医疗服务使用率更接近穷人的低使用率，而不是富人的高使用率。但到了 50 年代，中等收入人群获得的医疗服务已接近高收入家庭的水平。现在是穷人，而非富人显得和社会主流明显不同。可以说，从大部分人被排除在医疗保健之外，变成少部分人被排除在外。它遵循了战后美国的普遍模式，即约翰·肯尼斯·加尔布雷斯、迈克尔·哈林顿（Michael Harrington）等人所描述的从"大规模贫困"到"少数人贫困"的转变。20 世纪 60 年代的各个社会项目都旨在缓解少数人的贫困，而各卫生项目的具体目标是减少穷人和老年人被排除在医疗保健之外的情况，在一个医疗保险作为工作附带福利提供的社会里，这些人处于经济核心部门的边缘位置。

毫无疑问，这些努力产生了影响。1965 年后的十年里，穷人使用医疗服务的情况大幅增加。1964 年，非贫困人口看病的频率比贫困人口大约高 20%；到 1975 年，贫困人口看病频率比非贫困人口高 18%。1964 年，白人看病频率比黑人高 42%；到 1973 年，白人看病的频率依然更高，但是只高出 13%。1963 年，年收入在 2000 美元以下的人群每百人中接受手术的次数只有年收入在 7500 美元以上人群的一半，但到了 1970 年，低收入者的手术率比高收入者要高40%。[85] 大部分增长可能源于联邦医疗保险和联邦医疗补助。例如，1969 年的数据显示，在健康状况的各个层面上，有资格获得联邦医疗补助的公共援助受援人都比其他没有资格的穷人更频繁地使用医疗服务。[86]

然而，穷人更多地使用医疗保健的另一个原因是穷人的组成也正在发生变化，这一领域的研究中几乎人没有注意到这一点。根据政府的标准数据，1959 年至 1969 年间，美国贫困人口占总人口的比例从 22.4% 下降到 12.8%。然而虽然贫困人口总数在减少，其中因户主无法工作而贫困的人口所占比例也在上升。[87] 劳动家庭在贫困人口中所占比例的降低似乎使得慢性病患者和残疾人人数在剩下的贫困人口中占比更高。[88] 低收入人群更多地使用医疗服务，可能部分反映了贫困人口构成的这种变化。

各种考虑到健康状况差异的研究都表明，医疗保健的使用相对于"需求"在增加。存在分歧的是，在 20 世纪 70 年代再分配计划达到顶峰时，穷人是否获得了同等的医疗保健机会。但是，各方证据总体上表明，即使在当时，穷人的医疗服务需求被满足的情况，以及他们得到的服务质量，都与富人存在显著差异。[89]

穷人在获得医疗保健方面一直存在差异，这反映了 20 世纪 60 年代各种计划的局限性。即使在里根政府削减开支之前，联邦医疗保险只覆盖了老年人医疗支出的不到一半，联邦医疗补助只覆盖了三分之一的穷人，而街区卫生中心仅多覆盖了 5% 的人口。[90] 由于获得联邦医疗补助的资格要求在各州不同，因此能够获得福利的穷人比例在各州差别很大。联邦医疗补助不覆盖大多数双亲家庭和无子女夫妇、65 岁以下的寡妇和其他单身人士，父亲从事低薪工作的家庭，以及在 22 个不提供此类保险的州里的医疗困难家庭。[91]

所以到了 1970 年，不平等的结构再次发生变化。在生病时没有任何经济保障（不论是公共的还是私营的）的人有以下几种，做兼职或失业不久的工人家庭，以及收入太少而无力负担私营保险，但同时收入又高于有资格获得公共援助标准的有工作的穷人。再加上很多不符合联邦医疗补助申请范畴的穷人，这些人甚至在再分配计划巅峰时期依然得不到任何医疗保障，他们徘徊在所谓的"联邦医疗补助–私营保险之间的狭窄走廊"，这是分类式社会福利制度的炼狱。

妥协的政治

在联邦医疗保险的法令和行政法规的细节中，埋藏着许多关于美国医疗保健组织及其筹资系统的影响深远的决策。我将会只提到其中的两个，因为它们与当时的辩论和医疗保健后来的发展都有关系。

在建立联邦医疗保险方面，国会和政府都非常关注医生和医院的合作。因此，它们在医疗保健提供方和联邦科层机构之间建立了缓冲。在联邦医疗保险的 A 部分中，法律允许医院、长期照护机构和家庭医疗机构团体可以选择提名"财政中介机构"，而不是直接与社会保障总署（Social Security Administration）打交道。这些中介机构将提供赔偿、咨询和审计服务。联邦政府将支付这些账单。不出所料，绝大多数医院和其他机构都提名了蓝十字。在 B 部分中，卫生教育福利部长将选择被称为"承运者"的私营保险公司在一个区域内履行相同的职能。这些"承运者"大多数都是蓝盾计划。结果，联邦医疗保险的管理被置于最初为了满足医疗服务提供方利益的私营保险系统之下。而联邦政府则放弃了对联邦医疗保险计划及其支出的直接控制。

第二个关键决定涉及联邦医疗保险下医院的支付规则。立法机关采用了蓝十字的做法，即根据医院的开支，而不是根据例如协商好的费率表来支付费用。而在执行这项规定时，行政分支同意了对医院行业极为有利的费用计算规则。医院希望联邦医疗保险支付医院资产的折旧费。非营利性机构的折旧是一个奇怪的想法；当社区向非营利性机构捐赠资本时，它并不需要同意更换资本。然而，行政分支不仅同意支付折旧费，而且还按照加速折旧法计算费用，并将希尔-伯顿计划提供的资产包括在内。此外，通过赔偿的方式提供资金，它将为拥有最新和最昂贵设施的医院提供最多的资金。而且，与一开始要求制订一个优先次序的规划流程的希尔-伯顿计划不同，资金的流动方向不需要政府对不同地区的相对需求的任何审查。朱迪丝·费德（Judith Feder）在关于联邦医疗保险的研究中指出，政府官员明白自由偿付费用方式的所有缺陷，但在制定政策时却忽视了它们。

为什么？部分原因是社会保障总署和卫生教育福利部的

官员都接受了医疗领域的共识：医院的"改善"总是一件好事……但如果不是医院施压的话，他们也不会这么慷慨。使这些官员……[屈服]的是他们要让联邦医疗保险"真正起飞"的承诺。一些观察者说，联邦医疗保险官员担心，如果他们不做出让步，就会遭到医院的抵制。官员自己对此有不同的解释。根据社会保障总署的一位高级官员的说法，他们觉得医院必须协同履行这个计划……"但是启动一个计划时，得到医院的帮助和遇到医院的反对之间，有着真正的区别。而对于管理者来说，这就是天差地别。"[92]

这就是妥协的政治，它影响到政府政策的各个方面。

在联邦医疗保险下提供资本赔付的决定涉及联邦政府每年数百万美元的支出，超过了仍在通过希尔-伯顿计划支出的数额。因此，尽管人们普遍认为联邦政策应该将重点转向非卧床照护上，但政府仍在为医院扩张投入大笔资金。联邦医疗保险极大地巩固了医院行业的财务状况，使医院能够更容易地自行积累和借贷。更大的财政独立性削弱了各方同步改善自愿性计划和协调医疗设施的努力。

20 世纪 60 年代出现的各种卫生规划是更广泛的提供"全面"和"协调"的医疗服务努力的一部分。在美国，规划从未被广泛认可为政府的一项职能，而卫生规划是不多的例外。这种规划是从志愿性医院规划开始的。最早的尝试，如 1938 年成立的大纽约医院规划委员会（Hospital Planning Council of Greater New York）最初是为了协调医院慈善事业。这些旨在使医院行业合理化的努力，通常由大雇主领导，主要发生在罗切斯特、匹兹堡和底特律这样工业领头羊高度集中的城市。1938 年至 1962 年间，全国只有 8 家这样的地方性医院规划机构。然而，当 1962 年希尔-伯顿计划的资金可以在五五匹配（fifty-fifty matching）的基础上用于此类活动时，这一运动得到了极大的推动。到 1965 年，全国已经有了 50 所机构。然后，1966 年国会通过了《全面卫生规划》(Comprehensive Health Planning) 法案，授权联邦政府为规划机构提供部分资金。但这些努力从一开始就是无效的，因为这些规划机构没有被赋予对医疗保健资金分配或决定资金流向的赔偿系统的控制权。[93]

规划机构几乎没有做出什么成绩，这和联邦政策的深层次倾向是一致的。虽然政府在努力扩大其再分配事业，但它不断试图使私人利益放心，它不会来控制这些利益。与希尔－伯顿计划一样，联邦医疗保险也包含一项具体规定，即法律中的任何部分都不会授权对医疗服务组织进行任何改变。事实上，从来就没有过此类改变。[94]

要提供医疗保健或其他服务，国家可以通过市场或自己的机构采取行动。如果选择依靠市场，它可以选择直接拨款或提供税收优惠，来购买或补贴私人提供的医疗服务。或者，国家也可以直接"生产"和分配医疗服务。美国的模式一直依赖市场。奇怪的是，20 世纪 60 年代的各种项目不仅遵循了这种模式，而且加强了这种模式。在政府提供更多资金的同时，政府"生产"的医疗服务却在不断减少。除了军队和其他特殊类别，政府提供医疗服务的少数领域只有退伍军人和福利医疗。当联邦医疗保险和联邦医疗补助使穷人有资格获得私立机构受到补贴的医疗服务时，它们也破坏了市政的、退伍军人的和其他的政府医院服务存在的理由。

有些人可能会争辩说，这种对私人生产的服务的偏好是典型的资本主义偏好的反映，但其他资本主义社会在医疗保健方面都偏向相反的方向。英国和瑞典已经用全民医疗服务体系取代了全民医疗保险制度，脱离了市场直接提供医疗服务生产，并对医疗系统有了更大的控制。资本主义国家之间医疗服务的差异程度表明，资本主义和医疗保健体系之间没有简单的对应关系，至少在组织和资金结构上没有。[95]

医学专业的权力基础和大公司无法相提并论。私人资本并不只是社会中的几个利益集团之一，经济以及政府自身的税收都依赖

"商业信心"。因此，商业信心通常会成为政策的限制因素，而商人永远不必为了自己的阶级利益而游说。如果政府有可能破坏商业信心，就会带来投资的减少和全面的经济危机，失业率上升和税收减少，从而危及自身的稳定。医学专业显然没有这样的"结构性力量"[96]。政府可以失去医生的信心，而不造成严重的经济影响。如果受到威胁，医生可以尝试撤回自己的"人力资本"——也就是罢工，甚至移居国外。但这些威胁比商业投资的转移更难实施。医生的反对是一个潜在的严重问题，但它远非不可克服。

联邦医疗保险的例子表明，医生和医院拒绝与政府项目合作的权力帮助他们获得了长期优势。在自由派取得政治胜利的罕见时刻，美国医学会本可能输掉反对政府保险的长期运动。但是，美国医学会和医院更卓越的政治组织使它们能够影响所谓的改革"内部"。美国医学会预言联邦医疗保险将是一场灾难，这让政府必须迅速向公众证明，他们可以获得所需的医疗服务。如果政府更关心做出让步带来的财务后果，而不是让计划平稳起步，那它就不会做出如此多的让步。政府和自由派改革者后来都将为这一选择付出代价。医生和医疗保健行业的其他人也是如此，因为虽然他们赢得了公共资金上的让步，但这却损害了公众对他们的信任。

这几乎就像，一股内部动力在战后的几十年里消耗殆尽。以一种几乎是经典的马克思主义方式，医疗服务生产力的扩张——政府补贴、私营保险、技术、消费者需求——正在打破旧的社会生产关系，为更具决定性的变革铺平了道路。随着医疗机构方面的扩张，医学专业本身也变得更加分裂，特别是在学院医学和私人执业者之间。医学专业的凝聚力过去对于它的成功至关重要，而此时如20世纪60年代的很多其他事情一样，正开始分崩离析。医学领域内部出现了新的利益体，开始使私人从业者黯然失色。随着公众的不满因医疗费用上升而加剧，这些新力量让私人医生在医疗保健领域长期享有的主权面临削弱的威胁。

第四章
授权终止

　　和美国制度中的其他很多东西一样，医学在 20 世纪 70 年代遭受了严重的信任打击。此前，政府制定卫生政策有两个前提：首先，美国人需要更多的医疗保健服务，而市场本身无法提供这么多；第二，由医学专业和志愿性机构决定如何组织这些服务是最合适的。直到 70 年代，第一个前提并没有破坏第二个前提。起初，联邦增加对医疗服务的资金援助并没有扩大公共监管的范围。医学从业者、医院、研究者和医学院都享受广泛的授权，自己管理自己的事务。

　　到 20 世纪 70 年代，授权终止了。医学领域的经济和道德问题取代了科学进步，成为公众关注的中心。成本的大幅增加似乎已成定局，而相应的健康状况改善却越来越令人怀疑。此前的主流假设是需要扩大医疗保健服务，现在这一假设已被推翻，新的需求是遏制医疗看上去对资源的无尽需求。在很短的时间内，美国医疗就从难以解决的短缺过渡到无法抑制的过剩，而根本没有经历令人满意的充足这一阶段。不断上升的医疗成本让医疗保健服务受到更严格的审查，而联邦政府作为医疗保健服务的主要买家，用前所未有的方式进行了干预。

70年代缓慢的经济增长和持续的通货膨胀无疑是医疗保健政策从再分配向监管转变的背后原因，但医疗保健受到的新制约并非完全出于经济原因。就连人们对成本上升的回应，也必须在人们对医学功效的信心下降，以及对医学和其他道德价值的关系日益担忧的背景下，才能完全被理解。许多人担心——法院也经常同意——如果病人的权利得不到更明确的保护，医生和医院可能会滥用自己的权力。女性运动也挑战了医学专业的权威和权力。一个世纪以来，美国医生首次在政治影响力、经济权力和文化权威方面同时面临严峻的挑战。

然而，20世纪70年代并没有为医学的进步主义批评者带来胜利。通货膨胀和对医学的幻灭最初催生了改革运动，后来陷入僵局和绝望，最后又带来一场反对先前变化的运动。如同更广泛的美国政治一样，医疗保健政策在20世纪70年代经历了三个阶段：

1. 70年代的前五年是一段动荡和改革的时期，当时公众舆论和法律都在认可更多的人有权得到社会福利，而且应该对医疗行业实行更严格的监管。

2. 从1975年左右开始，当人们越来越关注通货膨胀时，一场漫长的僵局就开始了，人们对医疗保健的价值产生了疑虑，而全民医疗保险等提案也被搁置一旁。

3. 对自由主义和政府的反应越来越强烈，最后导致1980年里根当选总统，以及许多早先的再分配和监管计划被逆转。

尽管发生了这些变化，在一个持续扩张的医疗保健体系和需要对某种医疗支出控制手段的社会及国家之间，潜在的紧张关系贯穿整个70年代，而且一直持续到今天。到1980年，医疗保健支出从

1970年的690亿美元增长到2300亿美元，从占国民生产总值的7.2%跃升至9.4%。[1]无论华盛顿的政府态度如何，这种程度的增长都不能无限期地持续下去，其他经济部门不能，也不会支持这种增长。然而，控制扩张意味着重新订立医学专业与社会之间的"契约"，使医疗保健受到政治或市场的约束，或重组其基本体制架构。这正是20世纪70年代开始发生的事情。

失去合法性（1970—1974）

危机的发现

381　　　20世纪70年代开始时，医疗保健存在"危机"的不祥说法就屡见不鲜。"危机"一词的广泛使用并不仅仅记录了客观现实——它还改变了这个现实。危机让一些艰难的决定似乎不可避免，改变了政策议程，创造了政治机会。多年来，自由派一直试图说服美国人认识到医疗保健的危机，以便为联邦医疗保险之外的改革开辟道路。尼克松政府上台后，面临联邦医疗保险和联邦医疗补助支出迅速上升的问题，也采用了危机的修辞。"我们在医疗领域面临巨大的危机，"尼克松总统在1969年7月的新闻发布会上说道，"除非在未来两三年内采取行动……否则我们的医疗系统将会崩溃。"[2]1970年1月，《商业周刊》（Business Week）的封面报道是"600亿美元的危机"，将美国的医疗保健与西欧国家的全民医疗计划进行了比较。[3]同月，《财富》杂志的编辑们在一期关于医疗保健的特刊中宣称，美国医疗正"处于混乱的边缘"。他们的言论与自由派媒体的控诉一样尖锐：

　　　　美国的大部分医疗保健，特别是预防和治疗常规疾病的日常业务，质量低劣，在分配上浪费，在出资方面不公平。医疗领域的人力和设备的分配是如此不均，以致大部分人口，特别是城市贫困人口和农村人口，几乎得不到任何医疗服务——尽管他们患病最多，而且从医学上来说往往很容易治愈。

无论贫穷与否，大多数美国人都在陈旧的、使用过度的医疗系统里接受很差的服务，这种医疗系统是杂乱无章地形成的……现在是时候做出彻底改变了。[4]

1970 年对家庭户主的一项调查发现，四分之三的人同意"美国的医疗保健存在危机"这一说法。[5]

从各方面来看，这都被认为是一场资金危机。用当时的话来说，医疗保健费用"飞涨"。如果任其继续下去，"失控"的通货膨胀将"让大多数美国人负担不起医疗保健费用"。任何关于医疗保健危机的讨论都少不了很多家庭因惊人的医疗账单而经济崩溃的故事。但在 70 年代早期，对医疗领域种种不足的列举不限于其费用。医学研究所分析师卡尔·约迪（Karl Yordy）在 1973 年说："费用问题让系统的其他缺陷也成了关注焦点。"[6] 即便投入了额外的公共开支，穷人仍然没有得到足够的医疗保健。而中产阶级家庭因为晚上或周末找不到医生而感到沮丧。令许多人感到挫败的是，随着全科医生的数量迅速减少，即使在医生和医院数量众多的地区，他们似乎也无法获得任何医疗保健服务。而且，尽管付出了这么多代价，美国人的健康状况似乎不如大多数其他工业化国家的人民。宣布健康危机的文章通常会指出，与大多数欧洲人相比，美国人——即使不包括黑人——的婴儿死亡率更高，预期寿命更短。

这些事实大多都不是新近出现的，但对它们的关注却是前所未有。自由派医疗保健批评者主导了政治辩论。他们对这个问题的看法和提出的补救措施现在成为普遍的共识。人们一致认为，美国医疗系统过于专科化，建设过度，而病床过剩，并且对城市和农村贫

382

困人口的需求关注不够。医疗系统需要少一些的医院，更多的"初级"保健，需要激励医生进入服务欠缺的社区，需要更好的管理和组织。最重要的是，美国人需要全民医疗保险，不是联邦医疗保险这种相当于给医疗服务提供方的补贴，而是一个"理性的"、"协调的"计划，并且进行"严格的成本控制"。

在时隔二十年之后，全民医疗保险问题再次受到关注。1968 年11 月，汽车工人联合会主席沃尔特·鲁瑟（Walter Reuther）在美国公共卫生协会的一次演讲中，发出了全民医疗保险的新呼吁。鲁瑟在组织一个新的全民医疗保险委员会方面发挥了领导作用，1969年1 月，该委员会成员、参议员爱德华·肯尼迪宣布将提议立法。在非常短的时间内，这个想法得到了广泛的认可，可供选择的计划数量激增。到 1970 年，传统上反对全民医疗保险的力量已经非常微弱，美国医学会、医院和保险业各自提出了自己的提案。

保守派和自由派仍然在医疗保险的覆盖范围以及公共部门和私营部门作用的问题上存在分歧。但一些保守派现在也承认，联邦医疗保险和联邦医疗补助的改革只是开始，联邦项目是一个大杂烩，而全民医疗保险的整体计划可能是可取的。既然扩大政府对医疗保健的津贴是可能的，那么卫生服务组织的变化在财政上就是必要的。

与 70 年代末不同的是，70 年代早期人们对医疗保健的危机感还伴随着对改革成功的可能性的乐观情绪。凯泽健康基金会（Kaiser Health Foundation）的以往记录表明，以比按服务收费方法低 20%—40% 的成本提供高质量的预付费医疗保健是可能的。"健康团队"方法的倡导者希望，护士、医生助理和其他"医师周边人员"能够提高就医率和效率。较高的手术率和住院率表明，如果经过更仔细的同行审查，可能会减少不必要的手术从而显著降低花费。而设施和设备的大量重复表明，有效的卫生规划可以带来显著的效益和节约。

自从医疗费用委员会成立以来，美国社会的经济和政治领导层似乎第一次准备不顾医疗服务提供方的反对，给医疗保健组织带来变革。医生、医院和保险公司现在完全处于守势，试图遏制不满的浪潮。因此，在政治的意义上，医疗系统陷入了很深的危机，不仅仅是因为它真的像总统和商业媒体所说的那样即将崩溃，而且还因为它已经丧失了自信。医学已经透支了它的信用。它还引起了各种新的社会运动，面临更强烈的反对。有两个变化过程造成了这种非同寻常的失宠。我将它们称之为妥协的矛盾和权利的泛化。

妥协的矛盾

医生和医院在联邦医疗保险和其他公共项目中获得的让步让政府没有任何手段可以控制成本。但一旦成本开始上升，政府就有了独立的利益驱动去重组系统，而医疗服务提供方的政治影响力开始削弱。支付不断上涨的保险费率的雇主也开始越来越多地将自己的利益与医疗保健产业的利益区分开来。换句话说，妥协的政治和制度也导致了妥协的失败。这些矛盾让政府和企业宣布医疗保健处于危机中，并寻求改革。

到1970年，费用问题有了新的含义。虽然医疗费用在1965年前就在上涨，但它们主要被视为个人和家庭的问题。国会普遍赞成增加医疗保健总支出，相信医疗保健是一项审慎和受欢迎的社会投资。然而，1970年之后，政府官员开始认为医疗保健的总成本过高，开始怀疑投资是否带来了健康方面的回报。

两个客观现实发生了变化。医疗成本开始上升得比以前快很多，而政府在医疗费用中所占的份额也增加了。在实行联邦医疗保险前的七年里，医疗服务费用的年增长率是3.2%，之后的五年里，年增长率则上升到7.9%。（与此同时，消费者物价指数中所有其他服务的通胀率从每年2.0%上升到5.8%）。1960年至1965年间，全

384

国卫生支出从人均 142 美元增至人均 198 美元，而到 1970 年已增至人均 336 美元。医院费用变得特别棘手。从 1950 年到 1965 年，社区医院的人均支出每年增长 8%；1965 年之后，增长率跃升至每年14%。[7]

政府受到的影响更为严重。1965 年至 1970 年间，政府在全国卫生支出中所占份额从 26% 跃升至 37%。同一时期，州和联邦卫生支出的年增长率为 20.8%。1965 年，政府卫生支出为 108 亿美元，到 1970 年，变成了 278 亿美元。[8]

现在许多人开始怀疑如此高的支出的必要性。卫生服务研究表明，美国人进行的手术太多，可能医院里有五分之一的病人都不需要待在那里。新闻报道称，一些医生和养老院业主通过抬高赔偿额或公然欺诈，从政府项目中发了小财。

许多人认为医疗保健费用不断上升的原因是联邦医疗保险和联邦医疗补助，或是科学进步；但更根本的原因在于医疗保健系统的基本激励机制，尤其是它的筹资安排，而联邦医疗保险和联邦医疗补助只是强化了这一点。当然，科学技术的进步也创造了新的投资需求。第二次世界大战期间和之后取得的科学进展涉及的是相对廉价的药物；而 1960 年以后，这些科学进展越来越多地涉及复杂的设备和手术。医院雇员的工资一直以来低于标准水平，现在他们想赶上同等工人的工资水平。医生也需要更多的助手协助他们进行新的测试和手术。在医院——成本的增长大部分都来自医院——要求更多资源的呼声是坚决的、不懈的和有道理的。但成本上升的原因与其说是呼声的强烈程度，不如说是允许医院屈服于这些呼声的财务安排。用马丁·费尔德斯坦（Martin S. Feldstein）的说来说，"成本的各个组成部分的增长主要是更高价格的结果，而不是原因"。市场对更高价格的容许使得成本上涨。更高的收入和更高的期望是更高容许度的部分原因，但关键在于筹资结构。[9]

私营保险公司和政府项目作为第三方，将患者、医疗服务提供方有效地与治疗决策的真实成本隔离开来，从而降低了仔细衡量成本收益的动机。从 1960 年到 1975 年，第三方支付的医疗保健支出份额从 45% 增加到 67%。[10] 和大多数私营计划一样，联邦医疗保险和联邦医疗补助也是以按服务收费为基础赔付医疗服务提供方的。既然在按服务收费制度下，医生和医院提供的服务越多，他们挣的钱就越多，那么他们也就有动力将提供的服务量最大化。第三方提供的、按服务收费的支付系统是医疗费用膨胀的核心机制。

此外，对医院和医生的赔偿机制尤其鼓励了更高的费用。正如我已经提到的，联邦医疗保险和联邦医疗补助，就像蓝十字一样，选择根据医院的成本进行赔付。在这种制度下，机构如果降低成本可能会在未来几年内减少收入，因为过去的成本记录会影响未来的赔付水平。相反，机构成本越高，赔付也就越高。因此，这促使医院通过将赔偿最大化来解决资金问题，而不是通过将开支最小化。这种方法对单个医院来说是解决方案，但聚集在一起对社会来说就成为一个问题。

联邦医疗保险并没有指定固定的服务项目收费表，而是根据医生"惯常的"费用付费，假定它们是当地的"普遍"费用，如果没有先例，则假定该收费是"合理的"。当一些没有收费记录的年轻医生开出前所未有的高额账单并得到支付时，费用开始飙升。年长的医生看到可能的情况之后，也提高了费用，很快，惯常的费用前所未有的高。蓝盾采用了类似的制度（"通常的、惯常的和合理的"赔偿），结果导致医疗费用急剧膨胀。[11]

这种制度延续至今。费用赔偿反映的是社区的普遍收费，因此有利于在高价格地区执业的医生。由于赔付率还取决于医生过去的收费记录，此制度刺激医生不断提高价格，以改善自己的形象。联邦医疗保险还允许医生向病人收取超过政府支付额度的费用。

但可能最重要的是，绝大部分支付给医生的相对费用，对在医院提供的服务给予的补偿比在诊室里提供的相同服务要高。例如，医生在医院复诊的工作收入高于在诊室诊疗的工作，尽管对于医生来说，在医院看病的成本远远低于在自己的诊室。根据马克·布隆伯格（Mark Blumberg）收集的数据，70 年代中期，医生在医院工作的时薪要高出 50% 到 60%。第三方还为某些特定手术和辅助服务支付给医生更高的每分钟费用。起初，这些手术往往是复杂而耗时的，但布隆伯格在对医生收费的历史分析中所指出，手术简化之后，价格通常仍然很高。因此，一些服务，如白内障手术，是经济上的"赢家"，因为带来的回报远高于成本，而另一些服务，如与患者交谈，是"输家"，因为回报低于成本。这样的相对价格也使得做更多手术和更经常在医院行医的专科医生获得更高收入。[12] 一位心脏外科医生在《新英格兰医学杂志》（*The New England Journal of Medicine*）上撰文称，据他估计，从事冠状动脉搭桥手术的医生，1979—1980 年期间单靠这项手术，年平均收入就达到 35 万美元。本森·罗（Benson Roe）博士指出，由于他们当时还做很多其他手术，"保守估计，他们的平均总收入超过 50 万美元"。最初，外科医生会参与整个手术过程，从诊断研究到手术的所有阶段，再到术后照护。现在，助手和技术人员已经让他们免于做这些事，而助手和技术人员的服务都是另外收费的。"在这种情况下，"罗博士写道，"人们可能会预计外科医生的费用大幅下降，但事实并非如此。相反，心脏手术费用上涨的速度远远超过了通胀的因素。"[13]

扭曲的价格还扭曲了关于服务、职业和投资的决策。在整个医疗体系中，它们创造的偏差经常导致医院照护、检查和手术的过度使用，并鼓励更多的医生进入外科这样的专科领域，而不是社会需要的领域。

这个体制在日常生活中的作用很容易理解。病人希望得到最好的医疗服务。而医疗服务提供方知道，他们提供的服务越多，越复杂，他们赚的钱就越多，也越有可能取悦客户。此外，医生被训练为以最高技术水平行医而不用考虑成本。医院希望通过提供最广泛的服务和最现代化的技术来留住病人、医生和社区支持，通常不管自己是否在重复附近其他机构提供的服务。尽管保险公司更愿意避免价格上涨带来的不确定性，但它们通常能够将成本转嫁给投保人，而且它们的利润也会随着总开支的增加而增加。系统中人不会因为系统的扩张而蒙受损失。只有保险费用和税收分摊到的人群会付出代价，而且他们缺乏有效组织，不具备抵抗力。

这个体制明显的缺陷是缺乏任何有效的约束。然而，这并非偶然的疏忽。正如我们所看到的，这是长期以来对私人医生、医院和保险公司妥协的结果，而且在它们的内部组织中也已经调整为符合从业者的利益。这个坚固的体制成功地阻止了任何形式的控制，或任何可能威胁到它们对市场支配地位的替代性组织。

公众对获得医疗服务的不满与费用过高的原因很多是相同的。医疗保健领域占主导地位的私营机构得到的政治妥协让它们可以从事自身发展的优先事项。对医学专科的数量和种类没有任何限制，而专科医生获得的保险赔付比全科医生高。能想到的一切措施几乎都在鼓励医院增长。大多数保险覆盖医院照护；医生的服务如果是在医院中提供的，更有可能被覆盖，并以更高的费率获得支付。

因此，这个资金体系既在某些领域导致过度扩张，也在另一些领域导致服务供应不足。支持医院照护的激励措施导致门诊和预防性卫生服务被忽视；支持专科化的激励措施也导致了初级保健被忽视。按所在地区的通行收费标准向医生支付费用的模式鼓励了他们在富裕的郊区工作，而不是在农村或市中心。

悖谬的是，公共出资的做法削弱了公共部门自身的医疗机构。联邦医疗补助耗尽了州和地方政府的医疗保健预算，允许符合条件的穷人去志愿性医院就诊，让市政机构和其他公共机构只剩下有限的资源，无法照顾数百万没有参加保险的人。

鼓励富裕地区的社区医院扩张的同一种报销制度，也为贫穷街区的医院造成了财务困难。基于成本的赔付机制对医院的偿付债务能力的影响取决于医院慈善医疗病人和私人投保病人的相对比例。联邦医疗保险和联邦医疗补助的支付都是基于成本的，它们都不把医院向其他病人提供的慈善医疗算作其受益者的服务成本。（蓝十字计划有所不同。）因此，医院必须从其他来源收回慈善医疗的成本，例如支付费用的病人（通常是拥有商业保险的人，他们到时可以得到赔偿权益）。有较少慈善医疗病人而有很多投保病人的医院很容易提高后者的收费以弥补损失。但有很多慈善医疗病人而较少投保病人，同时其他病人是按成本支付的医院很容易发现自己身处困境之中。后者通常是为穷人服务的医院。

388

基于成本的支付方和基于收费的支付方之间的差异导致了意想不到的政治影响。商业保险公司担心，如果政府试图仅仅通过收紧基于成本的赔付制度来解决其财政问题，医院可能会将成本转移给支付收费的病人，这将迫使商业保险公司提高费率，使它们无力与蓝十字竞争。因此，商业保险业开始青睐更全面的应对措施，如社区卫生规划或国家对医院收费的监管。[14]

因此，现在有三股强大的力量——保险业、雇主和政府本身——联合起来反对医疗服务提供方，以推动更大的国家干预。在70年代，这些利益方与长期以来批评医疗系统的自由派以及各种要求改革的新社会运动结成了临时联盟。

权利的泛化

每个社会都会塑造反对它本身的那些要求的形态。在美国，两党制、社会主义传统的缺乏，以及司法机关在解释宪法方面的独特作用，这些因素都鼓励不满者在政党之外组织社会运动，并将他们的要求表达为根据《权利法案》提出的诉求。这些趋势在20世纪70年代最为明显。

民权运动作为抗议运动在70年代势头渐弱，但它为其他许多类似目的的运动树立了榜样。后来者不再上街游行示威，而是主要通过法院进行抗议。新运动不再是以黑人为中心的单一运动，而是支持妇女、儿童、囚犯、学生、租户、同性恋者、奇卡诺人[*]、美洲土著和福利受益人的权利的多重运动。权利的种类和权利受益人在范围和细节上都大为增加。医疗保健在权利的泛化中地位突出，尤其是作为女性运动的一项特别关注，以及在争取病人权利，争取残疾人、精神病患者、智障者和医学研究对象权利的新运动中。

医疗保健是一项权利，而不是特权：没有哪个想法比这更好地概括了当时的时代精神。事实上，法律并未承认人人有权获得医疗保健，哲学家和律师在探讨医疗保健的权利或健康的权利所要求的是什么。尽管存在这样的反对意见，但前述主张在当时得到了广泛承认，几乎可以说毫无争议。各种政府津贴计划创造了一系列特定的医疗保健权，但是只适用于那些符合要求的人。医院在接受了希尔-伯顿计划的联邦资金后，就有义务提供慈善医疗——这是 20 世纪 70 年代早期为穷人服务的律师在法庭试图强制执行的一项义务。其他法律诉求是由代表被送进精神病院的病人提出的。1971 年的一个著名案例，怀亚特诉斯蒂克尼案（Wyatt v. Stickney）中，阿拉巴马州的一个联邦地方法院裁定，只要病人被关在该州的精神病院中，那他就有权获得精神科治疗。[15]

新的健康权利运动还涉及医疗服务过程中的权利，如知情同意的权利，拒绝治疗的权利，查看自己的病历记录的权利，参与治疗决策的权利，以及非自愿住进精神病院的过程有正当程序的权利。获得医疗保健的权利主张要求富人和穷人之间的平等，而医疗保健领域内的权利要求专业人士和病人之间更加平等。每一项权利都有相应的义务。承认享有医疗保健的权利将使国家有义务保证提供服

389

---

* 指墨西哥裔美国人，即出生在美国、祖先是墨西哥人的美国人，与生活在美国的墨西哥人相
　对。——译者注

务。医疗保健领域中得到正式承认的一些权利，例如知情同意权，要求医生和医院有义务与病人分享更多的信息和权威。因此，新的健康权利运动超越了要求更多的医疗保健的传统要求，挑战了权力和专业知识的分配。这些努力，和扩大医疗服务享有权的努力一样，在法庭上取得了一些成功。事实上，没有什么事态发展能比下述事实更好地反映了专业主权在 70 年代的衰落：法庭越来越多地将医患关系看成决策伙伴关系，而不是完全由医生主导的关系。在知情同意问题上，法院认为，医生有主动向病人陈述所有重要事实的义务，包括治疗风险。（如果医生没有披露相关风险而患者受到了伤害，患者可以控告医生医疗事故。）从 20 世纪 60 年代开始，公共机关也采取了新的保障措施，以确保医学研究对象的知情同意权。[16]

390

　　1972 年，美国医院协会的理事追随一些地方医院和卫生中心的先例，采纳了一项《患者权利法案》，其中包括知情同意权和得到有关怀和尊重的医疗保健的权利。尽管这一声明受到新闻界的欢迎，但遭到了威拉德·盖林（Willard Gaylin）博士的批评，他指出这是一个"小偷给受害者讲授自我保护"的例子，因为它只是把医院以前从病人那里窃取的一些合法权利还给病人。[17]

　　美国医院协会更具争议性的条款之一规定，病人有权在"法律允许的范围内"拒绝接受治疗。随之而来的争议涉及医疗干预的恰当限度——例如，医生和医院是否有义务尊重垂死病人不再活下去的要求。一些人担心，医学会失去维持生命的承诺，如果这个承诺以任何方式被限定的话；另一些人则认为，医院已经在让不想活下去的病人继续生存着。这场争论反映了一个更深层次的问题。一位法国医生称这个问题为"治疗的冷酷无情"[18]。具有讽刺意味的是，在致力于维持生命的过程中，医疗保健已经成为一种结合了仁慈、冷漠和技术成就的现代折磨形式的典型象征。技术医学没有让人产生信任，反而让人们焦虑于为自己做选择的能力。

　　倡导病人权利的人在论述自己的理由时，既出于对穷人的关注，也出于对上述问题的关注。这样做，他们对医生角色的特权提出了激进的质疑。隐含的观点是医生和病人的利益经常发生分歧，因此病人需要保护，尤其是在医学研究和使用实验性技术（如精神外科）方面。一些医生并不喜欢这种不信任的信号。1977年，一位外科医生在解释他为什么反对审查委员会监督精神外科病人的选择时说："我愤慨，而且非常愤慨的是，在过去七年里一直流行的观点是病人必须受到保护，免遭医生的伤害。这对我来说是一个非常非常可怕的想法。当你生病时，你能得到的最好的保护就来自你的医生。"[19]

然而这正是许多美国人不再相信的。大卫·罗斯曼写道，自进步主义时代以来，改革者的假设一直是，包括医生在内的专业人士会为其依附者的利益行事；因此，改革者愿意在监狱和医院等机构给予专业人士广泛的自由裁量权。到20世纪70年代，改革者对专业人士及其监管的慈善机构产生了强烈的怀疑。[20] 从这种不信任中产生了各种限制专业自主权和权力的法律保障。由此还产生了一个相关的运动，也就是对依附者的"去机构化"，和重要生命事件（如分娩和死亡）的"去医疗化"。人们对临终关怀和在家分娩的兴趣，至少部分是因为人们想摆脱专业控制和医院的冷漠环境。在批评者看来，医院已经成为一个医学控制的场所，唯一的逃脱办法就是将"病人"转移到一个医疗权威处于次要地位的环境中。

也许没有什么比女性运动更明显地显示出对专业统治的不信任了。女权主义者称，作为病人、护士以及在医疗保健中的其他角色，女性参与医疗决策的权利被家长式作风的医生剥夺了，这些医生还拒绝与她们分享信息或认真对待她们的智力。她们反对说，大部分被当作科学知识的东西都是性别歧视的偏见，而男性医师不让女性进入医学院以及压制产婆等替代从业者，从而剥夺了她们的行医能力。

女权主义医学运动的最直接后果是进入医学专业的女性人数急

剧增加。迟至 1970 年，只有约 9% 的医学生是女性；到 20 世纪 70 年代末，这一比例已经超过 25%。但是和数字的变化一样惊人的是意识的变化。老一代的女医生觉得自己有义务在男医生制定的标准下证明自己。更年轻一代的女医生要求男医生改变他们的态度和行为，并改变一些体制做法，以适应她们作为女性的需要。[21] 在这里，新的权利意识侵入医学的大本营，并坚持改变专业行为方式和行医的规则。

女性运动中更激进的人士认为，女性必须将医学掌握"在自己的手中"。1969 年，芝加哥妇女解放联盟（Chicago Women's Liberation Union）的成员组织了一个堕胎地下转诊服务。接着，几位妇女学会了如何自己实施这一手术，到 1973 年最高法院宣布堕胎合法时，她们以每周五十台手术的速度实施堕胎手术，费用远低于私人堕胎医生的收费。70 年代初，妇女团体也开始学习妇科的自我保健，并鼓励非专业产婆的复兴。女权主义者认为，医疗保健需要去神秘化，女性的生活需要去医疗化。她们坚持认为，分娩不是一种疾病，正常分娩不需要住院，也不需要产科医师的监管。[22]

围绕在家分娩的斗争是医学专业和女性运动之间最为激烈的斗争之一。虽然没有哪个州禁止在家分娩，但美国妇产科医师协会（American College of Obstetricians and Gynecologists）积极劝阻这种做法，称其极度危险。一些在紧急情况下提供后援，因而参加在家分娩的医生面临失去医院使用权，甚至吊销行医执照的威胁。加利福尼亚州的一些产婆因无证行医而被起诉。[23]

女权主义的发展与更广泛的带有政治色彩的反主流文化治疗实践的复兴有关。民间的、非西方的和全新的疗法不仅收获了客户，而且还令人惊讶地获得了尊重，这部分是因为它们属于一个更广泛的文化和政治运动。许多反主流文化的新疗法都属于"整体医学"类目，并标榜自己是一种人道的替代方案，可以替代一个过度技术化的、以疾病为导向的、冷漠无情的医疗体系。正如 19 世纪的大胆医疗产生了治疗异议者，20 世纪过于技术化的医学也引来了新的异议者。19 世纪的批评者呼吁医学知识的民主化（"每个人都是他自己的医生"），新的自我保健倡导者也是如此。

治疗异议者在政治上还和右翼存在关联。试图让据说可以治疗癌症的苦杏仁苷合法化的运动与反对联邦政府干预私人事务的保守组织有关系。和左派一样，他们也认为医疗实践的内容充满了政治意味。

左翼健康权利倡导者认为存在同一条主线，将全民医疗保险、社区参与卫生中心及医院的理事会，以及个体患者参加自己的治疗和进行自我治疗的权利联系在一起。问题根本上在于医学专业的统治地位，而他们的目标是增加消费者的权力。这种对医学的新意识形成了新的学术发展。在医学伦理学、医学社会学和医学史领域中，主流的一致声调开始发生变化。这些领域的许多传统著作即使不是由医生自己书写，也是从医生的角度书写的。在过去的十年中，哲学家、律师、社会学家、历史学家和女权主义者对医疗保健产生了新的兴趣，他们越来越多地把医学专业描绘成一股支配的、垄断的、自私自利的力量。医生曾经是英雄，现在已成为反派，专业人士和这些领域的老学者对新作品的不满情绪越来越强烈。

这种思想上的转变反映了整个社会对医学日益加深的矛盾心理。尽管美国人表示信任自己的私人医生，但他们敌视作为一个阶层的医生。想要从医的人依然很多，但现在这么做的人会遇到很大的敌意。这种矛盾心理在病人权利和妇女运动中表现得很明显，他们既要求有获得医疗的权利，又要求有在对抗医学权威时受到保护的权利。

权利的泛化和对医学权威越来越强烈的矛盾心理共同形成了要求政府干预的压力。倡导精神病患者、残疾人和其他病人权利的人提出新法案，寻求诉讼，要求更多的监管。在 70 年代，这些团体的鼓动也让简单地通过削减公共支出来解决成本问题变得不可能。越来越多的人接受了同等地获得医疗保健是一项权利，这意味着成本控制必须建立在医疗保健系统的内部。如果医疗保健是一项权利的话，那么结构性的改革是必要的。

保守派对改革的吸收

20 世纪 70 年代初，美国医学在政治上同时受到两方面的压力，一面是政府和企业对高成本的关注，另一面是抗议运动和自由派对医疗保健中的平等和参与的要求。这两类批评者都同意医疗保健正处于危机之中，并且都把责任归咎于医学专业。1970 年《财富》杂志的一位作者说："医生创建了这个系统。医生运行这个系统。他们也是系统改进最难以克服的障碍。"[24] 这是健康权利倡导者极力赞同的观点。

两类批评者都同意，改革需要扩大政治边界。尼克松政府的卫生教育福利部副部长约翰·维尼曼（John G. Veneman）在 1971 年 6 月 3 日的新闻发布会上简明扼要地指出："过去，有关提供医疗保健的决定在很大程度上由专业人士做出。现在，这些决定将主要是政治性的。"[25] 健康权利倡导者也非常同意这种看法。

注重效率的批评者和注重权利的批评者从不同的方向提出了许多相同的改革提案。自由派长期以来一直支持预付费团体执业计划，支持广泛使用包括执业护士和医生助手在内的医疗团队，支持对专业人士的表现进行审查，以及支持卫生规划作为改善医疗服务的方法。70 年代早期，保守派也开始采用这些主意作为削减成本的手段。自由派还认为，改革可以带来资金节余，但希望利用这笔节余实行普遍而全面的医疗保险。虽然没有就改革的目的达成共识，但自由派和保守派在许多手段上达成了一致。

在尼克松政府的早期，即 1969 年至 1971 年期间，政府为反对"伟大社会"的各种社会项目进行了顽强的搏斗，但当时的政治气候仍以自由派为主。民主党以较大优势控制着国会，而政府通常处于回应自由派的倡议的位置。尼克松不是一位教条的保守派。尽管"伟大社会"项目的大幅削减造成了这种印象，但在尼克松政府主持下，联邦预算开始从国防转向社会支出，《社会保障法》大幅扩张，在环境、健康和安全方面出现一波立法浪潮，还接受了人口规划等其他被自由派政府看作太具争议性而无法实施的想法。总统关于最低收入保障的提议尤其不符合共和党的传统哲学，他对工资物价的控制和对中国开放也是如此。尼克松接受了凯恩斯的宏观经济管理的想法。在从越南战争到水门事件的不断围攻下，总统竭力发起进攻，他吸收并重塑了自由主义思想。这正是医疗保健中发生的事情。

事实上，20世纪70年代的医疗保健政策是保守派吸收改革的典型例子——以及随后保守派自己又否定了改革。

1970年，医疗保健领域的自由派新方案是由参议员爱德华·肯尼迪和密歇根州众议员玛莎·格里菲斯（Martha W. Griffiths）提出的卫生保障计划。卫生保障计划呼吁建立一个全面的免费医疗保健项目，用一个单一的联邦政府运营的医疗保险体系取代所有公共和私营的医疗计划。虽然它不涉及任何设施的国有化，也不要求医生领薪酬工作，但它将制定一个全国预算，向各地区分配资金，为预付费团体执业计划提供激励措施，并迫使私立医院和医生在预算限制范围内运作。消费者将不用承担共付医疗费。[26]

为了应对爱德华·肯尼迪的政治挑战和成本上升的威胁，尼克松政府在1969年底开始准备制定自己的战略。1969年12月，卫生教育福利部的一位助理部长路易斯·巴特勒（Lewis H. Butler）在给总统助理约翰·埃利希曼（John Ehrlichman）的一份备忘录中写道："最终应该制定某种全民医疗保险，但眼下的问题是培养更多的医生和附属专业人员，并从由医院主导的医疗体系转向某种更高效的医疗体系。"[27]1970年2月5日，巴特勒、维尼曼和几位卫生教育福利部官员会见了小保罗·埃尔伍德（Paul M. Ellwood, Jr.），后者是明尼阿波利斯州的医生，美国康复基金会（American Rehabilitation Foundation）的理事。埃尔伍德多年来一直试图解释自己的观点，即医疗体系改革必须解决医疗体系的"结构性激励"问题。在康复方面，如同其他领域一样，按服务收费的付款方式对让患者恢复健康的医疗机构不利。埃尔伍德认为，资金体系应该奖励健康维护，而预付费全面保健费用可以实现这一目标。因此，埃尔伍德支持发展一些像凯泽计划一样的综合性医疗保健公司，作为按服务收费计划和集中化政府出资的替代方案。在华盛顿的会议上，他首次建议称它们为"健康维护组织"（Health Maintenance Organization）。联邦政府可以从联邦医疗保险和联邦医疗补助所囊括的服务开始预付费用，然后利用其资源来刺激预付费计划的发展。巴特勒立即支持这个想法，但不希望联邦政府过窄地规定这些组织的范围。"健康维护战略"——它很快被这么称呼——的吸引力在于，它不要求一个新的政府官僚机构和大量的公共支出，而是呼吁刺激私营企业的主动性。埃尔伍德的同事于次月准备的一份提案将这种健康政策定义为在"很大程度上自我监管的健康维护行业"和"通过监管、投资和规划而持续或不断增加的联邦政府干预"之间做出的选择。[28] 用这样的话来描述之后，健康维护组织对共和党人来说就很是说得通了。

联邦官僚机构起初对健康维护战略并不热心，它必须在总统的助手那里与各种其他提案竞争。但是白宫在 1970 年 3 月批准了这一计划，卫生教育福利部长罗伯特·芬奇（Robert Finch）宣布，政府将寻求立法授权，以在联邦医疗保险和联邦医疗补助下增加健康维护组织的选项。同年 6 月埃利奥特·理查森（Elliot Richardson）接替芬奇担任部长后，成为该计划最坚定的倡导者。那年晚些时候，他甚至在国会批准新立法之前就决定开始推进一项启动健康维护组织的计划。政府将使用其他项目下已有的资金。

到 1970 年底，政治压力已经大到要求国会对总统所描述的医疗保健行业的"大规模危机"做出公开回应了。肯尼迪参议员以医疗保健为国内政策的重点，在全国各地举行有关"医疗保健危机"的公开听证会。1969 年 9 月，全国州长会议以压倒性多数通过了纽约州州长纳尔逊·洛克菲勒（Nelson Rockefeller）提出的全民医疗保险提案。1970 年，参议院财政委员会以 13 票对 2 票通过了一项由其主席罗素·朗（Russell Long）提出的《社会保障法》修正案，为"灾难性"的医疗保健支出建立一个全国性的保险项目。这项议案在参议院中被否决了，但在朗的支持下，很可能在下一届国会获得通过。总统顾问认为，医疗保健是下届选举的一个主要议题。为了寻求一个在政治上有竞争力的战略，白宫授权理查森为次年初的总统咨文起草健康方面的报告，报告将提供一个替代性的全民医疗保险计划，让人们注意到健康维护组织在政府的解决方法中的中心地位。在最后一刻，总统顾问唐纳德·拉姆斯菲尔德（Donald Rumsfeld）提交了一份反提案，提议建立 800 个社区卫生中心，这个想法遭到了拒绝，因为它看起来太像是重回"伟大社会"计划了。

作为替代，1971 年 2 月 18 日，尼克松总统宣布了"一项新国家卫生战略"。健康维护组织将是医疗保健方面的主要创新。尼克松说，传统医疗体系是在"不合逻辑的激励"的基础上"分散地运行"的，医生和医院被鼓励从疾病而非健康中获益。健康维护组织扭转了这种激励制度。总统呼吁国会为新的健康维护组织制订规划拨款和贷款担保。在申请的 4500 万美元拨款中，约有一半将用于医疗服务不足的地区。1971 年，大约有 30 个健康维护组织在运作。政府的目标是到 1976 年帮助建立 1700 个健康维护组织，吸纳 4000 万人。政府希望，到 70 年代末，90% 的人口都能加入健康维护组织。[29]

罗纳德·里根和纳尔逊·洛克菲勒两位州长也采纳健康维护组织为州卫生政策的一部分；商业媒体和商业界赞助的经济发展委员

会（Committee for Economic Development）也称赞健康维护组织的优点。显著的变化发生了。预付费团体执业原本与合作社运动联系在一起，被视为一种乌托邦式的、略带颠覆性的想法。而现在，注重成本的保守派医疗保健批评者将其采纳为一种更有效率的管理方式。他们用合理化和竞争的修辞替代了旧的合作和相互保护的修辞。一个时代的社会化医疗成了另一个时代的公司化改革。

随着支持这个想法的人群发生了改变，想法的内核也发生了变化。尼克松和里根政府都欢迎营利性公司参与到健康维护产业。而这与传统的预付费团体执业倡导者是对立的，也让后者对政府的项目持谨慎态度。此外，"健康维护组织"一词在提出时就故意带有模糊性，它不仅适用于预付费团体执业，也适用于全面的"医疗保健基金会"。这些组织，比如圣华金医疗保健基金会（San Joaquin Medical Care Foundation），从投保人那里收取预付款，然后按规定的收费标准支付给独立医生和医院。*这些基金会通常是由医生在受到预付费团体执业的竞争威胁时建立的，因此自由派认为这是医学专业试图在维系其垄断地位。然而，通过让医生集体承担医疗费用的风险，基金会——也就是今天的"独立执业协会"（independent practice association）——确实让医生有动机去控制资源使用。基金会还制定了系统的同行审查程序，以减少不必要的服务，并规范服务质量。这种控制可能比预付费团体执业更有限，因为它是隔着一段距离实施的。但是由于基金会允许医生留在自己的私人办公室内工作，所以更容易被医学专业接受，而且初建所需的费用也更低。

正如尼克松重塑了自由派关于预付费团体执业的想法，他也重塑了全民医疗保险。他于 1971 年 2 月宣布的提案要求雇主根据《全民医疗保险标准法》（National Health Insurance Standards Act）提供最低限度的一整套医疗保险福利。提案还要求建立一个由联邦政府运行

---

* 关于圣华金计划，见下部第二章。

的家庭医疗保险项目（Family Health Insurance Program），为低收入家庭提供最低福利包。同时，政府还要求削减联邦医疗保险的支出，以支付部分增加的费用。反对人士被激怒了。他们表示，强制雇主计划会为私营保险业带来一笔"意外之财"。政府只会为穷人提供二等标准的保险，并实际减少一些州对穷人的保险。而且整个计划仍会让2000万到4000万人被排除在外，得不到任何保险。

在尼克松1971年的全国卫生"战略"中，争议最小的部分是呼吁增加医生的供应和改变资助医学院的方法。卡内基高等教育委员会（Carnegie Commission on Higher Education）的一份报告很大程度上影响了政府，报告敦促以"人头补助金"（每位学生有多少钱）的形式给予医学院更多的支持，并为增加的入学人数提供奖金。1971年，国会在修订后的《卫生人力法案》（Health Manpower Act）中引入了人头补助金。[30]

美国医学会对这些事态发展并不满意，特别是关于健康维护组织得到的支持，对此它公开表示遗憾，并私下试图扭转这一局面。但它这时正试图改善自己"负面"形象。1971年，由于年轻医生拒绝加入，美国医学会会员人数在半个世纪以来首次降至只占整个行业人数的50%。激进的医生建立了一个与之竞争的组织，人权医学委员会（Medical Committee for Human Rights），当时拥有7000名会员。[31]美国医学会的领导人采取了更倾自由派的公开立场，宣称关心穷人，并呼吁注重家庭医学。美国医学会自己的医疗信誉（Medicredit）全民医疗计划为购买私营保险提供税收抵免。这个计划纯粹是一种补贴，而且是一种有限的补贴，没有进行任何成本控制。美国医学会主席在1970年说："医学会不应该只关注其成员的私人利益。它应该也确实在关注一些社会问题，如性教育、酗酒、空气污染……"[32]美国医学会下一年的主席沃尔特·博内梅耶（Walter Bornemeier）呼吁该组织支持街区卫生中心，那里医生可以选择按服务收费、接受工资或按人头计费，他说："如果我们能让全面的医疗保健回到人口中心地区，也就是街区，并且每周 7 天每天 24 小时提供医疗保健服务，民众会告诉国会，目前的体制不需要重组。"[33]

然而，这些对公众舆论的让步疏远了顽固的保守派，他们认为美国医学会已经出卖了其成员。在接下来的几年中，随着政府干预的加强，美国医学会内部的右翼抗议活动也在增加。

在成本上升的推动下，州政府率先加强了对医疗保健行业的监管。1964 年，纽约州首先对医院和养老院的资金支出进行监管，但很少有其他州效仿，直到 20 世纪 60 年代末联邦医疗补助的支出飙升，各州议会才被迫采取行动。到 1972 年底，20 个州要求医疗机构（通常是医院和养老院）在建设项目和其他大型资本投资方面必须获得州政府的批准。尽管各州政府将批准这些"需求证明"的权力交给了州委员会，但它们通常还赋予地方规划委员会在审查过程中的咨询角色。在许多州，这是规划部门和监管部门第一次发生关联。[34]

州议会的兴趣显然在成本控制。然而，需求证明的想法主要来自美国医院协会及其州立附属机构。这些医院急于避免其他形式的控制，它们肯定会从这类监管造成的竞争限制中得到好处。持反对意见的是营利性医院、养老院和一些州医学会，后者反对医生以外的任何人监管医疗服务。然而，州政府官员、劳工和企业都承认资本管制将是一种有效的成本控制手段。根据当事人的普遍看法，也就是所谓的罗默法则（Roemer's Law）*，医院的床位将被尽可能地利用，因此调节床位提供程度是降低成本最有效的方法。

除了监管资本投资外，一些州还颁布了法律来审查和规范医院费率。这些法案的覆盖范围不同，一些只覆盖向联邦医疗补助受益

---

* 加州大学洛杉矶分校罗默等人根据统计研究总结的一种统计关系。罗默等人在研究医院费用与床位供给的经验关系时发现，每千人床位数和每千人住院天数之间呈正相关关系。这似乎意味着床位供给的增加导致床位使用的增加。——译者注

人收取费用的费率，而另一些则覆盖所有患者的费率。纽约州于
1971 年开始控制医院费率。另一些州在接下来的两年里通过了相关
立法，但强制性费率监管直到 1975—1976 年度才真正开始实施。又
一次，监管主要不是自由派引入的，例如，新泽西州和康涅狄格州
这两个采纳了强制性管控的州的州长都是保守派共和党人。[35]

最严厉的物价监管也出自共和党，1971 年 8 月，尼克松总统强
制实行了全面的工资物价冻结方案。在当年 12 月份修改后，该方案
对医疗保健进行单独处理，将医生费用的年增长率限制在 2.5%，医
院费用的增长率限制在 6%（大约是冻结前医疗保健通胀率的一半）。
1973 年 1 月其他物价管控被取消，只保留了对医疗保健、食品、石
油和建筑业的管控。维持对医疗保健物价管控的决定反映了人们对
医疗行业的结构性缺陷的担忧，这些缺陷可能会再次引发严重的膨
胀。这又一次涉及国家的特殊利益：卫生支出占联邦预算的比例从
1965 年的 4.4% 上升到 1973 年的 11.3%。[36]

1972 年，联邦政府也开始监管医疗保健资本和医疗实践。作为
《社会保障法》修正案的一部分，国会授权卫生教育福利部可以拒
绝对一些医院和养老院进行完全的联邦医疗保险赔偿，如果后者进
行了未经规划机构批准的资本投资的话。

在同样的修正案中，国会创建了一个新的系统，用于控制由联
邦医疗保险和联邦医疗补助提供资金的服务。最初的联邦医疗保险
法要求医院设立医务人员委员会，以审查服务是否确实必要。但
是，这些进行"利用审查"的委员会没有正式的评估标准，没有拒
绝付款的权力，也没有什么发挥作用的动机。1969 年 10 月，尼克
松政府提议授权卫生教育福利部任命一个由医生、其他卫生专业人
员和消费者组成的"项目审查小组"，拒绝为不必要的联邦医疗保
险服务付费。美国医学会回应说，该法案赋予卫生教育福利部太多
的权力，这样的审查应该只由医生单独来实施。第二年，美国医学
会提出了一种替代方案，即卫生教育福利部与各州的医学会签订合

同，实施同行审查。这个提议被犹他州的保守派共和党参议员华莱士·本内特（Wallace Bennett）采纳，他在 1970 年 8 月拿出了一份美国医学会计划的修改版本。

本内特参议员提议，卫生教育福利部与只由医生组成的专业标准审查组织（Professional Standard Review Organizations）签订合同，但这些专业标准审查组织不会是州医学会。本内特提议中的专业标准审查组织的模范是医疗保健"基金会"，到 1970 年，这些基金会审查着二十多个州的联邦医疗补助使用情况。它们运用计算机识别出一些与统计标准发生偏差的案例，例如住院时间过长，然后对这些案例进行调查，以确定联邦医疗补助是否被滥用。[37] 本内特被这些项目能够控制成本的证据所打动，他希望在全国各地建立这些项目。美国医学会反对本内特提案中的一些新内容，尤其是关于全国医疗保健规范、政府对病历记录的所有权，以及专业标准审查组织强制要求选择性手术需要预先批准的规定。尽管如此，参议院还是通过了这项法案，不过，该法案在那一年因缺乏时间来解决与众议院的分歧而夭折，而众议院已经通过了政府最初的提案。

当同行审查于 1972 年再次被提出的时候，美国医学会争取到了一些重要修改。全国规范被剔除了，联邦政府不再拥有病历数据，选择性手术的入院前证明将不再是强制性的，并且增加了只有医生才能参与决策的要求。虽然法案的原始版本包括门诊服务，但最终的立法将专业标准审查组织的责任限制在机构服务方面。

尽管美国医学会参与了这个想法的提出，但它的很多领导人都感到愤怒。一位美国医学会领导人称这是美国历史上政府对医疗实践最危险的干涉。另一方面，自由派也反对专业审查标准组织，因为这个项目中消费者的利益完全没有得到体现。拉尔夫·纳德尔（Ralph Nader）的健康研究小组表示，这类似"狐狸看守鸡舍"的情形。该小组指出，在执照委员会和医院审查委员会的例子中，医学专业在监管自己的成员方面并不热心。[38]

然而，1973 年 12 月最终通过的《健康维护组织法》(*Health Maintenance Organization Act*) 引入了另一种形式的联邦监管以援助健康维护组织。法律要求，如果附近有合格的健康维护组织，那么拥有超过二十五名员工的企业必须为员工提供至少一家合格的健康维护组织作为传统保险的替代方案。法律还为发展新健康维护组织提供资助和贷款。要获得认证，健康维护组织必须提供基本服务，不仅有住院、医生服务、急救照护、实验室和诊断服务，还包括精神卫生保健（多达二十次就诊）、家庭保健服务、计划生育、酒精和药物滥用的转诊服务。（还有一份额外的必须以可选形式提供的附加服务清单。）法律不允许健康维护组织提供价格更低、权益更有限的合同以满足低收入工人的购买力。与此同时，法律也没有向这些低收入群体提供援助让他们承担得起高额保费。另外一些规定要求健康维护组织对所有投保人收取相同的"社区"费率，并允许每年至少有三十天对个人开放申请，而无论申请人的健康状况如何。同样的要求没有对健康维护组织必须与之竞争的保险公司实施。健康维护策略的最初理论是为了避免联邦政府的监管而鼓励竞争。然而 1973 年的法律却有可能使健康维护组织成为整个医疗保健行业中受监管最严格的一部分，它们与传统医疗保险的竞争力也大不如前。

1974 年，随着一项新的卫生规划法通过，这一波监管立法的浪潮达到顶点。这项法律源于 1973 年 6 月 30 日到期的大约十三个类别的补助计划。其中包括希尔-伯顿医院补助金、区域医疗项目和综合卫生规划。政府希望这些项目期满终止。在先将其延长一年之后，国会妥协了，认可合并的必要性并同意终止许多项目，一项新的规划法相应诞生。

人们一致认为，卫生规划之所以失败，是因为规划机构无权强制执行自己的决定，并且被医疗服务提供方控制，后者提供了规划机构一半的收入。联邦政府提出的替代方案是向各州提供资金，以建立需求证明和费率设定项目。另一方面，肯尼迪参议员希望将权力赋予消费者控制的独立的地方委员会，由联邦政府提供资金，对联邦政府负责。这些委员会不仅可以审查新项目，而且能够关闭它们认为不必要的医院和养老院床位。在最终的立法中，联邦政府和国会的自由派不仅必须相互妥协，而且还必须向代表医生和医院的游说者妥协，后者阻止了包括费率设定、规划者取消医疗设施认证的权力，以及对医生诊室设备进行监管在内的提议。[39]

　　最终通过的《全国卫生规划和资源发展法》（National Health Planning and Resource Development Act）建立了二百多个卫生系统局（Health Systems Agencies）作为新规划体系的基础，卫生系统局由其所在地区的代表组成的委员会（其中消费者占多数）来运行。但这些卫生系统局没有任何决策权，它们的作用是起草三年的卫生系统规划，审查新项目的提案，向各州提供需求证明方面的建议，向联邦政府提供使用某些联邦基金的建议。所有州都必须通过关于需求证明的法律，并建立州卫生规划和发展局（State Health Planning and Development Agency）和全州医疗协调理事会（Statewide Health Coordinating Councils）。法案还建立了十个区域技术援助中心（Technical Assistance Centers），并在联邦一级设立了新的卫生规划和发展局（Bureau of Health Planning and Development）和国家卫生规划咨询委员会（National Health Planning Advisory Council）。虽然联邦政府不会直接运营地方的卫生系统局，但会为它们的活动提供资金，决定它们的合同是否续签，并为卫生系统局和各州制订的卫生规划建立指导方针。

　　对于提倡一个协调的卫生系统的人来说，卫生规划机构的层级结构就像是未来的全民医疗服务体系的框架。法律似乎断然否定了市场可以自我纠正，以及医生和医院对如何组织医疗保健拥有最终决定权的观点。[40]美国医学会也这么解读法律。美国医学会主席罗素·罗斯（Russell Roth）抱怨说，医生和行政人员"明显降低至从属地位",并提到"医学界的普遍不满",认为他们没有被委任领导工作。在谈到消费者的角色时,罗斯评论道:"坚持要驾驶飞机的乘客叫作劫机者!"[41]

专业标准审查组织法和各卫生规划法明确地将医生的诊室工作排除在监管之外,但它们有可能限制医生在医院等机构中的自由裁量权。医生现在必须关注偏离惯常标准的做法。有了更强大的规划机构,什么是医院的必要资源不再由他们说了算。新的监管也间接鼓励了医院对医生的监管。如果专业标准审查组织拒绝支付不恰当照护的费用,那么即使医生认可了治疗方法,医院也会失去赔偿。美国医院协会的一个委员会指出,"医院因此被迫为在医院执业的医生的行为承担经济责任。医院理事会必须更多地行使法律赋予它们的权力来监督医务人员"[42]。同样,法院越来越倾向于让医院为其雇用的医生的医疗事故负责,这也促使医院加强对医疗实践的监管。医生在医院中曾对行医享有完全的权威,现在这种权威被削弱了。至少在医疗机构中,政府现在关注医生治病时的成本和收益。

20 世纪 70 年代的新的医疗保健规划和监管都与早期的计划大为不同。早期的监管——医生执照制度、医院执照制度以及医院评级机制——都只保证最低质量标准。和 1962 年修订的联邦药品监管法规一样,新的医疗保健监管要求医疗服务必须是明显有益的。战后的规划是为了扩张,而现在的规划旨在遏制。此前,监管和规划之间几乎没有联系,但现在它们正式关联起来了。此外,随着联邦政府试图通过强制要求并资助医疗资本的监管,来加强对各州的控制,联邦计划和州计划也相互关联了。

在联邦政府持续依赖独立的地方准政府机构方面,新的卫生规划和监管与更早的做法类似。(医生在组建专业标准审查组织时有优先取舍权;虽然卫生系统局可能是地方政府单位,但现实中十分之九都是非营利性私法人。)但是,这种组织形式的选择不如国会在没有地方资助的情况下为项目提供资金的决定重要。不仅如此,规划法和专业标准审查组织法都要求制定明确的准则和标准，而不是临时安排的评估。这些都通往对医疗保健实行更大的社会控制。

　　20 世纪 70 年代不断加强的医疗保健监管不符合两种最常见的监管理论，即监管要么是因为生产者想利用国家来排除竞争者，要么是不同情私营企业的自由派发起的。医疗保健监管中的一个独特因素是大部分医疗费用已经社会化了。政府、雇主和商业保险公司都对成本上升和通货膨胀带来的不确定性感到不满。诚然，医院影响了需求证明立法的运动，而医生也被授予了对专业标准审查组织的完全控制权。但医生和医院很快就会发现，这些监管举措叠加在一起远远超出了他们想要的。

　　关于健康维护组织、专业标准审查组织和卫生规划的整个辩论都假设，这些机构将会在控制全民医疗保险的成本方面发挥重要作用。1973 年和 1974 年期间，尼克松政府和国会似乎在政治妥协方面取得了迅猛进展，全民医疗保险计划似乎呼之欲出。1972 年大选后，新任卫生教育福利部长卡斯珀·温伯格（Caspar Weinberger）呼吁对尼克松政府之前的医疗保险计划进行复审。温伯格因为大幅削减预算而得到"小刀卡普"（Cap the Knife）的绰号，令人惊讶的是，温伯格决定支持一项大幅扩大的保险计划，以取代卫生教育福利部正在运行的众多分类拨款项目。新计划将覆盖所有人口，并提供比政府 1971 年曾提供的更全面的福利。又一次，它将通过私营保险公司为就业者提供保险，为其他人口建立单独的政府运营计划。但这一次两者之间的最低福利没有差别。病人将支付 25% 的医疗费用，上限是每年 1500 美元。尽管尼克松内阁几乎所有成员都表示反对，总统还是批准了这项计划。在 1974 年 2 月 6 日的国会咨文中，总统将全民医疗保险描述为"在美国实行的时机已经成熟"。温伯格在第二天的新闻发布会上被问及全民医疗计划的成本——据估计大约和肯尼迪的一样高——时，他回答说："我认为总成本并不是特别大。"[43] 这对于这位部长来说是一种不寻常的态度。国会中很多人都小肚鸡肠地怀疑尼克松这是在转移人们对水门事件的注意力。

与此同时，肯尼迪参议员和威尔伯·米尔斯众议员一道支持一项计划，该计划允许私营保险公司担任财政中介，从而保持一定的面子，当然这样做也有可观的回报率。与政府的法案一样，肯尼迪-米尔斯计划要求 25% 的共付医疗费；任何个人或家庭在任何一年需要支付的费用都不会超过 1000 美元。6 月，肯尼迪参议员宣布，"新的妥协情绪正在酝酿中"，并暗示法案可能在秋季前提交到总统办公桌。[44]

然而，工会和自由派组织都拒绝接受任何妥协并坚持最初的卫生保障计划。全民医疗保险委员会（Committee for National Health Insurance）的理事预测水门事件后自由派将在 1974 年选举中大获全胜，他宣布："今年我们不会采取行动，因为我们需要一个不会否决的国会让法案绕过尼克松。"[45] 商业医疗保险公司同样预测将会出现一个自由派占多数的国会，它们试图让朗参议员的"灾难性的"保险计划的一个修改版本获得采纳。具有讽刺意味的是，现在角色反过来了，保险公司急于通过法案，而工会却想再等等。没有工会的支持，肯尼迪试图达成的妥协就不可能实现了。尽管全民医疗保险面临的反对已经"冰消瓦解"了（用经济学家爱丽丝·里夫林 [Alice Rivlin] 的话来说），但没有一项提案能获得多数支持。[46]

如果政府计划上的名字不是尼克松，并且时间也不是水门事件发生的那一年，那么美国也许 1974 年就有了全民医疗保险。但是，如果没有水门事件，尼克松也不可能批准一项几乎所有内阁成员都认为草率的法案。很快，不仅尼克松，而且米尔斯众议员也在丑闻中结束了他的政治生涯。这是 20 世纪 70 年代最后一次此类项目还真正有过的机会。保守派对改革的吸收就在距全民医疗保险通过一步之遥时戛然而止了。

封闭社会中的卫生政策（1975—1980）

受阻的道路

当一系列眼花缭乱的监管终止时，联邦政府发现自己陷入了困境。1971 年至 1974 年间，国会通过了大量复杂的立法。这些法律特别详细，因为民主党不愿放手给尼克松政府太多的自由裁量权。有些法律在通过过程中做出了很大的妥协，最后几乎就不可行。每一部法律都引发了耗费数年才得以解决的部门间分歧和诉讼问题。与此同时，法律实施后收效甚微，这传达给人的印象是改革失败了。

1974—1975 年度，严重的经济衰退加上飞涨的通货膨胀，遏止了扩大医疗保健和其他社会项目的新举措。在整个发达资本主义世界，能源危机以及随之而来的经济发展放缓都带来了对福利国家的强烈反对。而在美国，这场危机也是政治上的分水岭，标志着战后政府社会津贴的不断增加停止了。

406
通货膨胀率的上升在医疗保健方面尤为急剧。1974 年 4 月 30 日，医疗行业的物价管控终于解除，比其他行业的物价管控多维持了一年多。自 1971 年 8 月以来，医疗服务价格的年增长率一直保持在 4.9%，而其他服务的价格年增长率为 5.2%。然后，就在 1974 年的最后 8 个月里，医疗服务的通货膨胀年增长率高达 12.1%（相比之下，其他服务业为 9.5%）。1975 年，医疗服务的膨胀率继续比全部经济的 6.8% 的通货膨胀率高出大约 3 个百分点。1976 年，工资与物价稳定总统委员会（President's Council on Wage and Price Stability）发出警告，卫生部门的通货膨胀正在"对整个经济产生严重的不良影响"[47]。

20 世纪 70 年代初，不断上升的费用让政府改善民众获得医疗服务的机会显得尤为紧迫，而现在这种上升的费用让这样的做法更为冒险。效率和再分配一直在医疗保健政治中受到同等的关注。但渐渐地，政治考虑越来越多地只关心成本控制了。

1974 年以后，尽管民主党在国会中占据优势，但是经济衰退和通货膨胀的双重影响使全民医疗保险运动无望地陷入停滞。1974 年 8 月 12 日，福特总统第一次在国会发表讲话时，要求通过全民医疗保险。但是在 1976 年的国情咨文中，他以这将令通货膨胀恶化为由撤回了政府计划。私下里，包括财政部长威廉·西蒙（William Simon）在内的经济顾问认为，全民医疗保险将是"一场可能导致国家破产的彻底的灾难"[48]。

看起来无法遏止的政府津贴计划的增长使国会对进一步增加政府责任的计划犹豫不定。到 1977 财政年度，联邦医疗保险和联邦医疗补助的支出是三年前的两倍。[49]这种惊人的增长让可自由裁量的医疗保健项目只拥有很少的资金，其中一些项目旨在更有效地组织医疗保健。在 70 年代初期，不断上升的成本曾推动卫生政策向前发展。现在，用卫生教育福利部的一位官员的话来说，这些成本在推动政策的同时，也在使政策陷入瘫痪。

在联邦卫生行政系统中，政府津贴计划耗费了资金，而监管政策的制定则耗费了时间。卫生教育福利部几乎花了近两年的时间才出台了拟议中的专业标准审查组织项目下的利用审查条例。健康维护组织法的一项模糊条款引发了卫生教育福利部和劳工部就集体协商权问题的长期分歧；过了两年，卫生教育福利部才得以发布双重选择法规，使得健康维护组织能够为已获得作为附加福利的医疗保险的雇员提供服务。直到 1977 年 9 月，在《全国卫生规划和资源发展法案》签署为法律超过两年半之后，卫生规划指南才发布。而且，指南发布激起了一场农村地区的抗议风暴，在那里人们认为他们的医院可能处于危险之中。

在卫生改革中，一个鲜为人知的自然法则似乎在规定每向监管迈出一步，都必须向相反方向的诉讼迈出一步。美国内科医师与外科医师协会（Association of American Physicians and Surgeons）是美国医学会的一个右翼派别，它就专业标准审查组织的合宪性起诉了政府。当拟议的利用审查条例出台时，美国医学会本身也提起了诉讼。它再次提起诉讼是为了阻止卫生规划法的实施。美国医学院协会起诉了强加给医学院的法规。这些诉讼并没有扭转加强监管的趋势，但使它放缓了脚步。

监管之外的另一种选择应该是由健康维护组织的兴起带来的竞争。但是，在卫生产业领域的创新遇到巨大的结构性障碍和政治障碍之前，健康维护组织战略已经难以为继。除非逐渐削弱私人执业者的自主权和权力，尼克松政府最初设想的那种剧变不可能实现。医生感到了直接的威胁，同时美国医学会开展了一场反对该项目的声势浩大的运动，以阻挠国会通过立法，并说服白宫削减相关计划。其他的一些事态发展推迟了此项目。国会委员会主席对理查森部长决定在未经授权的情况下继续实施该项目感到不满，在 1972 年春季要求停止对健康维护组织项目的进一步拨款。理查森离开卫生教育福利部是一次严重的打击，他的继任者卡斯珀·温伯格将健康维护组织视为众多示范项目之一。国会同意将健康维护组织仅作为一项试验采纳，而不是如同政府最初提出的那样是一个长期战略。

进行试验的方式可能会严重影响它们的成功与否。1973 年的《健康维护组织法》就是如此。国会最初的法案有两种方案。第一种基本规定对健康维护组织提供高额补贴并提出高要求；第二种则规定低补贴和低要求。这两种方案可能都比最终的立法更可行，因为最终的立法规定了低补贴和高要求。最初通过的法案要求合格的健康维护组织提供一个范围广泛的最低限度服务、开放申请和社区统一费率，并承担复杂和昂贵的新的行政管理任务。正如我所指出的，这些要求让健康维护组织无力与传统保险业竞争。而开放申请的要求则让这些计划无法审慎地控制自身的增长率。

这部法律的直接影响是破坏性的。双重选择条款的本意是让健康维护组织获得消费者，但在短期内产生了相反的效果。在卫生教育福利部发布最终法规之前的两年里，雇主推迟了与健康维护组织做出任何安排，因为不确定哪些计划符合法规要求。对健康维护组织的限制性定义让此前于 1972 年年中停止的健康维护组织援助计划无望复苏。一些拨给计划的资金只能退还给财政部。最重要的是，政府对一项引发了很多政治反对，而且似乎不能立即带来多少回报的举措失去了兴趣。

健康维护组织花费数年时间才发展起来。它们需要资本以及受过训练的职业经理人的大量注入。然而无论是资本还是管理技能，都不容易获得。即便是在最有利的条件下，一个新兴行业里的某些事业也会失败。健康维护组织也不例外。此外，大部分医院和医生对创设健康维护组织或看到它们成功，没有特殊的兴趣。在有些情况中，他们甚至表现出直接的敌意。考虑到联邦立法的矛盾要求、卫生教育福利部的微弱努力、启动新商业组织的内在风险，以及医疗行业在创建健康维护组织或与它们合作方面的缺乏动力，健康维护组织在 70 年代的缓慢发展就不令人意外。不过，连同监管与规划项目的缓慢进展，未将服务送达的卫生系统似乎是卫生保健服务系统改革行不通的又一项证据。

疑虑的泛化

20 世纪 70 年代中期，对医疗保健的批评有了新的方向。批评者不再只质疑住院治疗和手术是否过度，而是开始询问医疗保健是否对整体社会健康状况产生了任何影响。19 世纪的治疗虚无主义——现有的药物和疗法都是无用的——以一种新的形式复活了。现在整个医疗系统的净效益受到了质疑。[50]

突然笼罩医疗保健的疑虑反映了对社会服务的价值更广泛的怀疑。学校和医疗保健一样，也是被怀疑的对象。改造罪犯的努力也

409 被质疑。在每一个案例中，批评既来自左派也来自右派。激进派一般会指责社会服务——学校教育、罪犯改造、医疗保健——基本上是社会控制的形式。而保守派反对政府管理范围的扩大。一些实证研究放大了这些批评，这些研究质疑学校教育对经济状况的长期影响、罪犯改造对前犯罪分子的长期影响，以及医疗保健对健康的长期影响。经济学家论辩说，不断增长的社会投资根本无利可图。

对医疗保健的攻击始于20世纪60年代对精神病学和精神病院越来越多的批评。托马斯·萨兹（Thomas Szasz）和欧文·戈夫曼的著作，以及一些书籍和电影，例如《飞越疯人院》，都把医疗机构的精神病治疗描述为治疗性压迫的工具。激进派说精神卫生项目把对社会的不满引导为自我谴责，并给"有权与众不同"的人贴上"偏离正轨"的标签。社会科学家的实证研究对心理治疗的长期有效性表示怀疑。遗憾的是，精神分析很难经得起成本效益分析的检验。精神病学在60年代被视为政治上无关紧要，在70年代被认为成本效益低，精神科医生经受着来自四面八方的抨击。

对精神病学的批评蔓延到整个医学领域。人们早已知道，医疗保健对死亡率的影响相对于环境或社会行为来说较小。尽管如此，20世纪70年代中期忽然有很多人同意，美国人从越来越多的医疗保健投资中得到的回报正在递减。观点不同的知识分子和政策制定者突然意识到，这就是对一直希望扩大医疗保健覆盖面的人的回答。"花在医疗保健上的1美元——或10亿美元——在改善健康方面的边际价值将接近于零，"新保守主义者亚伦·维尔达夫斯基（Aaron Wildavsky）在一篇巧妙的文章中写道，这篇文章名为《做得更好，感觉更糟》（*Doing Better, Feeling Worse*），后来洛克菲勒基金会赞助的一本关于医疗保健的重要著作标题就来自这篇文章。在书里，基金会主席约翰·诺尔斯（John Knowles）呼吁人们重视改变不健康的个人行为。[51] 这一时期另一本具有象征意义的书《医疗报应》（*Medical Nemesis*）中，激进的社会批评家伊凡·伊利奇（Ivan

Illich）认为医疗保健引起的疾病比治愈的疾病多，而如果人们把他们自己从对整个有害的现代医学机器的依赖中解放出来，他们会更健康。[52] 经济学者维克托·富克斯（Victor Fuchs）没有这么极端，但论调类似，他认为医疗保健在 20 世纪早期曾经对健康做出过贡献，但是现在，更多的医疗保健不再降低死亡率，也不会降低患病风险。[53]

具有讽刺意味的是，得出这些结论的时候，美国正在卫生方面取得非凡进展。从 20 世纪 50 年代中期到 1968 年，标准化死亡率一直相对稳定。这一时期进步寥寥，似乎证实了对医疗保健的价值的怀疑。但是从 1968 年到 1975 年，死亡率下降了 14%，每年每十万人中死亡人数从 747 人降到 642 人。大卫·罗杰斯（David E. Rogers）和罗杰·布伦登（Roger J. Blendon）指出，"这样的下降率在本世纪是前所未有的"[54]。在导致死亡的 15 个最大原因中，有 10 个导致的死亡率已经下降，凯伦·戴维斯和凯茜·舍恩提出，死亡率已下降的致死原因对医学治疗更敏感，而没有下降的，比如凶杀、自杀和肝硬化，对社会病理学最敏感。心脏病死亡率在 15 年里下降了 23%（从 1963 年到 1968 年间下降了 5%，到 1975 年又降了 15%）。1960 年到 1975 年间，婴儿死亡率下降了 38%（每千名活产婴儿中婴儿死亡人数从 26 人降至 16 人），而产妇死亡率下降了 71%（每十万名活产婴儿中产妇死亡人数从 37.1 人降到 10.8 人）。对一些引入了街区卫生中心或其他项目以改善产前、儿童和孕产妇保健的特定地区的研究表明，这些服务确实起到了作用。[55] 毫无疑问，改善部分来自医疗保健以外的其他措施，比如新的环保法规带来的污染控制，食品券计划带来的营养改善。目前还没有人梳理出不同变量的相对影响。此外，大部分医疗保健所做的不是挽救生命，而是减少伤残、身体缺陷和减少对经验本质的困惑。这些恢复职能和教育职能构成了大多数医生的日常工作，但新的治疗虚无主义不愿承认这些有任何价值。人们过去曾不加分辨地把因其他原因取得的健康成就归功于医学，现在开始一股脑地贬低医学，而没有更慎重地考虑它带来的好处。

如果说 70 年代的第一个启示是存在一场"医疗保健危机"，那么第二个启示就是医疗保健几乎不影响健康。第二个启示显然使第一个启示显得不那么重要。在其他领域也一样，疑虑的泛化也破坏了权利的泛化。毕竟，只有在分配或再分配的东西真正有价值时，分配公平才迫于道德压力成为一个需要关注的问题。如果它对人类福祉无关紧要或有害，那么穷人没有它会过得更好。而这就是伊利奇的结论，他写道，让下层阶级得到更多的医疗保健，"只会让医学的幻想和侵权行为分发得更加平等"[56]。

411　　　承认医疗保健对健康的作用有限并不必然导致保守派的政治观点。虽然它鼓励对医疗保健持更保守的看法，但也鼓励对公共卫生持更自由派的观点。不过，新治疗虚无主义对卫生政策最直接的政治影响是让人更加关注成本控制。如果改善获得医疗保健机会的理由已经变弱，削减开支的理由则比以往任何时候都更加充分。因此，思想潮流的改变和黯淡的经济状况正好相辅相成。二者一起在通向全民医疗保险的道路上设置了两个巨大的路障。

自由派的僵局

20 世纪 70 年代后半段的医疗保健政策反映了社会中普遍存在的政治僵局。在医疗保健领域，正如在能源政策和经济政策领域一样，利益的对立非常严重，让人无法采取几乎任何连贯的行动——无论是保守的还是进步的。虽然自由派可以维持旧的计划，但无力发起新计划，也不能让旧计划良好运作。直到 1976 年，似乎是共和党总统和民主党国会之间的分歧阻碍了对国家的社会和经济问题做出任何有效的政治反应，但 1976 年民主党总统的当选并没有结束僵局。吉米·卡特以局外人的身份当选，无法在关键的国内问题上得到本党控制的国会的合作。尽管民主党人占据主导地位，但政治气候正变得更加保守；从某种意义上讲，这种情况与 70 年代初的情况正好相反，当时共和党人不得不对自由派的共识做出回应。随着通货膨胀和能源问题日益成为关注的焦点，民主党领导层开始认为任何进一步的自由派举措都是不切实际的。各种争取公民权利和社会权利的运动越来越不被视为正义事业，而是被视为特殊的利益集体——如奶农或制鞋业——的事业。然而，民主党人和这些利益集体绑定了。处于日益严重的通胀阴影下，民主党被一些相互冲突的压力分裂了，在医疗保健领域以及其他领域都无法采取有效行动。

候选人吉米·卡特在竞选活动中，为了急于获得工会的支持，一度承诺要实行全面的全民医疗保险计划。但是成为总统的卡特并不急于向前推进该计划，因为预算压力，也因为保险计划可能会破坏他的抗通胀努力。在卡特政府最初的两年中，政府让医疗保险计划在福利改革和医院成本控制提案的面具下得到支持。卡特的经济顾问一如福特的经济顾问，力劝总统推迟或完全取消医疗卫生计划。

卡特就任总统后不久，他和肯尼迪参议员之间就出现了分歧。卫生教育福利部新任部长约瑟夫·卡利法诺（Joseph A. Califano, Jr.）表示，一项计划至少需要一年时间准备。"问题不在于一个新计划，"肯尼迪告诉卡利法诺，"我们已经有一个努力多年的计划。我们需要的是政治谈判。"肯尼迪还极力反对总统在几年内逐步实施一项计划的意愿；肯尼迪认为，当全民医疗保险起步时，必须对该制度进行全面的改革。[57]

卡特政府和肯尼迪都认识到，任何扩大医疗保险的计划都必须同时让成本得到控制。公共和私人第三方支付方已经在不同程度上覆盖了 90% 的人口，全民医疗计划的问题在于如何完成一个进行中的旅程。全民医疗保险并不必然让美国人比现在花费更多。美国在医疗方面的花费占到国民生产总值的 8% 以上，已经超过了大多数其他拥有全面的全民医疗计划的国家。20 世纪 70 年代初，当加拿大推出全面医保计划时，它在医疗保健方面的支出与美国相当——约占国民生产总值的 7.3%。等到 70 年代末，美国的医疗支出接近（后来超过）国民生产总值的 9%，而加拿大的医疗支出仍稳定在 7.5% 左右。美国维持其分散的、以成本为基础的赔偿制度，而加拿大各省则通过与医疗保健提供方谈判确定费率来控制成本。[58]

然而，在美国的公共辩论中，一个固定的先入为主的观点是全民医疗保险意味着庞大的新支出。尽管并不必然会产生额外费用，但确实很可能发生，因为国会可能无法采取必要的机构性改革来控制支出，也就是说，控制医疗保健产业中所有利益相关方的收入。

卡特总统关于控制医院成本的提议得到的回应似乎证实了这一预测。1977 年总统要求国会将医院收费的增长控制在消费者价格指数增长率的 1.5 倍左右。1977 年的医院收费比 1976 年的水平上升了 15.6%，而同期总体通胀率为 6%；卡特的提议将把医院收费增长率控制在 9% 以内。虽然提议在参议院得以通过，但在众议院被否决了，死于医院行业的大规模游说活动。

413

到 1978 年初，肯尼迪对政府在全民医疗保险方面的进展和其他卫生问题上的表现越来越不耐烦。7 月，在执政一年半后，总统只允许公布了医疗计划的一般原则。一项立法提案将在一年后出台。意识到政府在拖延时间后，工会领袖和其他自由派人士决定在肯尼迪参议员的带领下走自己的路。

他们制定的新提案与早先的自由派计划完全不同。它不再提议建立一个公共系统，而是呼吁私营医疗计划（健康维护组织、独立执业协会、蓝十字、商业保险）相互竞争以争取投保人，投保人将获得一张医疗保险卡，凭此卡得到医院和医生的照护以及其他各种基本健康服务。该卡的收费将根据收入而有所不同，雇主将为员工承担 65% 的费用，而政府将负责穷人的费用。由于新保险卡不会显示付款来源，穷人不用像在联邦医疗补助下那样，通过另外一个单独的支付系统进行支付。为了防止保险公司只接受富裕和健康的投保人，保险公司将按其投保人所代表的精算风险得到支付（老年人、穷人等会得到更多支付）。另一方面，如果消费者选择投保更有效的计划，他们将收到部分保费退还款或额外服务。固定的协商议定费率将会取代针对医院的基于成本赔偿，以及针对医生的按惯常费用赔偿。整个系统将必须在预算约束范围内运作。

政府认为肯尼迪的新计划不可行，在政治上不切实际。作为替代，政府提议要求企业为员工提供最低福利包，扩大老年人和穷人接受的公共保险，并创建一个新的公营公司向其余人口出售保险。在时隔两年半之后，卡特政府成功地改写了 1974 年的尼克松计划，并且提议该计划到 1983 年才生效。

在肯尼迪和卡特的方案之间有一个基本的观点区别。肯尼迪把全民医疗保险视为一个在新激励机制和协商关系的框架内重建卫生体系的机会，在控制成本的同时要让更多的人获得保险。因此，全民医疗保险可以同时解决个人和社会成本的问题。另一方面，卡特认为只有先行控制成本，并且在经济繁荣的情况下，整个系统才能承担得起全民医疗保险的责任。因此，政府只是勉强地探讨了一个保险计划，却从来没有积极地推动它的实行。

这两个项目都没有任何机会。1979 年 5 月，卫生教育福利部的一位高级官员坚持说："我们将在政治可能性的外围争取国会的通过。"[59] 但是众议院民主党领导人告知卡利法诺，他们甚至不希望计划被提交。肯尼迪 5 月 14 日公布了他的计划，卡特在一个月后公布了他的计划，这时媒体更多地关注他们二人之间的政治竞争，而不是医疗保险计划。很快肯尼迪被卡特打败了，卡特又被里根打败了，全民医疗保险又一次如海市蜃楼般从美国政治中消失了。

1979 年秋，医院成本控制计划遭遇了同样的命运，后来证明这是政府对医疗保健行业监管的一个转折点。在被联邦政府控制的可能性面前，医院开始自发地努力降低成本，1978 年成本上升了

12.8%。1979 年初，政府出台了一项经过修改的法案，规定只有当医院的费用增长超过规定的限度时，才能对医院实行控制。这个限额将会相应地根据医院购买的商品和服务的成本、其服务的人口数量以及新技术的成本不同而有所调整。

但是这些对灵活性做出的让步让监管问题更加复杂，而法案也迅速受到国会中日益增长的反监管势力的抨击。对专业标准审查组织的一项早期评估表明，它的费用高于它所能省的。而另一项关于需求证明计划效果的研究发现，它们降低了医院床位的增长速度，但其他资本支出增加了，最后的净效益可以忽略不计。[60] 对这两个项目的其他研究结果较为正面，一项对医院费率监管计划的分析发现，1975 年之后，在六个对医院监管计划赋予更多权力的州，医院成本增长比全国平均水平低 14%。[61] 卡利法诺声称，政府的成本控制措施将在五年中节省 530 亿美元。但是，在以密歇根州众议员戴维·斯托克曼（David Stockman）为首的反对者看来，该法案是过度监管的一个象征，是政府对私营机构的盲目入侵，这将惩罚那些一直保持高效的医院，只会降低医院的服务质量。美国医院协会确保国会议员受到自己选区的医院行政人员的游说。反对派赢了，1979 年 11 月 15 日，众议院投票以 234 票对 166 票否决了此项措施。

对于监管的支持者来说，医院游说团体的反对集中体现了有着高度集中利益的组织团体阻碍有益大众的措施推行的能力。但法案本身也证明了民主党应对医疗保健的潜在问题的能力有限。毕竟，这是他们在医疗保健立法方面的主要努力，但他们没有尝试去改变扭曲的赔偿激励机制，而只是叠加了一层新的控制措施。

然而，70 年代初开始的一系列重大结构性改革尝试未能成功抑制国家医疗支出的增长。在所有项目中，健康维护组织和卫生规划被寄予了最大的期望。对于倡导者来说，它们不是简单的新计划，而是改变医疗保健体系的基本组织的策略。

1976 年左右，健康维护组织计划确实呈现了一些发展的势头。那一年国会放开了此前一直阻碍计划发展的强制性福利要求和其他严格的要求。然后，1977 年 5 月，在看到了一些联邦雇员的常规数据——显示凯泽计划投保人每千人每年只住院 349 天，而全国平均水平是 1149 天——后，卡利法诺部长要求进行审核，看看如何恢复联邦政府对健康维护组织的援助。1978 年国会再次修改法律，增加了联邦援助，那年加入健康维护组织的人数较一年前增加了 140 万。

到 1979 年中，一共有 217 个健康维护组织计划，远远少于尼克松政府最初预期的 1700 个。然而，现在健康维护组织的总人数有 790 万，是 1970 年的两倍，并且健康维护组织继续表现良好，以明显较低的费用提供医疗保健服务，而这主要是因为住院治疗减少了。在加利福尼亚州，中西部上游地区和东北部的几个城市，健康维护组织的发展似乎达到了"起飞"点。一些证据表明，在明尼阿波利斯－圣保罗地区，健康维护组织的迅速普及已经压低了按服务收费的医疗领域的价格。但是健康维护组织的投保人数仍然只占全国人口的 4%，而政府预测到 1990 年仍不到 10%。[62]

国会曾在 1974 年表示，新的卫生规划机构不仅要控制成本，还要提高医疗服务的可获得性、可接受性、连续性和质量。"有执行能力的科学规划"是他们的口号，但怀疑者认为，它们与过去的规划努力没有什么不同，无论卫生系统局中的代表最后如何分配，医疗服务提供方仍会胜出，成本也几乎不会得到任何控制。批评者预测，卫生系统局委员会中易受骗的消费者很容易被权威的医生和医院管理者所左右；此外，消费者没有动机反对那些会给自己社区带来工作和服务的项目，而成本会由州或国家分摊。

事实证明，新卫生规划方案比批评者最初预期的——或医疗行业所希望的——更偏向成本控制。之前的分析低估了雇员中的专业规划者和委员会中的社区活动家想要控制成本的努力。医疗服务提供方经常会发生分裂，例如，公立机构和私营机构之间的分裂，或者因地理区域不同而分裂。而且，许多非精英医疗服务提供方代表，尤其是护士，会与消费者结成联盟。因此，医院和医生并没有像过去那样很容易地控制卫生规划过程。[63]

但是，不管卫生系统局在审查申请上面花了多少工夫，其影响都是有限的。它们的建议可以被各州推翻，也经常被推翻。在马萨诸塞州，一些需求证明申请曾被拒绝的养老院能够获得立法豁免。最重要的是，规划机构几乎仍然完全没有规划。它们主要是对别人的计划做回应。由于忙于项目审查，它们无法采取主动，也没有资金来开辟新的医疗保健计划。虽然它们可以审查现有设施的"合宜性"，但对它们认为不必要的设施却无能为力。它们可以阻延或否决项目，但是赔偿系统底层的激励机制问题却超出了它们的能力。

在改善医疗服务可获得性的初始目标上，改革在很多方面成功了。1970年对医生短缺，特别是家庭医生的短缺关切现在得到了很大的缓解。人头补助拨款已经让美国医学院增加了招生人数，家庭医疗的增长速度比预期要快，已经成为一个重要的专门领域。[64]联邦医疗补助等计划虽然都有所削减，但仍在使穷人更容易获得医疗服务。

但是到了70年代末，平等地获得医疗保健已不再是当政者关注的问题。卫生系统局成立的目标是控制成本和改善医疗服务的可获得性，但现在的评估只注意它们在成本控制方面的成功。其他项目，如目标之一是质量控制的专业标准审查组织，对它们的评估也建立在成本控制的狭隘基础之上——并且判定它们存在不足。

政治角色也已经倒转了。在70年代末，改革者被迫为医疗保健领域的行政机构和监管的扩张辩护，他们处于守势，而医疗服务提供方则在谴责政府的过度、重复和不理性。在这个十年开始时，改革者在批评医疗保健业的低效率，而在这十年结束时，医疗保健业在批评改革的低效率。

417

1978年，仍有大约2600万人没有得到任何保险覆盖，不管是公立的还是私营的，还有更多的人只参加了覆盖范围很有限的保险，如果他们生了重病，这些保险显然是不够的。[65]私营保险和福利医疗之间的走廊在一些州（大部分是南方州）特别宽，这些州严格限制了获得参加联邦医疗补助计划的资格。尽管人们普遍认同这一制度存在不合理性，例如它造成了财政的不安全，并影响了初级和预防性卫生服务的利用，但民主党在 1976 年至 1980 年执政期间却无法采取任何行动。而且他们也无法处理医疗体系妥协的根本矛盾，这就使改革取得的成果处于危险之中。他们成功地使医疗保健成为公共家计（public household）的一部分，但他们未能使这个家庭井然有序。

公共家计的重新私有化

　　20 世纪六七十年代的再分配和监管改革曾大大地扩张了医疗保健领域的政治边界。一旦政府承担了医疗服务的大部分财政负担，在扩大政治权力方面，保守派也会基于财政审慎的理由进行合作。起初，阻力主要来自医生，他们担心政府会限制自己的自主权和收入。他们的反对虽然仍有影响力，却已经不再足以阻挡国家干预。但是到 70 年代后期，反对力量在美国政治中占据了更强大的地位。新复苏的保守主义试图让政治边界缩回去，将税收资金和政府职能归还给私营部门——简言之，就是将大部分公共家计重新私有化。

　　重新私有化的论据有几点。在批评者看来，福利国家已经"超负荷"，西方民主国家变得"无法治理"。国家在资源配置和收入分配方面日益重要的作用引起了不切实际的期望。通过放弃其部分职能，政府可以从对无限津贴的要求以及这种要求不可避免地产生的冲突中缓过来。此外，保守派批评者说，政府根本不能胜任某些工作。政治的要求与效率的要求相冲突。例如，政府不能关闭没有效益的设施，如一家过时的医院。据说，公共政策的手段也对个人偏好和当地情况的变化不够敏感。最后，政府创造了一个"新阶层"，他们的利益在于创造更多的政府工作，由增加的税收提供资金，而这会成为私营经济的负担，并抑制创新和投资之火。

这就是我们现在已经很熟悉的新保守主义论调。尽管公众并不完全理解，更不用说支持更大范围的重新私有化计划，但很多人——在1980年占人口大多数——明显反感政府。通货膨胀给反对赤字支出的论点提供了一个看似紧迫的理由，而主张干涉的自由派社会政策，如平权行动和为废除种族隔离的跨区校车接送制度，已经耗尽了自由主义继承自新政的大部分声誉。这些情况结合在一起，让保守派不仅有机会削减政府开支，还缩小了政府职能。

在医疗保健方面，保守主义理念过去二十年里经历了三个重要的改变。直到20世纪70年代，保守派一直以自愿参与为由反对政府干预医疗保健。虽然一些自由市场信徒，尤其是米尔顿·弗里德曼，批评医学专业如一个卡特尔，并呼吁取消行医执照制度，但这主要是一种自娱自乐的思想活动。没有人认真地尝试执行它。健康维护策略是保守主义医疗政策理念从自愿参与转向竞争的第一个标志。

然而，健康维护组织计划虽然一开始成功地获得了总统的支持，但很快就成为竞争倡导者的负担。随着健康维护组织的发展在70年代中期放缓，似乎很明显，该计划无法实现全面解决成本上涨问题的目标。因此，竞争倡导者的第二个改变是将竞争推广到健康维护组织之外。例如，杜克大学的法学教授克拉克·哈维格斯特（Clark Havighurst）提出了几个提案，要求扩大医疗保健领域的反垄断活动，而联邦贸易委员会（Federal Trade Commission）于1975年开始进入这一领域。斯坦福大学的经济学家阿兰·恩托文（Alain Enthoven）提出了一个竞争性的全民医疗保险模型。虽然恩托文的工作最初是卡里法诺支持的，但最终并没有得到卡特政府的认可。尽管如此，作为对卫生政策的"市场"解决方案最成熟的陈述，恩托文的想法影响相当广泛。[66]

到20世纪70年代末期，保守主义思想的第三次调整正在进行

中：尼克松的托利式改良主义在政治和经济方面都让位于新的原教
旨主义。在医疗保健方面，医院成本控制之战有助于调动反监管情
绪。而现在保守派也有了他们自己的启示，这是十年来的第三个启
示：美国的医疗保健问题可以依靠竞争和激励机制来解决，要做的只
是把政府的作用降到最低限度。当罗纳德·里根于 1980 年当选总统
时，这种观点似乎将指导政府的政策制定。里根总统选择了国会中两
位鼓吹医疗领域竞争策略的议员来担任最高职位：众议员戴维·斯托
克曼出任行政管理和预算局局长，参议员理查德·施韦克（Richard
Schweiker）出任卫生与公众服务部长。政府立即寻求废除卫生系统局
和专业标准审查组织，将联邦卫生计划整合进给各州的"一揽子补助
拨款"里，同时"限制"联邦政府对联邦医疗补助的支持。

　　但是保守派和自由派一样，在执行政策上很难完全忠于自己的
意识形态，他们也要考虑利益集团。保险公司和医学专业都不怎
么热心于保守派提议的激烈竞争计划。尽管医生和医院欢迎放松
监管，但对削减他们现在已经习惯的联邦补助的计划不可能全然满
意。削减援助资金带来了制约，而竞争也带来制约；强大的组织接
管了弱小的组织。里根上台后不久，一位县医学会主席在美国医学
会会议上说："我们的导师一直是希波克拉底，不是亚当·斯密。"[67]
这些反对意见阻碍了快速行动采取竞争策略的可能。事实上，在里
根执政的第二年，尽管政府继续削减公共监管、公共卫生服务以及
为穷人的个人医疗服务提供的公共资金，但政府还是放弃了用竞争
解决医疗问题的方案。

　　如果重新私有化计划能够实施，其后果几乎可以肯定将不同于
公众的期望。通过拒绝"大政府"，公众似乎在表达想回归从前更
简单的方式的愿望。同样，医学专业在抗议政府监管时，也希望恢
复私人执业的传统自由和特权。但至少在医疗保健领域，依赖私营
部门不太可能使美国恢复原状，而是加速了迈向一个全新的公司化
医疗产业体系的进程。

第五章
公司时代的来临

420　　美国人深深着迷于独立小商人的形象,不幸的是,独立小商人并没有那么牢固地扎根于美国经济之中。虽然大公司支配了经济生活的各个方面,企业家的神话和理想一直存在——而且不仅存在于那些想要自己独立创业的流水线工人的白日梦中。在经济学家那里,诸多小公司的竞争依然是标准的分析对象,任何其他情况都是恼人的偏差。类似地,社会学在研究各专业时,诸多独立从业者依然是分析的起点。处于科层结构中的从业者依然被视为例外,哪怕他们占据了现代世界从业者的绝大多数。

　　医学一直是 20 世纪一个了不起的例外,它维持了正在消退的独立专业精神的传统。医生不仅在自己的实践中抵抗了公司和官僚的控制,还引导医院、医疗保险和其他医疗机构往不侵犯医生自主权的方向发展。现在,这一例外也许要屈服于普遍规则了。

421　　除非经济状况和美国政治发生根本的转变,否则 20 世纪的最后二十年很可能是一个医生、志愿性医院和医学院的资源和自主权逐渐缩减的时代。它们的未来因下面两个情况而蒙上阴影:医生供给量迅速增加，政府和雇主继续寻找控制医疗支出增长的方法。这些新事态肯定会在整个医疗系统中造成严重的压力。此外，它们可能为加速第三个发展——医疗服务业的集团企业的兴起——扫清了障碍，集团企业已经对医疗保健的精神和政策及其机构产生了深远的影响。

在本书上部，我一直在论证，医学专业主权的建立需要限制竞争，限制政府或私人组织的监管，需要定义和解释主导医疗工作的标准和协定的权威。新近的事态发展现在危及医学专业对市场、组织和判断标准的控制。医学专业受益于国家保护以及有利于其利益的政治妥协，但政府不再那么偏向他们，医生也不再是医疗行业中唯一的、占有优势的要求权力的群体。医学专业的崛起以内部凝聚力和强大的集体组织为前提，然而，不断上升的压力现在有加大医学专业各部门不和的危险。最后可能发生的不仅是医学专业主权的削弱，还有整个医疗保健体系中更严重的不团结、不平等和冲突。

零和医疗实践

医生"过剩"与竞争

当市场导向的政策制定者在辩论如何使医疗保健更有竞争性时，由于早期旨在缓解"医生短缺"问题的自由派计划，竞争压力正在积聚。1965 年至 1980 年间，联邦援助成功地将医学院的数量从 88 所增至 126 所，让毕业生人数从 7409 名增至 15135 名。到 1985 年，毕业生人数升至每年 17000 名。[1] 尽管 1976 年采取了新移民政策以减少外国医生的涌入，但在美国实际执业的医生从 1975 年的 37.7 万人增加到 1980 年的 45 万人，预计 80 年代末将上升至 60 万人。医疗资源快速扩张的同时，人口增长也在放缓。1960 年的美

422

国，每十万人口中有 148 名医生，到 1975 年是 177 名，到 1980 年是 202 名。1990 年，每十万人的医生人数预计会上升至 245 名，使得美国成为世界上医生人数最多的国家之一。[2]

到 1990 年，人口老龄化将增加对医生的需求，但增加的部分只占这些实际增加的医生中很小的一部分。目前尚不清楚其他变化，例如收入、保险覆盖范围或技术，是否会导致美国人均使用更多——或更少——的医生服务。1979 年，卫生人力局（Bureau of Health Manpower）估计，由于 1968 年到 1976 年间医疗服务的使用明显增加，到 80 年代末，医生的需求将继续与医生的供给相匹配，但是，国会技术评估办公室（Congressional Office of Technology Assessment）指出，在 20 世纪 60 年代末，联邦医疗保险和联邦医疗补助导致医疗服务使用的增长异常迅速。1971 年后，需求似乎已经稳定下来。（需求可能的确在 1977 年后下降了，那时联邦医疗补助开始削减参保人数。）根据技术评估办公室的说法，如果医疗服务使用没有增加，1990 年的医生"过剩"量可能高达 18.5 万名。[3] 1980 年，另一个团体，全国研究生医学教育咨询委员会（Graduate Medical Education National Advisory Committee）预测在 1990 年医生实际人数可能超出"需要"的医生人数 7 万人——而这个估计还假设了医疗服务的使用没有任何社会经济方面的障碍。[4]

判断是否会出现"过剩"，既是一项技术评估，也是政治评估。未来对医生的需求将取决于不确定的政治发展，例如国家卫生立法的命运。未来的需求可能会受到公共或私营医疗保险扩张的刺激而增多；或者反过来，它可能会因公共出资或对私营计划的税收补贴的削减而降低。由于相关专业人员和医务辅助人员的进入，对医生服务的需求可能会减少；或者，如果通过限制性执业执照许可和费用赔偿制度切断这些替代服务，对医生服务的需求则可能增加。如果按服务收费方式占主导地位，对医生服务的需求可能会上升，如果预付费计划成功，它可能会下降。通过使用医务辅助人员，让外科医生全职工作，并监测医生的表现，健康维护组织成功地使医生与患者的比率明显低于全美的比例，甚至在医生数量激增之前就是如此。如果经济压力迫使医疗服务更加合理化，那么"过剩"数量可能远远大于基于当前模式的预测。

另一方面，医学专业人员构成的变化可能会减少不断增加的医生人数造成的影响。占新增医生总数四分之一的女性可能会缓解竞争压力。一些证据表明，平均而言，女医生每周工作的时间少一些，每小时看的病人也少一些。[5] 而且，如果私人执业的竞争变得更大，更多的医生可能从事管理工作。对于在临床工作中"累垮"的专业人员，行政岗位和公司化医疗的增长也提供了一个方便的"退居二线"的可能性。[6]

这些可能性同时影响供求两方面，使得任何关于"过剩"的预测都是不可靠的。在西欧和拉丁美洲的大部分地区，医学领域的失业现象现在已司空见惯；它是否会在美国出现还不确定。但已经有证据表明，对医生的需求明显减少。根据美国医学会的数据，1970年到1980年间，每位医生每个星期问诊的病人数量下降了12%，即从132.5人降到116.6人。[7] 这种下降可能不仅仅是由于医生人数的增加，也由于人均使用医生服务的降低。根据联邦政府的调查，1975年到1979年间，美国人均每年看医生的次数下降了8%，从5.1次降到4.7次。[8] 1979年的一项调查表明，在诊室工作的执业者只有57%认为自己满负荷工作。虽然一些医生对减少工作量感到满意，但有25%的医生希望看更多的病人。[9]

许多经济学家和政策制定者认为，医疗市场的特殊结构让医生可以通过提高收费，提供额外的测试、手术和其他服务，来弥补这一不景气状况。一些证据支持这一观点，但医生诱导需求的能力并不是无限的。1971年到1974年，在尼克松总统的经济稳定计划期间，医生通过增加诊疗量（特别是病人回访和诊断测试）来应对费用控制，但只能部分抵消收入损失。[10] 从1974年到1977年，当病人就

423

诊数量下降时，他们提高了收费，但也只能部分补偿损失。据美国医学会和《医学经济学》(*Medical Economics*)的调查，医生收入的增长速度稍稍落后于70年代的通货膨胀速度。[11]到1979年，为医生团体执业工作的猎头报告说这是一个买方市场：申请工作岗位的医生人数多于空缺职位。尽管存在通货膨胀，一些执业团体好几年都没有提高起薪。[12]

80年代可能会带来更严重的紧缩。战后几十年（1945—1980）里，在根据通货膨胀率调整之后的医疗支出增长速度快于医生数量的增长。因此，每位医生都在一个资源不断扩张的世界里工作。[13] 80年代，医生供应量将增长得更快，而医疗支出的增长将放缓。以固定美元计，平均在每位医生上的医疗支出可能完全不会增长。1975年，每位医生对应565名美国人；到1990年，每位医生将只有404人——对于普通医生来说是近30%的潜在顾客的缩减。要让这404人和565人支出同样的医生账单，就需要个人收入的大幅增长，还要把其他商品和服务上的支出转移到医疗保健上，或者把"医疗保健美元"从医院和其他提供方那里转移给医生。而经济和政治气候——缓慢的经济增长和反对增加医疗支出的声音日益加强——让人很难想象前两种情况会发生。

一位医生或者一群医生的收益将越来越多地不得不以牺牲其他医生或其他提供方的利益为代价。用博弈论的术语来说，20世纪80年代的医疗服务将更像是一场零和博弈。新入行的医生可能再也无法在其他行医者提供的服务之外额外增加一层新的专科服务了。他们将不得不从别人那里抢走生意。1990年执业的医生中有三分之一在80年代完成培训。承受收入损失最严重的可能是医学专业里庞大的婴儿潮一代。*年轻医生与当下的实践联系最少，与之决裂要承受

---

* 婴儿潮对医学的冲击较晚，因为医学培训时间较长，而且医学院的扩大比其他形式的研究生教育扩大晚了几年。

的压力最大。[14]

对竞争做出的一些回应可能会使病人受益。医生也许会在更方便病人的时间进行诊室诊疗，会上门诊治，在乡村地区开诊所，在尝试发展一种业务时，为患者花更多时间。简而言之，可能会像19世纪那样，开始转而依赖病人。

但零和局面可能也意味着，与不同类型的医疗计划结盟的医生群体之间的竞争越来越激烈。它可能会让地位稳固的医生和新来者形成对立，正如一些社区的医生群体已经对其他人关上大门了。如果采取保护主义策略，地位稳固的医生可能会竭力限制健康维护组织的扩大，拒绝让年轻同行拥有地方医院使用权，并对执照颁发机构保持限制，也会继续限制第三方赔偿向心理学家、验光师、执业护士和其他医疗费用竞争者提供赔付。

80年代的医生"供过于求"的状况可能会促进医疗保健组织的增加。很多年轻医生从医学院毕业时负债累累，他们可能会发现个人开业的开支超出了自己的经济能力。与他们的前辈相比，他们会更愿意在医院、团体执业机构和健康维护组织中就任受薪职位，而且因为人数众多，他们的议价能力会变弱。

医生供给量的增加很可能会以两种相反的方式影响按服务收费的医疗和健康维护组织。由于医生有创造需求的动机，不断增加的供给将会提高按服务收费医疗的费用。而更多的按服务收费的外科医生就会做更多的手术，并造成更高的医疗保险保费。另一方面，供给量的增加让预付费计划能以更优惠的条件聘用医生。因此，医生供给量的增加可能会增加健康维护组织相对于传统保险业的价格优势。

医生可能会通过组成更多的团体执业组织来应对竞争压力。团体执业的医生比例已经在稳步上升。1940年时，团体执业的医生只占医学专业人数的1.2%，1946年升至2.6%，1959年是5.2%，而到了1969年是12.8%。战后团体执业的增长模式与早期一样。团体执业在乡村地区和小镇发展得最快，特别是西部地区，那里医院的发展起步迟缓。[15] 到 1980 年，从事团体执业的 88000 名医生占了全部执业医生的四分之一。从医生的角度来看，团体执业的一大好处是能让他们获得附加服务的利润，这一部分利润是医院最丰厚的收入来源。一位商业顾问杰夫·戈德史密斯（Jeff Goldsmith）指出，团体执业是垂直整合的生产形式，伴有两种产出，医生的服务和附加服务，例如 X 光片和实验室测试。医生服务的规模经济是有限的，团体执业的最佳规模可能仅为 6 名左右的医生。但更大的团体可能会从附加服务中获得更为可观的利润。戈德史密斯指出："附加利润是形成团体的一个重要诱因，随着市场压力让医生服务在执业部分产生利润的能力下降，这种诱因变得尤为重要。"[16]

碰撞航向

如果医生通过试图在医疗支出中占据更大份额来应对他们不断增长的人数，其影响可能会在整个医疗体系中反弹。那些为获取附加利润而组织团体执业的医生对医院构成了经济威胁。组成健康维护组织的医生也是如此，因为这会减少对医院住院服务的需求。另一方面，医院正在发展卫星诊所和其他门诊所，以保证自己能获得稳定的转诊。结果，随着医生入侵机构服务领域，而医院入侵非卧床服务领域，医生和医院也许正处在"碰撞航向"上。

私人医生在冲突中有几个关键优势。他们与患者建立的关系让他们面对医院有一些筹码；如果医院在医生自己的市场上挑战医生，就会有遭到抵制的风险。私人执业者的管理费用也较低，而且由于他们不是按成本得到赔付的，他们可以更灵活地调整价格以与医院竞争。此外，医生也不用受到需求证明的监管。[17]

另一方面，医院可能会因为医生供应不断增加而享有一些优势。同其他组织一样，医院和在职医生就工资进行谈判时处于更有利的位置。再者，如果从业人数增加，而国家法律继续限制医院扩张，医生将被迫为获得医院病床而相互竞争。

医生供应的增长几乎肯定会加剧医院与医务人员之间的紧张关系。从管理层的角度看，医生数量固定意味着患者的逐步减少。因此，医院的利益在于增加医务工作人员以尽可能多地填充病床，而在职医生的利益所在则是限制医院使用权，以减少竞争。关于哪些医生拥有医院使用权以及可以获准做手术和复杂测试，将会有持续的斗争。[18]

教学医院的问题可能格外严重。它们一直在训练自己的竞争者。更多的专科医生正在分散到郊区和小镇，在那里他们可以提供以前只在大型医学中心提供的服务。与此同时，第三方支付者对赔偿水平更严格的审查可能会使教学医院更难以继续从病人收入中拿出钱来交叉补贴教育和研究。由于许多教学医院所在的市中心地区有大量的贫困患者，联邦医疗补助的削减可能会对它们造成特别严重的打击。教学医院已经开始做出回应：提供更多非卧床照护，从其他社区引进病人。同执业团体一样，它们也有兴趣参加健康维护组织以"锁定"患者群体。因此，正如保罗·埃尔伍德和琳达·埃尔魏因（Linda Ellwein）指出的那样，医生供应增长的压力可能会"让教学医院与非教学医院处于更激烈的竞争关系"[19]。

在整个医学界，医生人数的不断上升意味着再一次的冲突和分裂。

20 世纪六七十年代，医学专业的一致性和凝聚力已经被打破。战后的医学发展让在机构工作的学术型医生、在诊室工作的私人医生和"第三世界医学界"（老辈的全科医生和在外国受训的医生，大多处于拥有大量联邦医疗补助人群的乡村或市中心地区）之间发生了分裂。有意思的是，随着大量外国医生的涌入，医学界成了高收入人群中族裔分布最为多元化的职业之一，有大量的韩国人、印度人和其他来自国外地区的人。今天美国有五分之一的医生是移民。70 年代也为女性打开了大门，越来越多的医生去为健康维护组织和其他组织工作。

为了维护其代表美国医生的主张，美国医学会将不得不为这些群体制定"公关服务"。女性就是一个很好的例子。医学专业中48%的男性属于美国医学会，而女性的这一比例只有26.6%。[20]美国医学会的一个委员会最近指出，除非该组织增加对女医生的吸引力，否则美国医学会成员数量将无法跟上医生人数的增长。委员会建议美国医学会支持《平等权利修正案》，支持日托，并积极回应妇女所关心的医疗问题，包括解决不必要的子宫切除术和安定药及抗抑郁药的处方过量。[21]另一个美国医学会委员会建议出台吸引外国医学毕业生的政策。美国医学会执行副会长詹姆斯·萨蒙斯（James Sammons）认为医学会应该代表医生去和医院及健康维护组织协商。[22]如果美国医学会承担协商代理的功能，它显然会变得更像一个工会。公司化医疗组织的扩大的确可能把它推向这个方向。但是，由于美国医学会的一些会员很可能是这些组织的所有者和管理者，它很难在协商中同时代表劳资双方。在20世纪80年代造成医学专业分裂的所有力量中，没有任何一股力量比医疗保健领域的公司日趋壮大的存在，带来更多的对抗性分歧。

公司化医疗的扩张

公司化转型的要素

虽然医生和志愿性医院一直忙于对付政府监管，但它们可能在另一个主人面前失去自主权。美国的医疗保健目前似乎正处于体制结构重大转变的早期阶段，这一转变可以与20世纪初医学专业主权的崛起相提并论。公司已经开始整合一个迄今分散的医院系统，进入一系列其他卫生保健业务，巩固了所有权和控制权。这个行业最终可能由大型医疗保健集团支配。

　　这一转变从医学的历史来看非同寻常，但与其他行业的转变却如此相似，讽刺的是，自从联邦医疗保险和联邦医疗补助法案通过以来，这种转变就在进行之中了。通过使卫生保健为医疗服务提供方带来利润，公共出资的系统使其对投资者极具吸引力，并推动了大型法人企业的形成。养老院和医院有着很长的私营历史，但以前几乎全部都是个人拥有和经营的小型产业。在公司化转型的过程中，第一步就是新的法人链购买这些机构。在某种意义上说，这就是营利性法人提供医疗保健服务的第一个滩头阵地。矛盾的是，控制卫生服务支出的努力刺激了公司化的发展。70年代初，保守派借用自由派的改革，为健康维护组织打开了商业投资的领域。以完全出乎意料的方式，医院监管和其他控制成本的努力引发了卫生保健业的一波收购、合并和经营多样化的浪潮，这既发生在营利性部门，也发生在非营利性部门。要求高效、商业化的卫生保健管理的压力也导致传统上阻碍公司控制医疗服务的壁垒崩溃。

　　这些是一个进程的轮廓，这个进程已经远不止一些观察者所说的自70年代初期以来的"医疗产业综合体"的崛起。在最初的意义上，医疗产业综合体指的是医生、医院、医学院和医疗保险公司、药品生产企业、医疗设备提供方和其他营利性公司之间构成的联系。它们的利益看起来密切相关，因而构成了一个独特的系统，这是一个无缝隙的影响力网络，也是一个支持医疗保健的特定风格、结构和分配的共同阵线。该词汇早期的用法强调了产业和一个医疗系统之间的隐秘联系，这个医疗系统当时仍几乎完全由独立从业者和地方非营利性机构组成。截至70年代初期，营利性医院和连锁养老院明显在增长，但它们在整个医疗保健体系中仍处于边缘。[23]

　　十年之后，情况不同了，大型卫生保健公司正在成为医疗体系中的核心要素。1980年，《新英格兰医学杂志》的编辑阿诺德·雷尔曼（Arnold S. Relman）提醒读者，一个"新的医疗产业综合体"

的兴起是"当前卫生保健方面最重要的新情况"。雷尔曼希望区分两种"医疗产业综合体",新的综合体指越来越多的向患者销售医疗服务获取利润的企业,包括连锁医院、免约诊所、透析中心和居家照护公司,还有销售药品、设备和保险的公司,而旧的公司综合体只销售药品、设备和保险。[24]

但变化不止是营利性公司渗透到医疗服务中来。在谈及公司化医疗的扩张时,我还指非营利性医院的组织和行为的变化,以及整个卫生保健产业向更高水平的综合控制迈进的普遍趋势。有五个独立的维度需要加以区分:

1. 所有权和控制权类型的变化:卫生保健领域从非营利性组织和政府组织向营利性公司转变。

2. 横向整合:独立机构的衰落和多机构系统的兴起,以及相应的控制中心从社区委员会向区域性和全国性卫生保健公司的转移。

3. 经营多样化和法人重组:从在一个市场运营的单一单位构成的组织转变为"聚合体公司"和大型联合企业,这些企业集团通常由控股公司组成,有时同时拥有非营利性和营利性的子公司,并涉足各种不同的卫生保健市场。

4. 纵向整合:从单一级别的医疗机构(如急救医院)转变为涵盖各个医疗阶段和水平的组织(如健康维护组织)。

5. 产业集中:区域市场里以及全国范围内卫生服务的所有权和控制权日益集中。

虽然这些维度的变化是在同一时期发生的,但它们有着不同的起源和意义。多机构系统的发展是一个单独的问题,不同于从非营利性向营利性所有权的转变。经营多样化的卫生保健公司的出现也不同于纵向整合的健康维护组织的扩张。在美国医疗的公司化转型中,每一个新发展都对医学专业和医疗保健有不同的影响。

医院系统的整合

毫无疑问，最引人注目的公司化扩张发生在医院照护领域。传统由理事会、行政人员和医务人员管理的独立综合医院，现在正在被大型医院集团系统取代，后者有着日益强大的公司化管理方式。在 1961 年，美国医院的合并只有 5 例；到 20 世纪 70 年代早期，这个数量已经增长到每年约 50 例。[25] 1981 年，在对医院集团系统调查中，行业杂志《现代医疗保健》（*Modern Healthcare*）发现 176 个医院集团系统拥有或管理 294199 张床位。另一项由美国医院协会主持的调查发现，245 个医院集团系统拥有 301894 张床位。这些估计基于稍微不同的定义，认为到 1980 年，全国 988000 个社区医院床位中约有 30% 属于多机构公司。[26] 各地区分布不均匀，在新英格兰地区大约只有 10% 的医院病床属于多机构公司，而在偏远西部地区有大约 40%。[27]

在医院集团系统中，非营利性组织拥有大多数床位。1980 年，非营利性组织拥有医院集团系统中 57.6% 的床位，投资者拥有的连锁机构拥有 35.1%，公共系统（不包括联邦医院）管理 7.3%。但最近的增长主要来自营利性连锁机构。在 1980 年医院集团系统新增的 2 万张床位中，近 65% 是由营利性公司增加的。[28]

营利性连锁医院出现在 1968 年，70 年代比计算机产业增长得还要快。1970 年，最大的营利性连锁医院控制着 23 家医院；到 1981 年，这家公司，也就是美国医院公司（Hospital Corporation of America）拥有或管理着 300 多家医院，拥有 43000 张床位。1981 年，营利性连锁医院拥有或者管理着 121741 张病床，比五年前的 72282 张上升了 68%。[29]

不是所有床位都位于美国。其中几家连锁医院已成为跨国公司。美国医疗国际（America Medical International）在英国、西班牙、瑞士、新加坡、法国、委内瑞拉和美国都拥有或管理医疗场所。

431　　1979 年，美国医院公司在巴西购买了一项预付费医疗计划，有 5 家医院、42 家诊所、780 名医生，以及超过 50 万人参加的保险计划。[30]

　　在美国，连锁医院主要集中在南部和西南部各州，比如佛罗里达州、得克萨斯州和加利福尼亚州。这些医院通常中等规模大小，床位从 100 张到 200 张不等，并且没有住院医生实习项目。

　　最大的连锁机构之一，哈门那公司（Humana, Inc.）就是医院公司崛起的例证。哈门那公司于 1968 在路易斯维尔成立，当时只有几家养老院，年收入 480 万美元。公司为了转向利润更丰厚的急症治疗业务，开始用养老院赚来的钱购买和建造医院。据公司董事长称，公司希望在全国各地提供尽可能统一可靠的产品，就如麦当劳的汉堡一样。到 1980 年，它拥有 92 所医院和 14 亿美元的收入；1968 年每股 8 美元的原始股票现在价值 336 美元。[31]

　　营利性连锁机构早期的大部分增长都来自收购个人所有的私营机构。因此，营利性连锁机构的增长并不意味着私营部门的扩张。这些连锁医院的出现结束了过去半个世纪里一直持续着的私营医院部门的衰落趋势。投资者所有的医院数量从 1928 年的 2435 家降到 1972 年 738 家，此后在 70 年代保持稳定。然而，这些医院的平均规模扩大了 50% 以上。从 1972 年到 1980 年间，私营医院占社区医院床位的比例从 1972 年的 6.5% 上升至 1980 年的 8.8%；投资者拥有（或者由投资者所有的公司管理）的医院床位比例上升到 12.4%。[32]

　　统计数据还不足以说明变化的重要性。过去独立的私营医院一般是医生拥有和控制的小型机构。它们与很多同样由医务人员控制的非营利性医院并没有太大的不同。营利性连锁医院的崛起首次将管理资本主义大规模引入美国医疗领域。

　　医院集团系统的集中程度各不相同，从相当松散的附属关系到公司总部进行严格管理的都有。营利性连锁医院的常见模式是强中央管理。大多数营利性公司报告称，制定医院预算、计划资本投资、任命医院主要管理人员，以及做出其他关键决策的权力都掌握在公司总部管理层手中。营利性连锁机构还会采用标准化的管理程序、标准化会计核算和其他统一操作规范。一般来说，这些趋势在非营利组织系统中并没有多少发展。[33]

控制模式有两个不同的维度：决策是地方还是中央做出的；如果是中央做出的话，是公司董事会还是公司管理者做出的。一项调查报告称，只有在教会（主要是天主教）背景的医院集团系统中，地方委员会对预算和其他关键问题做出决策才是常态。在世俗的非营利性组织中，决策更多来自公司董事会，但是在营利性的连锁机构中，权力通常属于公司管理层。营利性医院公司董事会的作用有限，这表明与大多数其他大公司一样，它们由执行董事控制。[34]

公司管理层的更大权力可能反映了连锁医院是如何建立起来的。更强的集中化和标准化管理的另一个原因可能是规模的改变。1980 年，投资人拥有的连锁医院的平均医院数量是 23.5 家，相比之下，非营利系统的平均数量是 6 至 7 家。[35]

但是，规模和管理方面的差异可能正在缩小。70 年代末，一些非营利系统采取了更为积极的扩张策略，并开始竞标新的收购机会。费尔维尤社区医院（Fairview Community Hospitals）是 1973 年创建的一个非营利医院系统，总部设在明尼阿波利斯，在 1981 年收购了营利性的连锁机构，俄勒冈州波特兰市的布瑞姆公司（A. E. Brim）。此次收购让费尔维尤公司得到了 41 家医院，共计 2165 张病床。截至 1979 年，最大的非营利性机构，创建于 1976 年的仁恩修女健康公司（Sisters of Mercy Health Corporation）拥有 23 家医院和 5584 张病床。

在营利性机构中，所有权和控制权更为高度集中。到 1981 年，经过几次大型合并之后，营利性医院集团系统中将近四分之三的床位由前三大公司管理运营（美国医院公司、哈门那和美国医疗国际）。另一方面，前三大非营利组织（凯泽基金会医院，仁恩修女健康公司和休斯敦仁爱修女医院 [Sisters of Charity of Houston]）只管理运营了非营利系统中的不到十分之一的床位。[36] 营利性机构和非营利性组织在发展模式方面也不相同。最大的几家营利性连锁机构都是全国性的，但非营利性组织通常只是在一个区域或者几个毗邻州里运营。营利性机构有更强的在医院产业中"横向"发展的趋势，而非营利性组织则会参与卫生服务的不同层级，有更多"纵向"发展的趋势。大多数营利性连锁机构只有急症照护诊所，而许多非营利性组织会在自己的地区建立卫星诊所，经营养老院。[37]

433　　　　有人可能会认为，既然医院集团系统增长迅速，那么它们比独立医院更高效，同时，鉴于它们的激励机制，营利性医院应该比非营利性医院更高效。但这需要假设针对医院的激励机制会奖励高效率。

　　　　医院集团系统可能更高效的原因有多种。医院管理学教授大卫·斯塔克韦瑟（David Starkweather）指出，美国医院平均规模大约是最优规模的最低限度的一半。随着医院的规模上升到 300 张床位左右，单位成本开始下降。（然而，一旦超过 600 或者 700 张床位，单位成本又开始上升。）接近 300 张病床的规模经济的产生有以下几个原因：更小的医院往往会有更多的产能过剩，部分原因是病床使用率不太稳定；更大规模能使批量采购更便宜，获得资本的成本也就越低；使用专科化服务的可行性随着规模的增大而加大。[38]

　　　　虽然有可能达到非常高的效率，但是证据表明并不一定如此。一项研究比较了合并医院和独立医院的一个匹配样本，发现合并医院实际上在病例平均成本和其他支出指标方面的增长要更多。[39] 成本上的节省似乎需要时间才会显现。斯塔克韦瑟评论道："研究表明，合并后的最初阶段效率低下，单位成本甚至高于原来的成本。效率低下的时期可能会持续 8 至 12 年。"[40] 原因之一是出钱收买反对意见的成本。即使医生在做重复工作，他们也很少会被免职。如果两家合并的医院中有一家在物质资源或薪酬方面的标准较低，合并后通常需要提高标准而不是降低标准。这些变化不一定是坏事，但它们很少导致成本显著降低。

　　显示营利性公司比非营利性组织更能节省开支的证据甚至更少。卢因合伙咨询公司（Lewin and Associates）在 1981 年进行的一项研究涵盖了加利福尼亚州、佛罗里达州和得克萨斯州的多家营利性连锁机构拥有的 53 家医院，以及在相同几个州里的非营利性组织的 53 家医院的匹配样本。作者警告说，这些州几乎没有医院监管，所以要据此推断全国的情况非常困难；然而，由于连锁机构故意将医院设立在这些州，研究很难克服这个限制。

　　卢因合伙咨询公司想查明，营利性机构和非营利性组织花费医疗保健购买者的支出是否存在差异，如果存在的话，这些差异是否是来自运营成本、收费加价或服务的不同。他们发现，投资者所有的医院成本略高，收费则要高得多，而且每天和每个病例的收入也更高。对于按成本付费者（联邦医疗保险和联邦医疗补助）来说，营利性医院的费用每天就只贵一点点，而每次住院费用也差不多。但是对于按医生要价付费者（如私营医疗保险的投保者）来说，营利性医院每天的费用高出 23%，每次住院费高出 17%。常规收费的情况类似，最大的差别在于营利性医院在药品和用品等辅助服务上的高加价行为。由于利息支出、金融服务和数据处理等"总部"成本较高，营利性医院的"行政和一般服务成本"也高出 13%。与连锁医院将实现规模经济的预期相反，这项研究得出的结论是，"总部费用并没有为地方的个体医院带来等额的节省"[41]。全国数据还表明，在每个床位数量级中，营利性医院的成本都高于社区医院的总体平均成本。[42]

　　即使更大的医院系统（或营利性医院）能够更经济地提供医院照护，它们仍与独立医院一样有动机去让无需住院的病人住院。它们仍有可能过度使用技术服务，因为这些技术服务可以得到高得不相称的赔偿额。而且它们仍会重复购置社区其他地方已有的昂贵设备，因为设备成本可以通过保险体系收回。虽然它们在最大化

434

赔偿率上极其高效，但这种高效并不一定有益于病人或社会的其他部分。

那么，医院集团系统为什么会发展起来呢？日益扩大的私营保险和联邦医疗保险给了私有连锁企业最初的财务推动力。尽管医院集团系统可能不会将节省下来的资金返还给公众，但更大的规模仍可能使它们在市场上和立法机构面前拥有有利条件。它们也许可以满足对权力、利润和机构生存的需求，而这些是独立医院无法满足的。最近几年，更严格的监管，更严格的赔偿机制，以及更高的利率似乎刺激了合并的进程。财务困境迫使越来越多的志愿性医院和公立医院放弃部分自主权，寻找更有力的管理，或者寻求收购和多样化经营。由于被监管机构禁止扩张，一些志愿性医院以寻求收购和兼并作为替代手段。同时，公共监管可能刺激了医院聘用规划人员、律师和财务顾问，这些人在安排并购和收购上发挥了新功能。对新建医院的限制也限制了竞争，使现有医院作为投资对象更有吸引力。另外，监管环境的日益复杂也给大型组织带来了更大的优势，它们可以更容易地影响和适应新的监管。用一位医院专家的话说："每当政府颁布新报告或制定新规定时，管理层就需要更好的信息，并更愿意加盟连锁。"[43] 随着 70 年代末的高利率让融资变得更困难和复杂，医院集团系统获得了一个关键优势，它们可以比单个医院更容易进入债券市场。[44]

行业专家预计到了医院集团系统的迅速增长，特别是营利性医院集团。有些人预测，营利性连锁机构的规模将在 80 年代翻一番，而整个医院行业将几乎没有增长。对志愿性医院的悲观经济预测对医院集团系统来说是一个福音。获得的赔偿越紧缺，相对薄弱的独立医院向拥有更多财政资源的医院集团系统出售的压力也就越大。一些地方政府遇到对增税或发行债券的强烈抵制，发现出售公立医院更具吸引力。美国医疗国际的一位副总裁解释说："历史上政府官员认为出售医院是不恰当的，而现在许多人认为政府参与运营医院是不合适的。"[45]

营利性连锁机构也需要扩张。为了维持股票价格和推迟纳税义务，持续扩张是必要的。但它们也同样面临一些限制。独立私营医院为它们的早期扩张提供了基础，现在正变得越来越稀缺。连锁机构不想在有大量联邦医疗补助患者的地区拥有医院。它们也不太可能收购教学医院。但是，如果可以说服志愿性医院理事会出售医院的话，那么在某些更具吸引力的社区，中等规模的医院可能会提供充足的扩张空间。

这最终可能被证明是限制因素。全国连锁医院的扩张可能会让地方当局放弃对医院的控制。斯塔克韦瑟指出，这些连锁机构"将所有权从当地社区转移出来，增加了地方上重组……提供医疗保健服务的难度"[46]。公司可能会关闭那些无法带来足够回报的地方服务，正如工业集团有时会关闭那些没有越过"跨栏"——高达20%—25% 的投资回报率——的工厂一样。[47]商业医院产业尚未出现设施关闭的现象，但这并不是不可想象的。也不难想象，跨国医院公司可以通过威胁关闭当地社区的医院而获得让步。

436

对未来医院服务的分配的影响也可能引起反对。营利性连锁机构毫不掩饰对参加私营保险患者的偏爱。《财富》杂志在一篇有关哈门那公司的文章中解释道：

> 对私营保险病人，可以尽量收取高额费用，只要市场允许。如果医院有空余床位，联邦医疗保险和联邦医疗补助的病人也比床位空着好，而且哈门那尽可能从这些病人身上收回经营管理的每一分钱，只要政府允许。但如果不是为了填补大量的空病床，哈门那会尽量少收治这样的病人。
>
> 哈门那希望把医疗场所建立在郊区。那里有很多年轻的工薪阶层正在生育很多孩子。虽然年轻人去医院的次数比老年人更少，但他们更有可能投保私营保险，而且有可能做手术，而

手术是医院最赚钱的项目。这些孩子则是未来的第二代客户。[48]

哈门那的政策是医治所有紧急病症。但是，如果财力审查——美国医院特别擅长这项程序——表明病人没有保险的话，病人就会被转移到公立机构。在谈到一位心脏病发作转诊后一天内死亡的病人时，一位哈门那公司的官方人员解释道："这些得到免费治疗的病人每天要花费两三千美元。谁来为他们买单？"[49]连锁医院肯定不会。

志愿性系统的崩溃

对于很多公立医院和非营利性医院来说，20世纪七八十年代是尤为艰难的一段时期。战后曾经对医院倾斜的政策现在已经远离医院照护了。资本投资的钱款也不再充裕。政府计划下的赔偿率的削减也让有着大量贫困病人的机构难以为继。诸如健康维护组织这样的新机构正在减少对医院照护的需求，而医生人力资源充足，这让医生开始"入侵"很多此前由医院提供的业务，以获得更大份额的辅助服务的利润。医院正在面临一个竞争更激烈的市场，很多医院都没有撑下去。

作为回应，不少志愿性医院正在实行经营多样化策略，以进入其他医疗保健业务。医院行政人员认为经营多样化可以用来创造新收入，为改造和扩建筹集更多资金。在这个过程中，他们往往也会重组公司结构。重组有两种模式，一种模式是医院成为各种子公司的母公司，在另一种模式中，医院会成立一家控股母公司，拥有医院以及其他子公司。这些新的法律安排可以保护医院的免税地位，同时实现多样化发展，并保证医院照护得到的赔偿款将不会因新业务收入而减少。一位热心宣传此类组织的医院顾问蒙塔古·布朗（Montague Brown）说，这种"聚合公司"结构可以让医院"建立繁荣的商业企业以获得丰厚利润，而母公司可以随意利用这些利润"。医院附属子公司可以像过去一样继续运营，而新控股公司可以寻求收购和分拆新的子公司。"新的聚合公司企业的首席执行官，"布朗写道，"很可能是医院的前院长，或者甚至是现任院长，但他或她的工作将越来越不像医院行政人员的传统任务。"它将会更像管理一个企业集团。[50]

在这种新的聚合公司企业之下，免税的非营利性医院可以经营应纳税的新营利性业务。1981 年初，美国国税局同意，加利福尼亚州的一个志愿性医院在经营各种营利性业务后不会失去免税地位，这些营利性业务包括一家医疗办公楼、一个购物中心、一家餐馆和一家合同管理咨询公司。甚至还出现了这种情况，一家非营利性医院的营利性子公司可以向投资者售卖股票，只要免税机构和应纳税机构保持独立。[51]

到 1981 年初，已有数百家医院进行了法人重组。例如，在宾夕法尼亚州的匹兹堡，非营利性的阿勒格尼总医院（Allegheny General Hospital）创建了一家新的控股母公司阿勒格尼健康教育和研究公司，以创造新收入和资本。它的子公司中有一家是营利性公司，即阿勒格尼诊断服务公司，该公司销售心脏康复、运动医学和实验室服务。在加利福尼亚州的伯克利，非营利性的阿尔塔贝茨医院（Alta Bates Hospital）创建了一家控股公司来经营这家医院、它收购的另一家医院、一家管理服务公司、一个基金会、一组养老院和退休中心，以及阿尔塔贝茨非卧床医疗服务公司，该公司经营一个透析中心、居家照护服务、一个病理学研究所、一家临终关怀医院和一个运动医学部。[52]

医院管理者的野心现在大大超出了医院的传统职能。在密苏里州堪萨斯城，拥有 600 张床位的非营利性研究医疗中心（Research Medical Center）经营着一家营利性子公司，卫生服务管理公司，后者销售自信心培训、压力管理、医学继续教育，以及儿童言语与语言团体治疗。重组后，研究医疗中心的总裁表示，正在考虑的新企业包括一家连锁健康食品餐厅、零售药店，以及助听器和眼镜店。"我们只有两年的时间来做这件事，"公司总裁解释道，那些未能实现经营多样化的医院"都会在兼并和收购中被吞并"。[53]

医院的法人重组往往涉及咨询人员所说的"分拆"。假设一家医院有一个实验室，一直为其他医院提供服务。分拆后，这个部门成为一个独立的法人，然后可以独立开展业务。它为控股母公司创造的利润不会减低医院的费用赔偿率。

也有相反的做法，医院可以将部分业务外包给独立公司。长期以来，志愿性医院一直为放射科医生和病理学家经营的高利润业务充当非营利性庇护所。现在它们正越来越多地与医生团体签订合同，以提供病人照护。这些团体可以组织成专业公司，现在可以雇用自己的员工，并把业务拓展到其他机构。有些公司可能会发展成实体法人企业。许多医院已经从公司那里购买急诊室服务了，公司会提供医生并经营整个业务。这一原则继续拓展的话，非营利性医院可能会成为公司化行为的蜂箱。

志愿性医院向营利性企业延伸，以及其他公司向医院渗透，标志着传统志愿性医院界限的瓦解。聚合公司式医院越来越可能成为医院集团系统，并成为营利性连锁机构、健康维护组织和其他医疗保健公司的竞争对手。一家拥有营利性子公司的非营利性医院集团系统的总裁评论道，"将那些起源于志愿性医院的连锁机构与那些由股权形式建立的连锁机构区分开来可能越来越困难"[54]。最终，可能也很难区分那些从医院发展来的医疗保健企业集团和从其他市场发展来的企业集团。

其他医疗服务领域的公司化行为已颇具规模。美国大约77%的养老院是私营的，而大型法人连锁机构正在收购更多的养老院。连锁养老院也在进入"生活护理"业务，在养老院旁边修建退休公寓。还有其他公司提供居家照护，涉及家务料理援助、物理治疗以及护理和医疗服务。与 1980 年收入大约 190 亿美元的养老院相比，居家照护仍是一项小规模业务，当时大约价值 30 亿美元，其中 5 亿美元流向十家大公司。[55]

还有其他几十个卫生保健相关的业务，比如口腔保健、眼科服务、体重控制、康复、CAT 扫描和其他各种实验室服务。小急诊门诊所（Emergicenter）——也叫小急救中心、便利诊所或者免约诊所——是其中最典型的，或许也是最重要的。它们通常位于购物中心内，可以为任何医疗问题提供即时治疗，一般无须预约。马萨诸塞州两家小急诊门诊所的业主说这是把"快餐概念应用于医学"。1978 年至 1981 年间，这样的中心在全国范围内从大约 50 家增加到超过 200 家。在一些州，连锁机构经常与医生合伙经营诊所；一家公司已经开始在全国销售特许经营权。美林证券公司的一位副总裁滔滔不绝地说，小急诊门诊所"可以吸引的医疗支出多达美国人去年在医生和医院门诊服务上花费的 450 亿美元中的四分之一。这个数目超过 100 亿美元，比整个快餐行业都多。再加上集中管理和规模经济，这对创业资本极具吸引力"[56]。

大集团公司也正在健康维护组织中获得重要地位。20 世纪 70 年代初，除凯泽外，预付费计划都是由地方控制的，没有一个是营利性公司控制的。到 1980 年，大部分健康维护组织都被纳入由凯泽、蓝十字、北美保险公司和保德信运营的几个大型网络中。没有政府对启动资金的大规模援助，消费者运营的合作社组织必然会衰落，而存活下来的健康维护组织将越来越多地成为大型企业网络的一部分。

组织的发展轨迹

在写作本书的大部分时间里，我一直都在关注组织的社会选择。我曾经问过，在历史上的诸多可能性中，为什么美国最终出现了这种形态的医疗实践、医院、私营医疗计划和公共项目。读者也许想知道，在诸多现存（或可能出现）的医疗保健组织中，哪些可能在未来会胜出？它们可能对医学专业和社会产生什么影响？

在医学领域，组织形式的排列组合现在异常复杂。我前面列出的所有维度——所有权与控制权，横向整合程度，经营多样化，纵向整合，以及区域性医疗保健市场的总体集中水平——在美国有着各种变体且仍处于变化之中。传统的私人执业医生、独立志愿性医院，以及费用赔偿或服务权益医疗保险计划仍然是常态，但它们正在失去之前的主导地位。今后，医生将越来越多地集体联合执业；越来越多的医院将会进入医院集团系统；同时，保险公司将越来越多地通过健康维护组织直接提供医疗服务。这三个部门之间的传统界限正在受到挑战：医生正在"退回"到医疗机构中提供服务；医院正在"前进"到非卧床服务领域；保险公司正在采用"优先提供方"的新办法以创建混合式预付费计划。今天没有人能有把握地预言这些事态发展的结果。

但是，大多数观察者都同意，朝着综合集中控制的趋势将会继续。斯塔克韦瑟认为，运营着全国医院的大约 5000 家公司到 1990 年将减少到 2000 家左右。[57] 另一位分析者指出，到 2000 年，每年收入超过 5 亿美元的医疗保健企业集团将占用于医院和养老院的所有支出的五分之一左右。[58] 这些都是相对保守的预测。激进的里根方案可能会加速这场运动。在被任命为行政管理和预算局局长之前，大卫·斯托克曼宣称："在我讨论的那种系统下……我认为大多数医院将成为营利性市场企业的一部分，或自己成为营利性机构。"[59]

长期问题是哪种整合形式将成为主流。现在已经出现了几个主要类型：（1）有着广泛的隶属关系网络的医学院医疗"帝国"；（2）区域性非营利性医院集团系统；（3）全国性营利性连锁医院；（4）健康维护组织，包括独立的和属于连锁机构的；（5）经营多样化的医疗保健"聚合企业"，在卫生保健领域有不同的业务线，但不像健康维护组织一样对特定人群提供综合服务。

这些不同形式的医疗保健企业将在经济和政治领域里相互竞争。如果医疗服务的资金体系奖励经济效益，那么医学院医疗帝国和营利性连锁机构都将会因其较高的成本而受到阻碍。但如果赔偿制度允许成本更高的机构获得额外的资金，这不一定是致命的劣势。营利性连锁机构可以在附加服务上加价，还有获得私人资本的优势，实际上为它们的扩张提供了资金。医学院医疗中心由于成本更高，所以面临更严重的财政困难，但在发生了几次危及存在的破产后，它们也许可以说服政府承担起为医学教育提供更多资金的责任。

441

我前面已经指出，没有任何证据表明营利性机构相比非营利性组织节省了大量资金，也几乎没有证据表明医院集团系统相比独立机构节省了资金。横向整合对组织的好处大于对社会的好处。同样，法人重组——聚合公司企业集团的出现——其主要动机是最大化医疗费用赔偿。这些主要是对一个依然扭曲的激励机制的适应，我们没有理由期望它们能够满足政府或雇主遏制医疗支出的需求。

另一方面，纵向整合——全面预付费计划——有可能大幅节省资金并提高效率。有明确且有力的证据表明健康维护组织可以节省大量资金，主要是因为这样可以减少高昂的医院照护费用，考虑到医疗保健系统长期以来向医院的倾斜——政府政策、私营保险以及支付给在医院工作和在诊室工作的医生的不同价格——对系统其他部分产生的影响，这一点并不令人惊讶。[60]

许多观察者对医疗系统的合理性比我更有信心，他们认为会发生从横向整合向纵向整合的转变。在他们看来，区域性的非营利性医院集团系统将成为全面医疗计划的先驱，甚至营利性医院连锁机构都最终将转向健康维护组织。[61]

这种观点有先例可循。阿尔弗雷德·钱德勒在关于企业管理诞生的历史中指出，美国有两条通往现代公司的路径。一种是通过合并进行扩张，这基本上是横向整合战略，旨在通过控制价格和产量来增加利润。另一种是将广泛市场营销*与大规模生产相结合，这是纵向整合战略，旨在通过削减成本来提高利润。从长远来看，第一种战略单独不可能取得成功。钱德勒写道："起初通过合并路线而壮大的公司，只有在合并后采用纵向整合的战略才能保持盈利。"[62]

纵向整合的医疗保健企业压低成本的原因与纵向整合的制造企业不同。但如果政府和支付附加福利的雇主给美国医疗施加压力，使其对社会的成本降到最低，那么朝向纵向整合（也就是说，走向健康维护组织）的运动最终将会胜出。在这种情况下，组织的可能发展轨迹将越来越多地趋向组成各种公司化健康维护组织网络。

但是，没有理由假定成本最小化路线最后一定会占上风。凭借和病人以及医院的现有关系，医生继续占有战略关键位置。健康维护组织发展的主要障碍是潜在用户不愿意切断与他们的医生的长期关系。医院与其医务人员之间的关系——尤其是医生只在某些医院享有医院使用特权，而医院通过医生的服务来吸引病人——也往往会阻止医院住院量的大幅下降，而这正是健康维护组织发展要达到的结果。

不同类型的公司化医疗保健之间的竞争对政治的变幻非常敏感。赔偿政策的细节变化对不同类型组织的盈利能力有着巨大影响。高度组织化的游说团体也许能够通过操纵公共政策来重新达成它们原本无法实现的目标。这是政治反馈的问题所在：一旦强大的组织站稳脚跟，它们总能找到维持自身存在的政治手段。

肾透析中心提供了一个特别生动的例子，说明私营产业如何因公共出资而崛起，又如何反过来操纵了公共政策。1972 年，国会将联邦医疗保险延伸至 65 岁以下的一个病人群体：终末期肾病病人。

---

* 广泛市场营销简称广泛营销，又称大量市场营销，是指营销者以相同的方式向市场上所有的消费者提供相同的产品和进行信息沟通，即大量生产、大量分销和大量促销。——译者注

当时，大约有九千名患者接受长期肾透析，其中 37% 是在家里进行的，而且几乎所有人都是通过非营利性项目进行的，这些项目只要有可能就会安排肾移植手术作为更永久的解决方法。

到 1976 年，随着透析中心数量激增，家庭透析的比例降至不到10%。根据 1975 年国会的一项研究，如果在家里进行透析，费用是每年 4000 到 6000 美元，在诊所中费用则是 1.4 万到 2 万美元，而在医院中则是大约 3 万美元。国会 1972 年被告知四年后这个项目的费用将会是 2 亿美元，最后实际结果大约是这个数字的两倍。对家庭透析下降的善意解释是，随着项目扩展，接受透析的老年人和重病患者的比例增加。但同样明显的是，国会通过向医生和病人提供在机构做透析的激励措施，共同制造了问题。除了自付额，政府会支付在诊所或医院治疗费用的全部，但只会支付在家治疗费用的 80%。它还鼓励该领域的专科医生建立营利性的透析中心，可以把自己的患者转诊过去。透析中心的反对者指出了全国不同地区的家庭治疗率的巨大差异。在华盛顿的西雅图，西北肾脏中心（Northwest Kidney Center）强烈支持家庭治疗，100% 的透析病人在家里接受治疗，而在洛杉矶，95% 的患者在医疗机构接受透析治疗。华盛顿大学的一位医学教授解释说，很多医生都不愿意让患者承担自我治疗的责任。"如果医生碰巧也拥有透析中心，那么他就有足够的利益动机让机构满员，而让病人回家治疗的动机就很小，这基本上就是洛杉矶县正在发生的。"[63]

1976 年，众议院的几名民主党人寻求立法，让政府对家庭透析和医疗机构透析提供同等偿还，并要求到 1980 年，一半的透析病人在家中接受治疗或在机构中"自我照护"。然而，国家医疗保健公司（National Medical Care, Inc.），营利性透析中心的主要经营者，也加入了战斗，公司雇用里根 1976 年的竞选经理约翰·西尔斯（John Sears）为主要说客。法案在众议院被提出时，"目标"就已经是 50% 的家庭透析率的要求。当法案离开参议院时，甚至连这个目

443

标都不见了。国会仅仅表达了尽可能多的病人接受家庭透析的"意愿"。一名社会保障官员评论道:"游说者[把法案]完全扼杀了。"

到 1980 年,国家医疗保健公司拥有 120 家透析中心,治疗全国 4.8 万名透析病人中的 17%。在一些城市,包括波士顿、华盛顿和达拉斯,它控制了透析市场。国家医疗保健公司的病人只有极少数在家里接受透析。公司实现了纵向整合,一家子公司生产透析用品和设备,另外一家公司为透析病人做实验室测试。全国医疗保健公司还将业务扩展至肥胖控制、精神病照护和呼吸治疗 —— 又一个新兴的医疗保健聚合企业。[64]

这种类型的大型聚合企业的发展可能会胜过健康维护组织带来的全面医疗保健的发展。碎片医疗的产业化并不是 70 年代初支持健康维护组织的市场理想主义者想要的。很多人把连锁医院和小急诊门诊所看作他们想要的东西的对立面。他们希望公司的参与能改变医疗保健的本质,然而在可见的未来,更可能发生的是公司将在更大的尺度上复制传统系统的缺陷。

医生、公司与国家

20 世纪 70 年代,医生和医院行业的大幻觉是,自由派政府给他们带来了麻烦。真正威胁他们自主权的实际上是他们对私营医疗保险和公共计划提出的要求。私营保险公司和雇主都希望医疗支出得到控制。商业界尽管对规划和监管越来越警惕,但还是希望医疗领域受到某种约束。

80 年代早期,商业界的发言人呼吁通过私营部门来控制成本。虽然这种方法在意识形态上和卫生政策中的竞争模型紧密相连,但两者并不完全相同。私营部门监管的主要实例是商业联盟。1974 年,商业圆桌会议(Business Roundtable)——其成员包括美国最大的那些公司的首席执行官——创建了一个新组织，名为华盛顿健康商业集团（Washington Business Group on Health）。它的最初目的是击败全民医疗保险，但也越来越多地参与其他医疗政策问题，特别是成本控制问题。商业界的下一步举措是建立试图遏制医疗成本的地方商业联盟。到 1982 年初，大约有 80 个这样的联盟正在美国各地形成。它们的议程包括利用审查和医疗机构资本支出审查等问题，这与里根政府正在打算取消的专业标准审查组织和卫生系统局关注的问题有相似之处。攻击监管并不预示监管消失，而是将权力从联邦机构转移到商业赞助的机构和各州手中。不难想象这样的情况，一些法人（例如雇主）依赖另一些法人（例如，保险公司、健康维护组织和连锁医院），而后者又依靠专业人员来控制成本。然而，一些批评者反对说，雇主因利害关系太小不会尽力依赖其他法人来控制成本。[65]

法人公司在医疗服务中的出现，是当代社会的政治经济中两大 *445* 趋势的一部分。在这两个趋势中，较早的一个是公司稳步扩张至传统上由自营小商人或家庭活动占据的经济领域。在这方面，公司化医疗保健的扩大与公司化农业的扩大类似。第二个，也是最近的趋势，是将公共服务转交私法人管理或所有——即公共家计的重新私有化。

正如我已经指出的，自由派和保守派的政策，以相反的方式都促进了公司化卫生保健的发展。联邦医疗保险和联邦医疗补助刺激了众多私营养老院和医院的大幅增长，以及后来的透析诊所、居家照护业务和小急诊门诊所的兴起。削减资金也同样鼓励了这些发展。这种转变并非不可避免。完全可以想象，反对公司行医的法律本可能已经被法院强制执行了。早期的自由派计划本可能强调街区卫生中心而不是联邦医疗补助，更普遍地促进公共医疗设施建设，而不是为私营卫生保健提供公共资金。最具讽刺意味的是，医生和医院对国家控制公共项目的反对催生了企业的力量，而这种力量可能最终会剥夺私人医生和地方志愿性医院的传统自主权。

长期以来，凭借其集体组织形式、权威，以及在协调病人与医院、制药公司和第三方支付的关系中所占据的战略位置，医学专业一直能抵制公司竞争和公司控制。现在，医生仍拥有权威和战略地位，但这些都已被侵蚀。医学专科化缩小了医生与患者的关系范围。虽然已经与私人医生建立了良好关系的患者不太可能加入健康维护组织，但健康维护组织的发展速度比以前更快，部分原因是医生和病人之间的关系比以前薄弱。（针对私人医生的医疗事故诉讼的增加也有同样的原因。）雇主和政府因其财政角色在系统中发挥关键的中介作用，而它们正利用自己的权力重新调整医疗系统的方向。

此外，医学专业不再坚决反对公司化医疗的发展。医生不再那么执着于单独行医，年轻的医科毕业生更倾向于在团体中执业。住院医师培训的时期越长，可能就越培养出团体取向的态度。年轻医生更想要的也许是免于工作的自由，而不是工作中的自由，而机构可以提供更规律的工作时间，可以让他们不用面对单独执业带来的对私人生活的侵犯。

美国医学会也不再那么专注于单独执业。"我们并不反对公司化医疗，"美国医学会的萨蒙斯博士说，"我们也不可能反对，"他补充道。同时指出美国医学会的大部分成员现在都参与了公司化医疗。根据美国医学会的数据，约 26% 的医生与医院有合同关系，其中五分之三是领薪金的。[66] 约有一半的私人执业医生已经成立了专业公司，以利用特殊的税收庇护条款。[67] 很多私人执业医生从独立行医协会、健康维护组织、营利性医院和其他卫生保健公司获得部分收入。公司化医疗的发展已经走得太远，美国医学会根本无法直接反对。萨蒙斯博士解释说，美国医学会反对任何组织干预医疗决策，但他说，让他感到满意的是，目前没有任何形式的公司化医疗威胁到专业自主权。[68] 但是，地方医学会往往仍然强烈反对健康维护组织和其他形式的整合控制。[69]

医生不太可能会像一些社会学家认为的那样，被公司化医疗制"无产阶级化"。"无产阶级化"意味着完全失去对工作条件的控制和薪酬的严重减少。不太可能发生这种根本性的变化。公司还需要医生的积极合作。营利性医院需要医生带来住院病人和收入，预付费医疗计划虽然在动机方面相反，但仍然需要医生的合作来控制医院的住院病人和总成本。由于公司依赖医生，它们会慷慨地给予奖励，还会给予医生比大部分其他工人更多的自主权。新一代的女性医生可能会发现，新的法人组织愿意给予的兼职和间断工作时间比她们在单独执业中能获得的更多。

尽管如此，与个人执业相比，为公司工作必然会导致自主权的严重丧失。医生不再对一些基本问题——例如何时退休——有多少控制权。工作节奏和程序方面将有更多的规定。公司可能会要求一定的绩效标准，可能以产生的收入或每小时治疗的病人数来衡量。为了刺激住院率，哈门那公司在医院旁边的建筑中为医生提供打折的办公空间，甚至保证他们第一年有 6 万美元的收入。然后它会追踪每位医生带来的收入。"如果你没有达到预期的要求，"一位年轻的医生说，"他们会让你知道这一点。"至于不能达到要求会发生什么，哈门那的董事长相当直白："我肯定不会重新协商办公室租约。他们可以到别的地方行医。"[70]

在公司化管理下，同样有可能对过失进行严格审查，哪怕仅仅是因为公司要对医疗事故负责。一位热情的管理顾问写道："与独立的大型志愿性医院相比，公司化医疗机构将更难容忍个人的无能和马虎的临床表现……大型聚合企业集团可以购买和 / 或开发由统计人员管理的成熟的医疗保健质量控制程序。由于在公司总部工作，统计人员不用关注个体医生的反应。但是他们的报告将向各个医院提供不合格医生的结果……公司高层管理人员会始终谨记该公司的信誉是第一位的……"[71]当然，这可能是管理上的幻想，但是不同于类似的专业标准审查组织，它无法被指责为政府监管。

447

需要在拥有所有权的医生、管理层医生、被雇佣医生和独立医生之间做出新的区分。公司化医疗的发展正在对医学专业进行重新分层。一个关键问题将是对管理层医生任命的控制。如果管理者要对医疗团体中的医生负责，那么医学专业或许可以在公司框架内实现一些集体自主权（如凯泽计划）。另一个关键问题将是医疗决策和商业决策之间的界限，当医疗考量与经济考量都相关的时候，哪一方有更大的权重，最后谁能做出决定？很多事情将取决于驱动组织的外部力量。迄今为止，经济富足一直掩盖了冲突。更为紧缩的医疗制度将会考验医学专业自主权在公司系统里的限度。

失去自主权的一个原因是，医生工作的组织方式本身也可能成为他治的——也就是说，控制将位于组织之外。医院在机构上是自主的，这保护了专业自主权。而在医院集团系统中，集中规划、预算编制和人事决策等做法将使医生失去大部分他们习惯于对机构政策施加的影响。

医学专业最微妙的自主权丧失的情况可能来自公司对医疗工作的规则和标准的影响。公司管理层已经在思考各种改变医生行为的方法，好让他们接受管理者的看法，并将其内化到日常工作中。这样医生就不需要受到监督，也不会感到失去任何控制。社会学家长期以来一直在谈论医学院里的"专业社会化"，这指的是学生获得成熟医生的价值观和态度。现在他们不得不学习"公司社会化"，即年轻医生要学习按照计划或公司的方式做事。[72]

公司伦理在医疗保健行业的兴起，已经是医疗保健结构变化的最重要结果之一。它渗透到志愿性医院、政府机构、学术思想以及营利性医疗机构中。20世纪70年代谈论"医疗保健规划"的人如今开始谈论"医疗保健营销"。人们看到了营销心态的兴起在医疗保健领域无处不在。事实上，在医疗保健组织的高层，商学院毕业生正在取代公共卫生学院的毕业生、医院管理人员，甚至是医生。医学的组织文化过去惯常由专业精神和志愿服务的理想所主导，这削弱了潜在的贪求行为。这些理想的约束正在变得越来越无力。一个时代的"健康中心"是下一个时代的"利润中心"。

与法人企业的扩张对医学机构文化的影响同等重要的是它可能带来的政治影响。作为利益集团，新的卫生保健大型聚合企业显然将是一股强大的力量。在肾透析诊所的例子中，一家公司的影响力阻止了国会通过立法来削减联邦医疗保健的支出——也就是公司的利润。营利性医院显然是私营医疗保险体系的受益者，也会反对任何可能终结私营公司赔偿的全民医疗保险。公司化卫生服务产业也将成为抵制公众问责和公共参与的一股强大的新力量。

卫生保健领域的公司部门还有可能加大在获得卫生保健服务方面的不平等。营利性企业对治疗那些不能支付费用的病人不感兴趣。志愿性医院可能不会像治疗富人那样治疗穷人，但是确实给后者提供治疗，而且服务常常不错。如果法人企业在系统中发挥更大作用的话，系统可能会更加细分和分层。随着公共资金的削减，医疗保健的两阶层体系可能只会变得更加明显。

这一系列事态变化是一长段历史的结果：美国医疗体系一直在向医学专业和医疗机构的利益妥协，国家未能对公共项目进行控制，政府采取了一系列零敲碎打的监管手段来控制随之而来的价格飞涨，然后，作为最终手段，政府削减了公共项目并让医疗回到私营部门。未能在公共控制之下对医疗服务进行合理化改革，这意味着迟早会在私人控制之下进行合理化改革。取代公共监管的是私人监管，取代公共规划的是公司规划。取代预付费计划的将是私营计划，前者是公共出资，可以由投保人选出的代表进行管理，后者是法人融资，由利益完全在于投资回报率的聚合企业控制。这就是美国医疗现在看上去正走向的未来。

但趋势不一定必然会发生。对未来的刻画经常只是对当下的夸张描绘。也许这幅医疗保健的未来图景最后被证明也只是夸张而已。它是否会成真，取决于美国民众将要做出的选择。

连锁反应

1982-2016

美国医疗同时是美国成就和挫败的象征——在科学和专业上取得了惊人的成就，在组织和政治上则令人沮丧。近几十年来，挫败感占据了美国公共事务的大部分空间。这是一个社会痛苦地分裂和公众对机构极度不信任的时代，卫生保健也不能逃脱公众的敌意。在许多国家，卫生政策是一个专门的话题，主要由专家讨论，而在美国，它已成为党派斗争的焦点，撼动了国家政治。美国经济有超过六分之一的规模属于卫生保健领域，其中涉及的利益关系是巨大的，而道德利益不亚于实际利益。尽管美国人在卫生保健上的支出远远超过任何其他工业化国家，但是美国人在健康上仍然落后于这些国家，而美国卫生和医疗保健方面的社会经济差距仍然显著。虽然医学取得了惊人的进步，但医疗保健的供应和支付系统变得更加复杂，专业人员和患者都觉得受到了限制。没有一个理性的人会愿意用今天的科学换取哪怕五年前的知识——更别说五十年前了，但是很多人愿意把当下的规则与办法换成他们记忆或想象中的其他时代的简易做法。

　　自 20 世纪 80 年代初以来，卫生保健发展史可以分为两个时期，经历了制度变迁的两个循环周期。第一个周期从 1982 年延续至 2000 年，管理式医疗（managed care）先是兴起，然后部分撤出市场。第二个周期至少持续到 2016 年，是一段进行风险转移的斗争的历史：一方面，一些变革试图让消费者对卫生保健及其成本负更多的责任；另一方面，一些相反的努力试图限制个人承受的风险和负担。在每个周期中，越来越多的对卫生保健可负担性的担忧引发了改革的全国大辩论，而第二次的讨论让 2010 年的关键立法得以通过。这两个周期都带来了卫生保健领域的法人整合浪潮，第二个周期让许多社区的主要卫生保健系统中的市场势力高度集中。两次重组浪潮的影响累积在一起，扫除了过去的许多制度遗产。但要求变革的压力依然存在，没有理由认为医疗体系已经达到稳定、长期的平衡。

　　过去三十五年来，引发医疗体系转型的关键是成本上升引发的一系列制度性连锁反应。联邦政府、雇主和保险公司采用的新的资金控制方法带来了卫生保健组织形式的变化，引发了公众的愤怒、医学专业的抵制和政治上的反弹，这相应地导致进一步的制度变迁。试图让保险覆盖所有人，同时控制支出的努力引发意识形态和利益集团的强烈反应。控制成本的努力引发了一场与医疗保健的质量、安全性和问责制相关的反运动，这场反运动也产生了意想不到的后果。系统性变革一波接一波地到来，先是政府和私营雇主采用了新的政策，然后市场做出回应，带来了政治高度紧张的时刻。但导致成本螺旋上升的潜在动力，以及相应的控制成本的需求仍在继续，不管美国人要是能在其他情况下做选择可能更想要什么。这就是历史所强加的负担，我在写作本书时试图呈现和解释的也正是这一历史。

　　本书的标题完全可以是复数的——美国医疗的诸多社会变迁。人们通常会认为科学和专业化稳步前进，与此相反，本书认为并不

存在一个单一的线性运动。我把这本书分成两部（原计划分开出
版），每部都包括两个不同的转变，因此总共有四个转变。在上部
中，第一个转变是 19 世纪早期正规医学专业的权威和权力的下降，
因为出现了竞争性的行医派系，各州废除了执照法，医疗市场被打
开了。在第二个转变中，19 世纪末和 20 世纪初的医生不仅重获权
威和执照保护，而且成功地塑造或限制了医院、公共卫生机构和其
他各种类型的公司化医疗行为。我这里试图解释的不仅是一个职业
的结构，更是整个制度领域的结构。我将第二次转变称为"专业主
权"的崛起，这个术语意在表明，这个时代的医生几乎在医疗保健
的所有领域都享受了独一无二的统治地位，而不仅限于临床领域。
这些发展不仅源于医学专业的自利，更根本的是源于文化和政治的
变化，这些变化同时影响了美国人接受以科学名义做出的判断的意
愿和组织起来的医生团体的政治角色。

　　下部分析了 20 世纪两次连续发生的转变：第一，卫生保健资金
和组织系统的发展，该系统最初满足医生和其他医疗服务提供方的
需求，虽然政府最终在 20 世纪 40 年代至 60 年代承担了更重要的角
色；第二个转变，20 世纪 70 年代和 80 年代初，随着一种医疗保健
新控制模式的出现，一场反运动开始成形，先是通过政府出现，后
来越来越多地出现在市场中。在第二阶段，人们越来越多地认为卫
生保健领域存在"危机"，对专业权威的信任也在下降。与上部最
后一章"逃离公司"形成鲜明对比的是，下部以卫生保健领域"公
司时代的来临"为结束。

　　针对本书有大量的评论和批判性分析，其中一些我在其他地方
做了回应。[1]我在这里想回答的问题是，本书出版的 1982 年正在发
生的一些转变，后来走向了何方。尽管连续性毫无疑问地存在，但
过去三十五年的发展并不是早期趋势的简单或部分推断。

　　1. 公司不是正在到来，而是已经到来了，尽管公司组织采取的

主要形式是我没有预料到的。

　　2. 医学专业的地位确实被削弱了。但是，尽管医生作为个体失去了一些临床自主权，作为集体失去了一些对系统中更高层次变革的否决权，但医生仍然是收入最高的专业，而且没有——至少现在还没有——完全融入大规模医疗实践和卫生保健系统。

　　3. 信任的下降不仅影响了医学专业和卫生保健行业，也影响了卫生保健改革的每一项努力。所有尝试改进的想法都被人怀疑不怀好意。

　　4. 虽然公共政策已经向私营部门倾斜，并依赖市场机制，但美国仍然提出了一个管理公共保险支付价格的制度，并实行了扩大保险覆盖面和提高医疗保健可获得性的措施。

　　卫生保健组织的变化和国家政策的改革仍然存在争议，容易受到侵蚀和逆转。随着特朗普在 2016 年当选为总统，卫生保健改革的方向继续取决于政治和法律，有时甚至取决于一次大选或最高法院的一票。虽然公共政策可能在社会上是包容的，在经济上理性的，但它也可能是紧缩、残酷和混乱的。然而，如果不再只盯着眼前的事件和短期的趋势，我们就可以看出卫生保健的发展存在一种模式。

周期1：管理式医疗的兴起和衰落（1982—2000）

支付方的反抗

　　虽然自 20 世纪 80 年代开始，健康维护组织、营利性连锁医院和其他法人企业在卫生保健领域呈上升趋势，但传统组织形式仍是常态。大多数医生仍然是个体户，大多数医院仍是独立的非营利性组织，大多数参加私营保险的美国人的保险都基于按服务收费方式支付，并且不对选择服务提供方做任何限制。联邦医疗保险继续沿用最初由蓝十字建立的做法，即根据医院的成本支付费用，没有提供任何限制成本的激励措施。医疗实践、医院和保险公司这三个领域依然主要是独立和分离的，医院通常并不雇用医生，也并不提供医疗服务，保险公司既不干预医疗服务，甚至也不干涉医疗业务。无论是在地方还是在全国层面，卫生保健市场的控制权都没有集中在少数几家公司（除了蓝十字占主导地位的保险市场）。

454

　　从 20 世纪 80 年代初到 21 世纪头十年，改变卫生保健行业的制度性连锁反应以一种典型的模式展开。两个周期都以卫生保健费用快速增长开始，政府和私营支付方采取成本控制措施，然后是服务提供方和消费者对此做出回应。当成本再次加速上升时，两个周期都被涉及成本和保险覆盖面的改革的全国性辩论打断。两个周期都见证了私营市场向新式保险的转变，这种新式保险最初吸引了健康、低风险的参保人，在 20 世纪八九十年代是健康维护组织和其他形式的管理式医疗，在 21 世纪初是高自付额医疗保险计划（据说是"消费者驱动的"）。这些新保险形式的增长不仅源于特殊的创新，还源于私营保险市场的普遍不稳定性，私营保险市场容易受到一些公司为挑出低风险人群而采取的战略举措的影响。[2] 两个周期都出现了支付方和医疗服务提供方各自的整合浪潮，尽管直到第二个周期，集中化的市场力量的效果才在根本上重整卫生保健系统。

　　第一个周期始于 20 世纪 80 年代初，在国会扼杀卡特政府监管医院价格的提案之后，卫生保健成本恢复了高增长率。[3] 在这种螺旋式膨胀的背景下，政府、私营雇主和保险公司打破了由来已久的不对医院和医生做任何限制的惯例。事实证明，两项公共政策的应对措施在引导变革过程中发挥了重要作用。第一项涉及联邦医疗保险的支付规则，第二项涉及私营保险公司的支付规则。"管理式医疗"一词几乎是在同时独立出现的。

1983 年 4 月，作为更大的《社会保障法》修正法案的一部分，罗纳德·里根总统签署了一项涉及联邦医疗保险变化的法律，这在当时很少有人讨论，但后来被证明是政府与医疗保健之间关系的转折点。新的预期支付系统会根据患者的诊断（确切地说是"诊断相关分组"*）预先设定每种住院治疗的费率，而不再像以前那样事后根据服务的成本向医院支付费用。有史以来第一次，一项政策让医院为他们自己制造的每次住院的费用承担风险。预期支付系统在四年多的时间里逐步被采用，一开始对行业是有利可图的，医疗行业以前在控制成本方面非常宽松，因而管理者可以很容易地找到节约的方法（例如，缩短住院时间）。在医院支付新政策取得明显成功的鼓舞下，1989 年国会用基于对不同服务所需资源的分析形成的固定收费表（"基于资源的相对价值表"）取代了对医生的"合理"费用的支付。联邦医疗保险针对医院和医生规定的管理价格让联邦政府有了控制成本的新手段。

到 20 世纪 80 年代末，国会开始利用这一手段来抑制联邦医疗保险中对医院支付的增加，这导致医院随后将成本转移给私营保险公司——这一策略在当时对它们来说是可行的，尽管后来不再可行，或至少可行程度与原来不同。[4] 在造成连锁反应的第一阶段中，成本转移导致私营保险费率飙升，并在 20 世纪 80 年代末和 90 年代促使私营雇主和保险公司采用管理式医疗。因此，正如里克·梅斯（Rick Mayes）和罗伯特·贝伦森（Robert Berenson）在关于预期支付的历史中所写的那样，联邦医疗保险支付改革的结果结束了"自 20 世纪 20 年代以来，医生和医院对医疗价格和决策的权威几乎从不会受质疑的历史"[5]。这是专业主权衰落的一个具体例子。

---

* 诊断相关分组（diagnosis-related group）根据病人的年龄、性别、病症诊断情况、手术天数、严重程度等情况将其分组，然后根据每个小组的情况确定付费标准。——译者注。

<aside>455</aside>

"管理式医疗革命"的第二个导火索是 1982 年最初在加利福尼亚州通过的立法（后来其他州也通过了），该立法允许保险公司有选择地与医生和医院签订合同，从而加快了不受限制的按服务收费保险方案的替代者的发展。截至 1982 年，健康维护组织是按服务收费方案的唯一主要替代者，但它们只吸纳了大约 4% 的全国人口。最大的健康维护组织要么雇用了全职医生（如皮吉特湾集体医疗合作社），要么与专门为参保人服务的医疗团体签订合同（如凯泽基金会医疗计划，下面有着永久医疗团体）。尽管得到了联邦政府的一些支持，这些垂直整合的健康维护组织发展缓慢，因为它们需要大量资本投资，遇到了医生的抵制，而且限制了消费者选择医疗保健提供方的自由。基于独立执业协会的结构更为松散的健康维护组织对医生或消费者的要求更低，但医生之所以成立独立执业协会，主要是因为他们正在面临雇用全职医生或医疗团体的健康维护组织的竞争，因而基于独立执业协会的健康维护组织发展同样受限。

456 　　通过选择性签约，保险公司和其他组织可以更容易地在它们建立的非排他性医疗服务提供方网络的基础上建立健康维护组织，而让那些拒绝提供折扣或不愿意遵守管理式医疗规则的医院和医生得不到合同。到 1987 年，健康维护组织的参与者比 1982 年的水平增加了两倍，上升到美国人口的 12%，大多数增长来自独立执业协会和网络模式的健康维护组织。[6] 除了健康维护组织，还有两种其他类型的医疗保险：优先医疗组织（preferred provider organization）和定点服务计划（point-of-service plans）。在优先医疗组织下，消费者不用像在健康维护组织下那样被锁定在服务提供方列表中，但是他们也不能随意去看任何医生或医院，得到与传统保险相同的覆盖。相反，优先医疗组织鼓励他们使用"网络内"的提供方，避免使用"网络外"提供方，后者会被收取高额费用。保险公司为降低成本而实施的新规则和程序还包括住院预授权、病例管理、审查医生的使用模式和有限的药物处方集。在定点服务计划中，患者需要通过初级保健守门人来转诊到专科医生那里或接受住院治疗。

尽管"管理式医疗"后来成了健康维护组织、优先医疗组织和定点服务计划的总称，但在最初正式提出时，它是和初级保健守门人的想法联系在一起的。1983 年 3 月，罗伯特·伍德·约翰逊基金会（Robert Wood Johnson Foundation）宣布了一项 960 万美元的"预付管理式卫生保健计划"，以支持私营部门或联邦医疗补助的这类项目："将初级保健医生对病人的管理与调整经济激励结合起来，调整的手段是按人头付费"（即按每个病人而非每次服务付费）。专科医生或医院照护得到的赔偿将取决于初级保健医生的授权，后者"将成为负责病人全面照护的临床和财务管理者"[7]。

在接下来的几年里，随着管理式医疗的要求开始实施，医疗从业者和消费者在与医疗保健系统打交道时遇到的挫折都增加了。尽管如此，管理式医疗增长迅速，在雇主所提供的保险中，从 1988 年的占比 27% 上升到 1993 年的 54%，再到 2000 年的 92%。大部分增长来自优先医疗组织，2000 年，它们在雇主所提供的保险中占 42%。同年，健康维护组织达到 29%（后来被证明是最高点），定点服务计划占据 21%，而按服务收费的计划只有 8%。[8]

除了让保险公司有选择性地和医疗服务提供方签约（从而让提供方相互竞争）的州法律之外，这一时期另一个法律发展也显著地削弱了独立行医者的市场力量。1982 年，美国最高法院裁定，一家医学会的收费协议违反了《谢尔曼反垄断法》。[9]这一裁决并没有阻止较小的独立医生团体在自行承担财务风险（例如，如果他们加入独立执业协会并接受按人头付费）并且没有排斥竞争对手的情况下共同协商。但裁决禁止医学会代表其成员与管理式医疗组织进行集体谈判，使得美国医学会或其他专科协会无法承担类似于工会的角色。这一裁决还断绝了类似德国的那种保险基金和医学专业就收费标准进行协商的可能性。

在 20 世纪 90 年代，管理式医疗之所以能将传统的按服务收费计划从私营保险市场驱逐出去，主要有三个原因：首先，管理式医疗计划实现了真正的经济效益，主要是通过减少住院治疗；其次，它们可以利用当时的选择性签约，从医生和医院那里获得价格优惠；第三，它们可以在风险选择上得到有益的结果。最后一个因素至关重要。年轻人和健康人最有可能转向管理式医疗，而老年人和病症患者则偏向于传统的按服务收费方式，以免中断与医生及其他医疗服务提供方的持续关系。由于剩下来大部按服务收费的参保人的成本较高，这种形式的保险费变得如此昂贵，以至于对大部分美国人来说不成为一个选项。

迈克尔·罗思柴尔德（Michael Rothschild）和约瑟夫·斯蒂格利茨（Joseph Stiglitz）证明了，私营保险公司比较容易受到某些保险形式带来的不稳定性的影响，这些保险形式会根据保险公司无法决定（或被禁止在其收费中予以考虑）的潜在参保人的风险水平来分割市场。想象一下，在最初阶段，所有消费者都以相同的社区共享费率购买相同的慷慨保单。如果保险公司可以自由提供替代保单，并且消费者知道自己面临的风险有多大，保险公司就可以用更低保费、不太慷慨、限制更多的保单来吸引低风险客户。最初，高风险消费者坚持选择慷慨的保单，但随着低风险人群被抽干，慷慨保单成本上升，直到保险公司不再提供它，最后所有消费者都只能选择第二种限制更多的保单。[10] 而这就是传统的按服务收费的保险被健康维护组织和其他形式的管理式医疗所取代时，医疗保险市场所发生的情况。然而，根据罗思柴尔德-斯蒂格利茨模型，新的情况也不是稳定的平衡——事实上，在 21 世纪头十年里，随着享有税收优惠条件的高自付额医疗保险计划的引入，这一过程将再次发生，市场再次被分割，低风险消费者被高自付额计划吸引走，而这一次受到不利影响的是健康维护组织。

管理式医疗的兴起给医疗保险行业的法律组织和风气带来了变化。像蓝十字一样，凯泽和其他早期健康维护组织都是在非营利的基础上发展起来的，但是 20 世纪八九十年代的管理式医疗主要是为了营利。1981 年，里根终结了对健康维护组织的联邦贷款和拨款后，健康维护组织行业转向股票市场寻求资本。营利性管理式医疗的增长有下面几种：由非营利性健康维护组织转变而来，新公司的创办，以及商业保险公司的进入。一些大型的蓝十字计划放弃了过去的社区服务导向，变成营利性的，1994 年，全国蓝十字和蓝盾协会不再要求持有其执照的公司具有非营利性质。[11]

在 20 世纪八九十年代，管理式医疗保险公司不仅在私营市场取得了进展，而且在两个最大的公共保险计划中也取得了进展。联邦医疗保险和联邦医疗补助最初几乎完全采用按服务收费的支付模式。但是，1982 年国会通过的一则修订案改变了联邦医疗保险向健康维护组织支付的规则，并在三年后的法规中最终确定下来，让管理式医疗保险计划获得了立足点。虽然参加私营的联邦医疗保险计划人数一开始增长较慢，但在 20 世纪 90 年代显著增加。由于管理式医疗保险计划通常可以吸纳相对健康的老年人（他们生病时可以转回到传统的联邦医疗保险中），它们通常能够盈利，同时还给老年人带来额外的好处，如降低费用分摊。然而，与参加雇主医疗保险计划的年轻人相比，老年人在放弃按服务收费和自由选择的计划时相对谨慎。截至 2000 年，管理式医疗保险计划吸收了 90% 的雇主医疗计划参保人，但只吸纳了六分之一的老年人，使联邦医疗保险成为传统的按服务收费保险计划的最后一个主要堡垒。[12]

联邦医疗补助在 20 世纪 90 年代向管理式医疗转变的步伐更大。从 1991 年到 2000 年，联邦医疗补助中参加管理式医疗保险计划的人数从 270 万上升到 1880 万（占所有受益人的 55.8%）。[13] 联邦和州的财务压力推动了这一转变。联邦医疗补助支出的增长，部分由于里根总统和老布什总统时期两党采取扩大该计划的措施，当时国会逐渐将联邦医疗补助资格扩大到更多的低收入孕妇和儿童。州官员对这些"没有资金支持的授权"感到愤怒，寻求联邦政府对其要求

459 的豁免，以控制成本。根据 20 世纪 90 年代初的联邦政策，联邦医疗补助受益者通常可以选择是否参加管理式医疗，合格的计划需要至少四分之一的成员来自私营保险市场（这是一种旨在保证质量的保障措施）。到 90 年代末时，联邦政府允许各州要求受益人通过一般只为穷人服务的管理式医疗保险计划接受服务。

当这些进展在私营保险和公共计划中发展时，另一出戏剧正在更大的政治舞台上演。

20世纪90年代改革的磨难

进入 20 世纪 90 年代之时 —— 在管理式医疗全面兴起之前 —— 医疗保健费用在前几年的急剧上涨引发了一系列政治反应。从 1980 年到 1992 年，医疗保健支出占国内生产总值的比例从 9.3% 增加到 13.6%，相当于每 34 个月增加 1%。1992 年大选前夕，成本上涨尤其迅速，当时的调查显示，绝大多数公众（甚至商界领袖）认为医疗保健系统已经崩溃，需要根本性的变革。但是，尽管对现有系统的缺陷存在共识，但是对替代方案却没有任何共识。[14] 不仅共和党和民主党就应该做什么有着不同意见，民主党人之间也有分歧。不过，在当选总统之后，比尔·克林顿将医疗保健改革作为议程中的重要事项，1993 年秋，他向国会提交了一份向所有美国人提供医疗保险的法案。

由于我曾在克林顿政府担任卫生保健高级顾问，并在其他地方写过关于克林顿改革事业的斗争，我在这里只简单地谈一谈。[15] 克林顿提案呼吁消费者从三种类型的保险中选择一个 —— 按服务收费计划、健康维护组织和优先医疗组织，它们有同样广泛的权益覆盖 —— 三种保险通过各州运营的"地区健康联盟"提供。这些联盟最初被称为"医疗保险购买合作社"，类似于 2010 年《患者保护与平价医疗法》（Patient Protection and Affordable Care Act）中建立的

"健康保险交易所"或"市场"，除了一点不同：克林顿提案中的联盟几乎向所有 65 岁以下的人口提供保险，并且被授权只批准符合联邦标准的保费平均增长。

克林顿计划是一项混合政策，结合了市场导向和监管理念。在计划的设想中，地区健康联盟"管理"（即监管）医疗计划之间的竞争，根据其参保人的风险调整各计划的支付，并采取其他措施防止医疗计划通过挑选健康的参保人来赚钱。这符合"有管理的竞争"的理论，尽管克林顿的计划与阿兰·恩托文等人设计的更为市场导向的有管理的竞争方案不同。[16] 克林顿计划中的地区健康联盟是每个地区医疗计划的单一支付方，在联邦政府设定的平均费率增长上限下运作，它实际上也将为一个地区的卫生保健设定全局预算。资金主要来自雇主的贡献，相当于联盟平均保费的 80%。[17] 消费者为医疗计划支付的份额取决于他们选择的计划——如果他们选择平均花费计划，则支付 20% 的保费，如果他们选择比平均花费价格更低的计划，则支付更少的保费，如果他们选择更贵的计划，则支付更多的保费。

克林顿计划结合市场和监管的特征最初被认为是克服医疗改革政治分歧、团结民主党，以及赢得温和共和党人支持的一种方式。然而，整个努力在日益加剧的党派冲突以及民主党内部混乱的面前崩溃了。失败不完全是总统的责任。[18] 国会弥合医疗保健改革分歧的努力也失败了，这在很大程度上是因为两党的中间派不愿意增加新税收或命令雇主，因此无法为扩大覆盖面提供资金。主要的共和党人放弃了早些时候提出或支持的提案，认为本党的利益在于阻止任何妥协。1994 年改革事业失败后，共和党控制了国会两院时，这一观点似乎得到了验证。围绕克林顿计划的斗争被证明是 20 世纪末美国政治党派和意识形态日益极化的关键时刻。

在围绕克林顿计划的斗争期间和之后，管理式医疗的扩张帮助成本增长率大幅下降，一些人过早地宣称私营部门已经自行解决了医疗保健危机问题。经历多年的两位数增长后，全国卫生支出的年增长率在 20 世纪 90 年代中期下降到 6% 以下，调整过总通货膨胀因素后，增长率几乎是平的。[19] 这是一个市场似乎发挥作用的时代。数百项新保险计划进入市场。事实上，各保险计划之间的竞争如此激烈，以至于它们压缩自己的利润空间，进行更严格的监管。然而，在短时间内，媒体充斥着各种关于管理式医疗的恐怖故事，声称患者无法得到一些挽救生命的照护，保险公司在合同中使用"言论限制规则"来阻止医生告知患者所有治疗选项。其中一些报道具有误导性，但民意调查显示它们触及了人们的敏感神经。[20] 很快，反对管理式医疗如火如荼，政治家们呼吁立法保护病人权利。

变革的速度和管理式医疗引起的怀疑引起了人们的抵制。在雇主和各医疗计划的压力下，消费者和医生更多地是被推入管理式医疗，而不是自行选择的。健康维护组织的早期参保人是自愿做出选择的，他们更愿意选择覆盖全面的保险和更协调的照护系统，而不是按服务付费部门所提供的。为了确保参保是自愿的，凯泽计划长期以来一直坚持雇主至少提供一种其他保险选择，这一原则最初是 1973 年为符合联邦认证标准的健康维护组织设立的。

但到了 20 世纪 90 年代中期，许多人加入管理式医疗要么因为雇主没有提供其他选择，要么因为传统保险过于昂贵。许多医生也觉得自己是被迫接受管理式医疗的，这么做只是为了避免失去管理式医疗保险计划覆盖的患者。由于接受了按人头付费的方式，如果病人病情比预期更严重的话，一些医生就会蒙受财务损失。消费者和医疗专业人士都在面临一系列复杂而陌生的规则，此时保险公司激进控制成本的手段注定会遭到抵制。尽管美国人一直饱受不必要的住院治疗和过度处方的困扰，但管理式医疗引发的治疗不足比按服务收费引发的过度治疗更容易引发公众的焦虑。早期的健康维护组织的成员相信它们不会拒绝提供治疗，因为它们是非营利性组织，但人们很容易怀疑 20 世纪 90 年代的商业性管理式医疗组织将利润置于患者的福祉之上。

面对这些担忧，雇主、工会和立法者在 20 世纪 90 年代中后期试图放松管理式医疗保险计划对私营保险公司的控制。随着雇主赞助的医疗保险计划的参保人转向结构更松散的优先医疗组织，健康维护组织也扩大了自己的网络，从 1991 年到 1998 年，健康维护组织中的初级保健医生和专科医生的人数几乎增加了两倍。[21] 许多雇主和管理式医疗组织放弃了住院预授权的要求，1999 年，联合健康保健公司（United Healthcare）决定取消预授权，这标志着医疗保健转向更轻管理的重大变化。从 1994 年起，各州开始对管理式医疗进行限制。各州法律通常限定了住院预授权的要求，为拒绝承保的情况提供独立审查，并施加了一些强制要求，例如对分娩提供最低住院保险。14 个州进行管理式医疗服务的利用审查，以确定医疗事故责任；二十多个州通过了范围不同的法律，要求"任何有意愿的服务提供方"都可以参加保险计划。

管理式医疗引发的抵制带来的警报还有一层效果。它们为改善医疗保健的质量、安全性和问责制的努力重新注入了活力。对管理式医疗损害患者利益的担忧不仅促成了患者权利立法，也让人们对提高健康科学和卫生保健管理质量重新引发了兴趣。1999 年，医学研究所（美国国家科学院的一部分）帮助推动了一项新的"病人安全"运动，它发布的一份报告发现，医疗疏失每年导致多达 9.8 万人死亡和 100 万人受伤。报告并不认为医疗服务提供方应当独自为这些错误负责，而是认为补救办法在于采纳组织的系统性变革。原本为了控制成本的努力越发成为一场提高质量的运动，目的是获得更高的性价比，改变低成本必然意味着低质量医疗的看法。[22]

尽管国会从未通过某个"患者权利法案"，但联邦政府的另一个分支——法院——在对管理式医疗的抵制中发挥了至关重要的作用。20 世纪 90 年代初，联邦法官否决了各州监管雇主提供的管理式医疗的法律，理由是《联邦雇员退休收入保障法案》（Employee

462

Retirement Income Security Act）优先于任何州对雇主医疗计划的监管。然而，1995 年最高法院开始改变这一立场，接下来的八年里联邦法院做出了一系列裁决，为州立法规定雇主对管理式医疗承担责任开辟了道路。法律和政治气候的改变导让雇主放弃了管理式医疗，并冷却了华尔街对管理式医疗业的热情。[23] 然而，那时的金融利益正期待着医疗保健领域的另一个变化。

转向垄断 I

联邦法院在 20 世纪 90 年代末和 21 世纪初对管理式医疗的反应与同期法院对另一个关键发展的反应形成鲜明的对比，也就是医院和其他医疗服务提供方更多的整合。法官限制了管理式医疗的发展，但他们更看好医疗市场的合并。20 世纪 90 年代和 21 世纪初，联邦贸易委员会、司法部和州政府连续输掉了七起针对医院合并的反垄断案件。[24] 医疗保健反垄断案件的结果也符合当时的大氛围：在"芝加哥学派"的影响下，反垄断原则的范围缩小了，许多经济部门的市场集中度提高了。[25]

同一时期，各州政府也放弃了对医院费率的监管。截至 1980 年，约有三十个州为医院建立了某种形式的费率设定或预算审查制度。但从 1986 年开始，几乎所有拥有实质性费率设定制度的州都废除了它们——1986 年的威斯康星州、1989 年的华盛顿州、1991 年的马萨诸塞州、1992 年的新泽西州、1994 年的康涅狄格州、1995 年的缅因州、1995 年的明尼苏达州和 1996 年的纽约州。去监管通常发生在共和党执掌州政府的时候。当时，管理式医疗保险计划正在同时降低医院照护的使用量和价格，使得政府监管似乎显得没有必要，即便研究表明费率设定压低了医院成本。[26] 在此期间，去监管还以其他方式影响了医疗保健。例如，在 1985 年最初决定允许直接面向消费者的药品广告后，1997 年美国食品药品监督管理局进一步放宽了规定。随着限制医疗保健商业化的旧规则在接下来的几年里继续瓦解，各种直接面向消费者的医疗保健广告爆炸性地增长。[27]

在这些政治条件下——反垄断执法普遍松懈，联邦或州一级都不可能对医疗保健价格或支出进行任何监管——医疗保健领域的合并和收购激增。医疗服务提供方和保险公司两个领域都发生了整合。在服务提供方面，最大的发展是地方医院系统的形成，通常由地理位置邻近的医院合并而成。根据美国医院协会的数据，1990年至1996年间，合并和收购的数量增加了九倍，90年代末才开始下降。[28]到那时，根据标准的赫芬达尔–赫希曼指数（Herfindahl-Hirschman Index），大都市地区医院的市场集中度增加了近50%，相当于从六个同等规模的医院系统相互竞争转变为四个同等规模的医院系统相互竞争。[29]20世纪90年代中期，医院还进行了大量其他收购，购买了医生诊所、非卧床照护中心和其他医疗场所，通常是以建立综合服务系统（integrated delivery system）的名义。许多在市中心地区占主导地位的三级医疗医院买下了郊区的医院和诊所作为病人"供给站"，以增加它们相对于支付方和竞争性医院系统的市场势力。[30]

医院集团系统的扩展并不一定意味着向更营利性的组织转变。就全国而言，在20世纪90年代，营利性医院公司继续像80年代那样增长，但地方医院系统在非营利性部门的增长实际上要大于营利性部门。[31]非营利性医院某些方面的行为与营利性医院难以区分，但显著的差异仍然存在。根据1988年至2000年的一项全国性医院研究，营利性医院更有可能专门从事诸如心脏手术这类利润丰厚的服务，而非营利性医院比政府所有的医院更可能这样做。反过来，相比非营利性医院，营利性医院更不愿意提供一些赔钱的服务，如紧急精神病照护，相应地，非营利性医院则比政府所有的医院更不愿意这么做。[32]

20世纪90年代的医院合并浪潮是在住院治疗长期减少的背景

464

下发生的。从 1980 年到 2000 年，美国的医院数量下降了 17%，而床位数量下降得更多，下降了 28%。[33] 这就是成本上升导致的制度性连锁反应的一部分。联邦医疗保险对预期支付系统的采用和收紧，以及健康维护组织和其他形式的管理式医疗的兴起，共同降低了住院率。这些制度上的压力碰上（也是促进了）一些新技术的发展和传播，使得之前一些需要住院才能进行的内科和外科手术现在可以在非卧床的基础上进行。

住院治疗的减少对各个医院的影响并不一样。根据其财力和领导层，一些医院能够扩张，另一些医院被收购或关闭。当时的医院高管对合并和收购一般会给出两种解释：效率和市场势力。效率的提高似乎是有限的，虽然合并后的组织通常会整合其行政职能，但临床照护却很少整合。[34] 不过同一市场中医院的合并确实给了它们与保险公司谈判时更大的底气。使用不同方法的不同研究估计，这段时期的医院合并至少使医院价格提高了 5%，最高的可能有 40%。[35]

20 世纪 90 年代末和新世纪的头几年，私营医疗保险计划也越来越集中。健康维护组织在 20 世纪 70 年代和 80 年代的兴起让保险市场出现了大量医疗计划，带来了新的竞争，而 20 世纪 90 年代后期管理式医疗的收缩则带来了相反的趋势。两家保险业巨头，安泰（Aetna）和保德信医疗保健公司于 1999 年合并。许多蓝十字计划或合并，或被其他蓝十字计划收购，有时转变为营利性组织。医院和医疗团体将其品牌医疗保险计划出售给全国性保险公司，而对管理式医疗的抵制带来了对更具包容性的医疗网络的要求，这让以前围绕具体医疗服务提供方建立保险计划的逻辑不再可行。因此，医疗保险行业在国家和地方一级都变得更加集中了。对地方保险市场的分析表明，集中度提高的趋势使保费上涨了 7%。[36]

从一个方面来说，医疗保健行业的整合被证明是短暂的。一旦管理式医疗开始收缩，按人头付费的计划数量减少，建立综合服务系统的动力也就随之终结。但是管理式医疗的兴起和随后的收缩并没有使医疗保健恢复原状。随着最主要的计划和提供方在规模和地理范围上的扩大，医院和医疗计划在这一时期的整合度都提高了。[37] 此外，联邦医疗保险和私营支付方使用的价格系统开始不同，因为联邦医疗保险采用管理价格系统，私营医疗计划谈判价格，而各州放弃了任何监管价格的努力。

到 21 世纪初，制度性连锁反应的第一个周期已经结束。一些权威专家宣布管理式医疗已经死透了，有人说，未来将属于消费者。[38] 事实上，管理式医疗并没有消亡，消费者的力量也将被证明是有限的。但是一个新的阶段确实开始了。随着地方垄断上升，反垄断执法削弱，管理式医疗部分被废除，医院和保险费率基本不受监管，没有什么能阻止医疗保健成本再度上升。而成本也确实上升了。

周期2：市场幻想与市场势力（2001—2016）

将消费者置于风险之中

医疗保健成本在 20 世纪 90 年代中期增速放缓之后，于 20 世纪末开始攀升，并在新世纪的头几年达到峰值。[39] 但这一次制度的反应不同于面对 20 世纪八九十年代初那次价格飙升。21 世纪初，雇主不再试图更多地使用管理式医疗保险来控制医疗保健成本，而是试图将相当一部分医疗保健成本的风险转移给员工。而共和党的公共政策同样试图以"赋权"消费者自主选择为名，让消费者对成本承担更多的责任。"选择"和"赋权"这两个词也是社会运动长期使用的口号，有着与医疗保健领域完全不同的目的。这些社会运动——例如与妇女健康或艾滋病有关的运动——试图让消费者和

466

患者在医疗决策中发挥更大的作用，得到更多的尊重。21世纪初，互联网的发展和社交媒体的出现也扩大了大众健康运动的范围。出现了监控和评估自己身体和精神状况的新技术，这也符合文化中的大模式，即强调个体在健康和疾病方面的选择和自主权。

雇主将医疗保健成本风险转嫁给工人的做法有两个主要方面。一方面，公司采用高自付额保险计划，另一方面，通过更多地使用独立承包商、兼职员工和其他安排，公司完全取消了一些工人的医疗保险福利。随着雇主的后撤，保险范围的资金来源发生了变化。从1980年到2000年，美国通过工作获得医疗保险的人数比例已经从71%下滑到67%；到2010年，这一比例将再下降11个百分点，至56%。[40]许多之前参加雇主赞助的集体保险的人现在不得不自己购买保险，而这也正是收入停滞、保费快速上涨的一个时期。结果是，随着越来越多的美国人没有保险或保险不足，负担能力危机再次爆发——这是当时经济不平等加剧的诸多迹象之一。到2008年竞选时，保费快速上涨加上保险覆盖人数的下降，让全面医疗保健改革自1994年以来首次回到全国性议程中。

21世纪前十年雇主赞助的医疗保险的变化反映了经济领域更广泛的制度发展。近几十年来，公司一直试图将各种风险转移给员工，例如，用固定缴款计划——如401(k)计划*——取代固定收益养老金。[41]在单一公司终身雇佣制正在消失的时代，固定缴款养老金的好处是它们方便转移，员工可以自己管理投资。然而，现实是，它们也减轻了公司对退休人员的义务，只给工人提供很少的经济保障。基于工作的医疗保险的类似变化是高自付额保险的增加，这种保险带有一个用于分摊费用的可转移的免税储蓄账户，保险受

---

*《美国税法典》第401(k)条规定的一种雇主赞助的固定缴额养老金计划。该计划允许雇员划拨部分薪水至个人的退休账户直至离职，划拨金额多寡可自行决定。账户内的金额在退休前提取往往会导致罚款，但在退休后领取则可享受税收优惠。——译者注

益人可以将未使用的余额结转到下一年。[*]

对许多保守派来说，医疗保险的内在问题是道德风险，它鼓励被保险人过度使用医疗保健服务。因此，解决成本上涨的办法长期以来一直是让消费者承担更大的份额，尤其是以高自付额的形式提前支付。自 20 世纪 90 年代以来，新的变化是享有税收优惠条件的健康储蓄账户的建立，健康储蓄账户首先于 1996 年在联邦法律中作为高自付额保险的补充被有限地引入，随后于 2003 年和 2006 年放开并扩大。一开始人们对这个想法的接受是缓慢的。截至 2009 年，在拥有雇主提供保险的雇员中，只有 8% 的人参加带储蓄选项的高自付额保险方案，但到 2015 年，这一比例达到 24%，而加入健康维护组织的雇员比例下降到 14%（52% 的人加入优选医疗机构，只有 10% 的人加入定点服务计划）。[42] 雇员可以选择的医疗计划的概念也变了。当雇主一开始提供健康维护组织和优选医疗机构选项时，它们会提供彼此竞争的保险公司和有着不同医疗服务提供方名单的管理式医疗保险计划。然而，雇主越来越多地从同一家保险公司的不同计划中提供选择，区别只是自付额和其他条款不同。

带有健康储蓄账户的高自付额医疗保险计划对富人来说非常合适——只要他们身体健康——但对那些收入较低的人来说就不太友好了，尤其是如果他们有严重或慢性的健康问题的话。对有钱人来说，即使高自付额也不太可能成为获得保险的障碍，而且如果健康状况良好，他们可以把一年的免税储蓄积累到下一年。本来会进入普通保险池的钱现在留在口袋中，此外，健康储蓄账户，就像任何避税条款一样，对于税率等级越高的个人越有价值。

相比之下，对许多中低收入人群来说，2500 美元甚至 1000 美元的自付额都可能会对使用医疗保健构成真正的障碍；如果他们有

---

[*] 即健康储蓄账户，用户可以在其中存入一定金额。这部分金额可以免税，但只能用于支付符合资格的医疗费用，不能用于交纳保险费，如果用作其他用途会有部分罚款。65 岁以后则可以免罚款取出作其他用途。——译者注

慢性疾病的话，他们也不太可能在健康储蓄账户中积累余额。也许高自付额选项最重要的作用是将投保人分进不同的风险池中。像之前的管理式医疗保险计划一样，高自付额计划分割了市场。至少在最初，富人和健康人士有更大的动机去选择高自付额计划，而有着高预期费用的人可能会坚持低自付额计划。[43] 这种分化会导致低自付额计划的成本增加，带来费率的螺旋上升，20 世纪 90 年代传统的按服务收费保险就是因此而被淘汰。事实上，低自付额计划越来越少，从 2006 年到 2015 年，雇主赞助的医疗保险的平均自付额从303 美元上升到 1077 美元。[44] 到 2015 年，在 65 岁以下参加各种形式的私营保险的人中，高自付额计划的比例达到 36%，其中约三分之二的人没有健康储蓄账户。[45] 高自付额计划阻碍了人们对医疗服务的使用，哪怕他们对这些服务的需求是合理的。2014 年的一项调查显示，在自付额达到收入的 5% 或更多的成年人中，五分之二的人报告说，他们生病时不去看医生，或者没有得到建议的后续照护。[46]

　　高自付额保险计划和健康储蓄账户的支持者将它们宣传为"消费者驱动"的医疗保险，与自上而下的管理式医疗非常不同。但实际的现实并非如此。詹姆斯·鲁宾逊（James C. Robinson）和保罗·金斯伯格（Paul B. Ginsburg）在 2009 年写道："保险市场已经将消费者驱动的医疗保险和管理式医疗的理念融合在一起，而不是用前者取代后者。"[47] 对于高于自付额的费用，保险公司采用了标准的管理式医疗的技术，包括使用优先医疗组织网络，保险公司协商价格，而不是由消费者驱动着在整个市场上寻找最佳方案。投保人现在面临两重限制：第一次使用时会碰到财务壁垒，后续使用中会受到管理式医疗施加的限制。

　　高自付额计划重新引入了管理式医疗，这反映了保守主义在医疗保健领域关于消费者主权和成本遏制的想法的局限性。高自付额确实对消费者接受医疗服务有遏制作用，但是美国医疗保健费用高得出奇的原因并不是人们经常因为无聊的原因去看医生。美国医生的出诊率与其他工业化国家的平均水平接近，但医疗保健费用却高得多（事实上，占国内生产总值的百分比几乎是平均水平的两倍）。[48] 美国的高医疗保健费用是在患者进入医疗系统之后发生的，尤其是因为高额服务价格和技术密集服务的大量使用。在这种情况下，货比三家对于消费者来说通常并不可行；对成本有重大影响的决策大多不是患者做出的，而是医生和负责医疗机构的管理者及行政人员做出的。经验研究表明，高自付额会让患者仔细物色合适的医疗服务，从而显著降低成本的想法纯粹是幻想。[49]

　　高自付额在控制成本上的效率有限，还因为一种被称为医疗保健支出"集中"的现象。一年中，通常花费最高的 5% 的人总额占医疗保健费用的大约 50%，而前 10% 的人占费用的大约三分之二。[50] 这些支出几乎所有都超过了自付额，即使是在高自付额计划中。但是，尽管高自付额计划节省成本的潜力有限，但它们的保费确实较低，对于许多每月靠发薪度日的人来说，它们通常是唯一负担得起的保险选项，尽管高自付额可能会导致他们在真正需要的时候无法使用医疗服务。

　　除了影响私营保险覆盖范围，市场导向的观念也对联邦医疗保险和联邦医疗补助产生了影响。联邦医疗保险不再是统一的社会保险计划；它已经成为一个保险市场，老年人可以在公共计划（传统的联邦医疗保险）和私营计划（几乎都是管理式医疗保险计划）之间进行选择。私营联邦医疗保险计划的参保人数从 2003 年的 470 万老年人攀升至 2008 年的 970 万。到 2016 年，这一数字将再翻一番，达到 1760 万，占所有受益人的 31%。[51] 当小布什任下的国会在 2003 年将药物保险增加到联邦医疗保险中时，国会立法让新计划完全成为私营保险业的市场。

　　推动联邦医疗保险中的私营计划的主要是共和党人；事实上，国会中的共和党人一再寻求将联邦医疗保险完全转变为私营保险的代金券或"保费支持"。很多民主党人虽然反对完全消除传统的联邦医疗保险，也开始接受甚至捍卫联邦医疗保险中的私营医疗计划，尽管有证据表明，政府为这些计划支付了过高的费用，因为它们吸纳了一批总体上更健康的老年人。保险业和大量高龄参保人的共同压力保护了这些计划获得的补贴。[52]

在各州的联邦医疗补助计划中，向私营管理式医疗保险计划转变的步伐走得更远，尽管各州在这个问题上几乎没有给受益人多少选择。全国范围内的联邦医疗补助人口中，参加管理式医疗保险计划的人数比例到 2008 年上升到 64%；一些州已经将整个联邦医疗补助计划移交给管理式医疗组织。此外，联邦医疗补助中的管理式医疗计划继续使用限制性很强的做法，而雇主赞助的管理式医疗保险计划在 20 世纪 90 年代后期已经放宽了这些限制。[53]

21 世纪初，随着联邦医疗补助计划的规模扩大，消耗的各州预算份额也在增加，州政府越来越依赖严格的管理式医疗来控制联邦医疗补助的成本。各州医疗保健支出也因为儿童医疗保险计划（Children's Health Insurance Program）的推行而增加，该计划是在 1997 年罕见的两党合作时刻建立的，目的是扩大低收入家庭儿童的覆盖面。从 1980 年到 2007 年，联邦医疗补助和后来的儿童医疗保险计划的参保人数从美国人口的 7% 增加到 14%。[54] 然而，这方面的增加不足以弥补雇主赞助的保险的持续减少，也不能应对许多保险覆盖有限的美国人难以负担上升的医疗保健价格的危机。

21世纪初改革的磨难

从 20 世纪 80 年代到 21 世纪初，无保险人口的增长是一个长期趋势。根据美国人口普查局（U. S. Census Bureau）的数据，没有任何医疗保险的人数从 1987 年的 3100 万增加到 2009 年的 4900 万，从人口的 12.9% 增加到 16.1%。[55] 一年中，很多人在某段时间内没有保险，许多有保险的人也因为原有的疾病排除、年度和终身上限和保单中的其他限制而保险不足。[56] 在 21 世纪初，这些由来已久的问题由于收入停滞和医疗保健费用急剧上升而加剧。2007 年至 2009 年的经济大衰退让这个问题达到顶点。

然而，即使在巴拉克·奥巴马当选和民主党占国会多数之后的 2009 年，全民医保和其他改革依然面临重重困难。全国性政策的重大改革在美国从来都不容易，安于现状偏差（status quo bias）已成为美国宪法的一部分。联邦政府的结构有很多节点可以否决变革，反对者只需要控制其中一个。此外，在医疗保健方面，20 世纪中期采取的许多政策创造了格外支持现状的力量——不仅是从现有安排中获利的利益集团，还有相当一大部分拥有良好保险的公众，其中许多人（老年人、退伍军人和有保险的工人及其家庭）没有体验过这个系统的全部成本，相信是自己努力工作挣来了这份保险，不明白自己为什么要为其他没有努力工作的人付款。这就是我在其他地方所说的美国医疗政策陷阱：以往的不完全措施的遗产让美国格外难以改变一个系统，而这个系统本身就是一个被广泛承认、根深蒂固、难以去除的问题的根源。[57] 此外，在全民医疗保险的长期冲突历史中，美国的保守派不同于其他西方国家的保守派，开始将公共医疗保险计划等同于自由的丧失，并将反对上升到爱国的高度。近几十年来党派极化加剧，使得跨党派达成一致变得更加困难。

然而到 2009 年，改革有了新的开端。在非公开会议上，主要卫生保健利益集团的代表和全民医疗保险的倡导者找到了共同基础。医院、制药公司、一些保险公司和其他商业利益集团愿意接受扩大保险覆盖，以及个体和小团体保险市场的一些改变，只要联邦立法不对其行业构成任何威胁，如价格控制。改革方则同意在现有安排的基础上进行建设，扩大联邦医疗补助和私营保险——这两种保险是之前的改革者试图取代的。

从诸多讨论中浮现出的改革方案是，联邦医疗补助将为更多的穷人和准穷人提供服务，而一个新的规则和补贴结构可以帮助其他人获得私营保险。马萨诸塞州于 2006 年在共和党州长米特·罗姆尼（Mitt Romney）的领导下实行的改革提供了直接的模板。保险公司必须覆盖所有申请人，包括那些已患病者，而费率不能基于申请者的健康状况，政府将会在州健康保险交易所中，为收入最高达到联邦贫困线四倍的人提供保险补贴。为了防止人们只在生病时才投机性地购买保险，法律将要求每个人都购买保险，这一条款被称为"个人强制"（individual mandate）。这些特征获得民主党政策制定者的同意，成为《患者保护与平价医疗法》（后文简称《平价医疗法》）的基础，法案在国会中通过，并由奥巴马总统于 2010 年 3 月签署为法令，该法的实施进度安排缓慢，扩大覆盖面的主要条款推迟到 2014 年起效。

　　《平价医疗法》远非反对者指控的"政府接管"，实际上是典型的微创改革，旨在补充和纠正市场，而不是取代市场。这项立法反映了对现状的妥协，以及改革者从克林顿计划的失败中吸取的教训，即在挑战医疗保健行业的主导利益和受益公众方面能走多远。大多数已经有雇主保险的人不愿意看到自己的保险和医疗保健被中断。政府将重组个人和小团体保险市场，但不会像"公共选择"的倡导者建议的那样，作为竞争对手进入保险业。立法也不会像 1993 年的克林顿计划那样，试图按地区限制医疗总支出的增长。

　　然而，《平价医疗法》的通过远非顺利。法案受到了无情的攻击，在通过之前经历了一次又一次的濒死体验。尽管有马萨诸塞州两党合作的先例，但民主党人在国会中得不到任何共和党人的支持；这项立法之所以在参议院获得通过，只是因为民主党人短暂地获得了可以免于冗长议事规则干扰的多数投票。2012 年，法案仅以一票之差免于被最高法院推翻。最高法院支持个人强制条款，因此也支持整部法律，但它要求扩大联邦医疗补助对于各州是自愿的。[58]

　　关于"奥巴马医改"——这个词首先被该法律的反对者使用，

然后被总统和大多数媒体接受——的谩骂式辩论，生动地说明了充斥于美国政治的普遍不信任和党派极化。在别的时代，《平价医疗法》可能会被誉为基于更早的共和党提案的两党妥协方案，但是可与之妥协的温和的共和党已经不复存在。

《平价医疗法》的主要条款实施后，无保险人数从 2010 年的 4900 万人减少到 2015 年的 2900 万人，占总人口的 16.0% 降至 9.1%。如果各州都扩大联邦医疗补助计划，还会有 300 万到 400 万人得到保险覆盖。[59] 法律还为许多之前已经参保的人提供额外保护，取消了大多数年度和终身限额，以及先前存在的疾病排除要求，限制了年度最高实付额上限，并要求保险公司不向消费者加收保费地覆盖已被证明有效的预防性服务。要求保险公司覆盖的预防性服务包括避孕药具，这个问题引发了一些最激烈的政治争议和法律斗争。医疗保险保单现在至少必须覆盖 60% 的精算成本（即受益者的平均预期成本）——之前个人市场的投保人中只有不到一半的保单符合这一标准。[60] 因此，《平价医疗法》无疑提高了对投保最不足的人的保护标准。新参保人得到了更多治疗；例如，根据一项调查，新参保的人中有五分之三说他们通过新保险得到的治疗是之前负担不起的。[61] 对扩大联邦医疗补助的州和没有扩大的州进行的比较研究表明，扩大覆盖面在医疗保健使用（例如，对糖尿病等慢性病的治疗更常规）和财务保障（减少向收款机构移交的债务）方面都带来了显著的收益。[62]

尽管如此，在《平价医疗法》的主要条款实施后，一开始分歧就很大的公众意见并没有变得更正面。民意调查显示，公众对法律的赞成和反对意见依然大致相当；截至 2016 年 6 月，希望废除或缩减《平价医疗法》的公众比例与希望保持或扩大该法的公众比例大致相当。[63] 很少有人理解法律对无保险者人数的影响。在 2016 年 9 月的一项调查中，当被问及美国人缺乏医疗保险的比例是历史最高还是历史最低时，只有四分之一的人（26%）意识到这是历史最低水平，几乎同样多的人（21%）说未投保人数处于历史最高水平，大约一半的人（46%）说与过去差不多。[64]

党派隶属关系强烈地影响了公众对"奥巴马医改"及其效果的看法。不过，持续反对该法律的另一个原因是，许多受保护的公众同时也失去了他们曾经拥有的一些保险保护，并将这种持续恶化归咎于奥巴马医改。尽管《平价医疗法》为之前保险状况最糟糕的人提高了标准，但它没有阻止公司削减之前保险状况良好的人的保险。在雇主赞助的医疗计划中，自付额不断上升。事实上，《平价医疗法》通过要求对预防性保健和巨额医疗费用提供更多的覆盖，提高了许多雇主医疗计划的覆盖范围。预防性保健覆盖率的提高帮助人们保持健康，而取消年度和终身限额降低了因医疗破产的风险。然而，由于在日常医疗开支中支付了更多现款，许多雇员认为现在保险对他们的帮助比以前少，而他们认为这是奥巴马医改的过错。

对《平价医疗法》的愤怒在老年人中也很常见，部分原因是法律的反对者竭力挑起对"死亡评判小组"*和削减福利的担忧。与这些说法相反，奥巴马医改没有削减联邦医疗保险的福利，也没有削减病人在面临生命危机时得到的福利，它扩大了联邦医疗保险中预防性保健的覆盖范围，缩小了药品覆盖范围的差距。《平价医疗法》的反对者所谓的削减是未来联邦医疗保险提供方的费率增长的减少，这是为了收回一些由于法律将保险扩大到65岁以下人口而让服务提供方得到的额外利润。

长远来看，《平价医疗法》中影响联邦医疗保险的其他条款可能对医疗保健的制度变革更具重要性。根据该法，联邦政府行政分支既有权力也有资金对替代支付方式进行大规模试验，试图通过奖

---

　*　死亡评判小组的概念由萨拉·佩林（Sarah Palin）首先提出，据说奥巴马医改会引入一些判断病人是否"值得"医治的组织。——译者注

励传统联邦医疗保险计划中质量更好、成本更低的服务提供方，来改善整个系统。这些"按绩效付费"的试验是建立在奖励"价值"而不是"数量"的基础上的。例如，联邦医疗保险不再为同一种疾病向医生、医院和其他服务提供方分别支付医疗费用，而是对服务提供方进行"捆绑式支付"。在其中一种捆绑式支付模式中，联邦医疗保险为住院期间的所有服务向医院支付一个预先确定的金额，然后医院用这笔钱支付医生和其他员工。在另外一种模式中，医生和医院网络组成"责任医疗组织"（accountable care organizations），并根据绩效获得报酬。责任医疗组织也许会带来医疗保健行业的重大重组，尽管最终形式还不确定。除了都包括初级保健之外，不同的责任医疗组织在范围和结构上差别很大。像健康维护组织一样，责任医疗组织有动机通过提供协调服务、减少住院人数、在非卧床环境中进行更便宜的手术，以及保持患者健康来降低成本。然而，与健康维护组织不同的是，它们不会限制患者选择医疗服务提供方。到 2016 年，大约 30% 的传统联邦医疗保险的费用通过捆绑式支付、责任医疗组织和其他替代性付款模式流出。

尽管责任医疗组织的想法很有吸引力，但它们最初并没有为联邦医疗保险节省任何费用，也许是因为许多医疗服务提供方在两种激励制度之间摇摆，一种是传统的按服务收费机制，它们会受益于提供更多的服务；一种是责任医疗制度，它们会因为提供更多的服务而蒙受损失。尽管这个问题可能是暂时的，但责任医疗组织和其他支付改革可能会使医疗保健成本以另一种方式变得更难控制。在《平价医疗法》通过时，医疗保健行业开始了又一波整合浪潮。责任医疗组织和其他举措也许会加强这些趋势，因为它们有可能加强占主导地位的医疗保健系统在私营市场提高价格的能力。

转向垄断 II

放松对医疗保健行业的监管本应该释放市场的活力，但实际上它释放的是市场的势力。在 20 世纪 90 年代中期的整合浪潮之后，始于 2010 年左右的第二波浪潮进一步促进了行业中的权力集中，这对主要的服务提供方和保险公司有利，损害了那些没有多少影响力的公司的利益。

20 世纪 90 年代中期医院合并浪潮的全部意义直到 21 世纪初才清楚显现，医疗保险计划和医疗服务提供方之间就费率进行的摊牌证明权力平衡已经发生了转移。1993 年，波士顿两家领先的精英医院——马萨诸塞州总医院和布莱根医院（Brigham）——合并成为美国联盟医疗体系（Partners HealthCare）。七年后，美国联盟医疗体系和马萨诸塞州蓝十字的领导人达成了一项大幅增加该州医疗保健成本的协议：只要美国联盟医疗体系不允许任何其他医疗保险公司支付更少的费用，蓝十字就增加对美国联盟医疗体系的付款。当塔夫茨医疗计划（Tufts Health Plan）拒绝同意联盟医疗体系大幅增加付款的要求时，联盟医疗体系终止了谈判，并通知患者，塔夫茨的保险将不再被接受。由于大量的投保人打电话来说他们将更换计划，塔夫茨屈服了。[65] 在当时其他医疗计划和服务提供方之间的对抗中，主要服务提供方也要求大幅提高费率，医疗计划都屈服了。[66]

随着 2010 年开始的第二波整合，医疗保健行业已经愈发远离理想中的激烈竞争的状况，在过去几十年里，这种理想驱动了很多关于医疗保健政策的思考。合并和收购导致许多市场实质上的垄断现象。尽管奥巴马执政期间的反垄断政策比 20 世纪 90 年代和 21 世纪初更多，但它们非常有限，也为时过晚，无法阻止压倒性市场势力的积聚。

在医疗服务提供方那边，医院继续处于医疗保健业转变的中心。到 2010 年，将当地医院整合成几个医院系统在许多市场已经是一个既成事实。根据大卫·卡特勒（David M. Cutler）和菲奥娜·斯科特·莫顿（Fiona Scott Morton）对全国 306 个医院转诊区域的研究，一个地区最大的三个医院系统平均接收了 77% 的病人，而最大的五个医院系统平均接收 88%。[67] 根据联邦贸易委员会的标准，大都市地区超过 75% 的医院市场"高度集中"。[68] 然而，医院整合仍在继续，2010 年至 2014 年间，共发生了 457 起合并（许多是跨市场领域的合并）。[69] 医院也通过获取医生诊所和急性后期医疗服务（如熟练护理所、家庭保健提供方和收容所），再次进行纵向整合。而医生通过几种组织类型获得了自己的市场势力。

　　自 2010 年《平价医疗法》通过以来，医疗保健业高管一直引用改革的要求作为整合理由。他们声称，横向整合通过消除过剩的生产力降低了成本，而与医生诊所和急性后期医疗服务的纵向整合促进了责任医疗组织的发展，增加了其所需的信息技术投资。和 20 世纪 90 年代中期一样，全国政策变化的不确定性可能导致了医院进行合并作为对冲策略。医院系统和医疗计划可以通过做大让自己在系统中如此重要，以至于实际上"大而不能倒"，甚至大到政治领袖也无法无视。

　　整合对医疗保健的最重要影响是在社区一级加大了权力、支付和资源的不平等。关于这一事态的明确证据来自社区跟踪研究（Community Tracking Study），这是一项由卫生系统变化研究中心（Center for Studying Health System Change）在 1996 年至 2010 年间进行的密集调查，调查者大约每两年对 12 个具有全国代表性大的都市区的医疗保健进行调查。由于这一时期的变化，私营医疗计划开始根据医生和医院的谈判能力而支付完全不同的价格。占据顶层的是一些"不可或缺"的医院和医生团体，由于规模或声誉或两者兼有，他们可以抬高价格，因为他们知道医疗保险计划无法将他们排除在网络之外。下一层是某些特定专科服务的提供方，这些服务在本地并不容易获得。它们也有市场势力，但是不如那些最不可或

476

缺的医生和医院。最后是剩下的独立社区医院和个体或小团体行医者，它们实际上只能被动地接受价格。保障网医院和诊所通常也属于这一层。[70]

私营保险公司支付顶层和底层的价格差异大到令人咋舌。在洛杉矶，根据 2008 年进行的一项社区跟踪研究，支付给位于前 75% 的医院的费率是联邦医疗保险费率的 184%，而后 25% 的医院是 84%。支付给那些不可或缺的医院的费率是联邦医疗保险的 418%。研究得出结论，这些差异是市场势力的结果。[71]

2010 年，马萨诸塞州总检察长对马萨诸塞州医院的价格差异进行了调查，得出相同结论。巨大的价格差异"与（1）照护质量，（2）接受服务人群的疾病或服务的复杂性，（3）服务提供方的患者有多少是联邦医疗保险或联邦医疗补助受益人，或（4）服务提供方是否是学术教学或研究机构"都无关，只与"和市场谈判力量相关"。[72] 一项研究分析了 2007 年至 2011 年超过四分之一拥有雇主赞助保险的美国人的索赔数据，在调整其他因素之后，垄断市场的医院价格也比有四家或更多竞争医院的市场的价格高出 15.3%。[73]

这种模式的根本原因在于自管理式医疗发展到顶峰以来，权力已经从医疗计划转移到服务提供方。加利福尼亚州的例子很好地说明了这种转移是如何，以及为什么发生的。20 世纪 90 年代的加利福尼亚州处于管理式医疗改革的前沿，该州的医疗计划在谈判中处于优势地位，能够用不与他们签合同有效地威胁医生和医院，从而降低支付额。当时，由于住院病人利用率下降，医院的容纳能力过剩，许多专科医生也供过于求，承受着不得不接受较低费率的相同压力。卫生系统变化研究中心的一项研究表明，这种模式在 20 世纪 90 年代末发生了逆转，从 1999 年到 2005 年，私营保险公司支付的医院照护费率平均每年增长 10.6%。由于当时对管理式医疗的抵制，雇主和消费者坚持扩大医疗服务提供方网络，削弱了医疗计划的谈判能力。住院病床容量下降 14%，再加上医生供应相对短缺，这些也将权力转移到医疗服务提供方手中。随着医院合并成大型医院系统，或以其他方式联合在一起，它们获得了议价权。例如，隶属于加利福尼亚大学的诸多医院以前是作为独立实体进行谈判的，现在开始作为一个系统进行谈判。医院还与医生建立了联合组织一起谈判。一位医院高管说："你们（保险计划）要么全盘接受我们所有的医生和医院，要么一个都不接受。"独立执业协会中数千名在诊所工作的医生联合起来与医疗计划谈判。"我们欢迎监管干预来打破这些垄断，因为它们正在扼杀我们，"一位医疗计划主管说。[74]

在全国范围内，医疗服务提供方的合并、雇主对有着广泛网络的医疗计划的偏好，以及医院容纳住院患者能力的下降，都导致了服务提供方市场势力的增长，让参加私营保险患者支付给医院的价格上升。20世纪90年代末，私营保险公司支付的费用比联邦医疗保险高出约10%，到2012年，这一差距扩大了75%。[75]这一差距的扩大是因为之前的政治决策：联邦医疗保险采用预期支付，而各州放弃为私营保险付费患者设定医院费率。管理式医疗只是暂时抑制了价格，但随后不仅引发了消费者的抵制，还引发了服务提供方的反抗，使得它们进行更多的合并和收购。当这些制度性连锁反应结束时，最强大的服务提供方就能提高价格。这不是医院将费用从公共支付方转移到私营支付方的问题；事实上，一些证据表明，联邦医疗保险较低的支付价格迫使医院变得更高效，降低了私营保险患者的价格。[76]私营保险付费患者的高额费用通常流向更有市场谈判力的那些不可或缺的医院系统，而不是最依赖联邦医疗保险和联邦医疗补助的医院。

虽然服务提供方的整合导致价格上涨，但这并不是事情的全貌。保险市场也变得更加集中了。但占主导地位的保险公司并没有形成一股制衡力量，至少没有站在消费者利益的一边。"即使在拥有主要医疗计划的市场，"2010年的全国社区跟踪研究发现，"保险公司通常也没有积极地限制费率上升，也许是因为保险公司可以很

478

容易地将成本转嫁给雇主和他们的员工。"[77]证据研究表明，当占主导地位的保险公司拥有打破垄断的力量时，它们不会将节省下来的资金传递给健康保险的购买者。[78]

医疗保健行业的这些事态发展表明，评估《平价医疗法》的影响需要谨慎，特别是在成本控制方面。在法案于 2010 年通过后的五年里，全国卫生支出增长放缓，联邦医疗保险、联邦医疗补助和新保费补贴的支出远低于国会预算办公室（Congressional Budget Office）的最初预测。[79]同一时期，随着经济从大衰退（2007—2009）中复苏，失业率降至 5% 以下。[80]这些发展与《平价医疗法》反对者的预测相反，他们认为法律将是预算克星、就业杀手、现有的雇主提供保险的破坏者和经济混乱的总体根源。

但就医疗保健费用的总体下降而言，《平价医疗法》可能不是主要原因。[81]由于保守主义者努力限制对医疗程序相对有效性的研究，该法几乎没有阻止采用低效益、高成本的新技术。法律没有纠正医疗保健行业定价机制的根本问题，也未能应对行业中市场势力的上升。2010 年至 2016 年的费用下降很可能只是暂时的平静，就像 20 世纪 90 年代中期的低谷一样。

尽管健康保险交易所在 2016 年为大约 1200 万人提供了保险，但它们没有达到最早一批支持者的高期望。一些分析者认为，它们最终将取代雇主赞助的保险，或者至少为没有雇主保险的人提供一个同样令人满意的选择。然而，截至 2016 年，交易所还未走上这条路，尽管一些州——例如加利福尼亚州——比其他州管理得更成功。具有讽刺意味的是，雇主维持保险覆盖的决定导致健康保险交易所的注册人数比分析者最初的预期还要低。个人强制条款的处罚也太轻，执行力度太弱，无法激励许多健康的未投保者参保。此外，几乎所有的州都允许直接出售个人保险，从而加剧了交易所的逆向选择问题，使交易所的人口普遍更贫穷、风险更高（联邦提供的低收入补贴只在交易所提供）。[82]更糟糕的是，法律中试图弥补医疗计划面临的逆向选择问题的各种规定并不充分，部分原因是共和党人推动国会通过的一项措施。面临输给医疗网络较广的医疗计划的可能性，几家主要保险公司在 2016 年夏季和秋季退出或减少了次年在交易所的参与。其余的保险公司大幅提高了保费（尽管只是将费率提高到法案通过时的预期水平）。不仅可供选择的医疗计划变少了，而且剩下的计划的医疗网络也更窄，更像联邦医疗补助下的管理式医疗，而不是雇主提供的良好保险。对于数百万没有其他保险的人来说，交易所提供的计划是至关重要的，甚至是救命稻草。由于作为退路的公共选择也不存在，《平价医疗法》的许多交易所变成了垄断市场。[83]

　　直到过去几十年，经济学家和其他社会科学家认为医疗保健领域的垄断主要适用于医学专业。"医疗垄断"存在于医生对医疗市场和医学知识的控制中，医生还享有执照法的保护，他们在医疗保健决策中做出的决定受到充分的尊重。虽然这些法律和文化模式并没有消失，但对医疗保健垄断的传统理解已经过时了。与现在笼罩医疗行业的企业巨头相比，医生已经算不上主导力量，更别说垄断力量了。但医生也不是完全无力地臣服于资本。医学专业群体在这个新的组织世界中有很强的适应能力。

新环境下的医疗保健

公司界限？

　　20 世纪的最后二十年，特别是管理式医疗的兴起，粉碎了医生对自己继续统治医疗行业的能力的最后幻想。作为个体，医生对自己工作的控制减弱了；作为总体，他们对政府和私营机构的政策失去了影响力。医生在患者照护中依然是核心决策者，但最终决定权

480

并不总是在他们手中；与过去相比，患者和行政人员都掌握了更多的信息，并期望得到更多的控制。在政治上，医学专业只是医疗保健领域众多利益集团中的一个，而随着医生分成不同的专科群体，医学专业的声音也不止一个，美国医学会的会员人数逐年稳步下降。[84]

在 20 世纪 80 年代之前，没有一个体面的公众人物会提议医生以外的任何人来"管理"病人的照护。临床自主权可以说是神圣的原则；医生不需要获得保险公司的授权就可以让病人住院，转诊给专科医生，或做出其他临床决定。然而，到了 20 世纪 90 年代中期，管理式医疗主导了市场，尽管随后出现了强烈的反对，但管理式医疗的许多做法都成为惯例。随着以医院为基础的医疗系统的崛起，医生也越来越需要面对另一种组织，这种组织要求医生与公司的目标保持一致。此外，提高医疗保健的安全性和质量的运动，以及电子病历和信息系统的发展都使得报告需求和实践指标监控增长。

这种对医学专业自主权和势力的侵蚀发生在医学专业人数大为膨胀的时期。1982 年至 2013 年间，由于美国医学院的扩张和海外受训医生的涌入，美国的医生数量翻了一番，从 50 万人增加到 100 多万人。尽管医生中患者照护医生的比例从 81% 下降到 77%，但每十万人口中提供患者照护的医生人数从 173 人跃升至 256 人，增幅为 48%。[85]

医生供应的增加本可能削弱他们的经济权力。事实上，医生不断增长的数量很可能导致了管理式医疗组织在 20 世纪八九十年代的兴起，并让这些组织能够获得费用折扣。然而，对医生服务的需求被证明是高度弹性的，部分原因是新技术的出现，即使在成本高、收益低的情况下，医疗保健领域的资金安排也鼓励新技术的出现。在这种情况下，医生依然能够收入不错，而卫生保健部门占整个经济总量的比例几乎翻了一番，从 1980 年占国内生产总值的 8.9% 上升到 2014 年的 17.5%。[86] 正是这种看似不可阻挡的增长引发了卫生保健领域的制度连锁反应，破坏了医学专业的自主权。同一时期，公众对医学专业领导层的信任度仍然很低，这让情况更加糟糕。根据哈里斯民意调查，美国人对医学专业领导层有"很大"信心的比例从1966年的73%下降到1974年的50%，再到1983年的35%，在接下来的几十年里，这一比例一直徘徊在这个水平上。[87]

医生对自身情况的看法在20世纪90年代也发生了转变。1973年，只有不到15%的医生怀疑自己的职业选择是否正确；在20世纪90年代的调查中，当被问及同样的问题时，30%—40%的人说，如果再次面临选择，他们不会踏入医疗领域。[88]在2001年的一项调查中，87%的医生说，在过去五年里，医学专业的总体士气下降了；58%的人说自己的士气已经下降。[89]从1991年到1997年，只凭自己判断就可以让病人住院的医生比例从72%下降到61%，而只凭自己判断就可以做任何测试和手术的医生比例从83%下降到65%。[90]健康维护组织在一个地区的渗透程度越高，医生的专业满意度和临床自主权水平越低。[91]1996年，加利福尼亚州对签订了管理式医疗合同的初级保健医生的调查表明，58%的人觉得受到限制转诊的压力，75%的人每天看更多的病人；这些医生也更有可能获得某种与转诊和生产力有关的激励付款。[92]

从20世纪80年代初到90年代中期，独立执业医生的比例也有所下降。美国医学会的调查数据显示，从1983年到1994年，在患者照护医生中，个体执业医生的比例从41%下降到29%，拥有所有权的团体执业医生从35%下降到29%，而作为雇员的医生比例从24%上升到42%。美国医学会的分析者在1996年写道："如果目前的趋势持续下去，在不久的将来，大多数医生都将成为雇员……与过去的医生相比，他们的临床自主权可能会大为降低。"[93]

在整个20世纪90年代，医疗实践似乎不可阻挡地走向法人组织的方向。大型多专科的团体执业似乎是最终的目的地，其他形式只是过渡阶段。营利性的医师执业管理公司收购了各种个人诊所和团体诊所，一度成为华尔街的宠儿。医院也在大量购买各种诊所，特别是初级保健医生的诊所，后者在管理式医疗中的守门人角色表明他们会决定医院的命运。[94] 基于综合服务系统的全国改革的可能性，似乎使医院与初级保健医生的整合格外紧急。对于一家医院来说，雇用医生或购买他们的诊所是最直接的整合手段。医院雇用的患者照护医生的比例增加了两倍多，从 1988 年的 3.4% 增加到 2000 年的 11%。[95] 专门从事住院照护的"医院医生"（hospitalist）在 20 世纪 90 年代末开始成为一个新的医学专科。医院还创建了"医生-医院组织"，与它们传统的医院医务人员合作，并为医生赞助了独立执业协会和管理服务组织。

然而，随着管理式医疗遭到反对，20 世纪 90 年代的趋势并未持续太久。根据社区跟踪调查，认为自己的临床自主权受到限制的医生比例从 1996 年的五分之一略微下降到 2001 年的八分之一。[96] 到 21 世纪初，多专科的团体执业的趋势已经消退，医师执业管理公司也已失败，许多医生-医院组织和独立执业协会也遇到了问题。在购买的初级保健诊所亏损后，医院停止购买新的诊所，但是它们继续雇用比 20 世纪 80 年代更多的医生。医院转而与专科医生合作，提供一些利润丰厚的服务，如心脏病、肿瘤和骨科服务。提供诊断成像和非卧床手术的合作企业变得更加普遍。[97]

然而，这一时期与其说是真正的逆转，不如说是之前趋势的暂停。特别是随着 2010 年《平价医疗法》通过，更早的通向公司化医疗的趋势有许多得以恢复，尽管大多数医生继续独立执业。

自 20 世纪 80 年代以来，整个时期最显著和最持续的发展是医生越来越多地整合进以医院为基础的医疗系统，尽管这种变化的程度很难衡量，因为整合有多种形式。在大多数州，禁止公司化医疗的法律仍然存在。部分是出于这个原因，医院通常不雇用医生，而是与医生团体签订合同，至少在形式上保持他们的独立性。根据美国医学会的数据，截至 2014 年，全国 20.3% 的医生是医院的直接雇员，或在医院所有的诊所中工作。[98] 如果将医院至少拥有部分所有权的医疗团体也包括在内，这一比例将上升到32.8%。[99] 其他不属于医院的医生诊所通过合同和合作企业只与一个医院系统挂钩。此外，尽管专门从事住院医疗工作，但许多医院医生——这一专科的人数从1996年的几百人上升到2015年的4.4万人——在作为独立订约人或为医院之外的公司（这种公司为医院提供医生来执行关键职能）工作时，并不算作正式的医院员工。[100] 大多数医院仍然依赖社区医生组成的半自治的志愿性医务人员，但医生在医院的资历可能取决于他们对医院最终盈利的贡献。[101] 通过所有这些方式，医院试图使医生与医院的组织目标"保持一致"。

医疗组织中相互冲突的激励和压力产生了一种双重模式：一方面，有着十名或人数更少医生的诊所持续存在，这些诊所大多由医生自己拥有，截至2014年，这些医生占所有患者照护医生的61%；另一方面，非医生所有的大型诊所大幅增长，尤其是医院拥有的诊所。[102] 不过，小型诊所不像以前那么小了。单人诊所（2014年下降到17%）和两到三名医生的诊所数量有所下降，而五到十名医生的医疗团体数量有所增加。在规模的另一头，拥有150多名医生的医疗团体有了显著的增长，尽管它们在整个行业中只占一小部分。[103]

一些医生所有的小规模诊所继续存在，另一方面非医生所有的大型诊所数量在增长，对这种双重模式的解释可能在于医生和其他各方受到的经济激励。根据最近一份对医生组织研究的综述，几乎没有证据表明十名以上的医生团体存在规模经济；事实上，较大的团体可能生产力更低。因此，许多医生对小规模行医的偏好可能并不是过时的损害效率的情感依恋。与此同时，医院和其他各方建立大型医生执业团体是为了创造市场势力，以获得转诊和收入，尽管医生在更大的组织中可能生产力更低。简而言之，真正的低效率可能来自非医生所有者建立的大型医疗机构，他们正在借此利用一个奖励市场势力的定价系统。[104]

为了发展自己的市场势力，医生们以各种方式联合起来。个体执业医生和小型医疗团体对于医疗计划的费率表只能"要么接受要么放弃",而大型医疗团体可以协商得到更高的费率。正如在20世纪90年代和21世纪初,由于反垄断执法不严,占主导地位的医院能够获得压倒性的市场势力一样,许多领域的专科医生——例如一个社区中的所有矫形外科医生——联合成医疗团体,成为各医疗计划"不可或缺"的服务提供方。除了合并诊所和将诊所卖给医院或其他更有谈判能力的组织,医生也可以选择保持独立,加入一个能够从有利地位进行谈判的独立执业协会或医生-医院组织。自1996年以来,反垄断政策对独立医生更加宽容,当时联邦贸易委员会表示,只要医生提供临床综合服务(不再要求他们共同承担财务风险),就可以作为团体进行谈判。[105]

国家政策在其他方面影响了医疗组织形式。如果医生的服务是在医院作为门诊服务提供的,联邦医疗保险会为此支付更高的费率,大多数私营医疗计划也是如此。医院支付医生费用的程序也奖励医生使用医院实验室和成像设施,以及向系统中其他医生转诊。医院医生的转诊率是诊所医生的两倍。因此,医院收购诊所最终可能会增加成本,而不是省钱。[106]医院能从医生那里获得额外收入,这增加了它们收购医生诊所的意愿。事实上,医院通过让医生与它们"保持一致"得到了太多好处,以至于愿意支付医生更多的费用,这实际上是将医生当作亏本销售品*。[107]

因此,更多的医生在医院和其他大型组织中就职,并没有导致专业收入或财富的下降。管理式医疗在其巅峰时期可能确实对医生产生了不利的经济影响。医生的收入中位数经历了20世纪80年代末的快速增长之后,在20世纪90年代停滞不前,甚至可能一度下降。[108]然而,从更长的时段来看,医生保持住了他们的收入,根据对人口普查

---

*　亏本销售品(loss leader)是价格比成本还低的商品。这样做的目的是透过低价来吸引顾客,再透过顾客购买的其他商品来增加利润。——译者注

数据的分析，从 1987 年到 2010 年，医生的收入中位数提高了 9.6%。[109]
2016 年对医生薪酬的一项行业调查发现，医生收入从最低的专科儿科
的 204000 美元到矫形外科的 443000 美元不等。美国劳工统计局 2015
年的数据显示，医生的收入高于其他所有职业大类。[110]

此外，医生的收入相对于其他工作者有所增加。从 1984 年
到 2008 年，普通医生的收入溢价——即超过人们在其他部门基于
教育、经验和人口特征的预期收入的额外收入——从 21% 上升到
58%。护士的收入溢价也在上升，尽管没有医生高，但卫生保健领
域的非医学专业雇员的收入不会高于他们根据教育、经验和人口特
征在其他行业获得的收入。[111]

在医疗行业中获得极高收入的机会不仅取决于具体所在专科，
还取决于成像中心这样的附属业务的所有权和市场杠杆。医学专业
的顶层过得尤其好。根据一项对联邦所得税数据的研究，从 1979 年
到 2005 年，收入处于美国前 1% 的人中始终有大约 16% 的医学专业
人士，尽管美国这段时期的最高收入飙升，达到前 1% 的收入门槛
大幅提高。唯一一个在收入前 1% 人口中占据更高比例的职业类别
是"高管、经理和主管"。[112] 在医学领域，按专科和性别分类的收
入不平等仍然很严重。在工作年份中，专科医生平均每年比初级保
健医生多挣 10 万美元，而他们的平均收入都比其他十几个发达工业
化国家的同类医生高出 78%。[113]

虽然医学专业保留了其经济优势，但却失去了另一方面的优
势。医生不再像以前那样完全控制知识了，被一些分析家长期以来
认为是专业势力和特权合法基础的信息不对称也减少了。凭借电子
病历系统和软件生成的绩效指标，医院、医疗计划和其他组织的管
理者可以有更好的方法来追踪医生和其他医疗保健人员的工作。组
织的控制手段已经得到了提升。

此外，由于线上健康信息和健康建议的存在，一些患者，通常

是受过良好教育和更富裕的患者，与医生处于更平等的地位。患者和其他有共同医学问题的人的虚拟社区会传播关于替代治疗方案的信息；无法与家人和朋友讨论的隐私问题可以在网上匿名讨论。外行专家和大众卫生运动也在公共领域公开质疑专业知识，要求之前被忽视或无视的一些问题和视角得到承认。虽然大众卫生运动不是新现象，但互联网和社交媒体有助于它们的传播，而消费者赋权的意识形态赋予了它们更多的合法性。线上评分和排名为消费者提供了评估专业人士和机构声誉的基础。直接面向消费者的广告提醒了他们替代性药物和医疗的存在。不管这些信息来源是否可靠，它们让人们在生病和消费时不那么依赖医生告诉他们的东西。在普遍不信任精英的文化中，看医生既费钱又费时，方便、即时、零成本地获取线上信息是一种有效的社会均衡器。[114]

然而，考虑到一些法律和保险安排，医生仍然是一些重要福利和服务的守门人。尽管病人不再那么依赖作为权威的医生，但当他们进入医疗系统时，他们依然依赖作为保护者的医生。和管理式医疗紧密关联的控制，让医生可以从批准服务中得到某些好处，不然这些服务可能就不会被批准。正如大卫·梅凯尼克（David Mechanic）所写，病人"想确保医生是他们的保护者——也就是说，站在他们一边，保护他们的利益"[115]。

患者可以通过与作为保护者的医生建立信任关系得到好处，这一点应该会降低对新技术完全取代医生的潜力的期望。个人健康监测和计算机化诊断的进步让一些观察者认为，算法将取代临床医生的角色。迄今为止，几乎没有证据表明这种情况正在发生。这些预测可能反映了一种普遍的倾向，即高估了新技术作为劳动力替代品的作用，低估了技术作为劳动力补充的程度。[116]远程保健——通过电子连接进行诊断和治疗——正在发展，但只在某些专科领域损害了医生的利益。[117]技术本身绝非简单直接，它的形式和用途都取决于人的选择，包括制度设计的选择。

无法实现的创新许诺

自从 20 世纪 70 年代初关于"医疗保健危机"的公开辩论出现以来，一长串批评者对潜在问题提供了或多或少相同的诊断。他们说，美国的医疗保健系统是"杂乱无章"地成长起来的，是如此不协调和分散，根本不应该被称为一个系统。近半个世纪以来，大部分改革精力都投入了旨在克服这种分散的创新上。其中一些最为人知的改革其实是相同的基本思想的不同变体：一开始是预付费团体执业计划，后来是健康维护组织，再后来是管理式医疗、综合服务系统，以及责任医疗组织。尽管名称一直在变，模式也在变，但同样的组织——凯泽、皮吉特湾集体医疗（现在是凯泽的一部分）、梅奥和盖辛格诊所——经常被反复用作例证。然而，在近半个世纪后，这些模范组织仍然是主流医疗模式的例外，而医疗保健系统作为一个整体已经变得更加专科化和分散，难以管理，运行成本高昂。

为了扭转这种模式，过去十年来，另一些人侧重于加强和更新初级保健从业人员的作用以及改革支付方式。和之前的改革措施类似的是，他们也注重初级保健和改变经济激励措施。他们的新角度是呼吁用健康信息技术和分析方法重新设计医疗实践。[118] 和其他领域一样，长期以来，医疗领域一直抱有用技术手段解决组织问题的希望，然而，所做的努力不过是让现状自动维持下去，希望一次次变成失望。而结合组织形式、支付方法和技术手段的变革则更有可能达成目的。尽管这些联合努力的最终影响尚不清楚，但它们已经从试点项目变成国家政策的重大变化。

美国医疗保健的分散既有治疗体系的分散，也有支付体系的分散。在治疗同一名患者时，医生和其他服务提供方通常会独自做出决定，而没有定期和可靠地共享信息。协调不同的服务以及分别处理不同服务提供方的账单的工作经常留给病人及其家属去做。医疗保健的迷雾——系统不必要的复杂性——在病人最无力的时刻增加

487

了他们的个人负担。缺乏协调和信息共享也会导致治疗中的错误。[119]

分散的医疗结构导致重复和错误，而分散的支付结构在两个主要方面造成高额的医疗保健费用。处理保险险别的复杂性和多样性在支付方和服务提供方两方面，都要求庞大的行政机构。因此，在美国，医疗保健系统的行政成本远远高于其他拥有更统一或更标准化的资金体系的国家。[120]此外，美国人为医疗服务及药品和医疗设备支付更高的价格，因为在支付方面没有任何强大的约束力量。在其他国家，要么因为存在全民保险制度，要么因为政府监管医疗保健价格或设置全局预算，支付方会设定限制。在美国，由于医疗保健的资金体系分散于多个公共计划和不同的雇主及私营保险计划中，支付方控制成本的能力被削弱了。[121]不能指望在地区市场占主导地位的私营保险公司的崛起来解决这个问题，因为保险公司不会用自己的市场势力来为消费者谋更低的价格。

标准化价格的缺失也是服务于不同社区和不同社会阶层的医疗机构之间不平等的主要原因。美国的医疗保健价格会因为地区的不同、支付方的不同和服务提供方的不同而有着巨大的差异。[122]占主导地位的医院系统及其医生能从参保患者那里得到较高的费率，相比于服务穷人的机构，它们实际上从保险基金的整体资源中得到更多的钱，即使两者提供相同的服务。长期以来，服务穷人的机构因为依赖联邦医疗补助而收益较少，现在它们在治疗私营保险病人时也比占主导地位的服务提供方拿得更少。

乍看上去，医疗和支付系统的分散性及复杂性的根源，首先在于医学专业及其盟友在挫败全面政府计划提案，以及塑造资金和组织形式方面取得的历史成功。无论是在私营保险还是公共项目中，医学专业都坚持医生的报酬应与医院和其他医疗机构分开支付。医院志愿性医务人员的结构保持了医生作为独立执业者的独特地位，他们可以将医院用作工作场所而不受其控制。对公司化医疗的禁令也共同妨碍了任何组织在卫生保健方面承担一般性的监督职能。简而言之，至少就其起源而言，分散性是医学专业主权的遗产。

医生之外，其他医疗服务提供方也利用其政治影响力来维持和加强支付的分散性。尤韦·莱因哈特（Uwe Reinhardt）写道，美国的卫生政策"总是仔细地，而且相当故意地致力于分散卫生系统中的支付方，让它们在提供方面前一直处于弱势地位"。[123] 由于全民保险计划一直被阻挠，改革者首先建立针对不同群体的计划，然后加强它们。此外，每个计划都是在不同原则的基础上发展起来的，涵盖了所有的制度可能性。对于退伍军人，国会建立了一个完全由联邦所有和运营的医院与诊所系统。对于雇员，国会为私营保险设立了税收补贴。对于老年人，国会制定了一个联邦保险系统，也就是联邦医疗保险；针对穷人，国会制定了联邦和州混合的计划，也就是联邦医疗补助。20 世纪后期，随着成本失控和国会（再次）未能立法通过一项全民保险计划，雇主出资的保险计划开始收缩后，改革者以联邦医疗保险为榜样，专注于一个令人同情的有需求的群体——这次是儿童——创建了另一个联邦和州混合计划，但与联邦医疗补助有着不同的基础。当民主党在 2010 年通过立法使医疗保险覆盖面接近全民时，他们的措施不是合并任何以前的计划，而是为穷人和准穷人增加一层新的补贴，以及为改革后的个人保险市场建立一个新的体制结构（健康保险交易所）。

然而，《平价医疗法》和奥巴马政府的其他措施也纳入了一些对抗分散的条款，这些条款引入了捆绑支付手段、责任医疗组织、其他替代支付方法、补贴电子病历以及支持初级保健的更新。整个医疗保健系统长期以来偏向于专科医生，新的偏向"高等初级保健"的计划试图改变这种平衡，为围绕作为完整个体的病人重整医疗提供基础。从 2006 年开始，随着"患者中心初级保健合作社"（Patient-Centered Primary Care Collaborative）——一个由公共和私营支付方以及消费者和医疗服务提供方团体组成的联盟——的成立，对初级保健进行更大的投资获得了广泛支持，这将为一个改革

489

后的"以患者为中心"——而不是以疾病为中心或以服务提供方为中心——的系统奠定基础。[124] 这不是要恢复旧的家庭医生，而是要用电子病历和电子通信、系统性质量改进和问责制指标来重新设计初级保健。这些努力试图让了解患者全部问题的临床医生发挥整合作用，而不是让保险公司进行远程控制——实际上也就是试图在没有管理式医疗的情况下进行医疗管理。但由于这种方法对医生提出的要求，它可能会推动小诊所的初级保健医生合并或加入更大的组织，从而推动整合的长期趋势。

初级保健战略的核心模式被笨拙地命名为"患者中心的医疗之家"，听起来像是过渡疗养院，但实际上是某种初级保健诊所，对医疗的可及性、全面性、协调性和改进负有额外的责任。"医疗之家"一词可追溯到 1967 年，当时儿科医生用它来指代一个有儿童医疗综合记录的地方。[125] 当前构想的框架来自四个医生团体——美国内科医师学会、美国家庭医师学会、美国儿科学会和美国骨科协会——在 2007 年通过的"联合原则"声明。根据该群体的原则，在医疗之家，"每个病人都与一名经过培训的私人医生保持持续关系，该医生被训练为提供首次医疗接触以及持续全面的医疗"，并且该医生在"实践层面"负责一个团队，团队"集体负责病人的持续医疗"。从目前的定义来看，高级执业护士、医师助理和除医师以外的其他临床医生也可以在医疗之家中发挥核心作用。[126]

患者中心的医疗之家想要提供的东西与"特约医疗"并无不同。"特约医疗"是一种针对富人的服务，可以在任何时候提供私人医生，要么直接提供医疗服务，要么代表病人进行调停，以快速获得高质量的服务。医疗之家是价格上更亲民的替代选择，必须依赖团队而不是医生。尽管如此，对医疗之家的要求依然很高。它们需要提供的有：随时可用的现场预约及 24/7 的电子或电话接入；全面照顾身体和行为需求；与专科医生和医院协调；使用电子病例和其他信息技术来追踪绩效，帮助患者做出明智的健康决策，并改善医疗之家全体患者的健康状况。由于保险计划通常不涵盖这些费用的大部分，医疗之家计划还包括专门的财政支持，由政府和私营支付方共同出资。从 2009 年到 2013 年，医疗之家覆盖的患者数量迅速增长，从大约 500 万增加到 2100 万，尽管仍然是暂时的。[127] 要想让医疗之家成为医疗保健系统的常规组成部分，它们提供的服务的支付手段必须也要常规化——而这是可能发生的，尤其是因为联邦医疗保险正在向这个方向前进。

现在说医疗之家是否克服了病人治疗中的分散性或在质量和净成本节约方面取得显著改善还为时过早。主要的限制可能不是医疗之家本身，而是它所在的社区，也就是其制度背景，特别是医院系统占主导地位，这些医院历史上一直以住院治疗为核心功能，认为初级保健是为利润更丰厚的医疗服务提供病人的手段。今天，当病人进入医院时，他们通常由医院医生或其他专科医生治疗，而不是由初级保健医生治疗。专科化也一直在加强；从 1999 年到 2009 年，从非卧床门诊转诊到另一位医生的几率几乎翻了一番。[128] 几十年来，卫生保健的主导风向一直与"持续和全面"的初级保健相反。医疗之家也许最多只能做到协调和信息共享，除非初级保健医生能就医疗服务获得一些目前处于他们权限范围之外的权力，也许可以作为责任医疗组织的一部分获得。[129]

具有讽刺意味的是，医疗之家可能会让许多初级保健医生很难待在自己的"家"——较小的诊所。符合联邦法律要求的医疗之家的成本巨大；规模较大的医疗机构更有可能获得资格，而医院也可以随时获得必要的资金和技术。同样，2015 年规定的新联邦医疗保险医生费用安排，用两个旨在奖励更好绩效的新系统取代了基于资源的相对价值尺度，似乎有可能促进整合。小诊所的医生也许会面临困难，他们难以承受获得奖励金所需的报告和资金要求，也可能会受到惩罚。[130] 随之而来的市场集中度的增加可能会提高私营市场的价格。

更一般地说，根据绩效调整支付方的价格可能不会产生预期的效果。按绩效付费试验没有取得令人满意的结果。[131] 质量很难被衡量，更不用说不花费多少钱就能定期衡量质量以调整支付，同时还要避免对诊疗弱势患者的较小诊所和服务提供方产生不利影响。[132]

此外，尽管支付改革旨在奖励更高的价值，但现实是，私营市场的价格体系为市场势力提供了高得多的回报。这些回报使占主导地位的服务提供方能够积累资本进行扩张，并激励其他提供方联合起来获得市场影响力。联合成地方垄断是一种整合，但不一定对病人或公众有利。和过去一样，理性之梦需要将权力考虑在内。

在本书初版的最后一页，我提出，公共控制下的医疗保健合理化改革的失败将"迟早"导致私营控制下的合理化改革。但是三十多年后，无论是政府，还是私营部门都没有做到使美国医疗保健系统合理化。毫无疑问，美国在医疗保健的某些方面做得非常好，但它的成本仍然比其他类似国家高得多，而并没有给病人的医疗质量或美国人民的健康带来相应的好处。

为了寻找解决这个系统的诸多问题的答案，美国公共和私营部门的政策制定者引入了一系列组织形式和资金系统方面的创新。这些问题不一定需要发明新的解决方案，毕竟，其他国家已经展示了以较低成本提供高质量医疗的方式，它们也没有遇到美国医疗保健体系特有的医疗分散和复杂的支付体系问题。但是，已经在其他地方取得成功的更直接也更明显的答案，在美国的政治上走不通。美国无法通过直接监管卫生保健经济来解决问题，只能通过反复的创新周期来间接地解决问题。当一项创新引起反对意见或让人失望时，改革者就准备推出另一项创新，通常有着鼓舞人心的名字，让人燃起找到确定答案的希望。这些创新周期也是近几十年来制度连锁反应的一部分。

连锁反应并未停止。共和党在 2017 年对联邦政府三个分支的控制可能会结束奥巴马时代扩大的保险覆盖面和收紧的医疗保险监管，而新的联邦政策也会产生自己的经济和政治影响。随着成本上升，私营保险公司以新的方式细分市场，以便获得投保低风险的优势，前几个周期的系列事件可能会再次出现。医生、医院和其他服务提供方也许会整合成更大的组织。医疗可负担性的危机不但不会得到解决，反而会持续下去，并有可能加剧。美国将如何应对这些发展并不是注定的。一如既往，很多事情取决于社会背景和未来的政治选择。

尽管我强调了自 20 世纪 80 年代初以来卫生保健系统的连锁变化，但这些变化并不仅仅来自卫生保健的内部进程。和之前的时代一样，它们依赖于更广泛的社会力量，一些关键时刻的结果取决于政治决策。19 世纪初的杰克逊时代，民主对专业知识主张和垄断的不信任促成了执照法的废除和疾病治疗竞争的打开。在 19 世纪末和进步主义时代，随着条件的变化，个人判断开始退却，医学专业成立了各种组织。到 20 世纪 70 年代，对专业知识和医疗保健系统合理性的质疑开启了一个新时代，消费者越来越自信，公众越来越支持医疗保健的变化。

最近几十年的事态发展非但没有消除这些疑虑，反而加剧了它们。尽管在医疗保健上花了很多钱——也许正因为如此——美国人仍然对医疗体系深感不满。2016 年的一项盖洛普调查要求人们给出对美国经济 25 个不同的商业部门的整体看法，发现评分最差的两个私营部门是医疗保健业和制药业。[133] 在一个人们对各种制度——特别是政府——有更多信任的社会中，就变革达成共识的能力可能更强。然而，尽管医疗保健业得不到公众的信任，政府内外的改革者也没有。当方方面面的不信任程度如此之高时，稳定似乎不太可能出现。冲突本身就是卫生保健系统发展的遗产之一。美国医学可能仍然是国家挫败和国家成就的象征，至少在我们时代常见的社会分歧和公众不信任被克服之前会是如此。

493

注释

上部　主权专业

引言　专业主权的社会起源

1. M. I. Finley, *The Ancient Economy* (London: Chatto & Windus, 1973), 57; N. D. Jewson, "Medical Knowledge and the Patronage System in 18th Century England," *Sociology* 8 (September 1974), 369−385; Theodore Zeldin, *France 1848−1945*, vol. 1, *Ambition, Love and Politics* (Oxford: The Clarendon Press, 1973), 23−42.

2. David K. Shipler, "Life for Soviet Women All Work, Little Status," *New York Times*, August 9, 1976.

3. "American versus European Medical Science," *Medical Record* 4 (May 15, 1869), 133.

4. 见 Steven Lukes, "Power and Authority," in *A History of Sociological Analysis*, ed. Robert Nisbet and Tom Bottomore (New York: Basic Books, 1978), 642。

5. Hannah Arendt, "What is Authority?" in *Between Past and Future* (New York: Viking, 1961), 93.

6. 那些遵循马克斯·韦伯传统的权威分析家们有时倾向于强调合法性而不提依赖。韦伯本人指出，下属服从权威有很多原因，包括无助和对权威所拥有的权力的恐惧。但他把合法性作为分析的组织原则，并在他的权威类型的理论模型中特别排除了其他因素，如无助感。见 Max Weber, *Economy and Society*, ed. Guenther Roth and Claus Wittich (New York: Bedminster Press, 1968), I:214。我和韦伯的不同在于，我将依赖加入模型，并强调依赖和合法性之间的张力。 Peter Blau 提出在依赖条件的基础上发展另一种权威类型学的想法。参见他的文章，"Critical Remarks on Weber's Theory of Authority," *American Political Science Review* 57 (June 1963), 305–316。

7. Lukes, "Power and Authority," 640. Lukes 在此总结了 Carl Friedrich 的想法。

8. Ibid., 640.

9. 在这方面，可参见 Marcia Millman, *The Unkindest Cut* (New York: William Morrow, 1977), Chap. 9。

10. 通过对依赖性和合法性予以同样程度的强调，我旨在唤起人们对权威关系中的矛盾心理的关注，这一点在更理想化的解释中，尤其是在对传统型或超凡魅力型权威的解释中往往被忽略。关于权威的情感层面，参见 Richard Sennett, *Authority* (New York: Knopf, 1980)。

11. 许多关于医学专业和医患关系的研究工作只集中在治疗功能上。对医生的行政管理作用的分析可参见 Deborah Stone, "Physicians as Gatekeepers: Illness Certification as a Rationing Device," *Public Policy* 27 (Spring 1979), 227–254。

12. Weber, *Economy and Society*, I:53；另见编者们对翻译 Herrschaft 之困难的讨论（ibid., 61–62），以及韦伯对权威统治和经济权力统治的区分（按照他们的译法）（ibid., III: 941）。

13. Lukes 将我称作"文化"和"社会权威"的东西描述为"凌驾于信念的权威"和"凌驾于行为的权威"。然而，他又把凌驾于信念的权威定义为将权威概念化的三种方式之一，另外两种方式分别是惯例的权威和强加的权威。这种分类似乎很不成功。Lukes 倾向于将权威的不同方面当作另一种的模型。

14. 转引自 Arendt, *Between Past and Future*, 123。

15. 这种三分法——集体的、认知的、道德的——不属于任何一位作者，但我认为这涵盖了有时甚至冗长的属性清单中的主要内容。对于试图定义一个专业之本质的尝试，参见 Ernest Greenwood, "Attributes of a Profession," *Social Work* 2 (July 1957), 44–55; Morris L. Cogan, "Toward a Definition of Profession," *Harvard Educational Review* 23 (Winter 1953), 33–50; Talcott Parsons, "The Professions and Social Structure," in *Essays in Sociological Theory*, rev. ed. (Glencoe, Ill: Free Press, 1954), 34–39。关于一种有影响力的发展模型，见 Harold L. Wilensky, "The Professionalization of Everyone?" *American Journal of Sociology* 70 (September 1964), 137–158。批判性的评论可参见 Terence J. Johnson, *Professions and Power* (London: Macmillan, 1972)。

16. Johnson, *Professions and Power*；另见 Eliot Freidson, *Profession of Medicine* (New York: Dodd, Mead, 1970)。

17. 例如，参见 Richard H. Shryock, *Medicine in America: Historical Essays* (Baltimore: Johns Hopkins University Press, 1966)，以及 William G. Rothstein, *American Physicians in the Nineteenth Century: From Sects to Science* (Baltimore: Johns Hopkins Press, 1972)。在 Rosemary Stevens, *American Medicine and the Public Interest* (New

Haven, Conn.: Yale University Press, 1971) 中，科学造成了专门化，而这又成为该
专业内政治冲突的焦点。按照她的叙述，专业未能应对专门化的挑战 —— 即对更
加协调的组织和筹资的需求 —— 构成了其未能满足公众利益的原因。

18. 对于为获得权威的斗争及其与变动的社会组织的关系，有一个很好的叙述，
参见 Thomas L. Haskell, *The Emergence of Professional Social Science* (Urbana, Ill.:
University of Illinois Press, 1977)。

19. Eliot Freidson, *Professional Dominance: The Social Structure of Medical Care*
(New York: Atherton, 1970), 117.

20. 帕森斯的经典论述可参见 *The Social System* (Glencoe, Ill.: Free Press, 1951),
Chap. 10。

21. 见 Robert K. Merton and Elinor Barber, "Sociological Ambivalence," in *Socio-
logical Theory, Values and Sociocultural Change*, ed. Edward A. Tiryakian (New York:
Free Press, 1963), 91–120。

22. 见 Freidson, *Profession of Medicine*, esp. Chap. 7。

23. Magali Sarfatti Larson, *The Rise of Professionalism* (Berkeley: University of Cal-
ifornia Press, 1977), 14.

24. 如果公司在监管外部订约人时遇到严重的信息问题，并且怀疑这些订约人
有不同的目的，或者是重组劳动过程的障碍，他们就会有强烈的动机将其直接纳
入自己的组织。见 Oliver E. Williamson, *Markets and Hierarchies: Analysis and An-
titrust Implications* (New York: Free Press, 1975)，以及 Stephen Marglin, "What Do
Bosses Do?" *Review of Radical Political Economics* 6 (1974), 60–112。

25. 关于医生在道德行为立法中的作用，见 James C. Mohr, *Abortion in Amer-
ica: The Origins and Evolution of National Policy, 1800–1900* (New York: Oxford
University Press, 1978); James Reed, *From Private Vice to Public Virtue: The Birth
Control Movement and American Society Since 1930* (New York: Basic Books, 1978);
Linda Gordon, *Women's Body, Women's Right: Birth Control in America* (New York:
Penguin, 1977); and David Pivar, *Purity Crusade: Sexual Morality and Social Control*
(Westport, Conn: Greenwood, 1973)。

第一章　民主文化中的医学（1750—1850）

1. Oliver Wendell Holmes, "The Position and Prospects of the Medical Student," in
Currents and Counter Currents in Medical Science (Boston: Ticknor and Fields, 1861),
316.

2. 财富方面日益不平等的证据，见 James A. Henretta, *The Evolution of American
Society,1700–1815* (Lexington, Mass: Heath, 1973), 103–106，以及 Edward Pessen,
Riches, Class and Power Before the Civil War (Lexington, Mass: Heath, 1973), 31–
45。Pessen 试图通过证明美国存在严重而稳固的财富集中来推翻托克维尔的"平
等主义论点"，但他的证据并没有回应托克维尔关于美国文化的更大更复杂的

论点。

3. Alexis de Tocqueville, *Democracy in America*, tr. Henry Reeve (New York: Schocken, 1961), II:211. 关于对年龄的尊重程度下降的一系列显著证据，见 David Hackett Fischer, *Growing Old in America* (New York: Oxford University Press, 1977), 77-112。关于杰克逊时期的一般政治历史，见 Arthur M. Schlesinger, Jr., *The Age of Jackson* (Boston: Little, Brown, 1945)。

4. William Buchan, *Domestic Medicine, or the Family Physician...*, 2nd ed. (Philadelphia, 1771), 171. 关于他的作品在美国的多个版本，见 Francesco Guerra, *American Medical Bibliography*, 1639-1783 (New York: Lathrop C. Harper,1962), 191。Francis Packard 在 1931 年写道，他认为巴肯作品的使用频率比任何其他同类书籍都要高，而且将来也不会被超越。该书出版后立即获得成功，在巴肯生前销售了八万册，并被翻译成所有主要的欧洲语言（*Dictionary of National Biography*, III:180-181）。关于这本书的背景的详细叙述，表明 William Smellie 可能是共同作者，见 C. J. Lawrence, "William Buchan: Medicine Laid Open," *Medical History* 19 (January 1975), 20-35。John Blake 对这一传统做了出色的描述，见 "From Buchan to Fishbein: The Literature of Domestic Medicine," in *Medicine Without Doctors: Home Health Care in American History*, ed. Guenter B. Risse, Ronald L. Numbers, and Judith Walzer Leavitt (New York: Science History Publications, 1977), 11-30。关于巴肯之前的医疗参考书，见 John Tennant, *Every Man His Own Doctor, or the Poor Planter's Physician* (Williamsburg, 1734)，该书曾三次再版。巴肯之后受其影响的著作，见 Alexander Thomson, *The Family Physician: or, Domestic Medical Friend* (New York, 1802); James Ewell, *The Planter's and Mariner's Medical Companion* (Baltimore, 1813)；以及 Blake, "From Buchan to Fishbein," 15-18。

5. Buchan, *Domestic Medicine*, x, vii.

6. Bernard Semmel, *The Methodist Revolution* (New York: Basic Books, 1973).

7. John Wesley, *Primitive Physic: Or an Easy and Natural Method of Curing Most Diseases* (1791; reprint ed., London: The Epworth Press, 1960), 6-27.

8. John C. Gunn, *Domestic Medicine...* (New York: Saxton, Barker and Co., 1860), 141. 冈恩的作品最初于 1830 年在诺克斯维尔出版，出了许多个版本，到第九版时，销量已超过十万册。见 M. E. Pickard and R. C. Buley, *The Midwest Pioneer, His Ills, Cures, and Doctors* (Crawfordsville, Ind.: Banta, 1945)。

9. Wesley, *Primitive Physic*, 26; Buchan, *Domestic Medicine*, vii-ix.

10. Buchan, *Domestic Medicine*, 58; Lester King, *The Medical World of the Eighteenth Century* (Chicago: University of Chicago Press, 1958), 318-320.

11. Buchan, *Domestic Medicine*, 328-329；另见 Gunn, *Domestic Medicine*, 383-384，他说癫痫一般在月圆之夜发作。

12. Keith Thomas, *Religion and the Decline of Magic* (New York: Scribner, 1971).

13. Ibid., 85.

14. Charles E. Rosenberg, *The Cholera Years* (Chicago: University of Chicago Press,

1962), esp. Chaps. 2 and 7.

15. W. J. Reader, *Professional Men: The Rise of the Professional Classes in Nine-teenth-Century England* (New York: Basic Books, 1966), 16−21, 31−43, 48−54; S. W. F. Holloway, "Medical Education in England, 1830−1858: A Sociological Analysis," *History* 49 (1964), 299−324.

16. N. D. Jewson, "Medical Knowledge and the Patronage System in 18th Century England," *Sociology* 8 (September 1974), 369−385；关于贵族庇护与专业化，见 Terence J. Johnson, *Professions and Power* (London: Macmillan, 1972)。

17. Richard H. Shryock, *Medicine and Society in America: 1660−1860* (New York: New York University Press, 1960), 9−10.

18. Wyndham B. Blanton, *Medicine in Virginia in the Eighteenth Century* (Richmond, Va.: Garrett & Massie, 1931), 36, 20, 24, 49.

19. J. M. Toner, *Contributions to the Annals of Medical Progress in the United States, Before and During the War of Independence* (Washington, 1874), 106. Samuel Haber 讨论了"第一波专业化浪潮"，见 "The Professions and Higher Education in America: A Historical View," in *Higher Education and the Labor Market*, ed. Margaret Gordon (New York: McGraw-Hill, 1974)。

20. David Cowan, *Medicine and Health in New Jersey: A History* (New York: Van Nostrand, 1964), 6−7.

21. John Morgan, *Discourse on the Institution of Medical Schools in America* (1765; reprint ed., Baltimore: John Hopkins Press, 1937), xvii; Whitfield Bell, *John Morgan, Continental Doctor* (Philadelphia: University of Pennsylvania Press, 1965).

22. Charles Caldwell, *The Autobiography of Charles Caldwell* (Philadelphia: Lippincott, Grambo, 1855), 121−122；关于贵族与中产阶级的风尚，见 Erving Goffman, *The Presentation of Self in Everyday Life* (Garden City, N.Y.: Doubleday, 1959), 33−34。

23. Benjamin Rush, "Observations on the Duties of a Physician, and the Methods of Improving Medicine; Accommodated to the Present State of Society and Manners in the United States," *Medical Inquiries and Observations*, 2nd ed. (Philadelphia: J. Conrad, 1805), 390−391.

24. Richard H. Shryock, "Benjamin Rush from the Perspective of the Twentieth Century," *Medicine in America: Historical Essays* (Baltimore: Johns Hopkins Press, 1966), 237.

25. 我对早期医学院的讨论依赖 William F. Norwood, *Medical Education in the United States Before the Civil War* (Philadelphia: University of Pennsylvania Press, 1944)。

26. William Rothstein, *American Physicians of the Nineteenth Century* (Baltimore: Johns Hopkins Press, 1972), 73.

27. Joseph Kett, *The Formation of the American Medical Profession: The Role of*

Institutions, 1780—1860 (New Haven, Conn.: Yale University Press, 1968), 14—30; Malcolm Sydney Beinfeld, "The Early New England Doctor: An Adaptation to a Provincial Environment," *Yale Journal of Biology and Medicine* 15 (December 1942), 278.

28. John Duffy, *A History of Public Health in New York City, 1625—1866* (New York: Russell Sage Foundation, 1968), 65—66.

29. Rothstein, *American Physicians*, 75—79. 这里以及接下来的几段中，我借鉴了 Rothstein 的论点。

30. Henry B. Shafer, *The American Medical Profession, 1789 to 1850* (New York: Columbia University Press), 221—222.

31. Reginald H. Fitz, "The Rise and Fall of the Licensed Physician in Massachusetts, 1781—1860," *Transactions of the Association of American Physicians* 9 (1894), 1—18.

32. Daniel Drake, *Practical Essays on Medical Education and the Medical Profession* (1832; reprint ed., Baltimore: Johns Hopkins Press, 1952), 91—93.

33. Karl Mannheim, *Essays on the Sociology of Knowledge* (London: Routledge and Kegan Paul, 1952), 200；关于早已被遗忘的那些论著中的美国民间医疗信仰的一些例子，见 Bruno Gebhard, "The Interrelationship of Scientific and Folk Medicine in the United States of America since 1850," *American Folk Medicine*, ed. Wayland D. Hand (Berkeley: University of California Press, 1976), 87—98。

34. James Still, *Early Recollections and Life of Dr. James Still* (1877; reprint ed., New Brunswick, N.J.: Rutgers University Press, 1973), 77.

35. Pickard and Buley, *The Midwest Pioneer*, 36.

36. Virgil J. Vogel, *American Indian Medicine* (Norman, Okla.: University of Oklahoma Press, 1970), 52—54; Otho T. Beall, Jr. and Richard H. Shryock, *Cotton Mather: First Significant Figure in American Medicine* (Baltimore: Johns Hopkins Press, 1954), 28, 46; Wesley, *Primitive Physic*, 24.

37. Robert J. T. Joy, "The Natural Bonesetters with Special Reference to the Sweet Family of Rhode Island," *Bulletin of the History of Medicine* 28 (September-October 1954), 416—441.

38. Kett, *Formation of the American Medical Profession*, 108.

39. Catherine M. Scholten, "'On the Importance of the Obstetrick Art': Changing Customs of Childbirth in America, 1760 to 1825," *William and Mary Quarterly* (Summer 1977), 427—445.

40. Gerda Lerner, "The Lady and the Mill Girl: Changes in the Status of Women in the Age of Jackson," in *The Majority Finds Its Past: Placing Women in History* (New York: Oxford University Press, 1979), 15—30.

41. Mary R. Walsh, *"Doctors Wanted: No Women Need Apply"* (New Haven, Conn.: Yale University Press, 1978), xiv, 3—6, 14—16. 另见 John B. Blake, "Women and Medicine in Ante-Bellum America," *Bulletin of the History of Medicine* 39 (March-April 965), 99—123。

42. Richard H. Shryock, "Sylvester Graham and the Popular Health Movement, 1830−1870," in *Medicine in America: Historical Essays*, 111−125.

43. Alex Berman, "The Impact of the Nineteenth-Century Botanico-Medical Movement in American Pharmacy and Medicine" (Ph.D. diss., University of Wisconsin, 1954).

44. Samuel Thomson, *Narrative of the Life and Medical Discoveries of Samuel Thomson...to which is added An Introduction to his New Guide to Health*, 2nd. ed. (Boston, 1825), 43−44.

45. Ibid., 199−200.

46. *Thomsonian Recorder* 1 (December 15, 1832), 123.

47. Thomson, *Narrative of the Life*, 41−42.

48. *Thomsonian Recorder* 1 (June 1, 1833), 376.

49. Thomson, *Narrative of the Life*, 158; Ronald L. Numbers, "Do-It-Yourself the Sectarian Way," in Risse, Numbers, and Leavitt, eds., *Medicine Without Doctors*, 50.

50. *Thomsonian Recorder* 4 (January 2, 1836), 106−107; (March 12, 1836), 187.

51. Ibid., 188.

52. Kett, *Formation of the American Medical Profession*, 130. 折衷派也有一个激进的传统。创始人伍斯特·比奇（Wooster Beach）编辑了一份杂志，他在其中谴责了"国王之术、神父之术、律师之术和医生之术"。

53. 一些有限的量化证据，见 Edward C. Atwater, "The Medical Profession in a New Society, Rochester, New York (1811−60)," *Bulletin of the History of Medicine* 47 (May-June 1973), 221−235；尤其是在上层阶级中支持率下降的问题，见 Rosenberg, *The Cholera Years*, 154−164。

54. Richard H. Shryock, *The Development of Modern Medicine* (New York: Knopf, 1947); Michel Foucault, *The Birth of the Clinic* (New York: Pantheon, 1973); Erwin Ackerknecht, *Medicine at the Paris Hospital*, 1794−1848 (Baltimore: Johns Hopkins Press, 1967); Owsei Temkin, "The Role of Surgery in the Rise of Modern Medical Thought," *Bulletin of the History of Medicine* 25 (May-June 1951), 248−259.

55. Shryock, *The Development of Modern Medicine*, 249.

56. 对这些发展的论述，见 George Rosen, *The Specialization of Medicine, with Particular Reference to Ophthalmology* (New York: Froben Press, 1944), and Stanley J. Reiser, *Medicine and the Reign of Technology* (Cambridge: Cambridge University Press, 1978)。

57. Ackerknecht, *Medicine at the Paris Hospital*, Chap. 13.

58. Jacob Bigelow, *Modern Inquiries: Classical, Professional and Miscellaneous* (Boston: Little, Brown, 1867), 144, 230−311; Shryock, *Medicine and Society in America*, 131−132; Charles E. Rosenberg, "The Therapeutic Revolution: Medicine, Meaning and Social Change in Nineteenth-Century America," in *The Therapeutic Revolution: Essays in the Social History of American Medicine*, ed. Morris J. Vogel and Charles E.

Rosenberg (Philadelphia: University of Pennsylvania Press, 1979), 3–25; John Harley Warner, "The Nature-Trusting Heresy: American Physicians and the Concept of the Healing Power of Nature in the 1850's and 1860's," *Perspectives in American History* 11 (1977–78), 291–324.

59. Karl Mannheim, "The Democratization of Culture," in *Essays on the Sociology of Culture* (London: Routledge and Kegan Paul, 1956), 184–185.

60. 1833 年 12 月 27 日；转引自 *Thomsonian Recorder* 3 (January 17, 1835), 127。

61. Perry Miller, *The Life of the Mind in America* (New York: Harcourt Brace &World, 1965), 102.

62. Henry Steele Commager, *The Era of Reform, 1830–1860* (New York: Van Nostrand, 1960), 71.

63. Lee Benson, *The Concept of Jacksonian Democracy* (Princeton, N.J.: Princeton University Press, 1961). Benson 写道，反共济会运动代表了"'下层阶级'成员对乡村和城市'贵族的激烈攻击'"。这种对秘密社团的攻击在医学上也有对应的表现。一个名为卡帕·拉姆达（Kappa Lamda）的不轻易吸收新会员的全国性兄弟会成立于 1820 年，被指控垄断了医学院和医院的高层职位。1838 年，《纽约辉格报》(*The New York Whig*) 发表了一篇揭露性文章，称其为"秘密的、黑暗的、难以捉摸的"。该俱乐部逐渐衰落，最终于 1862 年关闭。(Kett, *Formation of the American Medical Profession*, 112)

64. 关于商业阶层和中产阶级对法律的敌意，见 Morton J. Horwitz, *The Transformation of American Law, 1780–1860* (Cambridge: Harvard University Press, 1977), 140–159，以及 Maxwell Bloomfield, *American Lawyers in a Changing Society, 1776–1876* (Cambridge: Harvard University Press,1976), 44; Matthew A. Crenson, *The Federal Machine: Beginnings of Bureaucracy in Jacksonian America* (Baltimore: Johns Hopkins Press, 1975)。

65. Schlesinger, *Age of Jackson*, 134; James Willard Hurst, *The Growth of American Law: The Law Makers* (Boston: Little, Brown, 1950), 280.

66. 转引自 Harris L. Coulter, *Divided Legacy: A History of the Schism in Medical Thought* (Washington, D.C.: McGrath Publishing, 1973), Ⅲ :98。

67. 见 Rothstein, *American Physicians* 一书的附录（332–343）。

68. 转引自 Coulter, *Divided Legacy*, 95–96；另见 Kett, *Formation of the American Medical Profession*, 21–22。

第二章　市场的扩张

1. Karl Polanyi, *The Great Transformation* (Boston: Beacon Press, 1957).

2. *Judah* v. *M'Namee*, 3 Blackf. 269 (Ind., 1833).

3. Wyndham B. Blanton, *Medicine in Virginia in the Seventeenth Century* (Richmond, Va.: Garrett & Massie, 1930), 250–259; Wilhelm Moll, "Medical Fee Bills,"

Virginia Medical Monthly 93 (November 1966), 657–664.

4. *Pynchon* v. *Brewster*, Quincy 224 (Mass. 1776); *Glover* v. *Le Testue*, Quincy 225 (Mass. 1770).

5. Ruth E. Peters, "Statutory Regulation of Lawyers' Fees in Massachusetts, New York, Pennsylvania, South Carolina, Tennessee, and Virginia from the mid-Seventeenth Century to the mid-Nineteenth Century." (Unpublished paper, Harvard Law School, May 1975.)

6. *New England Journal of Medicine and Surgery* 14 (1825), 50–51；转引自 George Rosen, *Fees and Fee Bills: Some Economic Aspects of Medical Practice in 19th-Century America* (Baltimore: Johns Hopkins Press, 1946), 6。

7. "Fees and Fee Bills," *Medical and Surgical Reporter* 7 (December 7, 1861), 231–232.

8. *Pray* v. *Stinson*, 21 Me. (8 Shep) 402; *Peck* v. *Hutchinson*, 88 Iowa 320, 55 N.W. 511.

9. Barnes Riznik, "Medicine in New England, 1790–1840." (Unpublished manuscript, Old Sturbridge Village,1963), 78–81. 在确定债务时，Riznik 调查了马萨诸塞州伍斯特县 34 名"典型"医生的遗嘱记录；26 人在去世时有未清偿的债务，一半以上的人欠下了 2500 美元至 10000 美元的债务。

10. Riznik, *Medicine in New England, 1790–1890* (Sturbridge, Mass.: Old Sturbridge Village, 1965), 24. 这本小册子是作者 1963 年原稿的缩减版。

11. Richard H. Shryock, *Medical Licensing in America, 1650–1965* (Baltimore: Johns Hopkins Press, 1967), 31–32.

12. 估算行医的必要投资很困难，因为许多开支是不确定的。许多医生从未上过医学院，或者即使上了医学院，也只上了一个学期，甚至一个学期的一部分；学徒期长短不一。因此，我给出的是费用范围，而不是单一的平均值。费用要素如下：

①三年学徒或诊室学习的费用。

②医学院两个学期（约 26 周）的学费和生活费。

③马和马车的费用。

④书籍、药品和设备的费用。

⑤投资于学徒期和医学教育的时间机会成本。

⑥投入资金的机会成本，假定正常的收益率为 10%。

我的粗略估计如下：①每年 50—100 美元，乘以 3；② 150—300 美元，取决于学校是在农村还是在城市；③ 200—300 美元；④ 25—100 美元；⑤ 150 美元；⑥ 35—125 美元。低估计值假设以最低的费用做三年学徒，没有正式的医学教育，书本和药品的支出很少（总计 560 美元）。高估计值按照费用较多的三年学徒期，接受过城市医学教育，图书馆和药品的开支较大来计算（总计 1275 美元）。显然，如果把住房费用和行医初期收入微薄的阶段养家糊口的需要计算在内，费用会更高。

学徒期和医学院费用的数据直接来自 William F. Norwood, *Medical Education in the United States Before the Civil War* (Philadelphia: University of Pennsylvania Press, 1944), 393–395。对时间机会成本的估计假定一个无一技之长的 20 岁男性每年能够获得的收入，相比他作为学徒或待在医学院可能获得的收入，超出部分最多为 50 美元。

13. 见 Clarence H. Danhof, "Farm-making Costs and the 'Safety Valve': 1850–1860," *Journal of Political Economy* 49 (June 1941), 317–359。

14. U.S. Bureau of the Census, *Historical Statistics of the United States, Colonial Times to 1970* (Washington, D.C.: Department of Commerce, 1975), 76 (1850 only); William Barlow and David O. Powell, "To Find a Stand: New England Physicians on the Western and Southern Frontier, 1790–1840," *Bulletin of the History of Medicine* 54 (Fall 1980), 386.

15. Riznik, *Medicine in New England* (1965), 15.

16. Barlow and Powell, "To Find a Stand," 386–401.

17. 严格来说，还有一个因素——由于当时交通的限制，医生的服务是"不可分的"。虽然一个贫穷的农村地区可能无法养活一名训练有素的医生，但可以想象的是，如果医生在现代汽车和公路的帮助下可以覆盖八个这样的地区，那么它就可以养活八分之一的医生。但是，由于当时的交通十分原始，社区没有机会选择一个训练有素、价格较高的医生的一小部分，而只能选择一个训练不足、价格较低的医生的全部服务。

18. Benjamin Rush, "Observations on the Duties of a Physician, and the Methods of Improving Medicine; Accommodated to the Present State of Society and Manners in the United States," in *Medical Inquiries and Observations* (Philadelphia: J. Conrad, 1805), 390.

19. Richard Dunlop, *Doctors of the American Frontier* (Garden City, N.Y: Doubleday, 1962), 129–130.

20. *Boston Medical and Surgical Journal* 15 (November 30, 1836), 273.

21. Ivan Waddington, "The Development of Medicine as a Modern Profession," in *A Social History of the Biomedical Sciences*, ed. Massimo Piattelli-Palmarini (Milan: Franco Maria Ricci, forthcoming).

22. 关于间接价格的一般讨论，见 Gary Becker, "A Theory of the Allocation of Time," *The Economic Journal* 75 (September 1965), 493–517。

23. Rolla M. Tryon, *Household Manufactures in the United States, 1640–1860* (Chicago: University of Chicago Press, 1917), 243, 11. 另见 Stuart Bruchey, *The Roots of American Economic Growth, 1607–1861* (New York: Harper & Row, 1965), 26–31。

24. 这些数据摘录自 Rosen, *Fees and Fee Bills*, 15–16，其中有许多其他的收费表，同样可以说明问题。

25. 对交通和机会成本的直接估计表明，出行成本在大约两英里处超过了基本咨询费。我对该数据的计算见 "Medicine, Economy and Society in Nineteenth-Centu-

ry America," *Journal of Social History* 10 (Summer 1977), 604—605。

26. Samuel C. Busey, *Personal Reminiscences and Recollections...* (Washington, D.C., 1895), 157—158.

27. Thomas N. Bonner, *Medicine in Chicago, 1850—1950* (Madison, Wis.: American Historical Research Center, 1957), 200.

28. Ibid.

29. Rosen, *Fees and Fee Bills*, 30, 41.

30. O. Larsell, The *Doctor in Oregon: A Medical History* (Portland, Ore.: Binsford & Mort, 1947), 160.

31. U.S. Bureau of the Census, *Historical Statistics*, 11—12. 另见 Adna F. Weber, *The Growth of Cities in the Nineteenth Century* (New York: Macmillan, 1899)。

32. American Medical Association, Committee on Social Insurance, *Statistics Regarding the Medical Profession* (Chicago: American Medical Association, 1916), 38—39.

33. Victor C. Vaughan, *A Doctor's Memories* (Indianapolis: Bobbs-Merrill, 1926), 269.

34. 铁路对带来远距离病人的作用，见 Helen Clapesattle, *The Doctors Mayo* (Minneapolis: University of Minnesota Press, 1941), 348—353。关于医生与铁路的关系的进一步讨论，见第六章。

35. Samuel Hays, "Introduction" to *Building the Organizational Society*, ed. Jerry Israel (New York: Free Press, 1972), 9—10. 关于改变运输成本的问题，见 George Rogers Taylor, *The Transportation Revolution* (New York: Rinehart, 1951)，尤其是 Allen Pred, *Urban Growth and the Circulation of Information* (Cambridge: Harvard University Press, 1973)。

36. John Brooks, *Telephone: The First Hundred Years* (New York: Harper & Row, 1976), 65; Marion May Dilts, *The Telephone in a Changing World* (New York: Longmans Green, 1942), 9.

37. Clapesattle, *The Doctors Mayo*, 135—136.

38. Verlin C. Thomas, *The Successful Physician* (Philadelphia: Saunders, 1923), 146.

39. George Kessel, "Would Not Practice Without an Auto," *Journal of the American Medical Association*（以下简称 *JAMA*）50 (March 7, 1908), 814.

40. J. A. Bowling, "Testimony from the Southwest," *JAMA* 46 (April 21, 1906), 179.

41. "A Compilation of Automobile Statistics," *JAMA* 54 (April 9, 1910), 1273—1274.

42. H. A. Stalker, "The Automobile as a Physician's Vehicle," *JAMA* 52 (March 7, 1908), 812.

43. C. A. Hibbert, "Transient Flat Life Requires Physician to Cover Wide Territory," *JAMA* 58 (April 6, 1912), 1080. 对该话题的更多论述可参见 Lewis Mayers and Leonard V. Harrison, *The Distribution of Physicians in the United States* (New York:

General Education Board, 1924)，以及 Michael L. Berger, "The Influence of the Automobile on Rural Health Care, 1900–1929," *Journal of the History of Medicine and the Allied Sciences* 28 (October 1973), 319–335.

44. Tryon, *Household Manufactures*, 275–276, 291–293.

45. Antonio Ciocco and Isidore Altman, "The Patient Load of Physicians in Private Practice, A Comparative Statistical Study of Three Areas," *Public Health Reports* 58 (September 3, 1943), 1329–1351.

46. Gerald N. Grob, *Mental Institutions in America: Social Policy to 1875* (New York: Free Press, 1973). 有关这些发展，另见 David J. Rothman, *The Discovery of the Asylum: Social Order and Disorder in the New Republic* (Boston: Little, Brown, 1971)，以 及 Andrew T, Scull. *Decarceration: Community Treatment and the Deviant—A Radical View* (Englewood Cliffs, N.J.: Prentice-Hall, 1977), 15–40。

47. Michel Foucault, *Madness and Civilization: A History of Insanity in the Age of Reason* (London: Tavistock Publications, 1967).

48. Grob, *Mental Institutions in America*, 135. Grob 援引了 Samuel Woodward 的抱怨，说他的收入大幅减少，因为他声称自己在私人诊所的年薪是 5000 美元。但如果他确实赚了这么多，那也是极不寻常的；按照当时的行业标准，这些是高薪职位。

49. 监护人员在 1844 年成立了一个独立的专业协会，后来又回绝了美国医学会要求建立联系的尝试。见 Grob, *Mental Institutions in America*, 147–150。

50. 关于 1873 年，见 J. M. Toner, "Statistics of Regular Medical Associations and Hospitals of the United States," *Transactions of the American Medical Association* 24 (1873), 314–333；关于之后的情况，见 U.S. Bureau of the Census, *Historical Statistics*, 78；这一时期各州的调查报告，见 "Twenty-five Years' Growth of the Hospital Field," *National Hospital Record* 7 (September 1903), 23–27。

51. U.S. Bureau of the Census, *Historical Statistics*, 41. 关于家庭结构，见 William J. Goode, *World Revolution and Family Patterns* (New York: Free Press, 1963), 70–76; Frank Furstenberg, "Industrialization and the American Family: A Look Backward," *American Sociological Review* 31 (June 1966), 326–337; and Edward Shorter, *The Making of the Modern Family* (New York: Basic Books, 1975)。

52. Bernard Farber, *Guardians of Virtue: Salem Families in 1800* (New York: Basic Books, 1972), 46; Richard Sennett, *Families Against the City: Middle Class Homes of Industrial Chicago, 1872–1890* (Cambridge: Harvard University Press, 1970), 79.

53. Henry Hurd, "The Hospital as a Factor in Modern Society," *The Modern Hospital* 1 (September 1913), 33.

54. Morris Vogel, "Boston's Hospitals, 1870–1930: A Social History," (Ph.D. diss., University of Chicago, 1974), 188–199. 另 见 John Modell and Tamara K. Hareven, "Urbanization and the Malleable Household: An Examination of Boarding and Lodging in American Families," *Journal of Marriage and the Family* 35 (1973), 467–479。

Modell 和 Hareven 指出，1790 年至 1970 年间，一人之家在总家庭中的比例从 3.7% 上升到 20%。

关于英国的情况，参见 Brian Abel-Smith, *The Hospitals, 1800–1948: A Study in Social Administration in England and Wales* (Cambridge: Harvard University Press, 1967), 141。

55. Talcott Parsons and Renée Fox, "Illness, Therapy and the Modern Urban Family," *Journal of Social Issues* 8 (1952), 31–44.

56. *New York Times*, December 31, 1900.

57. 转引自 Scull, *Decarceration*, 15。

58. Dr. Henry B. Hemenway, "Discussion," *Bulletin of the American Academy of Medicine* 10 (1909), 635.

59. S. W. F. Holloway, "Medical Education in England, 1830–1858: A Sociological Analysis," *History* 49 (1964), 299–324.

60. Ibid.

第三章　专业权威的巩固（1850—1930）

1. Samuel Gross, The Autobiography of Samuel Gross (Philadelphia: Saunders, 1893), I:93.

2. Arpad Gerster, *Recollections of a New York Surgeon* (New York: Paul B. Hoeber, 1917), 162.

3. J. Marion Sims, *The Story of My Life* (New York: Appleton, 1889), 116.

4. Anne R. Burr, *Weir Mitchell: His Life and Letters* (New York: Duffield and Company, 1929), 43.

5. [Worthington Hooker], "Report of the Committee on Medical Education," *Transactions of the American Medical Association* 4 (1851), 420–423. 后来在 1882 年发表的一项研究涵盖了 58 所学院和自 1825 年以来毕业的 39054 名校友，给出了大致相似的比例：9.2% 的人从事医学，21% 的人从事神学，19.7% 的人从事法律。截至 1880 年，医学院的学生拥有学士学位的人数少于法学院或神学院的学生。见 Charles McIntyre, "The Percentage of College-Bred Men in the Medical Profession," *Medical Record* 22 (December 16, 1882), 681。

6. Editorial, "American vs. European Medical Science," *Medical Record* 4 (May 15, 1869), 133.

7. Fred B. Rogers, "General John Beatty (1749–1826): Patriot and Physician," *Bulletin of the History of Medicine* 32 (January-February 1958), 39.

8. 关于在国会任职的医生名单，见 "Appendix," in James G. Burrow, *AMA: Voice of American Medicine* (Baltimore: Johns Hopkins Press, 1963), 405–407；另见 "Doctors in Government," *JAMA* 163 (February 2, 1957), 361–364。

9. "The Pecuniary Condition of the Medical Profession in the United States," *Bos-

ton Medical and Surgical Journal 4 (February 15, 1831), 9，引用了《基督教考官》（*Christian Examiner*）上的一篇文章。

10. Sims, *Story of My Life*, 192.

11. Edward C. Atwater, "The Medical Profession in a New Society, Rochester, New York (1811−60)," *Bulletin of the History of Medicine* 47 (May-June 1973), 229.

12. [Lemuel Shattuck, N. P. Banks, Jr., and Jehiel Abbott], *Report of a General Plan for the Promotion of Public and Personal Health* (Boston: Dutton and Wentworth, 1850), 59.

13. Edgar Martin, *The Standard of Living in 1860* (Chicago: University of Chicago Press, 1942), 394. 1853 年 11 月 8 日的《纽约时报》上刊登了一个"中等生活水平"的工薪族四口之家的预算，总支出为 600 美元。Martin 说，律师和医生"在乡村地区似乎每年能获得 1000 美元左右的收入，在城市则为 2000 美元"，但没有提供来源或文献。这些数字似乎很高，至少对医生来说是这样。

14. U.S. Bureau of the Census, *Historical Statistics of the United States, Colonial Times to 1970* (Washington, D.C.: U.S. Department of Commerce, 1975), 165.

15. Chester Wright，转引自 Martin, *Standard of Living in 1860*, 394。

16. M. E. Pickard and R. C. Buley, *The Midwest Pioneer, His Ills, Cures, and Doctors* (Crawfordsville, Ind.: Banta, 1945), 161.

17. "A Legion of Leeches," *Detroit Review of Medicine and Pharmacy* 6 (January 1871), 19.

18. B. Joy Jeffries, "Reestablishment of the Medical Profession [Part 2]," *Boston Medical and Surgical Journal* 118 (June 21, 1888), 613.

19. C. R. Mabee, *The Physician's Business and Financial Adviser*, 5th ed. (Cleveland: Continental Publishing, 1901), 170. Mabee 在第 185 页引用了一份无法核实的纽约杂志，据说医生的平均收入不超过 900 美元。

20. D. W. Cathell, *The Physician Himself* (Philadelphia: F. A. Davis), 1890 ed., 276; 1905 ed., 379.

21. Editorial, "Does It Pay to Be a Doctor?" *JAMA* 42 (January 23, 1904), 247.

22. U.S. Bureau of the Census, *Historical Statistics*, 168.

23. G. F. Shears, "Making a Choice," *Cosmopolitan* 34 (April 1903), 654. 转引自 Gerald E. Markowitz and David Karl Rosner, "Doctors in Crisis: A Study of the Use of Medical Education Reform to Establish Modern Professional Elitism in Medicine," *American Quarterly* 25 (March 1973), 83−107。

24. Cathell, *Physician Himself* (1890), 80, 83.

25. Ibid. (1882), 34.

26. 这个例子是 Sartre 的。见 Erving Goffman, *The Presentation of Self in Everyday Life* (Garden City, N.Y.: Doubleday, 1959), 33。

27. Cathell, *Physician Himself* (1890), 94.

28. Ibid., 97.

29. Ibid., 143.

30. Ibid., 242.

31. Gerster, *Recollections*, 163.

32. Jeffries, "Reestablishment of the Medical Profession [Part 2]," 614；另见 idem, "Reestablishment of the Medical Profession [Part I]," *Boston Medical and Surgical Journal* 1118 (June 14, 1888), 589−593。

33. Cathell, *Physician Himself* (1890), 148.

34. Charles Rosenberg, "The Practice of Medicine in New York A Century Ago," *Bulletin of the History of Medicine* 41 (May-June 1967), 225−228.

35. John Shaw Billings, *Selected Papers* ([Chicago]: Medical Library Association, 1965), 19l; William Rothstein, *American Physicians in the Nineteenth Century* (Baltimore: Johns Hopkins Press,1972)，提出了这一论点。

36. W. J. Reader, *Professional Men: The Rise of the Professional Classes in Nineteenth-Century England* (New York: Basic Books, 1967), 47.

37. Billings, *Selected Papers*, 191.

38. Nathan Smith Davis, *History of the American Medical Association, from Its Organization to January, 1855* (Philadelphia, 1855), 37−38.

39. S. Oakley Vanderpoel, in Alfred C. Post et al., *An Ethical Symposium* (New York: Putnam, 1883), 37−38.

40. James Howard Means, *The Association of American Physicians* (New York: Blakiston, 1961), 10.

41. Mancur Olson, *The Logic of Collective Action* (Cambridge: Harvard University Press, 1965). 我在这里放弃了"公共利益"一词，因为它只会造成混淆，尽管严格意义上是正确的。

42. George W. Corner, *Two Centuries of Medicine: A History of the School of Medicine, University of Pennsylvania* (Philadelphia: Lippincott, 1965), 32−34; Cecil K. Drinker, *Not So Long Ago* (New York: Oxford University Press, 1937), 150−151.

43. Rush Van Dyke, *Valedictory Address to Graduates of Philadelphia College of Medicine, 1849* (Philadelphia, 1849), 9−10；转引自 Henry B. Shafer, *The American Medical Profession, 1789 to 1850* (New York: Columbia University Press, 1937), 153−154。

44. Harvey Wickes Felter, *History of the Eclectic Medical Institute* (Cincinnati: Published for the Alumni Association, 1902), 39−42.

45. Chauncey D. Leake, ed., *Percival's Medical Ethics* (Baltimore: Williams, 1927), Appendix III, 225−235.

46. Cathell, *Physician Himself* (1890), 184−186.

47. Max Weber, *Economy and Society*, tr. Guenther Roth and Claus Wittich (New York: Bedminster Press, 1968), I:56; III:164. 对于相反阐释的评论和分析，见 Peter Berger, "The Sociological Study of Sectarianism," *Social Research* 21 (1954), 467−

485。

48. Sidney E. Ahlstrom, *A Religious History of the American People* (New Haven: Yale University Press, 1972), 472–487, 1019–1029. 另见 David Edwin Harrell, Jr., *All Things Are Possible: The Healing and Charismatic Revivals in America* (Bloomington, Ind.: Indiana University Press, 1975)。

49. Richard Niebuhr, *The Social Sources of Denominationalism* (New York: Holt, 1929).

50. Bryan R. Wilson, *Sects and Society* (Berkeley: University of California Press, 1961), 354.

51. 关于一位支持者对顺势疗法学说的详细阐述，见 Harris Coulter, *Divided Legacy: A History of the Schism in Medical Thought* (Washington, D.C.: McGrath Publishing Co., 1973), esp. Chap.1。

52. Martin Kaufman, *Homeopathy in America: The Rise and Fall of a Medical Heresy* (Baltimore: Johns Hopkins Press, 1971); Coulter, *Divided Legacy*, 101–104. Coulter 呈现的一些证据表明，顺势疗法者的收入比普通医生高。

53. Joseph Kett, *The Formation of the American Medical Profession* (New Haven, Conn.: Yale University Press, 1968).

54. Coulter, *Divided Legacy*, 204. 最初发表于 1842 年的那篇经典的批评文章，见 Oliver Wendell Holmes, "Homeopathy and its Kindred Delusions," in *Medical Essays*, 1842–1882 (Boston: Houghton-Mifflin, 1892)。

55. Kaufman, *Homeopathy in America*, 63–92.

56. Kett, *Formation of the American Medical Profession*, 185–86; J. M. Toner, "Tabulated Statistics of the Medical Profession of the United States," *Transactions of the American Medical Association* 22(1871), 155; *JAMA* 79 (August 23, 1913), 600.

57. H. R. Hopkins, in Post et al., *Ethical Symposium*, 184.

58. Donald E. Konold, *A History of American Medical Ethics, 1847–1912* (Madison, Wis.: State Historical Society of Wisconsin, 1962), 26.

59. *New York Times*, May 28, 1873.

60. Kaufman, *Homeopathy in America*, 93–109.

61. Coulter, *Divided Legacy*, 328–391.

62. William Ely in Post et al., *Ethical Symposium*, 12.

63. Rothstein, *American Physicians in the Nineteenth Century*, 304.

64. Lawrence M. Friedman, "Freedom of Contract and Occupational Licensing, 1890–1910: a Legal and Social Study," *California Law Review* 53 (May 1965), 494–497.

65. Ibid., 500–512.

66. Bonner, *Medicine in Chicago*, 208.

67. 有 11 个州只要求进行一场考试；10 个州在通过考试和提交有效的文凭之间提供选择。"Laws Regulating the Practice of Medicine in the Various States and Ter-

ritories of the United States," *JAMA* 37 (November 16, 1901), 1318, 这篇文章提供了有各州法律的表格。

68. Harold W. Eickhoff, "The Organization and Regulation of Medicine in Missouri, 1883–190l." (Ph.D. diss., University of Missouri, 1964), 36–40, 82, 116–122, 145–148, 274–276.

69. Perry H. Millard, "The Propriety and Necessity of State Regulation of Medical Practice," *JAMA* 9 (October 15, 1887), 491.

70. T. A. Bland, "The Medical Trust," *The Arena* 19 (1898), 520–526; B. O. Flower, "Restrictive Medical Legislation and the Public Weal," ibid., 781–809; Herbert Spencer, *Social Statics* (London: John Chapman, 1851), 372–395; Henry James, ed., *Letters of William James* (Boston: Atlantic Monthly Press, 1920), II:67.

71. 129 U.S. 114. 另见 Frances P. DeLancy, *The Licensing of Professions in West Virginia* (Chicago: Foundation Press, 1938)。

72. 170 U.S.189; Friedman, "Freedom of Contract and Occupational Licensing," 493ff.

73. John A. Wyeth, "President's Address," *JAMA* 38 (June 14, 1902), 1555.

74. Rothstein, *American Physicians of the Nineteenth Century*, 323.

75. "Medical Education in the United States," *JAMA* 79 (August 19, 1922), 629, 632–633.

76. A. T. Still, *The Autobiography of A.T. Still* (Kirksville, Mo.: self-published, 1897), 286–287; Eickhoff, "The Organization and Regulation of Medicine in Missouri," 185–200.

77. Edwin Franden Dakin, *Mrs. Eddy* (New York: Grosset and Dunlap, 1929), 115.

78. "The Organization of the Medical Profession," *JAMA* 38 (January 1,1902), 13. 另见 ibid. (January 25, 1902), 250–251; ibid. (February 1, 1902), 324–325; ibid. (February 8, 1902), 400; ibid. (February 15, 1902), 460–461; ibid. (February 22, 1902), 514–515; ibid. (March 1, 1902), 584–585。

79. "Preliminary Report of the Committee on Organization," *JAMA* 36 (May 25,190l), 1450.

80. 对各州的分析，见 J. N. McCormack, "An Epitome of the History of Medical Organization in the United States," *JAMA* 44 (April 15, 1905), 1213–1218.

81. Burrow, *AMA*, 49–51.

82. Richard Hofstadter, *The Age of Reform* (New York: Random House, 1955), 148–164.

83. F. H. Todd, "Organization," *JAMA* 39 (October 25, 1902), 1061.

84. 关于医疗事故诉讼的增加，见 Andrew A. Sandor, "The History of Professional Liability Suits in the United States," *JAMA* 163 (February 9, 1957), 459–466。Sandor 的数据只提到了上诉判决，因此很不确凿；但是，医生对诉讼关注度的增加似乎证明了他的观点。关于地方性法规，见 *Gramm v. Boener*, 56 Ind. 497 (1877)

以及 *Small* v. *Howard*, 128 Mass. 131, 35 Am. Rep. 363 (1880)。关于医疗事故辩护基金，见 "Organized Medical Defense," *JAMA* 38 (January 4, 1902), 37, 43; "The Varied Functions Possible in the County Medical Society," *JAMA* 44 (March 18, 1905), 881—882; Walter L. Burrage, *A History of the Massachusetts Medical Society, 1787—1922* (Norwood, Mass: private printing, 1923), 452; Oliver Garceau, *The Political Life of the American Medical Association* (Cambridge: Harvard University Press, 1941), 103—104。

85. U.S. Bureau of the Census, *Historical Statistics*, 76.

86. Lawrence Veysey, *The Emergence of the American University* (Chicago: University of Chicago Press, 1965); Joseph Ben-David and Awraham Zloczower, "Universities and Academic Systems in Modern Societies," *Archives of European Sociology* 3 (962), 71—75.

87. *Annual Report of the President of Harvard College, 1869—70*, 18; *Annual Report of the President of Harvard College, 1871—72*, 25—26.

88. Frederick C. Shattuck and J. Lewis Bremer, "The Medical School, 1869—1929," in *The Development of Harvard University*, ed. Samuel Eliot Morison (Cambridge: Harvard University Press, 1930), 556—557; Hugh Hawkins, *Between Harvard and America: The Educational Leadership of Charles W. Eliot* (New York: Oxford University Press, 1972), 60—61; Henry Bigelow, *Medical Education in America* (Cambridge: Harvard University Press, 1871).

89. *Annual Report of the President of Harvard College, 1870—71*, 20.

90. *Annual Report of the President of Harvard College, 1879—1880*, 25, 33—34; Shattuck and Bremer, "The Medical School, " 560—561.

91. Corner, *Two Centuries*, 142—151.

92. Martin Kaufman, *American Medical Education: The Formative Years, 1765—1910* (Westport, Conn.: Greenwood Press, 1976), 155—156.

93. Alan M. Chesney, *The Johns Hopkins Hospital and the Johns Hopkins University School of Medicine*, vol. I, *Early Years, 1867—1893* (Baltimore: Johns Hopkins Press, 1943).

94. Simon Flexner and James Thomas Flexner, *William Henry Welch and the Heroic Age of American Medicine* (New York: Dover, 1966); Donald Fleming, *William H. Welch and the Rise of Modern Medicine* (Boston: Little, Brown, 1954).

95. 见 Markowitz and Rosner, "Doctors in Crisis," 95。

96. Mary R. Walsh, "Doctors Wanted: No Women Need Apply" (New Haven, Conn.: Yale University Press, 1977), 176—193.

97. Arthur Dean Bevan, "Cooperation in Medical Education and Medical Service," *JAMA* 90 (April 14, 1928), 1173—1177.

98. 见 Table I, "Statistics of Medical Colleges in the United States and Canada"，收录于美国医学会关于医学教育的年度报告，*JAMA* 37 (1901), 758—759; 39 (1902),

568−569; 41 (1903), 452−453; 43 (1904), 504−505; 45 (1905), 566−567; 47 (1906) 592−593; 49 (1907), 588−589; 51 (1908), 586−587; 53 (1909), 546−549。

99. Abraham Flexner, *Medical Education in the United States and Canada*, Bulletin no. 4 (New York: Carnegie Foundation for the Advancement of Teaching, 1910).

100. Ibid., 11.

101. "Medical Education—Progress of Twenty-Two Years," *JAMA* 79 (August 19, 1922), 660−661; "State Requirements of Preliminary Education," *JAMA* 79 (August 19, 1922), 658.

102. Ernest V. Hollis, *Philanthropic Foundations and Higher Education* (New York: Columbia University Press, 1938), 211−217. Hollis 估计，到 1936 年，各基金会对医学教育和研究的总投入为 1.54 亿美元。关于通才教育委员会的作用，见 Daniel Fox, "Abraham Flexner's Unpublished Report: Foundations and Medical Education, 1909−1928," *Bulletin of the History of Medicine* 54 (Winter 1980), 475−496。

103. 一些马克思主义者进一步认为，由于科学医学的意识形态功能，资本家对科学医学的成功有着显著的兴趣。见 Howard Berliner, "A Larger Perspective on the Flexner Report," *International Journal of Health Services* (1975), 573−592，以及 E. Richard Brown, *Rockefeller Medicine Men: Medical Care and Capitalism in America* (Berkeley: University of California Press, 1978)。Berliner 在他"更广的视角"中首先指出，科学医学将身体视为一台机器，这一构想与其他资本主义观念听上去极其相似。然后，他将科学医学与细菌学革命之前的"对抗疗法"如放血，联系起来，最后提出，资本主义在这种医学的胜利中有利可图，因为它发挥了合法化和资本积累的不可或缺的功能。遗憾的是，许多人认为这是马克思主义，更遗憾的是，许多马克思主义者认真对待它。关于 Brown 著作的更多内容，见第六章。

104. Corner, *Two Centuries*, 187. 对一个临床教授来说，一个职位的平均价值"可能是" 10000 美元，"原因是它带来了业务"。Ross V. Patterson to Abraham Flexner, March 31, 1909 (Flexner papers, Box 19, Library of Congress).

105. Fleming, *William H. Welch*, 177−178.

106. Hollis, *Philanthropic Foundations*, 211−212. Brown, *Rockefeller Medicine Men*，将全职要求视为法人资本主义在医疗保健领域的"进入楔子"；不那么情绪化的讨论，见 Fox, "Flexner's Unpublished Report," 484−487。

107. Joseph C. Aub and Ruth K. Hapgood, *Pioneer in Modern Medicine: David Linn Edsall of Harvard* (n.p.: Harvard Medical Alumni Association, 1970).

108. Fox, "Flexner's Unpublished Report," 489−490.

109. Rosemary Stevens, *American Medicine and the Public Interest* (New Haven, Conn.: Yale University Press, 1971), 116−120; J. A. Curran, "Internships and Residencies: Historical Background and Current Trends," *Journal of Medical Education* 34 (September 1959), 878−889.

110. Walsh, *"Doctors Wanted: No Women Need Apply,"* 178−267; Carol Lopate, *Women in Medicine* (Baltimore: Johns Hopkins Press, 1968); Flexner, *Medical Educa-*

tion, 178−179.

111. Numa P. G. Adam, "Sources of Supply of Negro Health Personnel: Section A: Physicians," *Journal of Negro Education* 6 (July 1937), 468.

112. *Collier's Weekly*, June 11, 1910 (Flexner papers, Box 19, Library of Congress).

113. Flexner, *Medical Education*, 16, 45−46.

114. Raymond Pearl, "Distribution of Physicians in the U.S.," *JAMA* 84 (April 4, 1925), 1024−1027.

115. American Medical Association, Committee on Social Insurance, *Statistics Regarding the Medical Profession* (Chicago: American Medical Association, 1916), 38−39.

116. Samuel Hopkins Adams, "The Vanishing Country Doctor," with sequels, *Ladies' Home Journal* 40 (October 1923), 23ff; ibid. (November 1923), 26ff; ibid. 41 (February 1924), 31ff; William Allen Pusey, "The Disappearance of Doctors from Small Towns," *JAMA* 88 (February 12, 1927), 505−506.

117. Lewis Mayers and Leonard V. Harrison, *The Distribution of Physicians in the United States* (New York: General Education Board, 1924), 47−48.

118. U.S. Bureau of the Census, *Historical Statistics*, 76.

119. Louis S. Reed, *The Healing Cults, A Study of Sectarian Medical Practice: Its Extent, Causes, and Control* (Chicago: University of Chicago Press, 1932), 1−4, 24−26, 50−54.

120. Selwyn D. Collins, "Frequency and Volume of Doctors' Calls Among Males and Females in 9,000 Families, Based on Nation-Wide Periodic Canvasses, 1928−31," *Public Health Reports* 55 (November 1, 1940), 1987−1988.

121. James Harvey Young, *The Toadstool Millionaires* (Princeton, N.J.: Princeton University Press, 1961), 167−170.

122. Sarah Stage, *Female Complaints: Lydia Pinkham and the Business of Women's Medicine* (New York: Norton, 1979), 89−90, 105−106, 130−131.

123. A[braham] Jacobi, "Proprietary Medicines," *JAMA* 97 (September 29, 1906), 978. 另见 Richard C. Cabot, "The Physician's Responsibility for the Nostrum Evil," ibid., 982。

124. "Secret Nostrums and the Journal," *JAMA* 34 (June 2, 1900), 1420. 另见 "Relation of Pharmacy to the Medical Profession," ibid. 34 (April 21, 1900), 986−988; ibid. 34 (April 28, 1900), 1049−1051; and sequels。

125. Edward Bok, "The Patent Medicine Curse," *Ladies' Home Journal* 21 (May 1904, 18).

126. Samuel Hopkins Adams, *The Great American Fraud* (n.p.: Collier & Son, 1905 and 1906), 39.

127. Edward Bok, "Pictures that Tell Their Own Stories," *Ladies' Home Journal* 22 (September 1905), 15; Stage, *Female Complaints*, 140, 160−162.

128. Adams, *Great American Fraud*, 60.

129. Ibid., 84.

130. Austin Smith, "The Council on Pharmacy and Chemistry," in Morris Fishbein, *A History of the American Medical Association, 1847 to 1947* (Philadelphia: Saunders, 1947), 86.

131. Editorial, "A Great Paper Attempts the Impossible," *JAMA* 58 (April 13, 1912), 118.

132. Jacob A. Goldberg, "The Advertising Physician," *Hygeia* 1 (August 1923), 308—311.

133. Stage, *Female Complaints*, 198.

134. R. V. Pierce, *The People's Common Sense Medical Adviser in Plain English; or, Medicine Simplified*, 99th ed. [?] (Buffalo, N.Y.: World's Dispensary Medical Association, 1918), 379.

135. Smith, "Council on Pharmacy and Chemistry," 871.

136. Peter Temin, *Taking Your Medicine: Drug Regulation in the United States* (Cambridge: Harvard University Press, 1979), Chap. 2.

137. 这段引文和以下其他引文都来自 Rima D. Apple, "'To Be Used Only Under the Direction of a Physician': Commercial Infant Feeding and Medical Practice, 1870—1940," *Bulletin of the History of Medicine* 54 (Fall 1980), 402—417。

138. Ibid., 412.

139. Erwin H. Ackerknecht, *Therapeutics from the Primitives to the 20th Century* (New York: Hafner Press, 1973), 128—136.

140. Rothstein, *American Physicians of the Nineteenth Century*, 266.

141. Irving Fisher, *Report on National Vitality: Its Wastes and Conservation*, Bulletin no. 30 of the Committee of One Hundred on National Health (Washington, D.C.: U.S. Government Printing Office, 1909), 7, 66.

142. *JAMA* 60 (June 21, 1913), 1996.

143. Stanley J. Reiser, *Medicine and the Reign of Technology* (Cambridge: Cambridge University Press, 1978), 43, 38.

144. Ibid., 68.

145. Shryock, *Development of Modern Medicine*; H. J. Parish, *A History of Immunization* (Edinburgh: E. & S. Livingstone, 1965).

146. John B. McKinlay and Sonja M. McKinlay, "The Questionable Contribution of Medical Measures to the Decline of Mortality in the United States," *Health and Society* 55 (Summer 1977), 405—428. 在"医疗干预（化疗或预防）年份"列表中，McKinlays 列出了 1930 年的白喉（类毒素）和 1948 年的伤寒（氯霉素）。他们写道，白喉和伤寒"在医疗干预之后，其死亡率的下降可以忽略不计"（421）。难道他们没有听说过白喉抗毒素或伤寒疫苗吗？

147. 关于破伤风和白喉的证据，见 Parish, *History of Immunization*, 131, 166—

169；另见 Edgar Sydenstricker, *Health and Environment* (New York: McGraw-Hill, 1933); C.-E. A. Winslow, *Health Survey of New Haven* (New Haven: [Community Chest] 1928), 374−381。

148. John Lovett Morse, "Recollections and Reflections on Forty-Five Years of Artificial Infant Feeding," *Journal of Pediatrics* 7 (September 1935), 324.

149. Thomas E. Cone, Jr., *History of American Pediatrics* (Boston: Little, Brown, 1979), 138.

150. "Discussion," *Minnesota Medicine* 6 (July 1923), 445.

151. 这些言论见于 Victor C. Vaughan, "The Promotion of Periodic Health Examinations by the Medical Profession," *AMA Bulletin* 16 (March 15, 1923), 296. Vaughan 在他的自传中对这些经历做了详细的描述，*A Doctor's Memories* (Indianapolis: Bobbs-Merrill, 1926), 375−379, 397−399。

152. Christopher Lasch, *The Culture of Narcissism* (New York: Norton, 1979), 228−229，以及 idem, "Life in the Therapeutic State," *The New York Review of Books*, June 12, 1980, 24−32。

153. R. G. Leland, "Income from Medical Practice," *JAMA* 96 (May 16, 1931), 1687−1691; U.S. Bureau of the Census, *Historical Statistics*, 176; Maurice Leven, *Incomes of Physicians* (Chicago: University of Chicago Press, 1932), 20, 105−106; Milton Friedman and Simon Kuznets, *Income from Independent Professional Practice* (New York: National Bureau of Economic Research, 1945), 67−68, 84.

154. Friedman and Kuznets, *Income from Independent Professional Practice*, 14−15.

155. George S. Counts, "The Social Status of Occupations: A Problem in Vocational Guidance," *The School Review* 33 (January 1925), 16−27; George W. Hartmann, "The Prestige of Occupations, A Comparison of Educational Occupations and Others," *Personnel Journal* 12 (October 1934), 144−152.

156. Rothstein, *American Physicians in the Nineteenth Century*，他主张以下的观点，即明显有效的疗法解释了医学"从宗派到科学"的转变，但也提供了许多有说服力的证据来反对他自己的立场。治疗方法的创新似乎太少、太晚，没有办法解释宗派的衰落。Rothstein 强调，直到 19 世纪 90 年代，行医者仍漠视和抵制细菌学；然后是白喉抗毒素出现了，很快，这个专业就转变了。这个说法很难让人接受。尽管 Rothstein 的书对医学会和医学宗派的分析具有启发性，是非常宝贵的，但他对转变的分析没有注意到社会中更广泛的变化。

对于第二种观点，见 Jeffrey L. Berlant, *Profession and Monopoly: A Study of Medicine in the United States and Great Britain* (Berkeley: University of California Press, 1975)。

157. Karl Polanyi, *The Great Transformation* (Boston: Beacon Press, 1957), 152.

第四章 医院的重构

1. 关于美国和其他地方的医生、病人、医院之间关系的比较，见 Milton I. Roemer and Jay W. Freidman, *Doctors in Hospitals* (Baltimore: John Hopkins Press, 1971), 49−61。关于更多对本章极有用的一般性比较研究，见 William Glaser, "American and Foreign Hospitals: Some Sociological Comparisons," in *The Hospital in Modern Society*, ed. Eliot Freidson (New York: Free Press, 1963), 37−72，以及 Glaser 被忽视的卓著，*Social Settings and Medical Organization: A Cross-National Study of the Hospital* (New York: Atherton, 1970)。关于截至 1885 年的跨国比较而言，见 Lewis S. Pilcher, "On the Organization of the Surgical Staff in General Hospitals," *Annals of Surgery* 2 (1885), 389−408。

2. 本章的分析处理的是普通医院，而不是精神病院，除非在二者的对照有启发意义的地方。

这一章的形式与 1976 年至 1977 年间我所撰写和流布的内容几乎相同，并构成了我 1977 年提交的哈佛大学博士论文的一部分。从那时起，出现了一些关于医院的优秀新作。尤其参见新著 David Rosner, *A Once Charitable Enterprise* (Cambridge: Cambridge University Press, forthcoming)，以及 Morris Vogel, *The Invention of the Modern Hospital: Boston, 1870−1990* (Chicago: University of Chicago Press, 1980)。我看到了 David Rosner 的部分写作草稿和 Morris Vogel 论文的未发表版本；因此只引用了这些。另见 Charles E. Rosenberg, "Inward Vision and Outward Glance: The Shaping of the American Hospital, 1880−1914," in *Social History and Social Policy*, ed. David J. Rothman and Stanton Wheeler (New York: Academic Press, 1981)。我注意到这本著作时已经太晚了，以至于在此未能使用。

3. 组织的历史社会学在很大程度上仍是一个未经发展的学科，或者至少是未经整合的学科。关于法人企业结构的变化，见 Alfred Chandler, *The Visible Hand* (Cambridge: Harvard University Press, 1977)。关于大学的历史，见 Lawrence Veysey, *The Emergence of the American University* (Chicago: University of Chicago Press, 1965)。

4. "共同体的"和"相关的"是帕森斯对韦伯术语 *Vergemeinschaftung* 和 *Vergesellschaftung* 的翻译，这对术语又来自 Tonnies。见 Max Weber, *The Theory of Social and Economic Organization* (New York: Oxford University Press, 1947), 136−139。

5. John P. Davis, *Corporations*, ed. Abram Chayes (1905; reprint ed., New York: Capricorn Press, 1961), xix.

6. George Rosen, "The Hospital: Historical Sociology of a Community Institution," in Freidson ed., *The Hospital in Modern Society*, 10. 另见 Rotha Mary Clay, *The Medieval Hospitals of England* (London: Methuen, 1909), 143−157。

7. David J. Rothman, *The Discovery of the Asylum* (Boston: Little, Brown, 1971), 42−43. "衍生的"和"设计的"这两个词出自 John Thompson and Grace Goldin, *The Hospital: A Social and Architectural History* (New Haven, Conn: Yale University

Press, 1973)。

8. Henry Sigerist, "An Outline of the Development of the Hospital," *Bulletin of the History of Medicine* 4 (July 1936), 573-581.

9. Rothman, *Discovery of the Asylum*, 3-29, 180-205；关于支持从家庭救济转向救济院的论点，见 Philadelphia Board of Charities, "Report of the Committee..." (1827), esp. 23-30; [Josiah Quincy], "Report of the Committee on the Pauper Laws..." (182), 9; and John Yates, "Report of the Secretary of State…" (1824), 939-963；再版于 *The Almshouse Experience: Collected Reports* (New York: Arno Press, 1971)。关于后来的改革，见 Robert H. Bremner, *From the Depths: The Discovery of Poverty in the United States* (New York: New York University Press, 1956), 46-57。关于从救济院到城市医院的转变，见 Robert John Hunter, *The Origin of the Philadelphia General Hospital, Blockley Division* (Philadelphia: Rittenhouse Press, 1955); Douglas Carroll, "History of the Baltimore City Hospitals," *Maryland State Medical Journal* 15 (January 1966), 87-90; (February 1966), 46-48; (March 1966), 75-78; (April 1966), 65-68; ((May 1966), 83-85; (June 1966), 101-103; (July 1966), 17-19; (August 1966), 69-71; (September 1966), 105-108; (October 1966), 89-96; (November 1966), 103-111。

Rothman 将救济院与监狱和精神病院联系在一起，并认为其发展的动力在于杰克逊时代的改革者对改造依附者、罪犯和精神病患者的热忱。但正如他自己所承认的那样，转向救济院救济的目的同样是为了通过禁绝穷人的家庭救济来对贫困产生威慑力。赞许救济院的报告显然关注的是它们对救济院外的穷人的影响，而不是对救济院内的穷人的影响。在取消家庭救济的同时，各州也在迫使移民社区为穷人和病人建立自己的机构。惩罚穷人和限制公共支出方面的利益似乎足以解释救济院的流行，因此，Rothman 强调康复是发展救济院的动机，似乎把他的论点延伸得太远了。

10. Leonard K. Eaton, *New England Hospitals, 1790-1837* (Ann Arbor: University of Michigan Press, 1957).

11. Benjamin Rush, *Medical Inquiries and Observations*, 2d ed. (Philadelphia: J. Conrad, 1805); I:276; John E. Erichsen, *On Hospitalism and the Causes of Death After Operations* (London: Longmans, 1874); James Y. Simpson, "Our Existing System of Hospitalism and Its Effects," *Edinburgh Medical Journal* 15 (December 1869), 523-532; W. Gill Wylie, *Hospitals: Their History, Organization, and Construction* (New York: Appleton, 1877), 57-66.

12. Nathaniel I. Bowditch, *A History of the Massachusetts General Hospital to August 5, 1851*, 2nd. ed. with continuation to 1872 (Boston: The Trustees, 1872), 3-9; Morris Vogel, "Boston's Hospitals, 1870-1930: A Social History." (Ph.D. diss., University of Chicago, 1974), 12-18. 在 1868 年圣路易斯城市医院收治的病人中，超过五分之四的人要么单身要么丧偶；只有 17.3% 的人已婚。Board of Health, *Second Annual Report* (St. Louis, 1869), 19.

13. Francis R. Packard, *Some Account of the Pennsylvania Hospital* (Philadelphia:

Engle Press, 1938), 9.

14. *History of the Reading Hospital, 1867–1942* ([Reading, Pa.]: The Reading Hospital, 1942), 5.

15. Allan Nevins and Milton Halsey Thomas, eds., *The Diary of George Templeton Strong: The Turbulent Fifties, 1850–1859* (New York: Macmillan, 1952), 92.

16. Hyman Grinstein, *The Rise of the Jewish Community of New York, 1654–1860* (Philadelphia: Jewish Publication Society of America, 1945), 155–159, 187–188.

17. Robert W. Downie, "Pennsylvania Hospital Admissions, 1751–1850: A Survey," *Transactions and Studies of the College of Physicians* 32 (1964), 25.

18. George Worthington Adams, *Doctors in Blue* (New York: Collier Books, 1961), 101–151.

19. Elizabeth C. Hobson, *Recollections of a Happy Life* (New York: privately printed, 1914), 77–114; 对州慈善援助协会中的女士们的描述来自它的第一份年度报告，引自 M. Adelaide Nutting and Lavinia L. Dock, *A History of Nursing* (New York: Putnam, 1907), II:370。

20. Jo Ann Ashley, *Hospitals, Paternalism, and the Role of the Nurse* (New York: Teachers College Press, 1976), 20.

21. Frederick F. Cartwright, *The Development of Modern Surgery* (London: Arthur Barker, 1967), 12–22.

22. Helen Clapesattle, *The Doctors Mayo* (Minneapolis: University of Minnesota Press, 1941), 297–338, 407, 432.

23. S. E. Crocker, "The Invalid in Home and Hospital," *National Hospital Record* 2 (March 1899), 7–9.

24. Vogel, "Boston's Hospitals," 140. 布里奇波特市的数字引用自 *Commission on Hospital Care, Hospital Care in the United States* (New York: Commonwealth Fund, 1947), 545。U.S. Bureau of the Census, *Hospitals and Dispensaries: 1923*, 3.

25. 林肯医院的早期历史出自 Fitzhugh Mullan, *White Coat, Clenched Fist: The Political Education of an American Physician* (New York: Macmillan, 1976), 117–121。

26. Vogel, "Boston's Hospitals," 36, 15–18; "Children's Hospital, Papers and Clippings, 1869–1879," Countway Library, Harvard Medical School.

27. Florence Nightingale, *Notes on Hospitals*, 3rd ed. (London: Longman, Roberts and Green, 1863), 51–52.

28. Niles Carpenter, *Hospital Service for Patients of Moderate Means* (Washington, D.C.: Committee on the Costs of Medical Care, 1930), 23. 这些数据基于对隶属美国医院协会的建筑师的调查，他们被要求报告他们在 1908、1918 和 1928 年所设计的医院中的床位数。

29. 关于病人的早期义务，见 Thomas G. Morton, *A History of the Pennsylvania Hospital, 1751–1895* (Philadelphia: Times Printing House, 1895), 210; Sidney Goldstein, "The Social Function of the Hospital," *Charity and the Commons* 18 (May 4,

1907), 162; Talcott Parsons, *The Social System* (Glencoe, Ill.: Free Press, 1951), 428–447。

30. S. S. Goldwater, "The Cost of Modern Hospitals," *National Hospital Record* 9 (November 1905), 39–48.

31. Frank Tucker, "The Financial Problem of New York's Hospitals," *Charities* 12 (January 2, 1904), 27–32; "What the Managers of the Hospitals Have to Say About Their Financial Problem," ibid., 32–46; "Press Comment...," ibid., 83–85.

32. David Rosner, "Bedside Business: The Transformation of Brooklyn's Hospitals During the Progressive Era." (Unpublished manuscript, Harvard University, 1977.)

33. E. H. Lewinski-Corwin, *The Hospital Situation in Greater New York* (New York: Putnam, 1924), 121, 130.

34. U.S. Bureau of the Census, *Hospitals and Dispensaries:1923*, 4.

35. Albert R. Lamb, *The Presbyterian Hospital and the Columbia-Presbyterian Medical Center, 1868–1943* (New York: Columbia University Press, 1955), 22–24; Vogel, "Boston's Hospitals," 126–129.

36. Herbert D. Howard, "The Managers and the Superintendent," *National Hospital Record* 6 (December 1902), 10.

37. J. M. Toner, "Statistics of Regular Medical Associations and Hospitals of the United States," *Transactions of the American Medical Association* 24 (1873), 314–333; E. H. L. Corwin, *The American Hospital* (New York: Commonwealth Fund, 1946), 7.

38. Henry S. Stark, "Hospital Reform in a New Light," *National Hospital Record* 10 (February 1907), 18–19.

39. Lewis S. Pilcher, "On the Organization of the Surgical Staff in General Hospitals," *Annals of Surgery* 2 (1885), 399.

40. 关于医院任命的价值的讨论，见 Michael M. Davis and C. Rufus Rorem, *The Crisis in Hospital Finance* (Chicago: University of Chicago Press, 1932), 78–89。

41. "The Medical Profession and the Hospitals," *Medical Record* 45 (January 6, 1894), 16.

42. Henry C. Burdett, *Pay Hospitals and Paying Wards Throughout the World* (Philadelphia: Presley Blakiston, 1880), 73; George W. Gay, "Abuse of Medical Charity," *Boston Medical and Surgical Journal* 152 (March 16, 1905), 300; E. W. Cushing, "The Physician and the Private Hospital Patient," ibid., 311; "Private Patients' Liability," *National Hospital Record* 8 (October 1904), 6.

43. H. D. Niles, "Our Hospitals," *JAMA* 38 (March 22, 1902), 759–761; Bayard Holmes, "The Hospital Problem," ibid. 47 (August 4, 1906), 320. 霍姆斯是 1895 年芝加哥市长竞选中社会党派的候选人。

44. A. L. Beahan, "Hospitals in the Smaller Towns," *Buffalo Medical Journal* 41 (1901), 187; Laura Lane, "The Individual Private Hospital," *National Hospital Record* 10 (July 1907), 37ff.

45. "Hospitals and General Practitioners," *National Hospital Record* 10 (March 1907), 9; Arpad G. Gerster, "System of American Hospital Economy," *National Hospital Record* 9 (January 1906), 17–19.

46. "The City Hospital Issue," *Cincinnati Medical News* 1 (November 1944), 326–327; Dr. R. Lincoln Graham, "History of the Decay of Medical Opulence," *The Medical Economist*, publication of the Federation of Medical Economic Leagues 3 (February 1915), 40; S. S. Goldwater, "The Extension of Hospital Privileges to All Practitioners of Medicine," *JAMA* 84 (March 28, 1925), 933–935.

47. "Article 3—Need for More Hospitals," *National Hospital Record* 8 (November 1904), 26; Albert J. Ochsner and Meyer J. Sturm, *The Organization, Construction and Management of Hospitals* (Chicago: Cleveland Press, 1909), 563.

48. Rosner, "Bedside Business"; Corwin, *Hospital Situation in Greater New York*, 45, 177; Davis and Rorem, *Crisis in Hospital Finance*, 81; "Hospital Service in the United States," *JAMA* 98 (June 11, 1932), 2073; "Hospital Service in the United States," *JAMA* 102 (March 31, 1934), 1014.

49. Roemer and Friedman, *Doctors in Hospitals*, 36–39.

50. Cleveland Hospital Council, *Cleveland Hospital and Health Survey* (Cleveland: The Council, 1920), 858, 863; Oswald Hall, "The Stages of a Medical Career," *American Journal of Sociology* 53 (March 1948), 331.

51. Oswald Hall, "The Informal Organization of the Medical Profession," *Canadian Journal of Economics and Political Science* 12 (February 1946), 30–44; Hall, "Stages of a Medical Career," 327–336.

52. Glaser, "American and Foreign Hospitals," 54

53. "Hospital Service in the United States" *JAMA* 94 (March 29, 1930), 928; Max Sehan, *Blacks and American Medical Care* (Minneapolis: University of Minnesota Press, 1973), 72–73.

54. U.S. Bureau of the Census, *Historical Statistics of the United States: Colonial Times to 1970* (Washington, D.C.: U.S. Department of Commerce, 1975), 78.

55. U.S. Bureau of the Census, *Hospitals and Dispensaries: 1923*, 25–26 (from Tables 5 and 6).

56. Irving Fisher, "Private Patients in General Hospitals," *National Hospital Record* 8 (June 1905), 19–25.

57. "The Hospital Superintendents on the Hospital Situation in New York," *Charities* 12 (February 6, 1904), 157–161.

58. S. S. Goldwater, "The United States Hospital Field," in *Hospital Charities*, ed. Henry Burdett (London: The Scientific Press, 1906).

59. U.S. Bureau of the Census, *Benevolent Institutions*,1904, 20.

60. George Wilson, "The Hospitals of the National [Capital]," *National Hospital Record* 9 (May 1906), 12.

61. Vogel, "Boston's Hospitals," 83−84.

62. 关于对爱尔兰人的排斥，见 Vogel, "Boston's Hospitals," 21−22；关于犹太人对非犹太医院的疑虑，见 Grinstein, *Rise of the Jewish Community of New York*, 155−159；这段来自俄罗斯犹太人的引文出自 *Yidische Gazaetten* (April 1894)，转引自 Moses Rischin, *The Promised City: New York's Jews 1870−1914* (Cambridge: Harvard University Press, 1962), 104; Richard C. Cabot, *Social Service and the Art of Healing* (New York: Moffat, Yard, 1909), 4−8。

63. Hall, "Stages of a Medical Career," 330.

64. Johan Goudsblom, *Dutch Society* (New York: Random House, 1967), 32, 124.

65. 关于高等教育中种族关系的讨论，以及更广泛的思考，见 Christopher Jencks and David Riesman, *The Academic Revolution* (Garden City, N.Y.: Doubleday, 1968), chaps. 8 and 9。

66. Glaser, *Social Settings and Medical Organization*, 32−38, 74−75.

67. Charles P. Emerson, "The American Hospital Field," in *Hospital Management*, ed. Charlotte A. Aikens (Philadelphia: Saunders, 1911), 2; *American Medicine: Testimony Out of Court* (New York: American Foundation, 1937), II:723−724.

68. Glaser, "American and Foreign Hospitals," 39−50.

69. 关于医院管理的早期发展，见 Michael M. Davis, *Hospital Administration: A Career* (New York, 1929)。关于医生和行政人员之间不断变化的平衡，见 Roemer and Friedman, *Doctors in Hospitals*, 118−120; Robert N. Wilson, "The Physician's Changing Hospital Role," *Human Organization* 18 (Winter 1959−1960), 177−183.

70. Charles Perrow, "Goals and Power Structures: A Historical Case Study," in *The Hospital in Modern Society*, ed. Freidson, 12−46; and idem, "The Analysis of Goals in Complex Organizations," *American Sociological Review* 26 (December 1961), 854−866.

第五章　公共卫生的边界

1. C.-E. A. Winslow, "The Untilled Fields of Public Health," *Science* 51 (January 9, 1920), 30.

2. 关于公共卫生的方向变化，见 Charles V. Chapin, "History of State and Municipal Control of Disease," in *A Half Century of Public Health*, ed. Mayzyck P. Ravenal (New York: American Public Health Association, 1921), 135−137; Barbara Gutmann Rosenkrantz, *Public Health and the State: Changing Views in Massachusetts, 1842−1936* (Cambridge: Harvard University Press, 1972); James H. Cassedy, *Charles V. Chapin and the Public Health Movement* (Cambridge: Harvard University Press, 1962); and George Rosen, *A History of Public Health* (New York: MD Publications, 1958), Chap. 7。

3. Charles Rosenberg, "Social Class and Medical Care in Nineteenth-Century

America: The Rise and Fall of the Dispensary," *Journal of the History of Medicine and the Allied Sciences 29* (January 1974), 32−54; Michael M. Davis, *Clinics, Hospitals and Health Centers* (New York: Harper and Brothers, 1927).

4. George F. Shrady, "A Propagator of Pauperism: The Dispensary," *The Forum* 23 (June 1897), 425；施拉迪从《医学记录》上的一篇文章引用了前述说法；Agnes C. Vietor, "The Abuse of Medical Charity: The Passing of the 'Charity' Hospital and Dispensary," *Boston Medical and Surgical Journal* 140 (May 4, 1899), 419; Davis, *Clinics, Hospitals and Health Centers*, 80−83。

5. Michael M. Davis, Jr., and Andrew W. Warner, *Dispensaries: Their Management and Development* (New York: Macmillan, 1918), 42.

6. Ibid., 46−58；对诊疗所滥用的进一步研究的总结，见 Davis, *Clinics, Hospitals and Health Centers*, 53ff; W. S. Thayer, "On Some Functions of the Free Dispensary," *Boston Medical and Surgical Journal* 168 (February 6, 1913), 185−188；玛丽·里士满在第四届医院院长协会年会上的评论，*National Hospital Record* 6 (March 1903), 8−10。

遗憾的是，诊疗所和医生在自己的诊室仅仅作为救济或根据与当地政府的合同为穷人提供的医疗服务的相对份额，我们没有估计数值。因此，我们无法分辨诊疗所的发展是否意味着为穷人提供了更多的免费服务，还是意味着补贴性医疗服务从诊室和家庭中转移出来。如果诊疗所的增加代表免费服务数量的绝对增加，那么它是否也代表了人均服务的增加，或者它只是对穷人数量增加的一种反应？现有的数据看似并不能回答这些问题。

7. Committee on Inquiry into the Department of Health, Charities and Bellevue and Allied Hospitals, *Report* (New York, 1913), 532.

8. Editorial, "Too Many Schools," *National Hospital Record* 6 (November 1902), 33；关于诊所费用的增长，见 Davis, *Clinics, Hospitals and Health Centers*, 323−338。

9. 关于这里所讨论的事态的最新回顾，见 John Duffy, "The American Medical Profession and Public Health: From Support to Ambivalence," *Bulletin of the History of Medicine* 53 (Spring 1979), 1−22。

10. 以下各段，除特别指出其他来源外，均借自 John Duffy, *A History of Public Health in New York City, 1866−1966* (New York: Russell Sage Foundation, 1974); C.-E. A. Winslow, *The Life of Hermann M. Biggs* (Philadelphia: Lea & Febiger, 1929); Wade W. Oliver, *The Man Who Lived for Tomorrow: A Biography of William Hallock Park, M.D.* (New York: Dutton, 1941); Jonathan T. Deland, "Hermann Biggs' Public Health Work and the Medical Profession: New York City and State, 1889−1923." (Unpublished B.A. thesis, Committee on History and Science, Harvard University, March 1976)。

11. Board of Health, *Annual Report* (New York, 1893), 12−13.

12. W. R. Ingle Dalton, letter, *New York Times*, November 24, 1901. 圣路易斯的

7 名儿童在接受了由市卫生局分发的受污染的白喉抗毒素后，刚刚死于破伤风（ *New York Times*, November 19, 1901 ）。1902 年，国会通过了《生物制品管制法》，禁止在没有美国公共卫生局许可的情况下跨州销售此类产品。

13. Daniel M. Fox, "Social Policy and City Politics: Tuberculosis Reporting in New York, 1889−1900," *Bulletin of the History of Medicine* 49 (Summer 1975), 169−195; Hermann M. Biggs, "Sanitary Measures for the Prevention of Tuberculosis in New York City and their Results," *JAMA* 39 (December 27, 1902), 1635−1638.

14. Samuel Hopkins Adams, "Tuberculosis: The Real Race Suicide," *McClure's* 24 (January 1905), 234−249.

15. Duffy, *Public Health in New York City*, 244.

16. Leonard P. Ayres, "What American Cities Are Doing for the Health of School Children," *The Annals* 37 (March 1911), 250−260; Annette Lynch, "Evaluating School Health Programs," in *Health Services: The Local Perspective*, ed. Arthur Levin (New York: Academy of Political Science, 1977), 89−92; Mary Ross, "Health Inventory: 1934," *Survey Graphic* 23 (January 1934), 38−40.

17. Chapin, "History of State and Municipal Control of Disease," 140.

18. Cassedy, *Chapin and the Public Health Movement*, 96, 100.

19. Charles V. Chapin, *How to Avoid Infection* (Cambridge: Harvard University Press, 1917), 61−62.

20. C.-E. A. Winslow, *The Evolution and Significance of the Modern Public Health Campaign* (New Haven, Conn.: Yale University Press, 1923), 57, 58.

21. Richard H. Shryock, *National Tuberculosis Association 1904−1954* (New York: National Tuberculosis Association, 1957), 130, 157−158, 170.

22. Davis and Warner, *Dispensaries* (1918), 12−17; Davis, *Clinics, Hospitals and Health Centers* (1927), 15−17. 注意后一本书书名用语的变化。

23. John C. Burnham, "Medical Specialists and Movements Toward Social Control in the Progressive Era: Three Examples," in *Building the Organizational Society*, ed. Jerry Israel (New York: Free Press, 1972), 19−30.

24. Stanley Joel Reiser, "The Emergence of the Concept of Screening for Disease," *Health and Society* 56 (Fall 1978), 403−425.

25. Ibid; James A. Tobey, "The Health Examination Movement," *The Nation's Health* 9 (September 1923), 610−611, 648. 对于该信条的激昂陈述，见 James A. Tobey, "A Layman's View of Health Examinations," *Boston Medical and Surgical Journal* 191 (November 6, 1924), 875−878。

26. J. H. J. Upham, "The State Medical Association and the State Board of Health," *AMA Bulletin* 16 (February 1923), 273.

27. "Like Banquo's Ghost the Chicago Public Health Institute Will Not Down," *Illinois Medical Journal* 58 (November 1930), 313ff; *New York Times*, April 8, 11, and 14, 1929.

28. Davis, *Clinics, Hospitals and Health Centers*, 357; George Rosen, "The First Neighborhood Health Center Movement: Its Rise and Fall," *American Journal of Public Health* 61 (August 1971), 1620–1637; John D. Stoeckle and Lucy M. Candib, "The Neighborhood Health Center—Reform Ideas of Yesterday and Today," *New England Journal of Medicine* 280 (June 19, 1969), 1385–1390. Stoeckle 和 Candib 试图为 1960 年代的街区卫生中心寻找先例，但他们没有明确指出早期的卫生中心主要不是提供医疗服务；他们的发起人发誓不会与当地医生竞争。另一方面，1960 年代的项目试图在私人医生几乎消失的地区提供综合服务。

29. Hermann M. Biggs, "The State Board of Health," *New York State Journal of Medicine* 21 (January 1921), 7; 另 见 Victor C. Vaughan, "Rural Health Centers as Aids to General Practitioners," *JAMA* 76 (April 9, 1921), 983–985。

30. Milton Terris, "Hermann Biggs' Contribution to the Modern Concept of the Health Center," *Bulletin of the History of Medicine* 20 (October 1946), 387–412.

31. Edward L. Hunt, "The Health Centres Bill of 1920," *New York State Journal of Medicine* 21 (January 1921), 2.

32. Greer Williams, "Schools of Public Health—Their Doing and Undoing," *Health and Society* 54 (Fall 1976), 501–502.

33. Rosenkrantz, *Public Health and the State*, 179, 182.

第六章　逃离公司（1900—1930）

1. 关于工业医疗在美国的发展，见 Henry B. Selleck, with Alfred H. Whittaker, *Occupational Health in America* (Detroit: Wayne State University Press,1962), and T. Lyle Hazlett and William W. Hummel, *Industrial Medicine in Western Pennsylvania, 1850–1950* (Pittsburgh: University of Pittsburgh Press, 1957)。

2. 关于发展程度的综述，见 C. D. Selby, "Studies of the Medical and Surgical Care of Industrial Workers," *Public Health Bulletin*, no. 99 (1919); National Industrial Conference Board, *Medical Care of Industrial Workers* (New York: National Industrial Conference Board, 1926); and "Medical and Hospital Service for Industrial Employees," *Monthly Labor Review* 24 (January 1927), 7–19。

3. Interstate Commerce Commission, *Fifteenth Annual Report* (Washington, D.C.: U.S. Government Printing Office, 1902), 58; C. B. Herrick, "The Railway Surgeon and His Work," *Transactions of the Medical Society of the State of New York* (1898), 214–219.

4. I. M. Rubinow, *Social Insurance* (New York: Henry Holt, 1916), 288–289.

5. Pierce Williams, *The Purchase of Medical Care Through Fixed Periodic Payments* (New York: National Bureau of Economic Research, 1932); Jerome Schwartz, "Early History of Prepaid Medical Care Plans," *Bulletin of the History of Medicine* 39 (September-October 1965), 450–475.

6. Stuart D. Brandes, *American Welfare Capitalism, 1880–1920* (Chicago: University of Chicago Press, 1976).

7. Williams, *Purchase of Medical Care*, 1–23.

8. Schwartz, "Early History of Prepaid Medical Care Plans"，报告称一些工人支持公司的医疗计划，见 Brandes, *American Welfare Capitalism* 中更彻底的分析。

9. "Contract Practice," *JAMA* 49 (December 14, 1907), 2028–2029; Selleck and Whittaker, *Occupational Health in America*, 61; Alice Hamilton, *Exploring the Dangerous Trades* (Boston: Little, Brown, 1943), 3.

10. National Industrial Conference Board, *Health Services in Industry*, Report no. 34 (New York: National Industrial Conference Board, January 1921), 15.

11. "Medical and Hospital Service for Industrial Employees," *Monthly Labor Review* 24 (January 1927), 7–19; National Industrial Conference Board, *Medical Care of Industrial Workers*; J. D. Hackett, *Health Maintenance in Industry* (Chicago: A. W. Shaw, 1925).

12. 美国医学会的医生们经常反对在职业病的情况中扩大赔偿范围，因为他们将之视为"是在向社会化或国家医疗方向发展"。Carey McCord, "The Present Status of Industrial Medicine," *AMA Bulletin* 25 (January 1930), 1–21.

13. 关于企业家长制的衰落，见 Brandes, *American Welfare Capitalism*。

14. Schwartz, "Early History of Prepaid Medical Care Plans," 455; Note, "Right of Corporation to Practice Medicine," *Yale Law Journal* 48 (1938), 346–351.

15. Lawrence G. Goldberg and Warren Greenberg, "The Emergence of Physician-Sponsored Health Insurance: A Historical Perspective," in *Competition in the Health Sector: Past, Present and Future*, ed. Warren Greenberg (Washington, D.C.: Federal Trade Commission, 1978), 288–321.

16. John Kenneth Galbraith, *Economics and the Public Purpose* (Boston: Houghton Mifflin, 1973), 73.

17. Rubinow, *Social Insurance*, 293.

18. Charles Henderson, *Industrial Insurance in the United States* (Chicago: University of Chicago Press, 1908), 112–127.

19. 在这一节中，我借鉴了 George Rosen, "Contract or Lodge Practice and Its Influence on Medical Attitudes to Health Insurance," *American Journal of Public Health* 67 (April 1977), 374–378。

20. Anna Kalet, "Voluntary Health Insurance in New York City," *American Labor Legislation Review* 6 (June 1916), 142–154. 关于兄弟会组织和互助会的详细描述，请参见 *Report of the Health Insurance Commission of Illinois*, May 1, 1919, 118–124。

21. George S. Mathews, "Contract Practice in Rhode Island," *Bulletin of the American Academy of Medicine* 10 (1909), 599.

22. James G. Burrow, *Organized Medicine in the Progressive Era: The Move Toward Monopoly* (Baltimore: Johns Hopkins University Press, 1977), 120–122.

23. Horace M. Alleman, "Lodge Practice," *Pennsylvania Medical Journal* 15 (December 1911), 223.

24. Mathews, "Contract Practice in Rhode Island," 602.

25. Ibid., 602–603,604.

26. "Contract Practice," *JAMA* 49 (December 14, 1907), 2028–2029; "Contract Practice," *JAMA* 57 (July 8, 1911), 145–146. 1912 年，美国医学会司法委员会的一份报告对会社执业给予了同情，但当时委员会的主席是亚历山大·兰伯特（Alexander Lambert），他的观点在医学专业中不具代表性。该报告是医疗保险辩论的前奏。见 *JAMA* 60 (June 28, 1913), 1997–1998。

27. Mathews, "Contract Practice in Rhode Island," 600; Dr. J. K. Weaver, "Discussion," Bulletin of the American Academy of Medicine 10 (1909), 630–632. 关于医学会对为兄弟会工作的医生的阻挠措施，后来的报告见 "Lodge Practice and the Medical Society," *AMA Bulletin* 16 (March 15, 1923), 290–292。强调政策差异的对各州医学会反应的全面考察，见 Burrow, *Organized Medicine in the Progressive Era*, 124–132。

28. Irving Howe, *World of Our Fathers* (New York: Harcourt Brace Jovanovich, 1976), 188. 转引自 Rosen, "Contract or Lodge Practice," 375。

29. Henry Keller, "Contract Practice," *The Medical Economist* 1 (December 1913), 143–149.

30. Williams, *Purchase of Medical Care*, 290–91; Schwartz, "Early History of Prepaid Medical Care Plans," 452–454.

31. Howe, *World of Our Fathers*, 188.

32. Weaver, "Discussion," 631.

33. 引用来自 Helen Clapesattle, *The Doctors Mayo* (Minneapolis: University of Minnesota Press, 194), 388, 392。梅奥诊所的其他细节来自 ibid., 339–535。

34. Ibid.; also C. Rufus Rorem, *Private Group Clinics* (Chicago: University of Chicago Press, 1931), 115–118.

35. Clapesattle, *The Doctors Mayo*, 788; Walker Winslow, *The Menninger Story* (New York: Doubleday, 1956), 13–16.

36. American Medical Association, Bureau of Medical Economics, *Group Practice* (Chicago: American Medical Association, 1933), 13–17.

37. Rorem, *Private Group Clinics*, 15–18.

38. AMA, *Group Practice*, 14.

39. 与拉塞尔·李的私人谈话，加利福尼亚，帕洛阿尔托诊所，1975 年。

40. AMA, *Group Practice*, 15.

41. Rorem, *Private Group Clinics*, 13.

42. Clapesattle, *The Doctors Mayo*, 531, 534.

43. Michael M. Davis, Jr., "Organization of Medical Service," *American Labor Legislation Review* 6 (March 1916), 18.

44. Rorem, *Private Group Clinics*, 102.

45. "Group Practice—A Menace or a Blessing," *JAMA* 76 (February 12, 1921), 452–453.

46. Rorem, *Private Group Clinics*, 19–20.

47. Veader Newton Leonard, "The Significance of Group Practice," *JAMA* 76 (February 12, 1921), 421–426. Leonard 还提到了另外两种类型——封闭式医院的工作人员和诊断小组——但在大多数关于团体执业的讨论中，这些都被排除在外。

48. Rorem, *Private Group Clinics*, 26–31.

49. Rexwald Brown, "Group Medicine in Practice," *AMA Bulletin* 18 (December 1923), 443–448.

50. Edward B. Stevens, *The History of the Medical Group Management Association, 1926–1976* (Denver: Medical Group Management Association, 1976), 22.

51. AMA, *Group Practice*, 42.

52. Ibid., 40–42.

53. American Medical Association, *Proceedings of the House of Delegates* (1934), 47.

54. Stephen Marglin, "What Do Bosses Do? The Origins and Functions of Hierarchy in Capitalist Production," *Review of Radical Political Economics* 6 (1974), 62.

55. American Medical Association, *Bureau of Medical Economics, Economics and the Ethics of Medicine* (Chicago: American Medical Association, 1935), 49–50.

56. Alleman, "Lodge Practice," 223；Burrow, *Organized Medicine in the Progressive Era*, 127 亦有引用。

57. AMA, *Economics and the Ethics of Medicine*, 45.

58. *Annual Report of the President, 1880–81*, 29.

59. Edward Louis Bauer, *Doctors Made in America* (Philadelphia: Lippincott, 1963), 247–249.

60. Bruce Steinwald and Duncan Neuhauser, "The Role of the Proprietary Hospital," *Law and Contemporary Problems* 35 (Autumn 1970), 818–820; E. H. L. Corwin, *The American Hospital* (New York: Commonwealth Fund, 1946), 29.

61. *JAMA* 92 (March 30, 1929), 1050.

62. Rosemary Stevens, *American Medicine and the Public Interest* (New Haven, Conn.: Yale University Press, 1971), 225–231, 238–243.

63. 在对临床实验室的讨论中，我完全依据 William D. White，*Public Health and Private Gain: The Economics of Licensing Clinical Laboratory Personnel* (Chicago: Maroufa Press, 1979)。

64. Ibid., 63.

65. George Unwin, *Industrial Organization in the Sixteenth and Seventeenth Centuries* (Oxford: Clarendon Press, 1904), 96.

66. Judy Barrett Litoff, *American Midwives, 1860 to the Present* (Westport, Conn.: Greenwood Press, 1978), 76.

67. Commission on Graduate Medical Education, *Graduate Medical Education* (Chicago: University of Chicago Press, 1940), 132—133; Abraham Flexner, *Medical Education in the United States and Canada* (New York: Carnegie Foundation for the Advancement of Teaching, 1910).

68. Stevens, *American Medicine and the Public Interest*, 127—128.

69. Kenneth Arrow, "Uncertainty and the Welfare Economics of Medical Care," American Economic Review 53 (December 1963), 941—969.

70. E. Richard Brown, *Rockefeller Medicine Men: Capitalism and Medical Care in America* (Berkeley: University of California Press, 1979), 3—4, 119—130, and elsewhere.

71. Ibid., 117—118. 布朗引用了全国制造商协会和全国公民联合会的观点。他显然错把全国制造商协会从未通过的委员会报告作为其官方立场。全国公民联合会对医疗保险的谴责很激烈。见我在下部第一章的讨论。

72. Ibid., 113.

73. Joseph Schumpeter, *Capitalism, Socialism and Democracy* (New York: Harper &Row, 1950), 125—126.

下部　为医疗服务而战

第一章　改革的崭景

1. I. M. Rubinow, *Social Insurance* (New York: Henry Holt, 1916), 224—250.

2. Gaston V. Rimlinger, *Welfare Policy and Industrialization in Europe, America and Russia* (New York: Wiley, 1971), Chaps. 2 and 3.

3. Reinhard Bendix, *Nation-Building and Citizenship* (New York: Wiley, 1971), 80—101.

4. Rimlinger, *Welfare Policy and Industrialization*; Peter Flora et al., "On the Development of the Western European Welfare States." (Paper prepared for the International Political Science Association, Edinburgh, August 16—21, 1976).

5. Rimlinger, *Welfare Policy and Industrialization*, 110—112.

6. Bentley B. Gilbert, *British Social Policy, 1914—1939* (London: Batsford, 1970), 15. 另见 Gilbert 的早期著作，*The Evolution of National Insurance in Great Britain* (London: Michael Joseph, 1966), Chaps. 6 and 7。

7. Gilbert, *Evolution of National Insurance*, 165—167; Rubinow, *Social Insurance*, 226.

8. Charles R. Henderson, *Industrial Insurance in the United States*(Chicago: University of Chicago Press,1909), 112—127; Edgar Sydenstricker, "Existing Agencies for Health Insurance in the United States," in U.S. Department of Labor, *Proceedings of*

the Conference on Social Insurance, 1916 (Washington, D.C.: U.S. Government Printing Office, 1917), 430−475.

9. James B. Kennedy, *Beneficiary Features of American Trade Unions* (Baltimore: Johns Hopkins University Studies in Historical and Political Science, 1908); *Twenty-Third Annual Report of the Commissioner of Labor 1908* (Washington, D.C.: U.S. Government Printing Office, 1909), 28−30, 205−213.

10. Edwin J. Faulkner, *Health Insurance* (New York: McGraw-Hill, 1960), Chap. 16; Rubinow, *Social Insurance*, 295−296.

11. John F. Dryden, *Addresses and Papers on Life Insurance and Other Subjects* (Newark, N.J.: Prudential Press, 1909), 31−32.

12. *Report of the Health Insurance Commission of Illinois*, (n.p.: May 1, 1919), 108 [以下简称为 "Illinois commission report"]; Ohio Health and Old Age Insurance Commission, *Health, Health Insurance, Old Age Pensions* (Columbus, Ohio, 1919), 156 [以下简称为 "Ohio commission report"]; *Report of the Social Insurance Commission of the State of California, March 1919* (Sacramento: California State Printing office, 1919), 11. 早期的两篇综述，见 Rubinow, *Social Insurance*, 281−298 以及 Sydenstricker, "Existing Agencies for Health Insurance, " esp. 431−436。

13. Rubinow, *Social Insurance*, 296, 419−420; Marquis James, *The Metropolitan Life: A Study in Business Growth* (New York: Viking, 1947), 73−93.

14. 关于美国劳工立法协会的背景，见 Irwin Yellowitz, *Labor and the Progressive Movement in New York State*, 1897−1916 (Ithaca, N.Y.: Cornell University Press, 1965), 55−59; John R. Commons and A. J. Altmeyer, "The Health Insurance Movement in the United States," in Ohio commission report, 291−292；以及 Roy Lubove, *The Struggle for Social Security, 1900−1935* (Cambridge: Harvard University Press, 1970)。

15. 关于该协会的参照法案，见 American Labor Legislation Review 6 (June 1916), 239−268。

16. Yellowitz, *Labor and the Progressive Movement*, 85.

17. Illinois commission report, 15−17; Rubinow, *Social Insurance*, 214.

18. Illinois commission report, 15, 18.

19. Ibid., 20−22. 纽约慈善机构协会发现，在五千个慈善救助案例的样本中，有四分之三是由疾病引起的。见 Hace Sorel Tishler, *Self-Reliance and Social Security, 1870−1917* (Port Washington, N.Y.: Kennikat Press,1971), 164。

20. Rubinow, *Social Insurance*, 298. 关于鲁比诺的一般政治观点和职业生涯，见 J. Lee Kreader, "Isaac Max Rubinow: Pioneering Specialist in Social Insurance," *Social Service Review* 50 (September 1976), 402−425。

21. Irving Fisher, "The Need for Health Insurance," *American Labor Legislation Review* 7 (March 1917), 23.

22. B. S. Warren and Edgar Sydenstricker, "Health Insurance: Its Relation to Public

Health," *Public Health Bulletin*, no. 76 (March 1916), 6.

23. Ibid., 54.

24. I, M. Rubinow, "Social Insurance" (Chicago: American Medical Association, 1916), 24.

25. Ohio commission report, 136.

26. Ronald L. Numbers, *Almost Persuaded: American Physicians and Compulsory Health Insurance* (Baltimore: Johns Hopkins University Press, 1978) and Tishler, *Self-Reliance and Social Security*, 167–170. 我的讨论从这两项研究获益匪浅。

27. Numbers, *Almost Persuaded*, 34.

28. Warren and Sydenstricker, "Health Insurance"; "Report of the Standing Committee Adopted by the Conference of State and Territorial Health Authorities with the United States Public Health Service, Washington, D.C., May 13, 1916," *Public Health Reports* 31 (July 21, 1916), 1919–1925; Alexander Lambert, "Organization of Medical Benefits Under the Proposed Sickness (Health) Insurance System," in U.S. Department of Labor, *Proceedings of the Conference on Social Insurance, 1916*, 651–653.

29. Michael M. Davis, Jr., to John B. Andrews, July 21, 1915, in *Papers of the American Association for Labor Legislation*, 1905–1945 (Glen Rock, N.J: Microfilm Corporation of America, 1973), reel 14.

30. Lambert, "Organization of Medical Benefits," 655–659.

31. Numbers, *Almost Persuaded*, 50–51.

32. *American Labor Legislation Review* 7 (March 1917), 51–65; Numbers, *Almost Persuaded*, 84.

33. U.S. Congress, House Committee on Labor, *Hearings Before the Committee on H.J. Resolution 159...April 6 and 11, 1916*, 64th Cong., 1st sess., 36–45, 122–189.

34. Marc Karson, *American Labor Unions and Politics, 1900–1918* (Carbondale, Ill.: Southern Illinois University Press, 1958).

35. Selig Perlman, *A Theory of the Labor Movement* (New York: Macmillan, 1928), 162.

36. Nathan Fine, *Labor and Farmer Parties in the United States, 1828–1928* (New York: Rand School of Social Science, 1928), 129.

37. Bernard Mandel, *Samuel Gompers* (Yellow Springs, Oh.: Antioch Press, 1963), 32.

38. Ibid., 183；另见 Samuel Gompers, "Trade Union Health Insurance," *American Federationist* 23 (November 1916), 1072–1074; Philip Taft, *The A. F. of L. in the Time of Gompers* (New York: Harper & Row, 1957), 364–365。

39. Commons and Altmeyer, "Health Insurance Movement," 300. 龚帕斯的反对意见并非不可克服。纽约州联合会支持一项法案，该法案将在强制体系下提供低现金福利，从而为兄弟会和工会计划提供额外的现金福利留下空间。此外，德国的保险制度也已经刺激了工会的发展，因为它为工人提供了选举代表的机会。

40. National Association of Manufacturers, *Proceedings of the 21st Annual Convention*, May 15–17, 1916, 33–38; idem, *Proceedings of the 22nd Annual Convention*, May 14–16, 1917, 20–21; Frank F. Dresser, "Suggestions Regarding Social Insurance." (An Address Before the Conference on Social Insurance, Washington, D.C., December 4–9, 1916, NAM Pamphlet 46).

41. National Industrial Conference Board, "Sickness Insurance or Sickness Prevention?" Research Report no. 6 (Boston: National Industrial Conference Board, 1918), and idem, "Is Compulsory Health Insurance Desirable?" Special Report no. 4 (Boston: National Industrial Conference Board, 1919).

42. 关于全国公民联合会的背景，见 James Weinstein, *The Corporate Ideal in the Liberal State: 1900–1918* (Boston: Beacon Press, 1968)。

43. Karson, *American Labor Unions and Politics*; Yellowitz, *Labor and the Progressive Movement*; Robert Wiebe, *Businessmen and Reform* (Cambridge: Harvard University Press, 1962), 158–167.

44. Tishler, *Self-Reliance and Social Security*, 179–189.

45. Ibid.；对于一系列意见，见 "If Not Compulsory Insurance, What" *National Civic Federation Review* 4 (June 5, 1919)。

46. James, *Metropolitan Life*, 171–172.

47. Numbers, *Almost Persuaded*, 78; F. L. Hoffman, *Facts and Fallacies of Compulsory Insurance* (Newark, N.J.: Prudential Press, 1917).

48. Lee K. Frankel, "Some Fundamental Considerations in Health Insurance," in U.S. Department of Labor, *Proceedings of the Conference on Social Insurance 1916*, 598–605.

49. Numbers, *Almost Persuaded*, 67.

50. Ibid., 73.

51. Ibid., 75–77.

52. League for the Conservation of Public Health, "It Shall Not Pass," (n.d., n.p.) and letters to doctors, October 8, 1918, Ray Lyman Wilbur papers, Stanford University, Stanford, Calif.

53. Arthur Viseltear, "Compulsory Health Insurance in California, 1915–1918," *Journal of the History of Medicine and the Allied Sciences* 24 (April 1969), 151–182; Numbers, *Almost Persuaded*, 79–81.

54. Lubove, *The Struggle for Social Security*, 83–84.

55. Illinois commission report, 209.

56. I. M. Rubinow, "Public and Private Interests in Social Insurance," *American Labor Legislation Review* 21 (June 1931), 181–191.

57. 甚至 Lubove 在《为社会保障而战》中的其他方面都令人钦佩的叙述也避开了问题的复杂性，他忽视了美国医学会早期对医疗保险的支持，并将医生的反应视为客观利益的自动表达。

58. Gilbert, *Evolution of National Insurance*, 425−428.

59. Rimlinger, *Welfare Policy and Industrialization*, 112−122.

60. Gilbert, *Evolution of National Insurance*, 356−440.

61. Chester Rowell to Ray Lyman Wilbur, October 7, 1918. Wilbur Papers.

62. 据统计数字，从 1916 年到 1919 年，威斯康星州征税医生的平均收入增长了 41%。见 *Almost Persuaded*, 113。

63. Lubove, *The Struggle for Social Security*, 45−51；另见 Lawrence M. Friedman and Jack Ladinsky, "Social Change and the Law of Industrial Accidents," *Columbia Law Review* 67 (January 1967), 50−82。

64. I. S. Falk, *Security Against Sickness* (Garden City, N.Y.: Doubleday, Doran, 1936), 14−16.

65. Michael M. Davis, Jr., preface to Harry A.Millis, *Sickness and Insurance* (Chicago: University of Chicago Press, 1937), v.

66. Michael M. Davis, Jr., "The American Approach to Health Insurance," *Milbank Memorial Fund Quarterly* 12 (July 1934), 214.

67. Milton Friedman and Simon Kuznets, *Income from Independent Professional Practice* (New York: National Bureau of Economic Research, 1945).

68. Ohio insurance commission, 116.

69. I. S. Falk, C. Rufus Rorem, and Martha D. Ring, *The Cost of Medical Care* (Chicago: University of Chicago Press, 1933), 89. 这只是对私人支出的估计；如果把用于医院护理的税收计算在内，社会支出中用于医院的比例为 23%（第 19 页）。

70. Davis, "American Approach," 211.

71. Committee on the Costs of Medical Care, *Medical Care for the American People* (Chicago: University of Chicago Press, 1932), 19.

72. Davis, "American Approach," 214−215.

73. Sheila M. Rothman, *Woman's Proper Place* (New York: Basic Books, 1978), 136−152.

74. Harry H. Moore, *American Medicine and the People's Health* (New York: Appleton, 1927), 21.

75. Paul Kellogg to Edward Filene, November 7, 1927. Wilbur papers.

76. CCMC, *Medical Care for the American People*, Chap.1. 调查结果的总体摘要见 Falk, Rorem, and Ring, *Cost of Medical Care*。

77. CCMC, *Medical Care for the American People*, 32−36.

78. Roger I. Lee, Lewis Webster Jones, and Barbara Jones, *The Fundamentals of Good Medical Care* (Chicago: University of Chicago Press, 1933), 12.

79. Ibid.

80. CCMC, *Medical Care for the American People*, 7.

81. Ibid., 41.

82. "Introduction," in Falk, Rorem, and Ring, *Cost of Medical Care*, vi−vii.

83. CCMC, *Medical Care for the American People*, 61, 128–130.

84. Ibid., 94.

85. Ibid., 68.

86. Ibid., 130–132, 189–201.

87. Ibid., 152–183.

88. "The Committee on the Costs of Medical Care," *JAMA* 99 (December 3, 1932), 1950–1951.

89. *New York Times*, November 30, 1932.

90. Flora 和他的同事对 12 个主要欧洲国家的强制或补贴自愿保险计划的施行顺序进行了平均，发现工业意外保险排名 1.7；疾病保险 2.2；养老保险 2.7；失业保险 3.5。见 Flora et al., "On the Development of the Western European Welfare States," 22。

91. Paul H. Douglas, *Social Security in the United States* (New York: McGraw-Hill, 1936), 70.

92. Edwin Witte, *The Development of the Social Security Act* (Madison, Wis.: University of Wisconsin Press, 1962), 174–175. 关于威特，见 Theron F. Schlabach, *Edwin Witte: Cautious Reformer* (Madison, Wis.: State Historical Society of Wisconsin, 1969)。

93. Abraham Epstein, "Social Security—Fiction or Fact?" *The American Mercury* 33 (October 1934), 129–138.

94. Witte, *Development of the Social Security Act*, 175–180; Daniel S. Hirshfield, *The Lost Reform* (Cambridge: Harvard University Press, 1970), 44–52.

95. Committee on Economic Security, *Report to the President* (Washington, D.C.: U.S. Government Printing Office, 1935).

96. "Report of the Special Reference Committee," *JAMA* 104 (March 2, 1935), 751–752. 这其实根本就不是让步。

97. Arthur J. Altmeyer, *The Formative Years of Social Security* (Madison, Wis.: University of Wisconsin Press, 1968), 57–58n; Witte, *Development of the Social Security Act*, 185ff, 205–210; Hirshfield, *Lost Reform*, 55–60.

98. Douglas, *Social Security*, 100–101.

99. G. St. J. Perrot, Edgar Sydenstricker, and Selwyn D. Collins, "Medical Care During the Depression," *Milbank Memorial Fund Quarterly* 12 (April 1934), 99–114.

100. *New York Times*, June 12, 1938.

101. Paul A. Dodd, *Economic Aspects of Medical Services* (Washington, D.C.: Graphic Arts Press, 1939), 209; Simon Kuznets and Milton Friedman, "Income from Independent Practice, 1929–1936," *National Bureau of Economic Research Bulletin* (February 5, 1939), 8; George D. Wolf, *The Physician's Business* (Philadelphia: Lippincott, 1938), 112.

102. New York State Legislative Commission on Medical Care, *Medical Care for the*

People of New York State (n.p.: February15, 1946), 171–172; Franz Goldmann, *Public Medical Care* (New York: Columbia University Press, 1945). 尽管联邦政府没有为老年援助项下的医疗保健拨款，但其对现金补贴的贡献让各州原本用于医疗保健的资金可以用于别处。华盛顿州在 1941 年规定，65 岁以上的人有权获得"由公共费用承担的或多或少完整的医疗服务"（ibid., 74）。

103. Samuel Lubell and Walter Everett, "Rehearsal for State Medicine," *Saturday Evening Post*, December 17, 1938, 23ff.

104. Morris Fishbein, *History of the American Medical Association* (Philadelphia: Saunders, 1947), 407–408.

105. Mary Ross, "*California Weighs Health Insurance*," Survey Graphic 24 (May 1935), 213ff.

106. George A. Shipman, Robert J. Lampman and S. Frank Miyamoto, *Medical Service Corporations in the State of Washington* (Cambridge: Harvard University Press, 1962), 22–23.

107. Walter Bierring, "The Family Doctor and the Changing Order," *JAMA* 102 (June 16, 1934), 1997.

108. Friedman and Kuznets, *Incomes from Independent Professional Practice*, 12–20.

109. Hirshfield, *The Lost Reform*, 76–78.

110. Oliver Garceau, *The Political Life of the American Medical Association* (Cambridge: Harvard University Press, 1941), 132.

111. Ibid., 77

112. George Gallup, "Most Doctors Back Health Insurance," *New York Times*, June 15, 1938; Garceau, *Political Life*, 133–134.

113. Hirshfeld, *The Lost Reform*, 128–130; Garceau, *Political Life*, 147–152.

114. 引自 James Rorty, *American Medicine Mobilizes* (New York: Norton, 1939), 93–94；另见 John P. Peters, "Medicine and the Public," *New England Journal of Medicine* 220 (March 23, 1939), 504–510。

115. "The American Foundation Proposals for Medical Care," *JAMA* 109 (October 16, 1937), 1280–1281.

116. Hirshfield, *The Lost Reform*, 102–105.

117. "A National Health Program: Report of the Technical Committee on Medical Care," in Interdepartmental Committee to Coordinate Health and Welfare Activities, *Proceedings of the National Health Conference*, July 18, 19, 20, 1938, Washington, D. C. (Washington, D.C.: U.S. Government Printing Office, 1938), 29–63.

118. Altmeyer, *Formative Years*, 96.

119. "Procedings of the Special Session," *JAMA* 111 (September 24, 1938), 1191–1217; Morris Fishbein, "American Medicine and the National Health Plan," *New England journal of Medicine* 220 (March 23, 1939), 495–504. 菲什拜因调侃了国家卫生

计划。

120. Arthur J. Viseltear, "Emergence of the Medical Care Section of the American Public Health Association, 1926–48," *American Journal of Public Health* 63 (November 1973), 992.

121. Altmeyer, *Formative Years*, 96.

122. Ibid., 115.

123. Robert F. Wagner, "The National Health Bill," *American Labor Legislation Review* 29 (1939), 13–44.

124. Altmeyer, *Formative Years*, 126–127.

125. William Leuchtenberg, *Franklin D. Roosevelt and the New Deal*, 1932–1940 (New York: Harper & Row, 1963), 88.

126. Hirshfield, *The Lost Reform*, passim.

127. 在对公众舆论的讨论中，我依据 E. Schiltz, *Public Attitudes Toward Social Security 1935–1965* (Washington, D.C.: U.S. Government Printing Office, 1970), 123–150。

128. John Blum, *From the Morgenthau Diaries: Years of War, 194–1945* (Boston: Houghton Mifflin, 1967), 72.

129. Altmeyer, *Formative Years*, 261.

130. 关于该法案的背景，见 Monty M. Poen, *Harry S. Truman Versus the Medical Lobby* (Columbia, Mo.: University of Missouri Press, 1979), 31–36。以下讨论的大部分内容受惠于 Poen 的叙述。

131. Ibid., 42–43

132. "A National Health Program: Message from the President," *Social Security Bulletin* (December 1945), 7.

133. Ibid., 8.

134. Ibid., 1.

135. A. J. Altmeyer, "How Can We Assure Adequate Health Service for All the People?" *Social Security Bulletin* (December 1945), 15–16.

136. Poen, *Truman Versus the Medical Lobby*, 85–86.

137. Schiltz, *Public Attitudes Toward Social Security*, 134.

138. Foote, Cone, and Belding, *Survey of Public Relations of the California Medical Profession* (n.p., 1944), 4–5.

139. New York State Legislative Commission, *Medical Care for the People of New York State*, 26–28.

140. Foote, Cone, and Belding, *Survey of Public Relations;* Schiltz, *Public Attitudes Toward Social Security*, 136–139.

141. Richard Harris, *A Sacred Trust* (New York: New American Library, 1966), 31–33.

142. U.S. Senate, *National Health Program*, Hearings Before the Committee on Ed-

ucation and Labor, 77th Cong., 2nd sess., pt. 1, April 2−16, 1946, 47ff.

143. Poen, *Truman Versus the Medical Lobby*, 75−80, 90.

144. Ibid., 96−97.

145. Ibid., 102−106.

146. National Health Assembly, *America's Health: A Report to the Nation* (New York: Harper and Brothers, 1949).

147. Harris, *Sacred Trust*, 44−46.

148. Schiltz, *Public Attitudes Toward Social Security*, 134.

149. Poen, *Truman Versus the Medical Lobby*, 118−122.

150. Altmeyer, *Formative Years*, 261−262.

151. Ibid., 185−186.

152. Poen, *Truman Versus the Medical Lobby*, 181−182.

153. Godfrey Hodgson, *America in Our Time* (New York: Doubleday, 1977), 77.

第二章　妥协的成功

1. William C. L. Hsiao and Beth Stevens, "Cooptation Versus Isolation: Health Insurance Organizations and Their Relations with Physicians," (unpublished paper, Harvard University School of Public Health, July 15, 1980) 发展出了赔偿计划和服务权益计划代表不同的风险处理方法的观点。

2. Marquis James, *The Metropolitan Life: A Study in Business Growth* (New York: Viking, 1947), 262−264; *Report of the Health Insurance Commission of Illinois* (n.p.: May l, 1919), 135−140; Edwin J. Faulkner, *Health Insurance* (New York: McGraw-Hill, 1960), Chap.16.

3. Pierce Williams, *The Purchase of Medical Care Through Fixed Periodic Payment* (New York: National Bureau of Economic Research, 1932), 258−260.

4. Committee on the Costs of Medical Care, *Medical Care for the American People* (Chicago: University of Chicago Press, 1932), 91−92.

5. 传统的叙述，见 C. Rufus Rorem, *Blue Cross Hospital Service Plans* (Chicago: Hospital Service Plan Commission, 1944), 7；关于私人促销，见 Michael M. Davis and C. Rufus Rorem, *The Crisis in Hospital Finance* (Chicago: University of Chicago Press, 1932), 211−213；另见 Louis S. Reed, *Blue Cross and Medical Service Plans* (Washington, D.C.: Federal Security Agency, 1949), 9−10。

6. "A Statistical Analysis of 2717 Hospitals," *Bulletin of the American Hospital Association* 4 (July 1930), 68.

7. Davis and Rorem, *Crisis in Hospital Finance*, 5.

8. Ibid., 3.

9. Ibid., 12.

10. Rorem, *Blue Cross Hospital Service Plans*, 7, 12−13.

11. Reed, *Blue Cross and Medical Service Plans*, 13—14, 54—56.

12. Odin W. Anderson, *Blue Cross Since 1929: Accountability and the Public Trust* (Cambridge, Mass.: Ballinger, 1975), 42.

13. Reed, *Blue Cross and Medical Service Plans*, 11—12, 54—58.

14. Rorem, *Blue Cross Hospital Service Plans*, 11.

15. 通过维持那些本来会因竞争而破产的医院，社区计划可以说是保留了更多的替代医疗场所。但人们可能没有意识到他们正在为这样的做法所需的花费付钱。

16. C. Rufus Rorem, "Group Hospitalization Plans Forge Ahead," *Hospitals* 10 (April 1936), 62—66; "Group Hospitalization Plans Protect One Million Persons," *Hospitals* 11 (July 1937), 120—122.

17. Anderson, *Blue Cross Since 1929*, 40.

18. Duncan M. MacIntyre, *Voluntary Health Insurance and Rate Making* (Ithaca, N.Y.: Cornell University Press, 1962), 124—125; C. A. Kulp, *Casualty Insurance* (New York: Ronald Press, 1956); U.S. Senate, Committee on Labor and Public Welfare, *Health Insurance Plans in the United States*, Report no. 359, pt. 2, 82d Cong., 1st sess., 1951（以下简称为"1951 Senate Report"）, 99.

19. Herman N. Somers and Anne R. Somers, *Doctors, Patients and Health Insurance* (Washington, D.C.: The Brookings Institution, 1961), 548.

20. *JAMA* 104 (May 4, 1935), 1614.

21. *JAMA* 111 (September 24, 1938), 1216.

22. Davis and Rorem, *Crisis in Hospital Finance*, 90—96.

23. E. M. Dunstan and Jo C. Alexander, "Group Hospitalization Plan: Survey of Local Organized Medical Opinion on the Baylor University Hospital," *Hospitals* 10 (August 1936), 75—81.

24. *JAMA* 102 (June 30, 1934), 2200—2201. 这是下文出现的十项原则的引文出处。

25. 在1935年的美国医学会代表大会上，措辞被修改为："无论医疗服务费用以何种方式分配，都应该由病人根据其收入状况，以双方满意的方式支付。"*JAMA* 104 (June 29, 1935), 2364.

26. Davis and Rorem, *Crisis in Hospital Finance*, 202—203.

27. George A. Shipman et al., *Medical Service Corporations in the State of Washington* (Cambridge: Harvard University Press, 1962).

28. Mary Ross, "The Case of the Ross-Loos Clinic," *Survey Graphic* 24 (June 1935), 300ff; Arnold I. Kisch and Arthur J. Viseltear, *The Ross-Loos Medical Group*, U.S. Public Health Service, Medical Care Administration Study no. 3 (1967).

29. Paul de Kruif, *Kaiser Wakes the Doctors* (New York: Harcourt Brace, 1943), 20—35.

30. Davis and Rorem, *Crisis in Hospital Finance*, 205—206.

31. "How Prepayment Got Its Start," *Group Practice* 22 (December 1973), 17—19.

32. Jerome Schwartz, "Early History of Prepaid Medical Care Plans," *Bulletin of the History of Medicine* 39 (September-October 1965), 470—475, and idem, "Prepayment

Clinics of the Mesabi Iron Range: 1904–1964," *Journal of the History of Medicine and the Allied Sciences* 22 (April 1967), 139–151.

33. Michael Shadid, "Rural Health Projects in Action—II," *American Cooperation, 1946* (Washington, D.C: American Institute of Cooperation, 1947), 429.

34. Michael Shadid, *A Doctor for the People* (New York: The Vanguard Press, 1939).

35. Ben Swigart, "Rural Health Projects in Action—I," *American Cooperation, 1946*, 423–428; Eugene Butler, "Cooperatives and Rural Health: II. What Texas Has Done," *American Cooperation, 1947*, 420–427.

36. Franz Goldmann, *Voluntary Medical Care Insurance in the United States* (New York: Columbia University Press, 1948), 130, 135.

37. Goldmann, *Voluntary Medical Care Insurance*, 65–66. 产业工会联合会次年建议，作为对全民医疗保险的"刺激"，产业工会联合会的工会协助在社区成立医疗合作社。

38. Shadid, "Rural Health Projects in Action," 432.

39. Michael Shadid, "Cooperative Versus Competitive Medicine," *American Cooperation,1940*, 83–88.

40. Ross, "Case of the Ross-Loos Clinic"; Andrew and Hannah Biemiller, "Medical Rift in Milwaukee," *Survey Graphic* 27 (August 1938), 418–420; Waldeman Kaempffert, "Group Practice Fight Growing More Bitter," *New York Times*, August 7, 1938; Thomas N. Bonner, *Medicine in Chicago* (Madison, Wis.: American Historical Research Center,1957), 217–218; James Rorty, *American Medicine Mobilizes* (New York: Norton, 1939), 135ff.

41. *American Medical Association* v. *United States* 110 F 2d 703; Rorty, *American Medical Mobilizes*, 286.

42. 110 F 2d 703.

43. *Washington Post*, December 21, 1938（强调为我所加）。

44. *American Medical Association* v. *United States* 317 U.S. 519 (1943).

45. Horace R. Hansen, "Group Health Plans: A Twenty-Year Legal Review," *Minnesota Law Review* 42 (March 1958), 527–548.

46. *JAMA* 111 (July 2, 1938), 59.

47. Ibid., 119 (June 20, 1942), 727–728.

48. Anderson, *Blue Cross Since 1929*, 58n.

49. Reed, *Blue Cross and Medical Service Plans*, 137–141; Joseph W. Garbarino, *Health Plans and Collective Bargaining* (Berkeley: University of California Press, 1960), 89–106,

50. Garbarino, *Health Plans and Collective Bargaining*, 106–111.

51. Anderson, *Blue Cross Since 1929*, 45; Nathan Sinai, Odin W. Anderson, and Melvin L. Dollar, *Health Insurance in the United States* (New York: Commonwealth Fund, 1946), 73, 84–94

52. Sinai, Anderson, and Dollar, *Health Insurance in the United States*, 64−65.

53. Reed, *Blue Cross and Medical Service Plans*, 81−91.

54. Ibid., 69−71; Cone, Foote, and Belding, "Survey of Public Relations of the California Medical Association," 81. New York Legislative Commission on Medical Care, *Medical Care for the People of New York State* (n.p.: February 15, 1946), 223.

55. Ibid., 81−82.

56. Daniel Hirshfield, *The Lost Reform* (Cambridge: Harvard University Press, 1970), 97.

57. Leon Applebaum, "The Development of Voluntary Health Insurance in the United States," *Journal of Risk and Insurance* (September 1961), 15−23; John T. Dunlop, "Appraisal of the Wage Stabilization Policies," U.S. Department of Labor, Bulletin no. 1009, 166−167.

58. Raymond Munts, *Bargaining for Health* (Madison, Wis.: University of Wisconsin Press, 1960), 7−12.

59. Ibid., 9−10; Garbarino, *Health Plans and Collective Bargaining*, 19.

60. 关于《塔夫脱－哈特莱法案》，参见 Munts, *Bargaining for Health*, 10−12，以及 Arthur F. McClure, *The Truman Administration and the Problems of Postwar Labor, 1945−1948* (Rutherford, N.J.: Fairleigh Dickinson Press, 1969), 162−184。

61. H. M. Douty, "Post-war Wage Bargaining in the United States," in *Labor and Trade Unionism*, ed. Walter Galenson and Seymour Martin Lipset (New York: Wiley, 1960), 192−202.

62. Garbarino, *Health Plans and Collective Bargaining*, 19−20.

63. Odin W. Anderson and Jacob J. Feldman, *Family Medical Costs and Voluntary Health Insurance: A Nationwide Survey* (New York: McGraw-Hill, 1956), 11.

64. 1951 Senate Report, 98−99.

65. Ibid., 122.

66. Munts, *Bargaining for Health*, 104.

67. Garbarino, *Health Plans and Collective Bargaining*, 280−282.

68. 以下的分析依赖于 Janet E. Ploss, "A History of the Medical Care Program of the United Mine Workers of America Welfare and Retirement Fund" (Master's thesis, Johns Hopkins School of Hygiene and Public Health, 1980)。我非常感谢 Ploss 女士允许我借鉴她的出色研究。

69. 见 Derek C. Bok and John T. Dunlop, *Labor and the American Community* (New York: Simon and Schuster, 1970)。

70. Ploss, "History of the Medical Care Program," Chap. 1.

71. U.S. Department of the Interior, *A Medical Survey of the Bituminous-Coal Industry* (Washington, D.C.: U.S. Government Printing Office, 1947), 75−77, 111, 123, 137−164.

72. Ploss, "History of the Medical Care Program," Chap. 2; Leslie Falk, "Group

Health Plans in Coal Mining Communities," *Journal of Health and Human Behavior* 4 (Spring 1963), 4–13.

73. Munts, *Bargaining for Health*, 99；另见 idem, 61–63，以及 Garbarino, *Health Plans and Collective Bargaining*, 182。

74. Munts, *Bargaining for Health*, 21.

75. Garbarino, *Health Plans and Collective Bargaining*, 149–157；另见 Wallace Croatman, "Are Labor's Health Centers a Threat to Doctors?" *Medical Economics* 31 (October 1954), 109–118。

76. Goldmann, *Voluntary Medical Care Insurance*, 150.

77. Angus McDonald, "Health on the Farm," *The New Republic* 116 (March 3, 1947), 32–33.

78. Jerry Voorhis, *American Cooperatives* (New York: Harpers and Brothers, 1961), 32; Somers and Somers, *Doctors, Patients and Health Insurance*, 348–349. 另见 Helen L. Johnston, "Rural Health Cooperatives," *Public Health Bulletin* no. 308 (1950)。

79. William A. MacColl, "Reflections on the Birth of Group Health," Group Health Cooperative of Puget Sound, February 1972, 4. 另见 idem, *Group Practice and Prepayment of Medical Care* (Washington, D.C.: Public Affairs Press, 1966), 36–42。

80. 关于凯泽的早期历史，见 de Kruif, *Kaiser Wakes the Doctors*, passim; Greer Williams, *Kaiser-Permanente Health Plan: Why It Works* (Oakland, Calif.: Henry J. Kaiser Foundation, 1971), 4–6; Waldemar Nielsen, *The Big Foundations* (New York: Columbia University Press, 1973), 245–249; E. W. Saward et al., "Documentation of Twenty Years of Operation and Growth of a Prepaid Group Practice Plan," *Medical Care* 6 (May-June 1968), 231–244。

81. 关于 HIP，见 George Baehr, *A Report of the First Ten Years* (New York: HIP, 1957); Louis L. Feldman, *Organization of a Medical Group Practice Prepayment Program in New York City* (New York: HIP, 1953) and idem, "Legislation and Prepayment for Group Practice," *Bulletin of the New York Academy of Medicine* 47 (April 1971), 411–422.。

82. "The Patient's Dilemma," *San Francisco Chronicle*, February 22, 1949，重印于 U.S. Senate, *National Health Program, 1949*, Hearing Before a Subcommittee of the Committee on Labor and Public Welfare, pt. 1, May 23-June 2, 1949, 81 Cong., 1st sess., 271–276; Garbarino, *Health Plans and Collective Bargaining*, 125–127。

83. Garbarino, *Health Plans and Collective Bargaining*, 205–223.

84. Kenneth P. Andrews, "How They're Fighting the Kaiser Plan," *Medical Economics* 31 (September 1954), 126–131.

85. *Group Health Cooperative of Puget Sound* v. *King County Medical Society*, 39 Wash. 2d 586, 237 Pac 2d 737 (1951)；另见 Claron Oakley, "Closed Panel Plans are Hard to Beat in Court," *Medical Economics* 32 (May 1955), 103–107。

86. Claron Oakley, "They Met the Challenge of Panel Medicine," *Medical Econom-*

ics 32 (February 1955), 122−130.

87. Garbarino, *Health Plans and Collective Bargaining*, 191−196.

88. Commission on Medical Care Plans, Report, pt. 1., *JAMA* January (17, 1959), 34−42, 63.

89. 然而，合作社的集体参保者（截至 1973 年约占成员的 60%）作为成员没有投票权；他们在定期谈判中由他们的议价代理人代表。该计划的双重结构起源于 1945 年，当时合作社购买了医疗安全诊所（Medical Security Clinic），该诊所的资产中包含几个工业合同。相关讨论见 "Who Should Run Group Health?" *View* (Group Health Cooperative), January-February 1973, 4−6。另见 Jerome L. Schwartz, "Participation of Consumers in Prepaid Health Plans," *Journal of Health and Human Behavior* 5 (Summer and Fall 1964), 74−84。

90. 1951 Senate Report, 80−81; Odin W. Anderson, Patricia Collette, and Jacob J. Feldman, *Changes in Family Medical Expenditures and Voluntary Health Insurance: A Five-Year Resurvey* (Cambridge: Harvard University Press, 1963), 8−9. 1953 年 至 1958 年期间，商业保险公司、蓝十字和独立计划的相对地位基本保持不变。然而，蓝盾的市场份额有了显著的增加。

91. 1951 Senate Report, 74−79, 99−106.

92. MacIntyre, *Voluntary Health Insurance and Rate Making* 58. 这些数据是 1959 年的数据，但更早时候的模式是一样的。见 1951 Senate Report, 110−111, and Somers and Somers, *Doctors, Patients and Health Insurance*, 300, 326−327。

93. MacIntyre, *Voluntary Health Insurance and Rate Making*, 26−49; Somers and Somers, *Doctors, Patients and Health Insurance*, 309−311.

94. Ibid., 155−161.

95. Garbarino, *Health Plans and Collective Bargaining*, 228.

96. Somers and Somers, *Doctors, Patients and Health Insurance*, 304.

97. Ibid., 261−262，引用库尔普的说法．

98. 其他因素如人均收入，与蓝十字的发展呈正相关。但正如里德所指出的，在太平洋各州，人均收入很高，医院却并不是"严格无偿的"，许多医院最近才从私有状态转换过来。蓝十字在那里取得的进展相对缓慢。见 Reed, *Blue Cross and Medical Service Plans*, 28−30。

99. Somers and Somers, *Doctors, Patients and Health Insurance*, 300.

100. Anderson, Collette, and Feldman, *Changes in Family Medical Expenditures*, 4−6, 171.

101. Garbarino, *Health Plans and Collective Bargaining*, 22.

第三章　自由年代开明岁月

1. U.S. Public Health Service, Office of Research, Statistics and Technology, *Health: United States 1981* (Hyattsville, Md.: U.S. Department of Health and Human Services,

1981), 263; Maryland Y. Pennell and David B. Hoover, *Health Manpower Source Book 21: Allied Health Manpower Supply and Requirements: 1950—1980* (Bethesda, Md.: U.S. Department of Health, Education and Welfare, 1970), 4.

2. "Report of the Medical Advisory Committee," in Vannevar Bush, Science: *The Endless Frontier* (1945; reprint ed., Washington, D.C.: National Science Foundation, 1960), 49.

3. Godfrey Hodgson, *America in Our Time* (New York: Doubleday, 1976), 19.

4. 例如见 Harry Stack Sullivan, "Remobilization for Enduring Peace and Social Progress," *Psychiatry* 10 (August 1947), 239—252；批判性的评论见 Christopher Lasch, *Haven in a Heartless World: The Family Besieged* (New York: Basic Books, 1977), 97—99。

5. A. Hunter Dupree, "Central Scientific Organization in the United States Government," *Minerva 1* (Summer 1963), 453—469.

6. Richard H. Shryock, *American Medical Research* (New York: Commonwealth Fund 1947), 991—998. 以下段落经常借鉴该书。

7. 转引自 ibid., 135—136。

8. 关于农业部的科学作用，见 Dupree, "Central Scientific Organization"；在环境毒理学方面，见 James Whorton, *Before Silent Spring: Pesticides and Public Health in Pre-DDT America* (Princeton, N.J.: Princeton University Press, 1974)；关于抗生素，见 Selman A. Waksman, "The Microbiology of the Soil and the Antibiotics," in *The Impact of the Antibiotics on Medicine and Society*, ed. Iago Galdston (New York: International Universities Press, 1958), 3—7。

9. Stephen Strickland, *Politics, Science and Dread Disease: A Short History of United States Medical Research Policy* (Cambridge: Harvard University Press, 1972), 1—14. 关于那一段的基本历史，见 Ralph C. Williams, *The United States Public Health Service, 1798—1950* (Richmond, Va.: Whittet & Shepperson, 1951)。

10. Shryock, *American Medical Research*, 277. 关于国家癌症研究所的历史，见 [Devra M. Breslow], *A History of Cancer Control in the United States, 1996—1971*, II, *A History of Programmatic Developments in Cancer Control*, U.S. Department of Health, Education and Welfare, National Cancer Institute, Publication no. (NIH) 79—1518; and Richard A. Rettig, *Cancer Crusade: The Story of the National Cancer Act of 1971* (Princeton, N.J.: Princeton University Press, 1977)。

11. A. N. Richards, "The Impact of the War on Medicine," *Science* 103 (May 10, 1946), 578.

12. Bush, *Science: The Endless Frontier*, 6, 10—12, 31—40. 关于该报告的背景，见 J. M. England, "Dr. Bush Writes a Report: 'Science—the Endless Frontier,'" *Science* 191 (January 9, 1976), 41—47；更一般性的讨论见 Daniel S. Greenberg, *The Politics of Pure Science* (New York: New American Library, 1967)。

13. 关于公共卫生局的活动和战后发展的总结，见 Congressional Quarterly Service, *Congress and the Nation, 1945—64: A Review of Government and Politics in the*

Postwar Years (Washington, D.C.: Congressional Quarterly Service, 1965), 1126–1133；以及 Williams, *United States Public Health Service*。该预算数据来自 Strickland, *Politics, Science and Dread Disease*, 29。

14. 关于拉斯克游说团，见 Strickland, *Politics, Science and Dread Disease*, 32–54, 以及 Elizabeth Brenner Drew, "The Health Syndicate: Washington's Noble Conspirators," *Atlantic Monthly* 220 (December 1967), 75–82。

15. Kenneth M. Endicott and Ernest M. Allen, "The Growth of Medical Research 194–1953 and the Role of the Public Health Service Research Grants," *Science* 118 (September 25, 1953), 337. 另见 Thomas B. Turner, "The Medical Schools Twenty Years After-wards: Impact of the Extramural Research Support of the National Institutes of Health," *Journal of Medical Education* 42 (February 1967), 109–118。

16. Endicott and Allen, "Growth of Medical Research," 341.

17. Morris Janowitz, *The Professional Soldier* (New York: Free Press, 1960).

18. William Menninger, *Psychiatry in a Troubled World: Yesterday's War and Today's Challenge* (New York: Macmillan, 1948).

19. William Menninger, *Psychiatry: Its Evolution and Present Status* (Ithaca, N.Y.: Cornell University Press, 1948), 2. 关于精神病学的早期发展，见 Nathan G. Hale, Jr., *Freud and the Americans* (New York: Oxford University Press, 1971)。

20. Albert Deutsch, *The Shame of the States* (New York: Harcourt Brace, 1948), 138–139. 另见 idem, *The Mentally Ill in America* (New York: Columbia University Press, 1949), 448–449。

21. 关于此项立法的背景，见 Jeanne L. Brand, "The National Mental Health Act of 1946: A Retrospect," *Bulletin of the History of Medicine* 39 (May-June 1965), 231–244。关于 NIMH 的崛起，见 Robert H. Connery et al, *The Politics of Mental Health* (New York: Columbia University Press, 1968)。

22. Richard Carter, *Breakthrough: The Saga of Jonas Salk* (New York: Trident Press, 1966), 1. 另见 David Sills, *The Volunteers* (Glencoe, Ill.: Free Press, 1957), esp. 176–199, and John R. Paul, *A History of Poliomyelitis* (New Haven, Conn.: Yale University Press, 1971)。

23. 预算表见 Congressional Quarterly Service, *Congress and the Nation*, 1132。关于国会的支持，见 Strickland, *Politics, Science and Dread Disease*, 75–183；美国国家卫生研究院院长在其黄金时代的总体回顾，见 James A. Shannon, "The Advancement of Medical Research: A Twenty Year View of the Role of the National Institutes of Health," *Journal of Medical Education* 42 (February 1967), 97–108。

24. Strickland, *Politics, Science and Dread Disease*, 55–74

25. 我在我的书中详细介绍了退伍军人管理局的医院的背景和问题，见 *The Discarded Army: Veterans After Vietnam* (New York: Charterhouse, 1974), 71–112。

26. Dan Feshbach, "What's Inside the Black Box: A Case Study of Allocative Politics in the Hill-Burton Program," *International Journal of Health Services* 9 (19), 313–339.

27. Commission on Hospital Care, *Hospital Care in the United States* (New York: Commonwealth Fund, 1947), 411.

28. Feshbach, "What's Inside the Black Box"; Herbert Klarman, "Planning for Facilities," in *Regionalization and Health Policy*, ed. Eli Ginzburg (Washington, D.C.: U.S. Government Printing Office, 1973), 27. 另见 Frank J. Thomson, *Health Politics and the Bureaucracy: Politics and Implementation* (Cambridge, Mass.: MIT Press, 1981), 29–38。Ray Elling 的一项案例研究表明，在 Thomson 所描述的共识表面之下，政治冲突非常激烈；见 Ray H. Elling, "The Hospital-Support Game in Urban Center," in *The Hospital in Modern Society*, ed. Eliot Freidson (New York: Free Press, 1963), 73–111。

29. U.S. Department of Health, Education and Welfare, *Facts About the Hill-Burton Program, July 1, 1947-June, 30, 1971*; Judith R. Lave and Lester B. Lave, *The Hospital Construction Act: An Evaluation of the Hill-Burton Program, 1948–1973* (Washington, D.C.: American Enterprise Institute, 1974).

30. 然而，该计划并没有像其支持者最初预测的那样，成功地将医生吸引到低收入州。见 Lawrence J. Clark et al, "The Impact of Hill-Burton: An Analysis of Hospital Bed and Physician Distribution in the United States, 1950–1970," *Medical Care* 18 (May 1980), 532–550。它也没有在各州内重新分配医生；见 William A. Rushing, *Community, Physicians and Inequality* (Lexington, Mass.: Lexington Books, 1975), 200–203。

31. 关于各社区的资金分配，见 Lave and Lave, *Hospital Construction Act*, 19–21；以及 Jacquelyn Hochban et al., "The Hill-Burton Program and Changes in Health Services Delivery," *Inquiry* 8 (Spring 1981), 61–69。De Vise 指出，在实施希尔－伯顿计划的二十五年中，芝加哥没有一家城市内的医院得到援助，而郊区有二十多家医院在联邦援助下建成或扩大。见 Pierre de Vise, *Misused and Misplaced Hospitals and Doctors: A Locational Analysis of the Urban Health Care Crisis* (Washington, D.C.: Association of American Geographers, 1973), 76。

32. 1949 年，该法律被修订，要求调整地方出资的比例从高收入州的三分之二到低收入州的三分之一不等。因此，各州的人均收入在这个过程中发挥了两次作用：第一次在分配各州资金方面；第二次在确定地方赞助必须筹集的费用比例方面。

33. 转引自 Feshbach, "What's Inside the Black Box," 326。

34. 关于法律史的回顾，见 Rand E. Rosenblatt, "Health Care Reform and Administrative Law: A Structural Approach," *Yale Law Journal* 88 (December 1978), 264–286。

35. Don K. Price, "A Political Hypochondriac Looks at the Future of Medicine" (National Academy of Sciences, Washington, D.C., May 9, 1973).

36. Edward A. Shils, "The Autonomy of Science," in *The Sociology of Science*, ed. Bernard Barber and Walter Hirsch (New York: Free Press, 1962), 610–614.

37. Stevens, *American Medicine and the Public Interest*, 350–351.

38. John E. Deitrick and Robert C. Berson, *Medical Schools in the United States at Mid-century* (New York: McGraw-Hill, 1953), 195; Patricia L. Kendall, *The Relationship Between Medical Educators and Medical Practitioners* (Evanston, Ill.: Association of American Medical Colleges, 1965), 32.

39. Robert G. Petersdorf, "The Evolution of Departments of Medicine," *New England Journal of Medicine* 303 (August 28, 1980), 491.

40. Vernon W. Lippard, *A Half Century of Medical Education: 1920−1970* (New York: Josiah Macy, Jr., Foundation, 1974), 42−43.

41. Kendall, *Relationship Between Medical Educators and Medical Practitioners*, 36, 42, 57.

42. Marcus S. Goldstein, *Income of Physicians, Osteopaths and Dentists from Professional Practice* (Washington, D.C.: Social Security Administration, Office of Research and Statistics, 1972).

43. Kendall, *Relationship Between Medical Educators and Medical Practitioners*, 82.

44. Lippard, *Half Century*, 47−48.

45. 转引自 Robert K. Merton, "Some Preliminaries to a Sociology of Medical Education," in *The Student Physician*, ed. Robert K. Merton, George G. Reader, and Patricia L. Kendall (Cambridge: Harvard University Press, 1957), 24。

46. Patricia L. Kendall and Hanan C. Selvin, "Tendencies Toward Specialization in Medical Training," in ibid., 153−174；学生日记转引自 ibid., 163。

对六所公立和六所私立医学院 1950 年和 1954 年的毕业生进行的一项调查表明，私立院校的专业化趋势更为明显。Fremont J. Lyden, H. Jack Geiger, and Osler L. Peterson, *The Training of Good Physicians: Critical Factors in Career Choices* (Cambridge: Harvard University Press, 1968).

20 世纪 60 年代末，至少在哈佛大学医学院，似乎也出现了从强调私人专科实践到科学工作的转变；当时正值公众对医学研究的支持高潮，也可能反映了斯普特尼克号发射后的总体氛围。见 Daniel H. Funkenstein, *Medical Students, Medical Schools and Society During Five Eras: Factors Affecting the Career Choice of Physicians 1958−1976* (Cambridge, Mass.: Ballinger, 1978)。

47. Stevens, *American Medicine and the Public Interest*, 203, 244−257. 另见 Patricia L. Kendall, "Medical Specialization: Trends and Contributing Factors" in *Psychosocial Aspects of Medical Training*, ed. R. H. Coombs and C. E. Vincent (Springfield, Ill.: C. C Thomas, 1971), 449−497。

48. 关于这些发展的讨论，见 Stevens, *American Medicine and the Public Interest*, 208−217, 258−266; and Lippard, *Half Century*, 93−95。

49. Stevens, *American Medicine and the Public Interest*, 279−280.

50. J. A. Curran, "Internships and Residencies Historical Backgrounds and Current Trends," *Journal of Medical Education* 34 (September 1959), 873−884.

51. 关于这些观点的佐证数据，请参见 Roy Penchansky and Gerald Rosenthal,

"Productivity, Price and Income Behavior in the Physicians' Services Market—a Tentative Hypothesis," *Medical Care* 3 (October-December 1965), 240–244。

52. Mark S. Blumberg, "Physicians Fees as Incentives," in *Changing the Behavior of the Physician: A Management Perspective* (Proceedings of the Twenty-First Annual Symposium on Hospital Affairs, Graduate Program in Hospital Administration and Center for Health Administration Studies, Graduate School of Business, University of Chicago, June 1979), 29–30.

53. Penchansky and Rosenthal, "Productivity, Price and Income Behavior."

54. Kendall, "Medical Specialization: Trends and Contributing Factors," 460. 一个有趣的解释将专业声誉与医患关系的变化联系起来，见 Stephen M. Shortell, "Occupational Prestige Differences Within the Medical and Allied Health Professions," *Social Science and Medicine* 8 (January 1974), 1–9。

55. Surgeon General's Consultant Group on Medical Education, *Physicians for a Growing America* (Washington, D.C.: U.S. Government Printing Office, 1959), 8–11.

56. U.S. Department of Health Education and Welfare, Division of Public Health Methods, *Health Manpower Source Book*, vol. 9, *Physicians, Dentists and Professional Nurses*, 27.

57. Selwyn D. Collins, "Frequency and Volume of Doctors' Calls Among Males and Females in 9000 Families, Based on Nationwide Periodic Canvasses, 1928–31," *Public Health Reports* 55 (November 1, 1940), 1977–2020; Antonio Ciocco, Isidore Altman and T. David Truan, "Patient Load and Volume of Medical Services," *Public Health Reports* 67 June 1952), 533. 另见 Bernhard J. Stern, *American Medical Practice in the Perspectives of a Century* (New York: Commonwealth Fund, 1945)。

58. Raymond S. Duff and August B. Hollingshead, *Sickness and Society* (New York: Harper Row, 1968), 58.

59. U.S. Department of Health, Education and Welfare, *Health Manpower Source Book*, 9:18, 25.

60. Rosemary Stevens and Joan Vermeulen, *Foreign Trained Physicians and American Medicine* (U.S. Department of Health Education and Welfare, 1972), 12.

61. John C. Nunemaker et al., "Graduate Medical Education in the United States," *JAMA* 174 (October 8, 1960), 578.

62. Alice M. Yohalem and Charles M. Brecher, "The University Medical Center and the Metropolis: A Working Paper," in *The University Medical Center and the Metropolis*, eds. Eli Ginzburg and Alice M. Yohalem (New York: Josiah Macy, Jr., Foundation, 1974), 10–13; "Graduate Medical Education: Annual Report on Graduate Medical Education in the United States," *JAMA* 226 (November 19, 1973), 930.

"帝国"一词来自 John Ehrenreich and Barbara Ehrenreich, *The American Health Empire: Power, Politics and Profits* (New York: Random House, 1970)。与其他任何一本书相比，这本书将注意力集中在医学院不断增长的势力及其与更大系统的关系

上。但也许因为他们是以纽约市的视角来写的，我认为作者没有看到这一现象的历史和经济局限性。

63. Willard C. Rappleye, *The Current Era of the Faculty of Medicine, Columbia University, 1910–1958* (New York: Columbia University Press, 1958).

64. Duff and Hollingshead, *Sickness and Society*, 46.

65. American Hospital Association, *Hospital Statistics,1972* (Chicago: American Hospital Association, 1972), 190；另见 Cecil G. Sheps et al., *Medical Schools and Hospitals: Interdependence for Education and Service* (Evanston, Ill.: Association of American Medical Colleges, 1965), in *Journal of Medical Education* 40 (September 1965), pt. II, 12。

66. 这个框架我受惠于 Alfred E. Miller, "The Changing Structure of the Medical Profession in Urban and Suburban Settings," *Social Science and Medicine* 11 (March 1977), 233–243。

67. Hodgson, *America in Our Time*, 7.

68. Surgeon General's Consultant Group on Medical Education, *Physicians for a Growing America* (Washington, D.C.: U.S. Government Printing Office, 1959).

69. Milton I. Roemer and Max Shain, "Hospital Utilization Under Insurance," mimeographed (Ithaca, N.Y.: Cornell University School of Business and Public Administration, 1959), 17–18, 51.

70. U.S. Bureau of the Census, *Historical Statistics of the United States, Colonial Times to 1970* (Washington, D.C.: U.S. Department of Commerce, 1975), 84.

71. 关于这场辩论的回顾，见 Andrew T. Scull, *Decarceration* (Englewood Cliffs, N.J.: Spectrum, 1977)。

72. Joint Commission on Mental Illness and Health, *Action for Mental Health* (New York: Basic Books, 1961). 关于历史背景，见 Connery et al, *Politics of Mental Health*, 37–47。

73. "Special Message to the Congress on Mental Illness and Mental Retardation, February 5, 1963," *Public Papers of the President, John F. Kennedy, 1963*, 126, 128. 关于该计划的研究，见 Franklin D. Chu and Sharland Trotter, *The Madness Establishment* (New York: Grossman, 1974) and Connery et al., *Politics of Mental Health*。

74. James L. Sundquist, *Politics and Policy: The Eisenhower, Kennedy and Johnson Years* (Washington, D.C.: Brookings Institution, 1968), 13–56.

75. Daniel P. Moynihan, *Maximum Feasible Misunderstanding: Community Action in the War on Poverty* (New York: Free Press, 1969).

76. 联邦医疗保险的故事，见 Theodore R. Marmor, *The Politics of Medicare* (Chicago: Aldine, 1973); Richard Harris, *A Sacred Trust* (New York: New American Library, 1966)；以及 Sundquist, *Politics and Policy*, 287–321。

77. Harris, *Sacred Trust*, 110–115, 144; Marmor, *Politics of Medicare*, 35–38.

78. Robert Stevens and Rosemary Stevens, *Welfare Medicine in America:A Case*

Study of Medicaid (New York: Free Press, 1974).

79. President's Commission on Heart Disease, Cancer and Stroke, *Report to the President: A National Program to Conquer Heart Disease, Cancer and Stroke* (Washington, D.C.: U.S. Government Printing Office, 1964), v. 1, viii.

80. Drew, "Health Syndicate."

81. H. Jack Geiger, "Community Control—or Community Conflict," in *Neighborhood Health Centers*, ed. Robert M. Hollister, Bernard M. Kramer, and Seymour S. Bellin (Lexington, Mass.: Lexington Books, 1974), 140. 关于卫生中心的起源，见 Sar Levitan, *The Great Society's Poor Law: A New Approach to Poverty* (Baltimore: Johns Hopkins Press, 1969), 191–205; Lisbeth Bamberger Schorr and Joseph T. English, "Back-ground, Context and Significant Issues in Neighborhood Health Center Programs," *Milbank Memorial Fund Quarterly* 66 (July 1968), 289–296, reprinted in Hollister et al, eds., *Neighborhood Health Centers*, 45–50; and Daniel I. Zwick, "Some Accomplishments and Findings of Neighborhood Health Centers," in ibid., 69–90。

82. Karen Davis and Cathy Schoen, *Health and the War on Poverty* (Washington, D.C.: Brookings Institution, 1978), 164.

83. Ibid., 173–200.

84. 后续发展，见 "Community Health Centers—Fifteen Years Later," *Urban Health* (April 1980), 34–40。

85. Davis and Schoen, *Health and the War on Poverty*, 41–48.

86. Karen Davis and Roger Reynolds, "The Impact of Medicare and Medicaid on Access to Medical Care," in *The Role of Health Insurance in the Health Services Sector*, ed. Roger N. Rosett (New York: National Bureau of Economic Research, 1976). 对于各计划及其效果的调查，见 Charles E. Lewis, Rashi Fein, and David Mechanic, *A Right to Health: The Problem of Access to Primary Medical Care* (New York: Wiley, 1976)。

87. U.S. Bureau of the Census, *Characteristics of the Population Below the Poverty Level: 1978*, Series P–60, no. 124, June 1980, 16. 1959 年至 1976 年间，户主工作的贫困人口比例从 68% 下降到 48%（ibid., 28）。即使不包括女户主家庭，也从 75% 下降到 60%（ibid., 34）。

88. 比较 National Center for Health Statistics, *Bed Disability Among the Chronically Limited, United States July 1957–June 1961*, Series 10, no. 12, and U.S. Department of Health, Education and Welfare, *Health: United States, 1979*, 117–118。在 1957—1961 年，低收入者的"卧床残疾"天数比高收入者多 66%，但在 1972 年，这样的天数多了 123%。另见 Harold S. Luft, *Poverty and Health: Economic Causes and Consequences of Health Problems* (Cambridge, Mass.: Ballinger, 1978)。在至少由丈夫和妻子组成的贫困家庭中，约有 65% 的家庭包括一名成年残疾人，而目前贫困的残疾人中，至少有 30% 的人是健康问题致贫的。

89. Aday 和她的同事根据残疾天数调整医生服务的使用，发现到 1976 年，不同的收入水平之间不存在差异。然而，Kleinman 借助 1978 年的一个更大范围的调查发现，根据另一个不同的需求指数——卧床残疾天数，高收入者的就医次数要高 73%。卧床残疾指数可能更准确地反映了健康的差异。普通残疾天数显示出较少的收入差异，也许是因为高收入者包括了严重程度较低的疾病。见 LuAnn Aday, Ronald Andersen, and Gretchen V. Fleming, *Health Care in the U.S: Equitable for Whom?* (Beverly Hills, Calif.: Sage Publications, 1980); Kleinman 的数据见于 Karen Davis，Marsha Gold and Diane Makuc, "Access to Health Care for the Poor: Does the Gap Remain?" *Annual Review of Public Health* 2 (1981), 159−182。

关于等待时间和其他医疗服务获得情况指标的持续差异的证据，见 Frank Sloan and Judith K. Bentkover, *Access to Ambulatory Care and the U.S. Economy* (Lexington, Mass.: Lexington Books, 1979)。

90. Davis, Gold, and Makuc, "Access to Health Care for the Poor."

91. Davis and Schoen, *Health and the War on Poverty*, 52−56.

92. Judith M. Feder, *Medicare: The Politics of Federal Hospital Insurance* (Lexington, Mass.: Lexington Books, 1977). 更早的研究见 Herman Miles Somers and Anne Ramsay Somers, *Medicare and the Hospitals: Issues and Prospects* (Washington, D.C.: Brookings Institution, 1966), 154−196。

93. Klarman, "Planning for Facilities," 25−36.

94. 关于规划和改革的局限性的另一个观点，见 Robert Alford, *Health Care Politics: Ideological and Interest Group Barriers to Reform* (Chicago: University of Chicago Press, 1975)。

Alford 提出了一个"结构性利益"的理论来解释他视作微不足道的医疗改革后果。关键的结构性利益是：（1）专业垄断，医生的利益和系统的"主导利益"；（2）公司的合理化，这是医学院系、医院行政人员、卫生规划人员和其他与机构有关的人员共同的"挑战性利益"；以及（3）健康平等，这是穷人和其他被忽视的人共同的"被压抑的"利益。Alford 的论点是，医疗改革的失败源于专业垄断和公司合理化之间的僵局。

这种分析——或者至少是 Alford 引入的词汇——已经被证明对研究美国医疗的社会学家和政治学家有很大的说服力。这一研究路径代表了一种重要的贡献，但由于几个原因，我选择不使用它。

首先，"结构性利益"的概念就其抽象性而言几乎是形而上学的。Alford 坚持认为，结构性利益不能与利益集团相混淆。"这个概念 [结构性利益] 在经验上对联盟形成和构成通常意义的利益集团的程度及条件保持开放。核心观点是，现有的制度对所有的职业、团体或组织发挥作用，而这些职业、团体或组织具有分类术语所指示的共同利益。"（Ibid., 14−15；强调由我所加。）但是，职业、团体和组织能否按照 Alford 所归结的共同结构性利益而得到明确地分类？将医院管理者归类为在结构上与私人医生的利益相对立的人，会产生一个重大困难。因为正如我在本章前面所论证的，社区医院和医生的利益是密切相关的。Alford 假定，一些行政人员对区域化和其他"公司理性主义"改革的支持表明了所有行政人员的深层利益——或许我应该说是纯粹的、柏拉图意义上的行政结构利益。

还有更深层次的困难。Alford 假设存在结构性利益，但他实际上写的是这些团体及其代表的信念。这本书在很大程度上是对建议重组纽约市卫生服务的各种报告的叙述。Alford 对系统的实际经济关系鲜有论述，甚至对纽约也是如此；书中缺少对制度结构的任何持续的历史分析，因此，用来描述结构性利益的范畴是来自对意识形态差异的分析，而不是制度安排的。

此外，该书并没有令人信服地解释为什么假定的结构性利益会陷入僵局。Alford 写道："与其说是社会共识给了医生权力，不如说是医生的权力产生了社会共识。"（Ibid., 17）但医生的权力从何而来？该书留给我们的印象是，这种权力一直都在那里，是一种主要推动者。另一方面，我所采取的进路试图解释医疗系统的制度结构在历史上是如何产生的，包括医疗行业的权力是如何产生的。我不认为医生的利益在结构上是明确的（见我对进步主义时代医疗保险的失败的讨论），我强调政治决策在塑造制度演变中的决定性意义。改革的失败不能主要根据医学内部的利益分歧来理解；它可以追溯到一个更普遍的政治妥协模式。（更广泛的讨论见 Paul Starr and Gösta Esping-Andersen，"Passive Intervention," *Working Papers for a New Society* 7 [July-August 1979], 15–25。）

最后，Alford 的"公司合理化"概念显然来自 60 年代末流行的"公司自由主义"的新左派理论。这种理论的潜在功能是诋毁自由主义者所提出的再分配改革方案。这些理论试图将此类改革与既定机构的潜在利益联系起来，然后证明这些机构首先造成了不平等或异化的问题。像这一时期的其他激进理论一样，Alford 将自由主义改革的意义降到最低，并将其描述为仅仅是使公司秩序合理化的努力。在他的叙述中，根据定义，这些改革并不能满足穷人和其他需要医疗服务的人的利益；应该由经验确认的东西被写进了他的结构性利益分类中。"公司合理化"这个词在医疗方面确实有其用途——特别是用来描述医疗保健公司可能带来的各种合理化。（关于这些发展，见本部最后一章。）

95. 强调美国医疗和阶级结构之间的对应关系的解释，见 Vicente Navarro, *Medicine Under Capitalism* (New York: Prodist, 1976)。

96. "结构性力量"这一概念，见 Steven Lukes, *Power: A Radical View* (New York: Macmillan, 1974)。

第四章　授权终止

1. U.S. Public Health Service, Office of Research, Statistics and Technology, *Health: United States, 1981* (Hyattsville, Md.: U.S. Department of Health and Human Services, 1981), 263.

2. *New York Times*, July, 11, 1969.

3. "$60-Billion Crisis in Health Care," *Business Week* (January 17, 1970), 50–64.

4. "It's Time to Operate," *Fortune* 81 (January 1970), 79.

5. Ronald Andersen, Joanna Kravits and Odin W. Anderson, "The Public's View

of the Crisis in Medical Care: an Impetus for Changing Delivery Systems?" *Economic and Business Bulletin* 24 (1971), 44–52.

6. Godfrey Hodgson, "The Politics of American Health Care," *Atlantic* 232 (October 1973), 55.

7. U.S. Public Health Service, *Health: United States, 1981*, 268–269.

8. Victor R. Fuchs, *Who Shall Live?* (New York: Basic Books, 1974), 92–95. 最近对这些年的国家卫生支出的计算结果略高于此。见 U.S. Public Health Service, *Health: United States, 1981*, 263。

9. Martin S. Feldstein, "Hospital Cost Inflation: A Study of Nonprofit Price Dynamics," *American Economic Review* 61 (December 1971), 853–872.

10. U.S. Public Health Service, *Health: United States, 1981*, 270.

11. Thomas L. Delbanco, Katherine C. Meyers, and Elliot A. Segal, "Paying the Physician's Fee: Blue Shield and the Reasonable Charge," *New England Journal of Medicine* 301 (December 13, 1979), 1314–1320.

12. Mark S. Blumberg, "Physicians Fees as Incentives," in *Changing the Behavior of the Physician: A Management Perspective* (Proceedings of the Twenty-First Annual Symposium on Hospital Affairs, Graduate Program in Hospital Administration and Center for Health Administration Studies, Graduate School of Business, University of Chicago, June 1979), 20–32.

13. Benson B. Roe, "The UCR Boondoggle: A Death Knell for Private Practice?" *New England Journal of Medicine* 305 (July 2, 1981), 41–45, and correspondence, ibid. 30 (November 19, 1981), 1287–1288.

14. Louis A. Orsini, "Hospital Financing: PUBLIC ACCOUNTABILITY—The Case of Rates Prospectively Determined by State Agencies for All Patients," *Viewpoint*, Health Insurance Association of America (January 1974).

15. Alan A. Stone, *Mental Health and the Law: A System in Transition* (Rockville, Md.: National Institute of Mental Health, 1975), 83–96; George J. Annas, *The Rights of Hospital Patients* (New York: Discus Books, 1975), 3–9.

16. Annas, *Rights of Hospital Patients*, 57–78.

17. William J. Curran, "The Patients' Bill of Rights Becomes Law," *New England Journal of Medicine 290* (January 6, 1974), 32–33.

18. Jean Hamburger, *The Power and the Frailty: The Future of Medicine and the Future of Man* (New York: Macmillan, 1973), 83.

19. Sue Sprecher, "Psychosurgery Policy Soon to be Set," *Real Paper*, January 21, 1978.

20. David J. Rothman, "The State as Parent: Social Policy in the Progressive Era," in Willard Gaylin et al., *Doing Good: The Limits of Benevolence* (New York: Pantheon, 1978), 69–95.

21. "Medical Education in the United States, 1979–1980," *JAMA* 244 (December

26, 1980), 2814. 女医生变化的证据，见 Naomi Bluestone, "The Future Impact of Women on American Medicine," *American Journal of Public Health* 68 (August 1978), 760—763。

22. Sheryl Burt Ruzek, *The Women's Health Movement: Feminist Alternatives to Medical Control* (New York: Praeger, 1978).

23. George J. Annas, "Homebirth: Autonomy vs. Safety," *Hastings Center Report* 8 (August 1978), 19—20.

24. Dan Cordtz, "Change Begins in the Doctor's Office," *Fortune* (January 1970), 84.

25. 转引自 John K. Iglehart, "Prepaid Group Medical Practice Emerges as Likely Federal Approach to Health Care," *National Journal* 3 (July 10, 1971), 1444。

26. 对各种全民医疗保险提案的考察，见 Karen Davis, *National Health Insurance: Benefits, Costs and Consequences* (Washington, D.C.: Brookings Institution, 1975)。

27. Joseph Falkson, *HMOs and the Politics of Health System Reform* (Chicago: American Hospital Association, 1980), 10. 下面的讨论经常借鉴 Falkson 和我自己在写作时对保罗·埃尔伍德和其他人的采访，"The Undelivered Health System," *The Public Interest*, no. 42 (Winter 1976), 66—85。本章关于健康维护组织的一些段落最初出现在那篇文章中。

28. 该文后来发表于 Paul M. Ellwood, Jr., et al., "The Health Maintenance Strategy," *Medical Care* 9 (June 1971), 291—298。

29. *New York Times*, February 19, 1971.

30. Carnegie Commission on Higher Education, *Higher Education and the Nation's Health* (New York: McGraw-Hill, 1970).

31. *New York Times*, September 4, 1971.

32. "Can the A.M.A. recover from its political mistakes?" *Medical Economics* (January 5, 1970), 27—39.

33. Walter C. Bornemeier, "Blueprint for the Future," *JAMA* 217 (July 19, 1971), 324. 关于美国医学会在 20 世纪 70 年代中期的困难，见 John Carlova, "Going, Going... AMA's Grip on State Societies," *Medical Economics* 52 (February 3, 1975), 33—42; *New York Times*, June 19, 1975; and John K. Iglehart, "No More Dr. Nice Guy," *National Journal* 8 (March 6, 1976), 313。

34. William J. Curran, *National Survey and Analysis of Certificate of Need Laws: Health Planning and Regulation in State Legislatures* (Chicago: American Hospital Association, 1973).

35. American Hospital Association, *Hospital Regulation: Report of the Special Committee on the Regulatory Process* (Chicago: American Hospital Association, 1977).

36. *New York Times*, December 16, 1972; Paul B. Ginsburg, "Inflation and the Economic Stabilization Program," in *Health: A Victim or Cause of Infation*, ed. Michael Zubkoff (New York: Prodist, 1976), 31—51.

37. Barbara Isenberg, "Physician Panels are Used Increasingly to Police Skyrocketing Costs of Treating the Aged, Needy," *Wall Street Journal*, April 7, 1972.

38. George Maddaloni, "PSRO—Relationships of Organized Medicine in PSRO [*sic*]" in *Public Control of Medical Care: History, Practices and Problems of the Federal Professional Standards Review Organization*, ed. Nathan Goldfarb, Hofstra University Yearbook of Business, Series 13, vol. 2, 121–189; Judith Axler Turner, "HEW Begins Medical Review; AMA, Hospitals Mount Opposition," *National Journal Reports* 6 January 19, 1974), 90–102.

39. John K. Iglehart, "Executive-legislative Conflict Looms over Continuation of Health Care Subsidies," *National Journal* 5 (May 5, 1973), 645–652; "Executive-Congressional Coalition Seeks Tighter Regulation for Medical-Services Industry," *National Journal Reports* 5 (November 10, 1973), 1684–1692.

40. Leonard S. Rosenfeld and Irene Rosenfeld, "National Health Planning in the United States: Prospects and Portents," *International Journal of Health Services* 5 (1975), 441–453.

41. Russell B. Roth, M.D., "A Bankrupt Law," *American Medical News* (November 22, 1976), 10.

42. American Hospital Association, *Hospital Regulation*, 15.

43. *New York Times*, February 8, 1974.

44. "Insuring the Nation's Health," *Newsweek*, June 3, 1974.

45. John K. Iglehart, "National Insurance Plan Tops Ways and Means Agenda," *National Journal Reports* 6 (March 16, 1974), 383.

46. Alice M. Rivlin, "Agreed: Here Comes National Health Insurance," *New York Times Magazine*, July 21, 1974. 另见 John K. Iglehart, "Consensus Forms for National Insurance Plan, Proposals Vary Widely in Scope," *National Journal Reports* 5 (December 12, 1973), 1855–1863; and idem, "Compromise Seems Unlikely on Three Major Insurance Plans," *National Journal Reports* 6 (May 11, 1974), 700–707。

47. Executive Office of the President, Council on Wage and Price Stability, *The Problem of Rising Health Care Costs* (April 1976).

48. *National Journal* 8 (October 16, 1976), 1460.

49. John K. Iglehart, "The Rising Costs of Health Care—Something Must be Done, but What?" *National Journal* 8 (October 16, 1976),

50. 以下内容部分摘自我的文章，"The Politics of Therapeutic Nihilism," *Working Papers for a New Society* 3 (Summer 1976), 48–55。

51. Aaron Wildavsky, "Doing Better and Feeling Worse: The Political Pathology of Health Policy," *Daedalus* 106 (Winter 1977), 105, and John H. Knowles, "The Responsibility of the Individual," ibid., 57–80.

52. Ivan Illich, *Medical Nemesis: The Expropriation of Health* (New York: Pantheon, 1976).

53. Victor R. Fuchs, *Who Shall Live? Health, Economics and Social Choice* (New York: Basic Books, 1974).

54. David E. Rogers and Robert J. Blendon, "The Changing American Health Scene: Sometimes Things Get Better," *JAMA* 237 (April 18, 1977), 1710−1714.

55. Karen Davis and Cathy Schoen, *Health and the War on Poverty* (Washington, D.C.: Brookings Institution, 1978), 26−35, 184−185, 219−224.

56. Illich, *Medical Nemesis*, 242.

57. Joseph A. Califano, Jr., *Governing America* (New York: Simon and Schuster, 1981), 97.

58. Theodore Marmor and Edward Tenner, "National Health Insurance: Canada's Path, America's Choice," *Challenge* 20 (May-June 1977), 13−21.

59. 1979 年 5 月与本·海涅曼（Ben Heineman, Jr.）的会面，当时我正为《新共和》写一篇文章。

60. David S. Salkever and Thomas W. Bice, "The Impact of Certificate of Need Controls on Hospital Investment," *Milbank Memorial Fund Quarterly* 54 (Spring 1976), 185−214.

61. Brian Biles, Carl J. Schramm, and J. Graham Atkinson, "Hospital Cost Inflation Under State Rate Setting Programs," *New England Journal of Medicine* 303 (September 18, 1980), 664−667.

62. Califano, *Governing America*, 166−167; Falkson, *HMO's*, 184−208.

63. 对卫生系统局的两项研究，参见 Drew Altman, Richard Greene, and Harvey M. Sapolsky, *Health Planning and Regulation: The Decision-Making Process* (Washington, D.C.: AUPHA Press, 1981); and James A. Morone, "The Dilemma of Citizen Representation: Democracy, Planning and Bureaucracy in Local Health Politics." (Ph. D. diss., University of Chicago, 1981)。

64. Alan Blum, "Family Practice On and Off the Campus," *JAMA* 245 (April 17, 1981), 1560−1561.

65. U.S. Department of Health and Human Services, National Center for Health Services Research, "Who Are the Uninsured?" *Data Preview* I (1980). 统计数据是 1977—1978 年度的。

66. Clark C. Havighurst, "Competition in Health Services: Overview, Issues and Answers," *Vanderbilt Law Review* 34 (May 1981), 115−178. Alain C. Enthoven, *Health Plan: The Only Practical Solution to Soaring Health Costs* (Reading, Mass. Addison-Wesley, 1980). 另见 Alain C. Enthoven, "How Interested Groups have Responded to a Proposal for Economic Competition in Health Services," *American Economic Review* 70 (May 1980), 142−148。

67. *New York Times*, February 16, 1981.

第五章　公司时代的来临

1. "Medical Education in the United States, 1979−1980," *JAMA* 244 (December 26, 1980), 2813.

2. Congress of the United States, Office of Technology Assessment, *Forecast of Physician Supply and Requirements* (Washington, D.C.: U.S. Government Printing Office, April 1980), 22.

3. Ibid., 7−12.

4. U.S. Dept. of Health and Human Services, *Summary Report of the Graduate Medical Educational National Advisory Committee* (Washington, D.C.: U.S. Government Printing Office, 1980), I:3, 67.

5. 见 Kathryn Langwell 在一项尚未发表的研究中提供的数据，以及附带的注意事项，Uwe E. Reinhardt, "The GMENAC Forecast: An Alternative View," *American Journal of Public Health* 71 (October 1981), 1151−1152。

6. 关于"倦怠"和"远离病人"，见 Martin R. Lipp, *The Bitter Pill* (New York: Harper Row, 1980), Chaps.1, 11−15。

7. Gerald L. Glandon and Jack L. Werner, "Physicians' Practice Experience During the Decade of the 1970s," *JAMA* 244 (December 5, 1980), 2518.

8. National Center for Health Statistics, *Current Estimates from the Health Interview Survey: United States-1979*, Series 10, no. 136 (Hyattsville, Md.: U.S. Department of Health, Education and Welfare, 1981), 4.

9. Arthur Owens, "Working at Full Capacity? A Lot of Your Colleagues Aren't," *Medical Economics* 56 (April 2, 1979), 63 ff.

10. Jack Hadley et al., "Can Fee-for-Service Coexist with Demand Creation?" *Inquiry* 16 (Fall 1979), 247−258.

11. Gerald L. Glandon and Roberta J. Shapiro, "Trends in Physicians' Incomes, Expenses and Fees: 1970−1979," in *Profile of Medical Practice 1980*, ed. Gerald L. Glandon and Roberta J. Shapiro (Chicago: American Medical Association, 1980), 39−49; "Earnings Survey," *Medical Economics* 57 (September 15, 1980), 120−121.

12. Harry T. Paxton, "Group Practice Jobs: Suddenly It's a Buyer's Market," *Medical Economics* 56 (November 26, 1979), 27−34.

13. Victor R. Fuchs, "The Coming Challenge to American Physicians," *New England Journal of Medicine* 304 (June 11, 1981), 1487−1490.

14. 关于拥有众多医生的城市的一些报告，见 John H. Lavin, "Doctor Surplus: Close-Up of a Town that's Feeling the Crunch," *Medical Economics* (September 29, 1980), 69−80; and Marilyn Chase, "City of Doctors: Will Surplus of M.D.'s Be Good for Patients? Look at San Francisco," *Wall Street Journal*, March 13, 1980。

15. Milton I. Roemer, Jorge A. Mera, and William Shonick, "The Ecology of Group Medical Practice in the United States," *Medical Care* 12 (August 1974), 627−637. 关

于团体的早期发展，见上部第六章。

16. Jeff Charles Goldsmith, *Can Hospitals Survive? The New Competitive Health Care Market* (Homewood, Ill.: Dow Jones-Irwin, 1981), 35–36.

17. Ibid., 46, 136–144.

18. Paul M. Ellwood and Linda Krane Ellwein, "Physician Glut Will Force Hospitals to Look Outward," *Hospitals* (January 16, 1981), 81–85.

19. Ibid., 83–84. 另 见 Marla Salmon White and Richard A. Culbertson, "The Over-supply of Physicians: Implications for Hospital Planning," *Hospital Progress* 62 (February 1981), 28–31。

20. American Medical Association, "Federal and Non-Federal Physicians, By AMA Membership, Sex and State," November 23, 1981（美国医学会提供）.

21. "Report of the Ad Hoc Committee on Women Physicians in Organized Medicine," American Medical Association, 1980.

22. 1981 年 1 月 15 日于芝加哥的会面。

23.《财富》杂志和激进的卫生政策咨询委员会（Health-PAC）都使用了这个词。 见 Harold B. Meyers, "The Medical Industrial Complex," *Fortune* 81 (January 1970), 90ff, and John Ehrenreich and Barbara Ehrenreich, *The American Health Empire* (New York: Random House, 1970), 95–123。

24. Arnold S. Relman, "The New Medical-Industrial Complex," *New England Journal of Medicine* 303 (October 23, 1980), 963–970.

25. David B. Starkweather, *Hospital Mergers in the Making* (Ann Arbor, Mich.: Health Administration Press, 1981), 5.

26. Donald E. L. Johnson and Vince diPaolo, "Multihospital System Survey," *Modern Healthcare* 11 (April 1981), 80. Montague Brown et al., "Trends in Multihospital Systems: A Multiyear Comparison," *Health Care Management Review* 6 (Fall 1980), 9–22.

尽管两者都发现医院集团系统中有大约 30 万张床位，但这两项调查实际上测量的是一些不同的统计数据。《现代医疗保健》的调查仅限于集中管理的系统，而美国医院协会的调查则包括许多医院只是松散的附属机构的系统。然而，《现代医疗保健》的调查包括那些由连锁机构管理但并不由其所有的医院，而美国医院协会的调查似乎仅限于连锁机构拥有的医院。这些定义上的差异显然在所计算的总床位数中被抵消了。然而，它们产生了对医院集团部门构成的不同评估，因为营利性医院更多是集中管理的，而且它们也占了合同管理下的大部分医院。

27. Brown et al., "Trends in Multihospital Systems," 21.

28. Johnson and diPaolo, "Multihospital System Survey," 96.

29. "Management Company Expansion Spurs Investor-Owned Growth," *Federation of American Hospitals Review* 14 (November-December 1981), 54–55.

30. Marilyn Mannisto, "Hospital Management Companies Expand Foreign Operations," *Hospitals* 55 (February 1, 1981), 52–56. Hospital Corporation of America,

Annual Report, 1980.

31. Gwen Kinkead, "Humana's Hard-Sell Hospitals," *Fortune* (November 17, 1980), 68–81.

32. American Hospital Association, *Hospital Statistics, 1981* (Chicago: American Hospital Association, 1981), 6–7; Johnson and diPaolo, "Multihospital System Survey," 96; Bruce Steinwald and Duncan Neuhauser, "The Role of the Proprietary Hospital," *Law and Con-temporary Problems* 35 (Autumn 1970), 824.

33. Janet Bly and William P. Pierskalla, "Religious Systems' Local Boards Have More Decision-making Power," *Modern Healthcare* 11 (April 1981), 88–89, 91. 美国医院协会的调查根据集中化程度对系统进行分类，发现"管理型"系统占所有社区医院床位的21%，而"附属型"系统仅占10%。1975年至1979年间，医院集团系统的增长主要发生在管理型系统中。Brown et al., "Trends in Multihospital Systems," 15–16.

34. Bly and Pierskalla, "Religious Systems' Local Boards Have More Decision-making Power." 由内部董事控制，见 Edward Herman, *Corporate Power, Corporate Control* (New York: Cambridge University Press, 1981)。

管理上的控制并不一定像一些管理革命的理论家所认为的那样，意味着公司更致力于增长而不是利润。内部董事通常持有大量的公司股份；他们作为管理者的成功取决于保持公司的市盈率。因此，即使经理人控制了公司，他们对所有权利益的投入也不会减少。

35. Johnson and diPaolo, "Multihospital System Survey."

36. Ibid., 81.

37. Robert Derzon, Lawrence S. Lewin, and J. Michael Watt, "Not-for-profit Chains Share in Multihospital System Boom," *Hospitals* (May 16, 1981), 65–71.

38. Starkweather, *Hospital Mergers*, 12–17.

39. Thomas F. Treat, "The Performance of Merging Hospitals," *Medical Care* 14 (March 1976), 199–209.

40. David B. Starkweather, "U.S. Hospitals: Corporate Concentration vs. Local Community Control," *Public Affairs Report*, Bulletin of the Institute of Governmental Studies, University of California, Berkeley, 22 (April 1981), 6.

41. Lawrence S. Lewin, Robert A. Derzon, and Rhea Margulies, "Investor-owneds and Nonprofits Differ in Economic Performance," *Hospitals* (July 1, 1981), 52–58. 关于一些有利于营利性医院的微弱证据，见 Carson W. Bays, "Cost Comparisons of Forprofit and Nonprofit Hospitals," *Social Science and Medicine* 13C (December 1979), 219–225。

42. Brown et al., "Trends in Multihospital Systems," 17–20.

43. S. David Pomrinse, "Voluntary Planning Forestalls Excessive Competition, Regulation," *Hospital Progress* 62 (March 1981), 37.

44. Derzon, Lewin, and Watt, "Not-for-profit Chains," 66–67.

45. Vince diPaolo, "Gloomy Economic Prospects Will Spur Hospital Acquisition Market," *Modern Healthcare* 11 (January 1981), 70.

46. Starkweather, "U.S. Hospitals: Corporate Concentration vs. Community Control," 6.

47. Barry Bluestone and Bennett Harrison, "Why Corporations Close Profitable Plants," *Working Papers for a New Society* 7 (June 1980), 15–23.

48. Kinkead, "Humana's Hard-Sell Hospitals," 70.

49. Ibid., 81.

50. Montague Brown, "Systems Diversify with Ventures Outside the Hospital," *Hospitals* (April 1, 1981), 147–153.

51. Donald E. L. Johnson, "Nonprofit's Taxed Unit Can Sell Stock," *Modern Healthcare* (June 1981), 90–92. Sally Berger, "Innovative Background Triggered Trustees' Interest in Conglomerate," *Modern Healthcare* 11 (February 1981), 108, 110.

52. Sheila L. Simler, "Leading Hospitals Restructure, Even Though Benefits May Be Short-lived," *Modern Healthcare* 11 (March 1981), 68–73.

53. Dan Ruck, "Young System Races into Growth Program," *Modern Healthcare* 11 (June 1981), 60–64.

54. Paul A. Teslow，转引自 Donald E. L. Johnson, "Nonprofits Will Merge, Add Services in the 1980's," *Modern Healthcare* 11 (May 1981), 66。

55. Esther Fritz Kuntz, "Nursing Home Chains Buy Up Smaller Groups," *Modern Healthcare* 11 (June 1981), 68–74; Relman, "New Medical-Industrial Complex," 964.

56. Eleanor Siegel, "Emergence of Emergicenters," *Boston Globe*, June 8, 1981. Howard Eisenberg, "Convenience Clinics': Your Newest Rival for Patients?" *Medical Economics* (November 24 1980), 71–84; Linda A. Burns and Mindy S. Ferber, "Freestanding Emergency Care Centers Create Public Policy Issues," *Hospitals* (May 16, 1981), 73–76.

57. Starkweather, "U.S. Hospitals: Corporate Concentration vs. Local Community Control," 1.

58. Richard L. Johnson, "Health Care 2000 A.D.: The Impact of Conglomerates," *Hospital Progress* 62 (April 1981), 48–53.

59. David A. Stockman, "Premises for a Medical Market Place: A Neoconservative's Vision of How to Transform the Health System," *Health Affairs* 1 (Winter 1981), 16.

60. 关于对该证据的严格分析，见 Harold S. Luft, *Health Maintenance Organizations: Dimensions of Performance* (New York: Wiley, 1981)。健康维护组织的竞争影响的一些进一步证据，见 Jon B. Christianson, "The Impact of HMOs: Evidence and Research Issues," *Journal of Health Politics, Policy and Law* 5 (Summer 1980), 354–357。

61. Stephen Shortell, "The Researcher's View," in *Hospitals in the 1980s: Nine Views* (Chicago: American Hospital Association, 1977).

62. Alfred Chandler, *The Visible Hand: The Managerial Revolution in American Business* (Cambridge: Harvard University Press, 1977), 315.

63. Daniel S. Greenberg, "Renal Politics," *New England Journal of Medicine* 298 (June 22, 1978), 1427–1428；医学教授的话转引自 John K. Iglehart, "Kidney Treatment Problem Readies HEW for National Health Insurance," *National Journal* (June 26, 1976), 900。

64. Gina Bari Kolata, "NMC Thrives Selling Dialysis," *Science 208* (April 25, 1980), 379–382.

65. Paul W. Earle, "Business Coalitions—A New Approach to Health Care Cost Containment." (American Medical Association, January 1982)；关于商业界观点的两份报告，见 John Iglehart, "Health Care and American Business," *New England Journal of Medicine* 306 (January 14, 1982), 120–124, and idem, "Drawing the Lines for the Debate on Competition," *New England Journal of Medicine* 305 (July 30, 1981), 291–296。商业界对卫生保健成本并不真的那么感兴趣的怀疑观点，见 Harvey M. Sapolsky, "Corporate Attitudes toward Health Care Costs," *Milbank Memorial Fund Quarterly* 59 (Fall 1981), 561–585。

66. American Medical Association, *SMS Report* [Sociomedical Monitoring System] (February 1982), 1.

67. Goldsmith, *Can Hospitals Survive?*, 33–34.

68. Interview, January 15, 1982.

69. Clark Havighurst, "Professional Restraints on Innovation in Health Care Financing," *Duke Law Journal* (May 1978), 303–387.

70. Kinkhead, "Humana's Hard-Sell Hospitals," 76.

71. Johnson, "Health Care 2000 A.D.," 49–50.

72. 弗雷德森区分了医生在决定其工作"内容"方面的"技术"自主权和他们在控制工作组织或工作"条件"方面的社会和经济自主权。Eliot Freidson, *Profession of Medicine* (New York: Dodd, Mead, 1970), 373. 随着法人组织将技术标准变为它们的修改对象，这种区分可能变得越来越站不住脚。

结语　连锁反应（1982—2016）

1. 19 篇批评文章和我的回应，见 "Transforming American Medicine: A Twenty-Year Retrospective on The Social Transformation of American Medicine," special issue, ed. Keith Wailoo, Timothy Stoltzfus Jost, and Mark Schlesinger, *Journal of Health Politics, Policy and Law* 29, nos. 4–5 (August-October 2004)。

2. Michael Rothschild and Joseph Stiglitz, "Equilibrium in Competitive Insurance Markets: An Essay on the Economics of Imperfect Information," *Quarterly Journal of Economics* 90 (1976), 629–649.

3. 见上文第 414—415 页。关于这一时期及之后卫生保健成本增长的波动，见

Drew Altman and Larry Levitt, "The Sad History of Health Care Cost Containment as Told in One Chart," *Health Affairs* (2002), w83–w84。

4. David Cutler, "Cost Shifting or Cost Cutting? The Incidence of Reductions in Medicare Payments," *Tax Policy and the Economy* 12 (1998), 1–27.

5. Rick Mayes and Robert A. Berenson, *Medicare Prospective Payment and the Shaping of U.S. Health Care* (Baltimore: Johns Hopkins Press, 2006), 2.

6. Lynn R. Gruber, Maureen Shadle, and Cynthia L. Polich, "From Movement to Industry: The Growth of HMOs," *Health Affairs* 7 (1988), 197–208.

7. 转引自 Anne R. Somers, "And Who Shall Be the Gatekeeper? The Role of the Primary Physician in the Health Care Delivery System," *Inquiry* 20 (Winter 1983), 301–313。

8. Kaiser Foundation and Health Research and Education Trust (HRET), *Employer Health Benefits: 2015 Annual Survey* (Menlo Park, Calif., and Chicago, Ill.: Kaiser and HRET, 2015), 79.

9. *Arizona v. Maricopa Medical Society*, 457 U.S. 332 (1982).

10. Rothschild and Stiglitz, "Equilibrium in Competitive Insurance Markets"；在医疗保险上的应用，见 Mark Pauly and Sean Nicholson, "Adverse Consequences of Adverse Selection," *Journal of Health Politics, Policy, and Law* 24 (1999), 921–930。

11. Jack Needleman, "Nonprofit to For-Profit Conversions by Hospitals, Health Insurers and Health Plans," Public Health Reports 114 (March-April 1999), 108–119.

12. Thomas G. McGuire, Joseph P. Newhouse, and Anna D. Sinaiko, "An Economic History of Medicare Part C," *Milbank Quarterly* 89 (2011), 289–332.

13. Kaiser Commission on Medicaid and the Uninsured, "Medicaid and Managed Care," December 2001, https://kaiserfamilyfoundation.files.wordpress.com/2013/01 / medicaid-and-managed-care-fact-sheet.pdf.

14. Robert J. Blendon and Karen Donelan, "The Public and the Emerging Debate over National Health Insurance," *New England Journal of Medicine* (July 19, 1990), 208–212; Joel Cantor et al., "Business Leaders' Views on American Health Care," *Health Affairs* 10 (1991), 100.

15. Paul Starr, *Remedy and Reaction: The Peculiar American Struggle over Health Care Reform* (New Haven, CT: Yale University Press, 2011, rev. ed. 2013), chaps. 3–4. 我早先的著作（*The Logic of Health Care Reform*, Grand Rounds Press, 1992，已经陈述了后来成为克林顿计划的方案；在两年后的修订版中（Penguin for Whittle Books, 1994），该书对克林顿提案做了详细的阐述和辩护。其他叙述见 Jacob S. Hacker, *The Road to Nowhere* (Princeton, NJ: Princeton University Press, 1996); Theda Skocpol, *Boomerang* (New York: W. W. Norton, 1996); Haynes Johnson and David S. Broder, *The System* (Boston: Little, Brown, 1996)。

16. 关于恩托文的计划，见 Alain Enthoven and Richard Kronick, "A Consumer-Choice Health Plan for the 1990s," parts 1 and 2, *New England Journal of Medicine*

320 (January 5 and 12, 1989), 29-37, 94-101。关于与克林顿提案的区别，见 Paul Starr, "Why the Clinton Plan Is Not the Enthoven Plan," *Inquiry* 31 (Summer 1994), 136-140。

17. 在一个最不为人所知的条款中，该计划根据每个公司的平均工资和规模对个别雇主的付款设定上限，以使负担更接近工资税，并减少对小企业的影响。雇主支付的几乎所有费用最终都用于员工身上，一个直接基于保费的系统比工资税的累退程度更高，而工资税是与工资成正比的。克林顿计划中的"限额保费"是一种尝试，希望获得工资税的优势，同时不影响美国人认为他们正在支付"保费"而不是"税"的感觉。但事实证明，这太复杂了，难以传达。

18. 希拉里·克林顿的作为更是少之又少，见 Paul Starr, "The Hillarycare Mythology," *The American Prospect* (October 2007), 12-18。

19. Altman and Levitt, "The Sad History of Health Care Cost Containment as Told in One Chart."

20. Robert J. Blendon et al., "Understanding the Managed Care Backlash," *Health Affairs* 17, no. 4 (July-August 1998), 80-94; David Mechanic, "The Managed Care Backlash: Perceptions and Rhetoric in Health Care Policy and the Potential for Health Care Reform," *Milbank Quarterly* 79 (2001), 35-54.

21. Pauly and Nicholson, "Adverse Consequences of Adverse Selection," 927.

22. Lucian L. Leape, "Error in Medicine," *JAMA* 272 (December 21, 1994), 1851-1857; Linda T. Kohn, Janet M. Corrigan, and Molla S. Donaldson, eds., To Err Is Human: Building a Safer Health System (Washington, D.C.: National Academies Press, 1999). 关注质量在早期的重要影响，见 John Z. Ayanian and Howard Markel, "Donabedian's Lasting Framework for Health Care Quality," *New England Journal of Medicine* 375 (2016), 205-207。

23. M. Gregg Bloche and David M. Studdert, "A Quiet Revolution: Law as an Agent of Health System Change," *Health Affairs* 23, no. 2 (2004), 29-42.

24. William M. Sage, "Antitrust Enforcement and the Future of Healthcare Competition," in *Oxford Handbook of U.S. Health Law*, ed. I. Glenn Cohen, Allison K. Hoffman, and William M. Sage (New York: Oxford University Press, 2017), 614.

25. Gary L. Reback, *Free the Market! Why Only Government Can Keep the Marketplace Competitive* (New York: Portfolio, 2009).

26. John E. McDonough, "Tracking the Demise of State Hospital Rate Setting," *Health Affairs* 16, no. 1 (1997), 142-149.

27. 截至 2009 年，根据世界卫生组织的数据，新西兰是仅有的另一个允许直接面向消费者的制药广告的国家。见 "Direct-to-Consumer Advertising Under Fire," *Bulletin of the World Health Organization* (2009), 87: 576-577。

28. William B. Vogt and Robert Town, "How Has Hospital Consolidation Affected the Price and Quality of Hospital Care?," (Princeton, N.J.: Robert Woods Johnson Foundation, February 1, 2006), http://www.rwjf.org/content/dam/farm/reports/is-

sue_briefs/2006/rwjfl2056/subassets/rwjfl2056_l.

29. Ibid.

30. Cara S. Lesser and Linda R. Brewster, "Hospital Mergers and Their Impact on Local Communities," in *Understanding Health System Change*, ed. Paul B. Ginsburg and Cara S. Lesser (Chicago: Health Administration Press, 2001), 19–36.

31. Jack Needleman, "Nonprofit to For-Profit Conversions by Hospitals, Health Insurers, and Health Plans," *Public Health Reports* 114 (March-April 1999), 108–119; Alison Evans Cuellar and Paul J. Gertler, "Trends in Hospital Consolidation: The Formation of Local Systems," *Health Affairs* 22 (2003), 77–87.

32. Jill R. Horwitz, "Making Profits and Providing Care: Comparing Nonprofit, For-Profit, and Government Hospitals," *Health Affairs* 24 (2005), 790–801. 关于不同类型医院的道德环境的比较分析，见 Adam Reich, *Selling Our Souls: The Commodification of Health Care in the United States* (Princeton, NJ: Princeton University Press, 2014)。

33. Frank A. Sloan, Jan Ostermann, and Christopher J. Conover, "Antecedents of Hospital Ownership Conversions, Mergers, and Closures," *Inquiry* 40 (Spring 2003), 39–56.

34. Lesser and Brewster, "Hospital Mergers and Their Impact on Local Communities."

35. Vogt and Town, "How Has Hospital Consolidation Affected the Price and Quality of Hospital Care?"

36. Leemore Dafny, Mark Duggan, and Subramaniam Ramanarayanan, "Paying a Premium on Your Premium? Consolidation in the U.S. Health Insurance Industry," *American Economic Review* 102 (2012), 1161–1185.

37. Cara S. Lesser and Paul B. Ginsburg, "Introduction," in *Understanding Health System Change*, ed. Paul B. Ginsburg and Cara S. Lesser (Chicago: Health Administration Press, 2001), xv.

38. James C. Robinson, "The End of Managed Care," *JAMA* 285 (May 23–30, 2001), 2622–2628.

39. Centers for Medicare and Medicaid Services, National Health Expenditure Accounts, "NHEGDP14," https://www.cms.gov/Research-Statistics-Data-and-Systems/Statistics-Trends-and-Reports/NationalHealthExpendData/NationalHeaithAccountsHistorical.html.

40. 对于 1980 年和 2000 年，我使用了国家健康访谈调查的系列数据：Robin A. Cohen, "Health Insurance Coverage Trends, 1959–2007: Estimates from the National Health Interview Survey," *National Health Statistics Reports* no. 17 (U.S. Department of Health and Human Services, Centers for Disease Control and Prevention, July 1, 2009), 9. 关于 2010 年，见 Michelle Long et al., "Trends in Employer-Sponsored Insurance Offer and Coverage Rates, 1999–2014" (Menlo Park, Calif.: Kaiser Family

Foundation, March 2016), 5。当前人口调查提供的 2000 年（65.1%）和 2010 年
（55.3%）的估值略低于此：U.S. Bureau of the Census, *Income, Poverty, and Health Insurance Coverage in the United States: 2010* (Washington, D.C., 2011), Appendix C, Table Cl.

41. 一般性讨论，见 Jacob Hacker, *The Great Risk Shift* (New York: Oxford University Press, 2006)。

42. Kaiser Foundation and HRET, *Employer Health Benefits: 2015 Annual Survey*, 79. 关于健康储蓄账户背后运动的一般背景，见 Timothy Stoltzfus Jost, *Health Care at Risk: A Critique of the Consumer-Driven Movement* (Durham, NC: Duke University Press, 2007); Starr, *Remedy and Reaction*, 151−154。

43. 关于风险选择，见 M. Kate Bundorf, "Consumer-Directed Health Plans: A Review of the Evidence," *Journal of Risk and Insurance* 83 (2016), 9−41。

44. Gary Claxton, Larry Levitt, and Michelle Long, "Payments for Cost-Sharing Increasing Rapidly over Time," Peterson-Kaiser Health System Tracker, April 12, 2016, http://www.healthsystemtracker.org/insight/payments-for-cost-sharing-increasing-rapidly-over-time/.

45. Robin A. Cohen and Michael E. Martinez, "Health Insurance Coverage: Early Release of Estimates from the National Health Interview Survey, January-March 2015," National Health Interview Survey Early Release Program (National Center for Health Statistics, August 2015), figure 11. 高自付额计划 "在 2015 年被定义为一项私人医疗保险计划，年度自付额本人保险至少为 1300 美元，家庭保险至少为 2600 美元"。

46. Sara R. Collins et al., "Too High a Price: Out-of-Pocket Health Care Costs in the United States" (New York: Commonwealth Fund, 2014), http://www.commonwealthfund.org/publications/issue-briefs/2014/nov/out-of-pocket-health-care-costs.

47. James C. Robinson and Paul B. Ginsburg, "Consumer-Driven Health Care: Promise and Performance," *Health Affairs* 28 (January 27, 2009), w272−w281.

48. Gerard F. Anderson et al., "It's the Prices, Stupid: Why the United States Is So Different from Other Countries," *Health Affairs* 22 (2003), 89−105; David Squires and Chloe Anderson, "U.S. Health Care from a Global Perspective" (New York: Commonwealth Fund, October 2015), http://www.commonwealthfund.org/publications/issue-briefs/2015/oct/us-health-care-from-a-global-perspective.

49. Health Care Cost Institute, "Spending on Shoppable Services in Health Care," Issue Brief no. 11 (Washington, D.C., March 2016), http://www.healthcostinstitute.org/files/Shoppable%20Services%20IB%203.2.16_0.pdf; Zarek C. Brot-Goldberg et al., "What Does a Deductible Do? The Impact of Cost-Sharing on Health Care Prices, Quantities, and Spending Dynamics," National Bureau of Economic Research, Working Paper 21632 (2015).

50. National Institute for Health Care Management Foundation, "The Concentra-

tion of Health Care Spending," (Washington, D.C., 2012), 1–2, http://www.nihcm. org/pdf/DataBrief3%20Final.pdf. 这些估值基于 2009 年医疗支出小组调查。

51. Gretchen Jacobson et al., "Medicare Advantage 2016 Spotlight: Enrollment Market Update," Issue Brief (Menlo Park, Calif.: Kaiser Family Foundation, May 2016).

52. Andrew S. Kelly, "Boutique to Booming：Medicare Managed Care and the Private Path to Policy Change," *Journal of Health Politics, Policy, and Law* 41 (2016), 315–354.

53. Debra A. Draper, Robert E. Hurley, and Ashley C. Short, "Medicaid Managed Care: The Last Bastion of the HMO?" *Health Affairs* 23 (March 2004), 155–167.

54. Cohen, "Health Insurance Coverage Trends, 1959–2007: Estimates from the National Health Interview Survey," 4. 国家健康访谈调查和儿童保护服务都低估了联邦医疗补助的覆盖率，因此这些数据应被视为保守的。

55. U.S. Bureau of the Census, *Income, Poverty, and Health Insurance Coverage in the United States: 2010* (Washington, D.C., 2011), Appendix C, Table Cl.

56. Congressional Budget Office, "How Many People Lack Health Insurance and for How Long?" (2003), http://www.cbo.gov/ftpdocs/42xx/doc4210/05-12-Uninsured. pdf; Cathy Schoen et al., "How Many Are Underinsured? Trends Among U.S. Adults, 2003 and 2007," *Health Affairs* 27 (2008), w298–w309; John Holahan and Allison Cook, "The U.S. Economy and Changes in Health Insurance Coverage, 2000–2006," *Health Affairs* 27 (2008), w135–w144.

57. 关于"美国医疗政策陷阱"，见 Starr, *Remedy and Reaction*, esp. 10–11。

58. *National Federation of Independent Business v. Sebelius*, 567 U.S.___(2012).

59. 关于《平价医疗法》效果的这些及其他论点的总结，见 Barack Obama, "United States Health Care Reform: Progress to Date and Next Steps," *JAMA* 316 (July 11, 2016), E1–E8。

60. Jon R. Gabel et al., "More Than Half of Individual Health Plans Offer Coverage That Falls Short of What Can Be Sold Through Exchanges as of 2014," *Health Affairs* 31 (2012), 1339–1348.

61. Sara R. Collins et al., "Americans' Experiences with ACA Marketplace and Medicaid Coverage: Access to Care and Satisfaction: Findings from the Commonwealth Fund Affordable Care Act Tracking Survey, February-April 2016" (New York: Commonwealth Fund, May 25, 2016), http://www.commonwealthfund.org/publications/issue-briefs/2016/may/aca-tracking-survey-access-to-care-and-satisfaction.

62. Benjamin D. Sommers et al., "Changes in Utilization and Health Among Low-Income Adults After Medicaid Expansion or Expanded Private Insurance," *JAMA Internal Medicine* 176, no. 10 (August 8, 2016), 1501–1509; Benjamin D. Sommers et al., "Changes in Self-Reported Insurance Coverage, Access to Care, and Health Under the Affordable Care Act," *JAMA* 314, no. 4 (July 28, 2015), 366–374; Nicole Dussault,

Maxim Pinkovskiy, and Basit Zafar, "Is Health Insurance Good for Your Financial Health?" Federal Reserve Bank of New York, June 6, 2016, http://libertystreeteconomics.newyorkfed.org/2016/06/is-health-insurance-good-for-your-financial-health.html.

63. Ashley Kirzinger, Elise Sugarman, and Mollyann Brodie, "Kaiser Health Tracking Poll: June 2016," June 30, 2016, http://kff.org/global-health-policy/poll-finding/kaiser-health-tracking-poll-june-2016/.

64. Ashley Kirzinger, Bryan Wu, and Mollyann Brodie, "Kaiser Health Tracking Poll: September 2016" (Menlo Park, Calif.: Kaiser Family Foundation, September 29, 2016), http://kff.org/health-costs/report/kaiser-health-tracking-poll-september-2016/.

65. Globe Spotlight Team, "A Handshake That Made Healthcare History," Boston Globe, December 28, 2008, https://www.bostonglobe.com/specials/2008/12/28/handshake-that-made-healthcare-history/QiWbywqb8olJsA3IZl1o1H/ story. html.

66. Bradley C. Strunk, Kelly J. Devers, and Robert E. Hurley, *Health Plan-Provider Showdowns on the Rise*, Issue Brief no. 40 (Washington, D.C.: Center for Studying Health System Change, June 2001).

67. David M. Cutler and Fiona Scott Morton, "Hospitals, Market Share, and Consolidation," *JAMA* 310 (November 13, 2013), 1964−1970.

68. Martin Gaynor and Robert J. Town, "Competition in Health Care Markets," Working Paper 17208 (National Bureau of Economic Research, July 2011), http://www.nber. org/papers/w17208.

69. Martin Gaynor, "Consolidation and Competition in U.S. Health Care," Health Affairs Blog, March 1, 2016, http://healthaffairs.org/blog/2016/03/01/new-health-care-symposium-consolidation-and-competition-in-us-health-care/.

70. Robert A. Berenson et al., "The Growing Power of Some Providers to Win Steep Payment Increases from Insurers Suggests Policy Remedies May Be Needed," *Health Affairs* 31 (May 1, 2012), 973−981.

71. Paul B. Ginsburg, "Wide Variation in Hospital and Physician Payment Rates Evidence of Provider Market Power," Research Brief no. 16 (Washington, D.C.: Center for Studying Health System Change, November 2010).

72. Office of Massachusetts Attorney General Martha Coakley, "Investigation of Health Care Cost Trends and Cost Drivers, Pursuant to G.L. c.118G, § 6 1/2(b)" (Boston, Mass., March 16, 2010).

73. Zack Cooper et al., "The Price Ain't Right? Hospital Prices and Health Spending on the Privately Insured" (Cambridge, Mass.: National Bureau of Economic Research, December 2015).

74. Robert A. Berenson, Paul B. Ginsburg, and Nicole Kemper, "Unchecked Provider Clout in California Foreshadows Challenges to Health Reform," *Health Affairs* 29, no. 4 (April 2010), 1−7.

75. Thomas M. Selden, Zeynal Karaca, Patricia Keenan, Chapin White, and Richard

Kronick, "The Growing Difference Between Public and Private Payment Rates for In-patient Hospital Care," *Health Affairs* 34 (2015), 2147−2150.

76. Chapin White, "Contrary to Cost-Shift Theory, Lower Medicare Hospital Payment Rates for Inpatient Care Lead to Lower Private Payment Rates," *Health Affairs* 32 (2013), 935−943；另见 Austin B. Frakt, "Hospitals Are Wrong About Shifting Costs to Private Insurers," *New York Times*, March 23, 2015; and Frakt, "How Much Do Hospitals Cost Shift? A Review of the Evidence," *Milbank Quarterly* 89 (2011), 90−130。

77. Berenson et al., "The Growing Power of Some Providers to Win Steep Payment Increases."

78. R. E. Santerre, "Health-Insurer Market Power: Theory and Evidence," *Encyclopedia of Health Economics* (Burlington: Elsevier Science, 2014), 447−455.

79. Stacey McMorrow and John Holahan, "The Widespread Slowdown in Health Spending Growth" (Washington, D.C.: Urban Institute, June 20, 2016), http://www.rwjf.org/content/dam/farm/reports/issue_briefs/2016/rwjf429930.

80. Michelle Long et al., "Trends in Employer-Sponsored Insurance Offer and Coverage Rates, 1999−2014" (Menlo Park, Calif., Kaiser Family Foundation, March 2016), 5. 小企业雇主的就业岗位提供率继续下降。见 Paul Fronstin, "Fewer Small Employers Offering Health Coverage; Large Employers Holding Steady," *Notes* (Employee Benefit Research Institute), July 2016。

81. Amitabh Chandra, Jonathan Holmes, and Jonathan Skinner, "Is This Time Different? The Slowdown in Health Care Spending," Brookings Papers on Economic Activity (Fall 2013), 261−302.

82. Henry J. Aaron, "How to Rescue Obamacare as Insurers Drop Out," *Washington Post*, August 19, 2016.

83. Reed Abelson and Margot Sanger-Katz, "Obamacare Options? In Many Parts of Country, Only One Insurer Will Remain," *New York Times*, August 19, 2016; Simon E Haeder, David L. Weimer, and Dana B. Mukamel, "Secret Shoppers Find Access to Providers and Network Accuracy Lacking for Those in Marketplace and Commercial Plans," *Health Affairs* 35 (2016), 1160−1166.

84. 1950 年，美国医学会会员占医生中的 73%，1989 年下降到 40% 并继续下降，到 2011 年，只有 15% 的美国医生属于美国医学会。（这一比例不包括医学院学生和住院医师，他们不需要支付全部会费。）医生们并没有拒绝所有的集体组织。一些主要的专科协会——美国内科医师协会、美国外科医师协会和美国家庭医师协会——在最近几十年里有了显著的增长。专科协会的认证和医学继续教育计划可能使它们与职业发展更相关。关于美国医学会会员的减少，见 Roger Collier, "American Medical Association Membership Woes Continue," *Canadian Medical Association Journal* 183 (August 9, 2011), E713−14。

85. American Medical Association, *Physician Characteristics and Distribution in the U.S.* (Chicago, Ill.: AMA, 2015), 453.

86. Centers for Medicare and Medicaid Services, National Health Expenditure Accounts, "NHEGDP14," https://www.cms.gov/Research-Statistics-Data-and-Systems/Statistics-Trends-and-Reports/NationalHealthExpendData/NationalHealthAccountsHistorical.html.

87. Robert J. Blendon et al., *American Public Opinion and Health Care* (Washington, D.C.: CQ Press, 2011), Table 2−5. 另见 Robert J. Blendon, John M. Benson, and Joachim O. Hero, "Public Trust in Physicians: U.S. Medicine in International Perspective," *New England Journal of Medicine* 371 (October 23, 2014), 1570−1572。

88. Abigail Zuger, "Dissatisfaction with Medical Practice," *New England Journal of Medicine* 350 (January 1, 2004), 69−75.

89. Ibid.

90. Jack Hadley and Jean M. Mitchell, "The Growth of Managed Care and Changes in Physicians' Incomes, Autonomy, and Satisfaction, 1991−1997," *International Journal of Health Care Finance and Economics* 2 (2002), 37−50.

91. Zuger, "Dissatisfaction with Medical Practice"; Hadley and Mitchell, "The Growth of Managed Care."

92. Kevin Grumbach et al., "Primary Care Physicians' Experiences of Financial Incentives in Managed-care Systems," *New England Journal of Medicine* 339 (1998), 1516−1522.

93. Phillip R. Kletke, David W. Emmons, and Kurt D. Gillis, "Current Trends in Physician Practice Arrangements: From Owners to Employees," *JAMA* 276 (August 21, 1996), 555−560.

94. 关于这些变化的概述，见 James C. Robinson, *The Corporate Practice of Medicine: Competition and Innovation in Health Care* (Berkeley: University of California Press, 1999)。

95. Lawton Robert Burns, Jeff C. Goldsmith, and Aditi Sen, "Horizontal and Vertical Integration of Physicians: A Tale of Two Tails," *Advances in Health Care Management* 15 (2013), 66, 72.

96. Lawrence Casalino, "Physicians and Corporations: A Corporate Transformation of American Medicine?" *Journal of Health Politics, Policy and Law* 29, no. 4 (2004), 869−883. 另见 Hai Fang and John A. Rizzo, "Has the Influence of Managed Care Waned? Evidence from the Market for Physician Services," *International Journal of Health Care Finance and Economics* 10 (2010), 85−103。

97. Uwe E. Reinhardt, "The Rise and Fall of the Physician Practice Management Industry," *Health Affairs* 19, no. 1 (January-February 2000), 42−55; Timothy Lake et al., "Something Old, Something New: Recent Developments in Hospital-Physician Relationships," *Health Services Research* 38 (2003), 471−488.

98. David N. Gans, "Has the Tide of Practice Acquisition Ebbed?" *MGMA Connection* (January-February 2015), http://www.mgma.com/practice-resources/mgma-con-

nection-plus/mgma-connection/2015/january-february-2015/oe-has-the-tide-of-practice-acquisition-ebbed.

99. American Medical Association, "New AMA Study Reveals Majority of America's Physicians Still Work in Small Practices," July 15, 2015, http://www.ama-assn.org/ama/pub/news/news/2015/2015-07-08-majority-americas-physicians-work-small-practices.

100. Robert M. Wachter and Derek Bell, "Renaissance of Hospital Generalists," *BMJ: British Medical Journal* 344, no. 7851 (April 7, 2012), 25–27；2015 年的估值（来自医院医学学会），见 Sara Royster, "Career Outlook: Hospitalist," U.S. Bureau of Labor Statistics, July 2015, http://www.bls.gov/careeroutlook/2015/youre-a-what/hospitalist.htm.

101. John D. Blum, Shawn R. Mathis, and Paul V. Voss, "The Hospital-Physician Relationship," in *Oxford Handbook of U.S. Health Law*, ed. I. Glenn Cohen, Allison K. Hoffman, and William M. Sage (New York: Oxford University Press, 2017), 512–534.

102. Burns, Goldsmith, and Sen, "Horizontal and Vertical Integration of Physicians"; AMA, "New AMA Study Reveals Majority of America's Physicians Still Work in Small Practices."

103. Burns, Goldsmith, and Sen, "Horizontal and Vertical Integration of Physicians."

104. Ibid.; Jeff Goldsmith, Nathan Kaufman, and Lawton Burns, "The Tangled Hospital-Physician Relationship," *Health Affairs Blog*, May 9, 2016, http://healthaffairs.org/blog/2016/05/09/the-tangled-hospital-physician-relationship/.

105. Sage, "Antitrust Enforcement and the Future of Healthcare Competition," 606–636. 联邦贸易委员会政策转变背后的政治因素，见 Robert Kuttner, "Physician-Operated Networks and the New Antitrust Guidelines," *New England Journal of Medicine* 336 (January 30, 1997), 386–391。

106. Ann S. O'Malley, Amelia M. Bond, and Robert A. Berenson, "Rising Hospital Employment of Physicians: Better Quality, Higher Costs?" Issue Brief no. 136 (Washington, D.C.: Center for Studying Health System Change, August 2011); Austin B. Frakt, "The Downside of Merging Doctors and Hospitals," *New York Times*, June 13, 2016; Michael L. Barnett et al., "Trends in Physician Referrals in the United States, 1999–2009," *Archives of Internal Medicine* 172 (2012), 163–170.

107. Goldsmith, Kaufman, and Burns, "The Tangled Hospital-Physician Relationship."

108. Gregory C. Pope and John E. Schneider, "Trends in Physician Income," *Health Affairs* 11 (1992), 181–193; Carolyn K. Kane and H. Loeblich, "Physician Income: The Decade in Review," in *Physician Socioeconomic Statistics 2003*, ed. J. Wassenaar and S. Thran (Chicago: American Medical Association, 2003), 5–11; Ha T. Tu and Paul B. Ginsburg, "Losing Ground: Physician Income, 1995–2003," Tracking Report

no. 15 (Washington, D.C.: Center for Studying Health System Change, 2006).

109. Seth A. Seabury, Anupam B. Jena, and Amitabh Chandra, "Trends in the Earnings of Health Care Professionals in the United States, 1987−2010," *JAMA* 308 (November 28, 2012), 2083−2085.

110. Carol Peckham, "Medscape Physician Compensation Report," April 1, 2016, http://www.medscape.com/features/slideshow/compensation/2016/public/over-view#page=2; U.S. Department of Labor, Bureau of Labor Statistics, "May 2015 National Occupational Employment and Wage Estimates" (Washington, D.C.), http://www.bls.gov/oes/current/oes_nat.htm#29-0000.

111. Sherry A. Glied, Stephanie Ma, and Ivanna Pearlstein, "Understanding Pay Differentials Among Health Professionals, Nonprofessionals, and Their Counterparts in Other Sectors," *Health Affairs* 34, no. 6 (2015), 929−935.

112. John Bakija, Adam Cole, and Bradley T. Heim, "Jobs and Income Growth of Top Earners and the Causes of Changing Income Inequality: Evidence from U.S. Tax Return Data" (Williamstown, Mass.: Williams College; 2010), Table 2.《纽约时报》的最新数据显示，收入前1%的人中有21.5%的医生。见 Jeffrey White et al., "The Top 1 Percent: What Jobs Do They Have?" *New York Times*, January 16, 2012, http://www.nytimes.com/packages/htrnl/newsgraphics/2012/0115-one-percent-occupa-tions/index.html?ref=business。

113. 专科医生和初级保健医生之间的区别，见 Bryan T. Vaughn et al., "Can We Close the Income and Wealth Gap between Specialists and Primary Care Physicians?" *Health Affairs* 29 (May 2010), 933−940；性别差异，见 A. K. Boule and Jerry Jacobs, *The Changing Face of Medicine: Women Doctors and the Evolution of Health Care in America* (Ithaca, NY: Cornell University Press, 2010)；专科医生和初级保健医生在收入方面的相对差异，见 David M. Cutler and Dan P. Ly, "The (Paper)Work of Medicine: Understanding International Medical Costs," *Journal of Economic Perspectives* 25 (2011), 3−25。如果更普遍的模式适用，美国医疗行业内的收入不平等可能已经加剧：Chang Hwan Kim and Arthur Sakamoto, "The Rise of Intra-Occupational Wage Inequality in the United States, 1983 to 2002," *American Sociological Review* 73 (2008), 129−157。

114. 我用"社会均衡器"一词，只是指线上信息和社区以及直接面向消费者的广告减少了对医生的依赖，而不是指信息同样可靠。关于许多线上信息的可疑价值，见 Austin Frakt, "Using the Web or an App Instead of Seeing a Doctor? Caution Is Advised," *New York Times*, July 11, 2016。

115. David Mechanic, "The Managed Care Backlash: Perceptions and Rhetoric in Health Care Policy and the Potential for Health Care Reform," *Milbank Quarterly* 79 (2001), 38.

116. David H. Autor, "Why Are There Still So Many Jobs? The History and Future of Workplace Automation," *Journal of Economic Perspectives* 29 (2015), 3−30; Erik

Brynjolfsson and Andrew McAfee, *The Second Machine Age* (New York: W. W. Norton, 2014).

117. 关于最近的评论，见 E. Ray Dorsey and Eric J. Topol, "State of Telehealth," *New England Journal of Medicine* 375 (July 14, 2016), 154−161。

118. 对初级保健举措的历史的详细论述，见 Somers, "And Who Shall Be the Gatekeeper?"。

119. Einer Elhauge, *The Fragmentation of U.S. Health Care: Causes and Solutions* (New York: Oxford University Press, 2010); Paul Starr, "Law and the Fog of Health Care," *Saint Louis University Journal of Health Law and Policy* 6 (2013), 213−228.

120. Cutler and Ly, "The (Paper)Work of Medicine"; Steffie Woolhandler, Terry Campbell, and David U. Himmelstein, "Costs of Health Care Administration in the U.S. and Canada," *New England Journal of Medicine* 349 (2003), 768−775.

121. Anderson et al., "It's the Prices, Stupid"; Uwe Reinhardt, "Divide Et Impera: Protecting the Growth of Health Care Incomes (Costs)," *Health Economics* 21 (2012), 41−54.

122. Cooper et al., "The Price Ain't Right?"; Steven Brill, "Bitter Pill: Why Medical Bills Are Killing Us," *Time Magazine*, February 20, 2013.

123. Reinhardt, "Divide Et Impera," 41.

124. Paul Grundy et al., "The Multi-Stakeholder Movement for Primary Care Renewal and Reform," *Health Affairs* 29 (2010), 791−798.

125. Calvin Sia et al., "History of the Medical Home Concept," *Pediatrics* 113 (2004), 1473−1478.

126. "Joint Principles of the Patient-Centered Medical Home," March 2007, http://www.aafp.org/dam/AAFP/documents/practice_management/pcmh/initiatives/PCMHJoint.pdf; "Defining the PCMH," U.S. Department of Health and Human Services, Agency for Healthcare Research and Quality, https://www.pcmh.ahrq.gov /page/defining-pcmh.

127. Samuel T. Edwards et al., "Patient-Centered Medical Home Initiatives Expanded in 2009−13: Providers, Patients, and Payment Incentives Increased," *Health Affairs* 33 (2014), 1823−1831.

128. Barnett et al., "Trends in Physician Referrals in the United States, 1999−2009."

129. 对其中许多观点的支持性批判，见 Robert Berenson and Rachel Burton, "How Solid Is the Primary Care Foundation of the Medical Home?" *Health Affairs Blog*, March 25, 2016, http://healthaffairs.org/blog/2016/03/25/how-solid-is-the-primary-care-foundation-of-the-medical-home/.

130. Mark McClellan, Frank McStay, and Robert Saunders, "The Roadmap to Physician Payment Reform: What It Will Take for All Clinicians to Succeed Under MACRA," *Health Affairs Blog*, August 30, 2016.

131. "Pay-for-Performance," *Health Policy Brief* (*Health Affairs*), October 11, 2012;

Aaron E. Carroll, "The Problem with 'Pay for Performance' in Medicine," *New York Times*, July 28, 2014.

132. 质量的衡量标准会被典型地分为三类——结构、过程和结果。更小型的诊所和低收入地区的医疗机构在满足前两类要求方面处于不利地位。此外，低收入病人往往有多种问题，会导致更糟糕的结果，而风险调整措施可能只能不完全地解决这个问题。

133. Lydia Saad, "Restaurants Again Voted Most Popular U.S. Industry," Gallup, August 15, 2016, http://www.gallup.com/poll/194570/restaurants-again-voted-pop-ular-industry.aspx?utm_source=alert&utm_medium=email&utm_content=more-link&utm_campaign=syndication.

索引

（本索引中的页码为原书页码，即本书边码。）

图书在版编目（CIP）数据

美国医疗的社会变迁 / (美) 保罗·斯塔尔著；史文轩，许朗宁，闵云佩译.
-- 上海：上海文艺出版社，2023（2023.12重印）
ISBN 978-7-5321-8139-1

Ⅰ.①美… Ⅱ.①保… ②史… ③许… ④闵… Ⅲ.①医学史－美国
Ⅳ.①R-097.12

中国版本图书馆CIP数据核字(2021)第197843号

著作权合同登记图字09-2019-1093

发 行 人：毕　胜
策划编辑：肖海鸥
责任编辑：余静双
营销编辑：叶梦瑶
封面设计：周安迪
内文制作：常　亭

书　　名：美国医疗的社会变迁
作　　者：[美]保罗·斯塔尔
译　　者：史文轩 许朗宁 闵云佩
出　　版：上海世纪出版集团　　上海文艺出版社
地　　址：上海市闵行区号景路159弄A座2楼 201101
发　　行：上海文艺出版社发行中心
　　　　　上海市闵行区号景路159弄A座2楼206室 201101 www.ewen.co
印　　刷：苏州市越洋印刷有限公司
开　　本：710×1000 1/16
印　　张：42
插　　页：3
字　　数：531,000
印　　次：2023年8月第1版 2023年12月第2次印刷
I S B N：978-7-5321-8139-1/C.089
定　　价：128.00元
告 读 者：如发现本书有质量问题请与印刷厂质量科联系　T: 0512-68180628